•全国医用设备使用人员业务能力考评丛书•

CT/MR/DSA/乳腺技师

业务能力考评应试指南

（第二版）

CT/MR/DSA/RUXIANJISHI YEWU NENGLI
KAOPING YINGSHI ZHINAN

主编　王　骏　萧　毅　孟　岳　马彦云

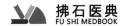

辽宁科学技术出版社
LIAONING SCIENCE AND TECHNOLOGY PUBLISHING HOUSE

拂石医典
FU SHI MEDBOOK

内容简介

本书是针对全国医用设备使用人员（CT/MR/DSA/乳腺技师）业务能力考评专门编写的考试指导用书，旨在通过医学影像技术学理论和知识点的学习，在较短时间内根据掌握、熟悉、了解三个层次，学习医学影像设备、原理及其临床应用的重点内容。本书共分四部分：CT 成像技术、MRI 成像技术、DSA 成像技术、乳腺及数字 X 线成像技术。该书不仅是全国医用设备使用人员（CT/MR/DSA/乳腺技师）业务能力考评的专业指导用书，同时也是职称考试、入院前准入制考试、三基考试，以及在校学生考试的必备考试类用书，更是业内人员使用的工具书。

图书在版编目（CIP）数据

CT/MR/DSA/乳腺技师业务能力考评应试指南/王骏等主编 . —2 版 . —沈阳：辽宁科学技术出版社，2023.8

ISBN 978－7－5591－2920－8

Ⅰ.①C…　Ⅱ.①王…　Ⅲ.①乳房疾病－诊疗－医疗器械－使用方法－资格考试－自学参考资料　Ⅳ.①R655.8

中国国家版本馆 CIP 数据核字（2023）第 034532 号

出版发行：辽宁科学技术出版社
　　　　　北京拂石医典图书有限公司
地　　址：北京海淀区车公庄西路华通大厦 B 座 15 层
联系电话：010-57262361/024-23284376
E － mail：fushimedbook@163.com
印 刷 者：汇昌印刷（天津）有限公司
经 销 者：各地新华书店

幅面尺寸：185mm×260mm
字　　数：689 千字　　　　　　　　印　　张：34.5
出版时间：2023 年 8 月第 1 版　　　印刷时间：2023 年 8 月第 1 次印刷

责任编辑：陈　颖　　　　　　　　　责任校对：梁晓洁
封面设计：潇　潇　　　　　　　　　封面制作：潇　潇
版式设计：天地鹏博　　　　　　　　责任印制：丁　艾

如有质量问题，请速与印务部联系　联系电话：010-57262361

定　　价：138.00 元

编委会

主 编 王 骏 萧 毅 孟 岳 马彦云

副主编 土文文 张 涛 顾 欣 土 颖 刘 念 王 丽

编 者 （排名不分先后）

孟 岳 连云港市第一人民医院

柳 溪 南京中医药大学附属江苏省中医院

徐林郁 昆山市第一人民医院

许礼雅 解放军联勤保障部队第九〇四医院常州医疗区

王 丽 南京医科大学附属常州妇幼保健院

尹海龙 解放军联勤保障部队第九〇四医院常州医疗区

张 涛 南京市妇幼保健院

王 玲 南京一民医院

萧 毅 海军军医大军第二附属医院（上海长征医院）

王文文 海军军医大军第二附属医院（上海长征医院）

刘小艳 南通大学附属医院

翟春雷 常州市第三人民医院

刘广昶 常州市第一人民医院

孙美登 南京中医药大学附属常州市中医医院

陈丽花 常州市第三人民医院

刘 念 川北医学院附属医院

顾 欣 武警特色医学中心

姜 媛 苏州大学附属高邮市人民医院

王怀成　苏州大学附属高邮市人民医院

王　颖　南京医科大学附属儿童医院

孙乐乐　常州市第一人民医院

刘　喆　天津泰达国际心血管病医院

章　婷　南京中医药大学附属常州市中医医院

万欣怡　海军军医大军第二附属医院（上海长征医院）

马彦云　山西医科大学第一医院

朱飞飞　上海市养志康复医院（上海市阳光康复中心）

王　骏　安徽医科大学临床医学院

朱海燕　南京医科大学附属常州妇幼保健院

随着医学技术的不断发展，CT、MR、DSA 和乳腺技师在医疗领域中的作用越来越重要。他们负责操作和维护相关的医疗设备，并进行图像采集和处理，以协助医生进行诊断和治疗。为了确保技师具备必要的专业知识和实践能力，许多地区都设立了相应的技师业务能力考评。

在相继修订出版《CT/MR/DSA/乳腺技师业务能力考评全真模拟与精解》第二版、《CT/MR/ DSA/乳腺技师业务能力考评核心考点与精选习题》第二版之后，我再次受邀修订《CT/MR/DSA/乳腺技师业务能力考评应试指南》第二版。因此，这三部考试类用书互为姊妹版。

本书可以帮助考生全面了解考评范围、重点内容和考点分布。通过学习本书，考生可以更好地掌握 CT、MR、DSA 和乳腺技师的相关知识和技能，准确把握考试重点，提高备考效率。

本书按照 CT、MR、DSA 和乳腺技师的业务范围和能力要求进行划分。每个部分都包含了相关的知识点和技能要求，思维导图以树状结构呈现，将知识点和技能要求有机地组织起来；图表和考题举例等则列出重要的考点和对应的章节，帮助读者快速定位核心内容。

读者可以根据自身需要选择相应的章节学习。建议先浏览考试大纲要求，了解考评的重点和分布情况，然后深入学习每个具体的知识点和技能要求，参考相应的思维导图进行复习。我们在每个章节前根据临床及考试的侧重点，分别注以：掌握、熟悉、了解。但这并不意味着了解的内容不考，只不过了解的内容相对会考得浅一点，或是考的会相对少一点而已；而需要掌握的内容则需要学习得更深入一些，考试的难度与概率会更大一些。

通常，如果您参加 CT 技师上岗考试，不仅要考 CT 的内容，还有 X 线及数字成像的内容；因此，在使用本书时，除了要掌握 CT 成像技术外，还要掌握乳腺及数字 X 线摄影技术。对于 MRI 技师上岗考试来讲，除了考 MRI 技师的内容，还要考 X 线及数字成像、CT 成像技术等内容；因此，在学习本书时，要把 CT 成像技术、磁共振成像技术、乳腺及数字 X 线摄影技术都得好好复习。同样，对于 DSA 技师考试，不仅要考 DSA 成像技术的内容，还要考 X 线及数字成像内容，因此，需复习 DSA 成像技术和乳腺及数字 X 线摄影技术。对于乳腺技师上岗考试来讲，不仅要考乳腺的内容，还要考 X 线及数字成像的内容，因此，在学习本书时，要把乳腺及数字 X 线摄影技术好好复习。考试题是一般为 90 道最佳选择题 +10 道多选题，满分为 100 分，60 分以上为合格。

总之，尽管这三部考试类辅导书是立足于全国医用设备使用人员（CT/MR/DSA/乳腺技师）业务能力考评的专用书，但从广义上讲，也是职称考试、入院前准入制考试、三基考试以及在校学生考试的必备考试类用书，也是各位同仁与时俱进、不断丰富、发展、完善自我的学习工具书。恳请广大同仁把您在百忙之中创造性利用这套书的成果与想法、学术思维，通过 E－mail：yingsong@ sina. com，或微信：1145486363（骏哥哥）告诉我们，以促进我们做得更好。在此对您的关爱深表敬意！

　　谨以此书献给正在为医学影像技术学事业不断攀登的人们！并预祝广大同仁顺利通过医学影像技术学的各类考试。

王骏

于安徽医科大学临床医学院校区

2022 年 7 月

目　录

第一篇　CT 成像技术

第二篇　MR 成像技术

第一篇　CT 成像技术

第一章　CT 成像技术概述

【考试大纲要求】

1. CT 的发展历史（了解）
2. CT 的临床应用范围（了解）
3. CT 的优点和缺点（掌握）
4. 各代 CT 机的结构特点（掌握）
5. CT 的发展趋势（熟悉）
6. 专用和临床研究型 CT 扫描仪（了解）
7. 双源 CT 扫描仪（掌握）
8. CT 机的基本结构（熟悉）

第一节　CT 的发展和应用

一、CT 的发展历史

CT 简称计算机体层摄影（computed tomography，简称 CT），于 1972 年 4 月由亨斯菲尔德（Godfrey N. Hounsfield）和安普鲁斯（Ambrose）一起，在英国放射学研究院年会上宣读了关于 CT 的第一篇论文。同年 11 月，在芝加哥北美放射年会（RSNA）上也宣读了他们的论文，向全世界宣布 CT 的诞生（见图 1 – 1 – 1 – 1）。

地点：英国 EMI 公司实验研究中心。

奖项：亨斯菲尔德于 1972 年获得了与工程学诺贝尔奖齐名的 McRobert 奖。1979 年亨斯菲尔德和在塔夫茨大学从事 CT 图像重建研究工作的考迈克（Cormack）教授一起，荣获诺贝尔医学生理学奖。

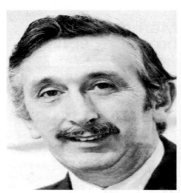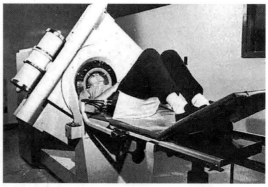

图 1 - 1 - 1 - 1　Hounsfield 与早期 CT 机

二、CT 的应用范围

1. CT 主要用于医学影像学对疾病的诊断，另外，还用于工业、农业等方面。

2. 在影像学的检查中，CT 几乎可检查人体的任何一个部位或器官。

3. CT 由于密度分辨力高，可分辨人体组织内微小的差别，使影像诊断的范围大大扩展。

4. 注射对比剂后，CT 能分清血管的解剖结构，观察血管与病灶之间的关系，以及病灶部位的血供和血流动力学的变化。

5. CT 也可用于穿刺活检检查，其准确性优于常规 X 线透视或超声的定位穿刺。

6. CT 还可帮助制订放射治疗计划和放疗效果评价。

7. CT 还可做各种定量计算工作，如心脏冠状动脉钙化和椎体骨密度的测量。

8. CT 的三维成像图像质量高，可协助临床的诊断和指导颌面部整形外科手术。

三、CT 的优点和缺点

CT 的优点和缺点见表 1 - 1 - 1 - 1。

表 1 - 1 - 1 - 1　CT 图像的优点和缺点

CT 图像的优点	CT 图像的缺点
1. 真正断面图像，无层面以外结构的干扰 2. 密度分辨力高，是普通 X 线片摄影的 20 倍。这是因为： ①CT 的 X 线束透过物体到达探测器经过严格的准直，散射线少； ②CT 机采用了高灵敏度、高效率的接收介质； ③CT 利用计算机软件对灰阶的控制，可根据诊断需要，调节适合人眼视觉的观察范围 3. 可做定量分析 4. 可做图像后处理及三维图像重组	1. 空间分辨力低于普通 X 线摄影。中档 CT 机的空间分辨力约 10LP/cm，高档 CT 机空间分辨力约 30LP/cm 或以上。普通 X 线屏 - 片摄影的空间分辨力可达 10 ~ 15LP/mm，无屏单面药膜胶片 X 线摄影的空间分辨力达 30LP/mm 以上 2. CT 在定位方面对于体内小于 1cm 的病灶易漏诊。在定性方面，也常受病变的部位、大小、性质、病程的长短、患者的体型和配合检查等诸多因素的影响 3. CT 图像只反映解剖学方面的情况，较少有脏器功能和生化方面的信息

四、各代 CT 机的结构特点

各代 CT 机的结构特点见表 1 - 1 - 1 - 2。

表 1 - 1 - 1 - 2　各代 CT 机的结构特点

项目	第一代	第二代	第三代	第四代	第五代	单层螺旋 CT	多层螺旋 CT
扫描方式	平移 - 旋转	平移 - 旋转	旋转 - 旋转	旋转	静止	连续旋转	连续旋转
X 线管	固定阳极	固定阳极	旋转阳极	旋转阳极	电子束控球管	大功率旋转阳极	大功率旋转阳极
射线束	笔形束	小扇束	大扇束	反扇束	动态空间重现	大扇束（孔束）	大扇束（孔束）
扫描时间	5min	20～90s	2～9s	1～5s	30～100ms	1s 左右	0.27s、0.33s
探测器数量	2～3 个	3～30 个	300～800 个	600～1500 个	单排 864 个	800 个左右	多排乘以每排数
射线束角度	2°～3°	5°～20°	30°～45°	50°～90°	216°	30°～45°	30°～45°
扫描层数	1	2	1	1	8	1	320
应用范围	头	头	全身	全身	动态器官	全身	全身及动态器官

各代 CT 机结构特点示意图见图 1 - 1 - 1 - 2～图 1 - 1 - 1 - 6。

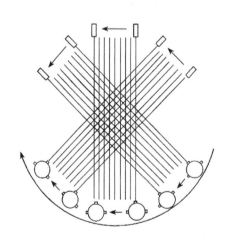

图 1 - 1 - 1 - 2　第一代 CT 机

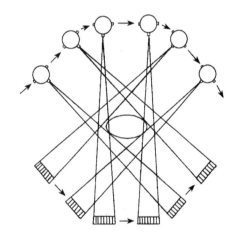

图 1 - 1 - 1 - 3　第二代 CT 机

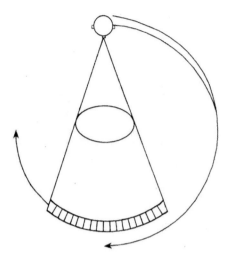 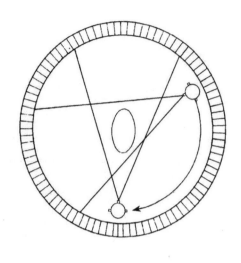

图 1-1-1-4 第三代 CT 机　　　　图 1-1-1-5 第四代 CT 机

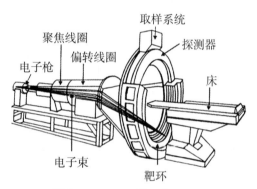

图 1-1-1-6 第五代 CT 机

五、CT 的发展趋势

CT 的发展趋势见表 1-1-1-3。

表 1-1-1-3 CT 的发展趋势

时间	事件
1983 年	美国 Douglas Boyd 博士开发出超高速扫描的第五代 CT——电子束 CT（electron beam CT，EBCT）并应用于临床。用电子束的扫描替代了机械运动扫描，使扫描速度提高到毫秒级，使心脏、大血管及冠状动脉疾病的影像检查成为现实
1985 年	滑环技术应用于 CT 设备，使 CT 的扫描实现了单方向连续旋转扫描
1989 年	在滑环技术的基础上螺旋扫描方式问世，缩短了患者检查时间，而且使各种三维后处理图像（如 CT 血管造影、仿真内镜技术等）更为精确
1992 年	Elscint 公司研制成功双层螺旋 CT（CT Twin），开创了多层螺旋扫描的先河
1998 年	Philips、Siemens、GE、Toshiba 四家公司同时推出多层（4 层）螺旋 CT，扫描速度提高到每一次旋转 0.5s

时间	事件
2001 年	16 层螺旋 CT 研制成功，扫描 1 周能同时获得 16 幅 0.75mm 层厚的图像
2003 年	64 层螺旋 CT 在北美放射学年会上正式发布并投入临床使用
2005 年	西门子推出首台双源和双探测器系统的 CT 扫描仪
2007 年	东芝、飞利浦和西门子公司同时在北美放射年会上分别推出 320、256 和 128 层多层螺旋 CT 扫描仪，东芝 320 后又升级为 640 层
2008 年	GE 在北美放射年会上首先推出了能谱 CT，利用单能谱射线，使 CT 能涉及功能成像的领域
2010 年	GE 和西门子推出了图像迭代重建方法，利用改进后的迭代重建算法，使 CT 扫描的辐射剂量得到进一步的降低

概括地讲，CT 发展趋势有以下几点：

（一）扫描快、层数多、层厚薄，使 CT 的检查范围进一步扩大

1. CT 的扫描速度在非螺旋 CT 时最短是周/1s。单层螺旋 CT 的层/秒时间虽未缩短，但由于扫描方式的改变，缩短了扫描周期，使单位时间内的患者检查数量提高。

2.4 层螺旋 CT 扫描时间缩短到周/0.5s，16 层 CT 的扫描时间为周/0.42s，64 层以上 CT 的扫描时间为周/0.27s。

3. 由于层/秒的扫描时间缩短，使 CT 能做一些运动器官的检查，如 4 层以上 CT 的心脏检查。一次旋转图像获得率增加，更使 CT 的检查范围扩大，如大面积创伤患者，可以在短时间内获得从胸腔至盆腔大范围扫描。

4. 扫描速度提高，改变了某些部位、器官的检查方法，如肝脏增强 CT 扫描，现在的多层螺旋 CT 扫描，一次检查可以做肝脏的三期甚至四期的扫描，使影像检查对某些疾病的诊断准确性又提高了一步。

5.8 层、16 层或 64 层甚至 256 层 CT 由于扫描层厚更薄，一次旋转获得的层厚总数大大增加。因而一个部位或者器官的检查往往可获取数百或千层图像。因为图像数量急剧增加，产生了一种新的诊断模式——CT 图像后处理诊断模式。

6. 高档 CT 利用灌注和能谱技术，可对人体的某些脏器进行功能成像，使 CT 跨入了功能成像时代。

（二）分辨力高、计算快，促进了图像后处理技术的发展

多层螺旋 CT 的比较见表 1 - 1 - 1 - 4。

表 1 - 1 - 1 - 4　多层螺旋 CT 的比较

层数	横向分辨力	纵向分辨力	扫描速度	图像重建
4 层	0.5mm	1.0mm	周/0.5s	
16 层	0.5mm	0.6mm	周/0.42s	6 幅/s
64 层	0.3mm	0.4mm	周/0.33s	60 幅/s

多层螺旋 CT 的各向同性与非同性的比较见图 1 - 1 - 1 - 7。

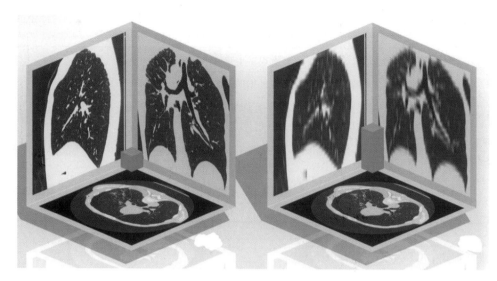

图 1 - 1 - 1 - 7　各向同性与非同性比较

第二节　专用和临床研究型 CT 扫描仪

一、CT 透视扫描仪

（一）CT 透视扫描仪的启用与发展

CT 透视扫描仪于 1993 年由日本 Toshiba 公司研制成功，它除了可用于常规的穿刺外，还可以辅助囊肿等的抽吸、疼痛治疗（脊髓腔注射镇痛药物）、关节腔造影，吞咽功能和关节活动的动态观察等。其图像质量不亚于非螺旋 CT，但辐射剂量有所降低。

（二）CT 透视扫描仪的特点

1. CT 透视是一种连续扫描成像的 CT 装置。在第三代滑环式扫描 CT 机的基础上，采用连续扫描、快速图像重建和显示，实现 CT 实时扫描成像的目的。

2. 透视 CT 机扫描数据采集部分采用了滑环结构，机架孔径为 72cm，扫描野范围是 18 ~ 40cm，高频 X 线发生器，X 线管的热容量为 7.0MHU（million heat units）。

3. X 线管电流的选择范围是 30 ~ 50mA，电压的选择范围是 80 ~ 120kVp。此外在 CT 透视模式时，可加用专用的滤过器，能使患者辐射剂量减少 50%。层厚的选择范围是 1mm、2mm、3mm、5mm、7mm 和 10mm，为控制辐射剂量，最长连续透视时间设置为 100s，可重新复位后继续使用。

4. 有的 CT 机是采用装配 C 形臂的方式，以方便穿刺的操作需要。

（三）CT 透视扫描仪的应用

CT 透视扫描仪主要被用于活检穿刺。CT 透视机每秒能获得 5 ~ 8 幅图像，基本上达到了实时显示的要求。

（四）CT 透视扫描的原理

CT 透视扫描的基本原理：快速连续扫描、高速图像重建和连续图像显示。当第一次扫描机架旋转 360° 后，计算机随即重建产生一幅横断面图像，以后连续扫描每旋转 60° 的图像数据，替代前一幅图像中同一位置 60° 内的原扫描数据重建一幅图像，接着在下一个 60° 重建另一幅图像，完成 360° 后再开始新一轮的循环。所以在 CT 透视方式中，只有第一幅图像是采用一次 360° 扫描数据，而以后的图像均采用的是 60° 的新扫描数据和 300° 旧扫描数据。

（五）CT 透视扫描的图像重建

1. 专用图像重建处理的硬件设备主要有快速运算单元、高速存储器和反投影门控阵列处理器，这些硬件设备都安装在图像重建处理单元内，和计算机主机一起执行数据的并行处理运算。

2. 高速的图像重建采用了不同的图像重建算法和专用的重建处理硬件。螺旋 CT 扫描是采用了数据内插算法，该算法能去除检查床移动产生的运动伪影，实时 CT 透视连续扫描不采用内插法，所以运动伪影在所难免。

3. CT 透视采用 60° 数据替代方法重建图像。

（六）CT 透视扫描的操作

CT 透视采用床下 X 线管设置和专用的 X 线滤过器，可减少患者皮肤射线剂量 50%。同时，采用低毫安、短时间减少辐射。

二、电子束 CT 扫描仪

（一）电子束 CT 扫描仪的由来

超高速 CT 扫描机有两种类型：一种被称为动态空间重建扫描仪（dynamic spatial reconstructor，DSR）；另外一种被称为超高速 CT 扫描仪（imatron ultrafast CT scanner），又被称为电子束 CT（electron beam CT，EBCT）。电子束 CT 的主要目的是用于像心脏这类动态器官的高分辨力成像。

（二）电子束 CT 和非螺旋 CT 的比较

1. 电子束 CT 是基于电子束偏转技术产生 X 线，并非使用通常的 X 线管。

2. 扫描过程中没有扫描机架的机械运动。

3. 和非螺旋 CT 相比，图像获得的方式有本质上的差别。

（三）电子束 CT 的基本结构

1. 电子枪：电子束 CT 扫描仪的一端是一个电子枪（见图 1 - 1 - 2 - 1），它能产生 130kV 的电子束。电子束产生后，经过加速、聚焦并根据电磁线圈的设计角度偏转撞击在靶面上。靶面是一个固定的环，半径 90cm，弧跨度 210°。扫描时电子束沿着环运动，靶面可单个或以任意序列工作，无散热问题。电子束撞击靶面后，产生 X 线。然后，准直器将 X 线束调节、准直成扇形束通过患者。患者位于直径 47cm 的扫描野范围内，透过患者的 X 线落到正对于靶环的探测器阵列上，形成扫描数据。

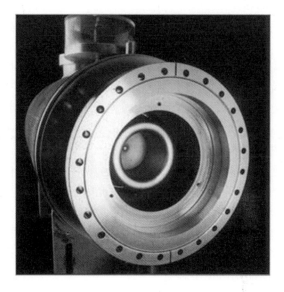

图 1 - 1 - 2 - 1　电子枪

2. 机架：电子束 CT 机架的孔径是 78cm，深度是 45cm（见图 1 - 1 - 2 - 2）。检查床能作 ±25° 的倾斜。电子束 CT 有三种扫描模式：连续扫描模式、触发扫描模式和容积扫描模式。连续扫描模式用于一般的临床检查，触发和容积扫描模式分别用于血流动力学和器官的容积扫描成像。每一种扫描模式都可采用单层（见图 1 - 1 - 2 - 3）或多层扫描方式。

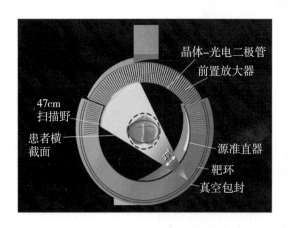

图 1 - 1 - 2 - 2　电子束 CT 机架

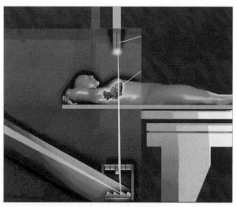

图 1 - 1 - 2 - 3　单层扫描（SSM）

3. 探测器：探测器阵列由两个分立的环组成，半径和弧跨度分别为 67.5cm 和 210°。第一个探测器环内有 864 个探测器，其中半数（432 个）延伸到第二个探测器环内（见图 1 - 1 - 2 - 4）。当使用一个靶面时，可获得两幅扫描图像；若四个靶面同时使用（见图 1 - 1 - 2 - 5），一次扫描就可获得 8 幅图像。

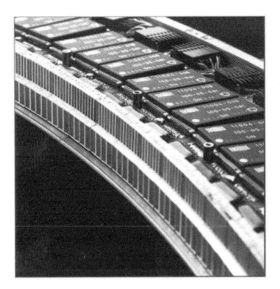

图 1 - 1 - 2 - 4 探测器

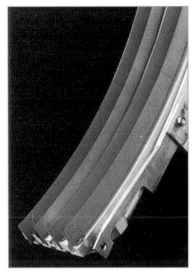

图 1 - 1 - 2 - 5 靶环

4. 检查床：为便于心脏扫描，检查床可头高足低顺时针或逆时针旋转（见图 1 - 1 - 2 - 6）。

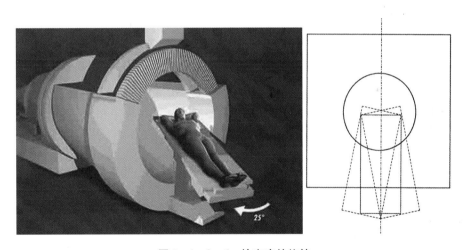

图 1 - 1 - 2 - 6 检查床的旋转

5. 计算机系统。

6. 控制台键盘。

（四）电子束 CT 成像原理

电子束 CT 详细成像原理见图 1 - 1 - 2 - 7。

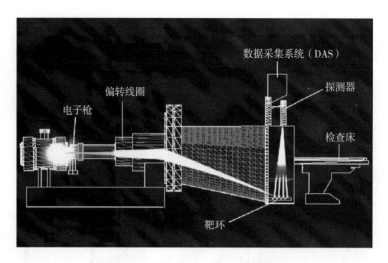

图 1 – 1 – 2 – 7 　电子束 CT 成像原理

三、动态空间重建扫描仪

动态空间重建扫描仪的开发应用始于 1975 年，目的是使该装置不仅能进行运动器官（如心、肺）的成像，也能用于人体其他器官的成像。其扫描时间为 10ms，最快可达 30 层/秒，纵向和横向分辨力为 1mm。

（一）基本结构

动态空间重建扫描仪的基本结构包括：扫描部分、重建部分和数据分析三个部分。扫描部分是扫描仪的数据采集装置，有 14 个 X 线管半圆形地排列在跨度为 160°弧形支架上，X 线管的正对面是视频成像系统，由 14 个分流视频摄像管组成，每一组视频摄像系统正对于一个 X 线管。

（二）图像重建

经重建后的容积图像可显示为横断面图像、平面投影图像和三维图像（表面三维成像和体积再现三维成像）。

（三）成像过程

1. 扫描数据由 14 个弧形排列的 X 线管，透过被扫描的患者由一个曲面的荧光屏接收。

2. 荧光屏上的图像由 14 个正对于 X 线管的电视摄像机记录并转换为视频图像。

3. 视频图像可被记录在磁盘上，并由模数转换器转换成数字信号数据。

4. 数字数据被送往计算机作图像重建处理，重建的结果是一幅容积图像。

5. 该容积图像可根据需要以横断面、平面投影或三维图像方式显示。

6. 通过分析软件，可获得多种附加的临床信息。

（四）动态空间重建扫描的优化

1. 与常规血管造影相比，可减少大约 20% 的射线曝光量。

2. 可减少 X 线对比剂的用量，通常 1～2ml/kg。

3. 采用任意一侧注射对比剂，可观察双侧心脏血流的情况。

4. 经尸解证实，解剖结构测量的精确性达到 95%。

5. 一次扫描可多平面、多种方式观察解剖结构，降低了假阳性率。

6. 时间分辨力高，可用于心、肺血管的动态显示和测量。

四、移动式 CT 扫描仪

（一）移动式 CT 机应用原理

移动式 CT 机由扫描机架、检查床和控制台三部分组成，每一个单元都装有滑轮，可移动。它可采用单相交流电源，任何墙上电源都能使 CT 机启动，断电后还能利用机器自带的蓄电池继续扫描约 25 层。

（二）移动式 CT 机结构特点

1. 机架　安装了 X 线管、发生器和探测器等。机架的孔径 60cm，倾斜角度 −25°～+30°，最大 FOV 是 46cm，检查床和机架固定时，机架还能纵向平移 35cm，能适应不能移动患者头部检查的需要。

2. X 线管　X 线管是低功率的，阳极靶面直径 102～108mm，倾斜角度 12°，焦点尺寸是 1.3mm×0.55mm～1.7mm×0.7mm，产生的 X 线光谱比较适合脑部 CT 成像。X 线管的热容量和散热率分别是 600kHU（kilo heat units）～1MHU 和 125kHU/分～200kHU/分。发生器是输出功率为 6kW 的高频发生器，根据需要可提升到 18kW。采用固体测器，数量为 400 个，测量通道为 16 个，扫描数据采用射频传送。移动式 CT 机基本属于第三代 CT 机，X 线管和探测器系统同步旋转，在 360° 扫描范围内都能采集扫描数据，由于采用了非同步扫描方法，探测器的数量减少了约一半。

3. 检查床　检查床下部装有滑轮，并且能和机架对接固定。床面板是用碳素纤维做成，使 X 线易于穿透。床面高度的调节范围是 645～1030mm，纵向移动速度 15mm/s，移动范围 1300mm，床面最大承重 160kg，最大承重时的床面移动速度为 10mm/s，载重 140kg 时，床移动的精确性是 ±0.25mm/s。

4. 控制台　装有滑轮的控制台，通过电缆与扫描机架相连。操作台还包括一个显示器、对话扩音设备、摄影机接口、网络设备和存储设备。显示器是 17 英寸彩显，矩阵 512×512，256 级灰阶。图像存储有系统硬盘和光盘，系统硬盘的容量是 1GB，约可存储 1200 幅 512² 图像，系统硬盘可扩展容量，或可选用 2.3GB 的 8mm 磁带，图像除可摄影存储外，也可通过网络传输。操作系统中预存了 100 个不同部位的扫描程序，还可做图像处理，如放大重建、多平面显示、镜像、直方图等。

5. 扫描仪的技术参数　扫描的层厚选择有 2mm、3mm、5mm 和 10mm，扫描时间分别是 2s、4s 和 6s。扫描电压分别是 120kVp 或 130kVp，电流有 10mA、20mA、30mA、40mA、45mA 和 50mA 六挡可供选择。扫描采样频率 1440 帧/秒，扫描重建时间 5s。容积扫描（螺旋扫描）时，机架旋转一周时间为 2s，即 2s 获得一层螺旋扫描数据，最大连续扫描旋转 25～35 周，床速可选范围为 2mm/周、3mm/周、5mm/周、10mm/周和 20mm/周；重建层厚 2mm、3mm、5mm、7mm 和 10mm。

该机的空间分辨力为 10LP/cm，测试条件 120kVp、40mA、2s，采用空间分辨力测试专用体模获得。密度分辨力在 3mm 测试孔径时是 0.3%，测试条件 120kVp、120mAs、

10mm 层厚，采用 16cm 直径密度分辨力测试体模得到。噪声水平在 120mA 时为 0.3%。移动式 CT 机的 CT 剂量指数（CT dose index）每毫安的射线剂量在头部的中央和边缘分别为 30.9mGy 和 38.2mGy，在体部的中央和边缘分别是 10.3mGy 和 32.9mGy，测试条件 120kVp、层厚 10mm。

（三）移动式机的应用特点

移动式 CT 方便了危重和手术中患者的检查需要，或在 CT 扫描的帮助下，做神经外科方面的颅脑手术，对创伤性、不宜搬动的危重患者，移动式 CT 尤其适用。

五、微型 CT 扫描仪

微型 CT 扫描仪（Micro-CT）主要用于实验室的实验研究。主要分为两类：一类是标本型 Micro-CT；另一类是活体型 Micro-CT，这两类 Micro-CT 在扫描时间、空间分辨力和扫描方式上都有较大的不同（表 1-1-2-1）。

1. 标本型 Micro-CT 主要用于实验室标本的扫描，扫描时扫描机架不旋转，只有标本在一个固定的机架上旋转，相应扫描时间较长。

2. 活体型 Micro-CT 主要用于小动物的实验需要，扫描时间短，并在机械结构上安装了一个小型的检查床，扫描时机架旋转。

与医用 CT 扫描仪比较，这类扫描仪的共同特点是：X 线管的焦点较小、输出功率小、扫描野小、空间分辨力高、扫描时间长，采用平板探测器。

表 1-1-2-1 标本型和活体型 Micro-CT 的主要性能比较

参数	标本扫描仪	活体扫描仪
焦点尺寸	1~30μm	50~200μm
X 线管功率	1~30W	10~300W
空间分辨力	5~100μm	50~200μm
扫描时间	10~300min	0.3~30min
探测器类型	数字平板	数字平板
扫描野	1~100mm	30~100mm
辐射剂量	较大	较小

六、双源 CT 扫描仪

双源 CT 是 2005 年西门子推出的新型 CT 扫描仪，它的基本结构秉承了 64 层 CT 的设计，采用两个 X 线管和双探测器系统。双源 CT 的 X 线管采用电子束 X 线管（Straton tube），单个 X 线管的功率为 80kW。常用部位的扫描速度为 0.33s，最大扫描范围为 200cm。扫描机架孔径为 78cm（通常为 70cm），各向同性的空间分辨力 ≤0.4mm，使用高分辨力技术时可达到 0.24mm。

双源 CT 的 X 线管和探测器系统与 64 层 CT 相同，但两套采集系统同置于扫描机架内，两个 X 线管之间相隔的距离为 90°。一套扫描系统的 FOV 为 50cm，另一套扫描系统主要用于中心视野扫描 FOV 为 26cm（图 1 - 1 - 2 - 8）。两套 X 线发生器系统由一个一体化的高压发生器控制，并可分别调节两套系统的 kV 和 mAs。

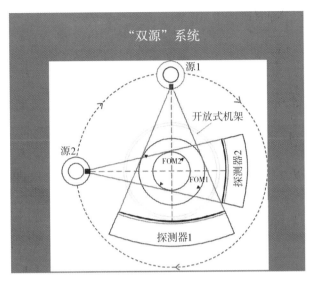

图 1 - 1 - 2 - 8　双源 CT 扫描仪

双源 CT 的另一个性能特点是可利用两个 X 线管发射不同的能量（即设置不同的电压值，如 140kV 和 80kV）。两种不同的能量对不同的物体其衰减不相同，如骨骼和对比剂在 80kV 时，骨骼的 CT 值为 670HU，对比剂为 296HU；当能量提高为 140kV 时，骨骼的 CT 值降低为 450HU，而对比剂降低为 144HU。这样可以进行：①对血管和骨骼直接减影；②可对某些组织如肿瘤组织进行特征性识别；③对人体的体液成分进行识别。

在西门子新一代双源 CT（Somatom Definition Flash）中，另一个 X 线管的扫描野改为 35cm，在所有的扫描部位和各种检查方式中，两个 X 线管都能同时用。在冠状动脉和心脏的检查中，最短扫描旋转时间缩短为 0.28s，通过使用 Z 轴飞焦点扫描机架旋转一周，可获得 128 层图像。在双能成像时，对高能 X 线束使用锡滤过，使两个能谱分离度提高，可以提高物质的检出效率。

第三节　CT 机的基本结构

CT 结构的组成如图所示（图 1 - 1 - 3 - 1）。

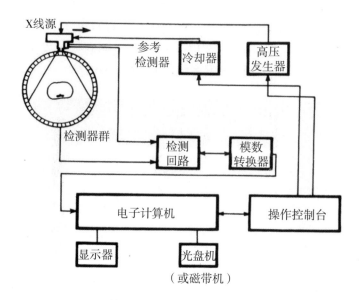

图 1 - 1 - 3 - 1   CT 的组成

一、X 线发生装置

（一）高压发生器

以前的 CT 机一般采用三相 X 线发生器。CT 对高压电源的稳定性要求很高，三相发生器大都采用高精度的稳压反馈措施。三相高压发生器分为连续式和脉冲式，连续式主要用于第二代 CT 机，脉冲式主要用于第三代 CT 机。

现代 CT 机都采用体积小、效率高的高频发生器。由于体积小，发生器可被装入机架内，有的 CT 机将发生器直接安装在旋转的机架上，与 X 线管机架同步旋转。高频发生器于 20 世纪 80 年代起开始用于 CT 机、乳腺摄影机和移动式 X 线机等。它的工作原理是将低频、低压的交流电源转换成高频、高压电源，可产生 500 ~ 25000Hz 的高频，经整流和平滑后，其电压波动范围小于 1%，而常规三相、十二脉冲发生器的波动范围为 4%。目前使用的高频发生器最大功率可达 120kW，峰值电压（kVp）的范围一般为 80 ~ 140kV，X 线管电流（mA）的范围一般是 200 ~ 800mA。

（二）X 线管

CT 扫描 X 线射线源的要求：①射线衰减。根据射线强度的不同，X 射线能依据物体的原子序数、密度和厚度有不同的衰减。②穿透一个物体所需足够的射线量。X 线管由电子阴极、阳极和真空管套组成，额定功率较常规 X 线管大。

CT 用 X 线管分为固定阳极和旋转阳极两种。固定阳极 X 线管主要用于第一、第二代 CT 机中。旋转阳极 X 线管主要用于扇束扫描方式的第三、第四代 CT 机中，焦点大小约为 1.0mm × 1.0mm；高速旋转阳极管焦点约为 0.6mm × 0.6mm，阳极靶面材质多为钨、铼合金，转速为 3600 转/分，或 10000 转/分。

螺旋 CT 扫描机的 X 线管采用大功率的 X 线管。X 线管的管套采用金属和陶瓷作为绝缘材料，阳极靶面的直径可达到 200mm，X 线管整体质量的增加，也增加了 X 线管的热容量和散热率。阴极采用一根或者数根灯丝组成，吸气剂采用钡，作用是吸收使用过程中产生的气体分子，确保了 X 线管的真空状态。

螺旋 CT X 线管靶面的厚度也有所增加，并且使用了不同的材料，目的是提高阳极热容量。以前的阳极使用全金属制造，现在 X 线管采用化学汽化沉淀石墨复合层和黄铜的复合阳极盘。由于石墨有很好的储热性能，使阳极的热容量提高。而最新的 CT X 线管采用液体轴承替代过去的滚轴轴承，液体轴承的主要成分是液态的镓基金属合金，采用液体轴承后，一方面增加 X 线管的散热率，另一方面减少噪声和振动。

CT 用 X 线管的产热量计算公式是：$1.4 \times 1kVp \times 1mA \times 1s$。将实际应用的参数分别代入公式并乘以常数 1.4，即等于一次检查 X 线管产生的热量。该公式适用于三相和高频发生器，其中的时间是一次检查的总计扫描时间。单位是 HU，$1HU = 1J$（焦耳）。

为了提高热容量，还采用了"飞焦点"设计（图 1-1-3-2），即 X 线管阴极发出的电子束，曝光时交替使用，其变换速率约 1.0ms，利用锯齿形电压波形的偏转，导致电子束的瞬时偏转，使高压发生时电子的撞击分别落在不同的阳极靶面上，提高了阳极的使用效率，并能提高成像的空间分辨力。

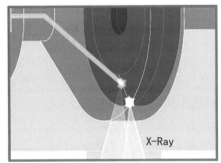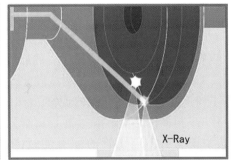

图 1-1-3-2　飞焦点

西门子公司推出的 CT 用 X 线管称为电子束控管，即所谓的"零兆 X 线管"，英文商品名为"Straton tube"。该 X 线管将阳极靶面从真空管中分离出来，使阳极靶的背面完全浸在循环散热的冷却油中，将以往阳极靶面的间接散热改为直接散热，提高了 X 线管的散热效率（与普通 CT X 线管相比，散热率提高了 5～10 倍，为 5MHU/min），满足了螺旋扫描长时间、连续工作的要求。由于散热效率的提高，阳极靶面的直径也可减小，电子束控管阳极靶的直径为 120mm，普通 CT X 线管阳极靶的直径为 200～300mm，阳极靶直径的减小同时使 X 线管的体积减小和重量减轻。第二个改进是旋转轴的改进，以前所有的 X 线管只有阳极旋转，阴极部分是固定的。而"零兆 X 线管"的阴极部分也增加了一个轴承，与阳极靶面一起在真空管中同时旋转，这个改进使阳极的机械旋转性能更稳定，更有利于阳极旋转速度的提高。电子束控管的阴极结构类似电子束 CT 的 X 线管，它产生的电子束须由偏转线圈聚焦和偏转一定的角度射向阳极靶面产生 X 线。

（三）冷却系统

CT 的冷却系统一般有水冷却、风冷却和水、风冷却三种，各有优缺点。水冷却效果最好，但装置复杂、结构庞大，需一定的安装空间和经常性地维护；风冷却效果最差，其他方面正好与水冷却相反；水、风冷却则介于两者之间，新型 CT 机多采用后者的冷却方式。

（四）准直器

1. 调节 CT 扫描的层厚。

2. 减少患者的辐射剂量和改善 CT 图像的质量。

CT 射线的辐射防护第一关是含铅的 X 线管外壳，通过 X 线管窗口出来的射线束初步形成了扇形束或锥形束。CT 机中的准直器有两套：一套是 X 线管端的准直器，由固定的和可调节的几组叶片组成。在多层螺旋 CT 扫描机中，为了减少焦点半影现象，安装可调节的准直器叶片时，一般都尽可能地远离线管；另一套是探测器端的准直器，由固定的和可调节的几组叶片组成，固定部分叶片的开口等于或大于扫描中使用的最大层厚。前准直器主要控制患者的辐射剂量；后准直器主要控制扫描准直层厚。

（五）滤过器/板

从 X 线管发出的原发射线是一束包含不同能量的辐射，其中有不同数量的长波和短波。CT 机所产生的 X 线也是多能谱的。CT 机中所使用的楔形补偿器（或称滤过器/板）的作用是：吸收低能量 X 线，优化射线的能谱，减少患者的 X 线剂量，并且使通过滤过后的 X 线束变成能量分布相对均匀的硬射线束。

对于 CT 而言，滤过有两个目的：去除长波 X 线，减少患者剂量；经滤过后射线平均能增加、线质变硬和均一，通过物体后的射线硬化现象也因此趋于一致。圆形物体由于形状的原因，X 线衰减吸收不一样，射线硬化的产生也有所差别，但这些变化探测器无法检测到，为了纠正射线硬化不一致的现象，CT 扫描仪中使用了专用的滤过器。

第一代 CT 扫描机的楔形滤过器是一个方形，中间呈弧形凹陷的水箱。目前 CT 机的滤过器/板主要有：①X 线管的固有滤过，通常为 3mm 厚的铝板，有时也使用 0.1～0.4mm 厚的铜板；②"适形"滤过器（如蝶形，bow－tie），形状为两面凹陷剖面观类似于蝴蝶形状的高密度物质，目的是适应人体形状射线衰减的需要。"蝶形"滤过器中心部分几乎无衰减射线的作用，而四周则有较强的衰减射线作用，它的作用是：滤除部分低能射线，同时也降低了到达探测器射线能的动态范围；其次，减少"蝶形"周边与物体作用产生的散射线，降低了患者的辐射剂量。"蝶形"滤过器常采用特氟纶（Teflon，聚四氟乙烯）为材料，原因是这种物质原子序数低、密度高，非常适合作为"蝶形"滤过器的材料。X 线管的固有滤过和"蝶形"滤过器通常都置于 X 线管的窗口前。当然，CT 机中使用滤过器/板的同时也增加了 X 线的输出量。

二、X 线探测器装置

（一）探测器

探测器的作用是接收 X 线辐射并将其转换为可供记录的电信号。它作为一种成像介质，必须具有转换效率、响应时间、动态范围和稳定性等特性。

1. 转换效率指探测器将 X 线光子俘获、吸收并转换成电信号的能力。

2. 响应时间指两次 X 线照射之间探测器能够工作的间隔时间长度。

3. 动态范围指在线性范围内接收到的最大信号与能探测到的最小信号的比值。

4. 稳定性指探测器响应的前后一致性，如果探测器的稳定性较差，则 CT 机必须频繁地校准来保证信号输出的稳定。

固体探测器和气体探测器的比较见表 1 – 1 – 3 – 1。

表 1 – 1 – 3 – 1　固体探测器和气体探测器的比较

探测器分类	固体探测器	气体探测器
作用原理	利用闪烁晶体将 X 线转换成可见光，再把可见光转换成电子能	入射的 X 线使气体产生电离，然后测量电流的大小，进而得到 X 线的强度
组成	多采用闪烁晶体耦合一个光电倍增管组成，由闪烁晶体把 X 线转换为光信号，再用光电倍增管或高敏度荧光二极管接收，变成电信号送至信号采集处理器。通过探测器后的电信号实现了辐射能到电能之间的转换，其中闪烁晶体将辐射能转换为光能，光电倍增管中的光电阴极又将光能转换为电能	通常做成一个密封的电离室，密封的气室内加入约 30 个大气压，以增加气体分子的电离，电离室的上下夹面由陶瓷拼成，每个电离室两侧用薄钨片构成，中心收集电极也由钨片构成，而 X 线入射面由薄铝片构成，所有的分隔相互联通。电离室内充满氙气，当入射 X 射线进入电离室后使氙气电离，正电离子由中心收集电极接收，通过前置放大器放大后送入数据采集系统。电离室侧面的钨片对 X 线有准直作用，可防止被检测物体产生的散射线进入电离室
优点	灵敏度高，有较高的光子转换效率	稳定性好、响应时间快、几何利用率高、无余辉产生
缺点	相邻的探测器之间存在缝隙，X 线辐射的利用率相对低；晶体发光后余辉较长影响响应函数，使高低密度交界处的图像会产生拖尾伪影；整个探测器阵列中的各个探测器不易做得完全一致，造成误差影响成像质量	吸收效率较低。在制作工艺上只能做成单排的探测器阵列，无法做成多排的探测器阵列。故在多层螺旋 CT 中已不采用高压氙气探测器阵列
比较	钨酸钙的转换效率和光子俘获能力为 99%，动态范围为 1 000 000:1；氧化稀土陶瓷吸收效率为 99%，闪烁晶体发光率是钨酸钙的 3 倍。总的来讲，固体探测器转换效率为 95%，几何效率为 40% ~ 50%	气体探测器几何效率为 95%，转换效率为 45%

注：总检测效率的计算公式：总检测效率 = 几何效率 × 固有（转换）效率。

（二）模数、数模转换器

模数转换器是 CT 数据采集系统（data acquisition system，DAS）的主要组成部分。模数转换器的作用是将来自探测器的输出信号放大、积分后多路混合变为数字信号送入计算机处理。模数转换器由一个频率发生器和比较积分器组成。后者是一组固态电路，被称为"时钟"，它的作用是把模拟信号通过比较积分后转变成数学信号。同样数模转化器是上述的逆向运算，它的"时钟"电路根据输入的数字信号转换成相应的模拟信号。

模数和数模转换器的参数——精度和速度。精度是指信号采样的精确程度，精度与分辨力有关，分辨力用量化级数或比特描述。速度是指信号的采集速度，也就是数字化一个模拟信号的时间。在模数和数模转换器中，信号采集速度与精确性始终是相反的，即采样信号数字化的精确性越高，采集时间越长；反之，采集速度越快，采样的精确性则越低。

（三）数据采集系统

1. 数据采集系统　数据采集系统由模数转换器和信号放大器、数据传送器等共同组成，它位于探测器与计算机之间电子器件，和探测器一起负责扫描后数据的采集和转换。

2. 数据采集系统的作用　DAS 的主要部件是模数转换器，主要作用有：

（1）射线束测量，包括通过人体后的衰减射线和未通过人体的参考射线。

（2）将这些数据编码成二进制数据。

（3）将这些二进制数据送往计算机。

三、机械运动装置

（一）扫描机架

机架是与检查床相垂直安装的一个框架，里面安装有各种成像部件，如滑环、X 线管、高压发生器、准直器、探测器和数据采集系统等。机架的孔径和倾斜范围两项性能指标在应用中较为重要，孔径指机架的开口大小，多数 CT 机的机架孔径为 70cm。机架必须能够倾斜，以适应不同患者情况和各种检查的需要，倾斜角度通常为 ±12°～±30°（图 1 -1 -3 -3）。

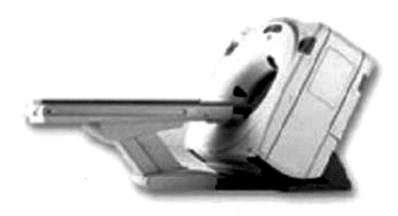

图 1 -1 -3 -3　扫描机架

（二）滑环

滑环有两种类型：盘状滑环和筒状滑环。盘状滑环的形状类似一个圆盘，其导通部分设在盘面上，而筒状滑环呈圆筒状，它的导通部分则位于圆筒的侧面（图 1 -1 -3 -4）。

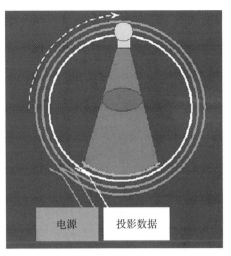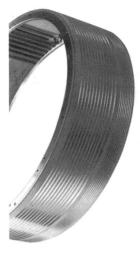

图 1 - 1 - 3 - 4 滑环结构

导电刷有两种类型：金属导电刷和混合导电刷。金属导电刷采用导电的金属和滑环接触，每一道滑环有两个金属导电刷游离端与其接触，目的是增加可靠性和导电性。混合导电刷采用导电材料银石墨合金（又称碳刷）与滑环接触，同样也有两个导电刷游离端与滑环接触。

滑环的传导方式：可分为高压滑环和低压滑环。高压滑环通过滑环传递给产生 X 线的电压达上万伏；低压滑环通过滑环传递给 X 线发生器的电压为数百伏。

在高压滑环供电方式中，交流电源直接供电给高压发生器，由高压发生器将高电压送入滑环，然后再输送给 X 线管。高压滑环一般采用小型的高频发生器，并且高压发生器不安装在旋转的机架上。高压滑环易发生高压放电导致高压噪声，影响数据采集系统和图像质量。

低压滑环采用只有数百伏特的交流电源，根据 X 线发生控制信号，借助于导电刷将电流送入滑环。电流进入滑环后，由滑环将电流送入高压发生器，再由高压发生器把高电压送给 X 线管。低压滑环的 X 线发生器须装入扫描机架内，要求体积小、功率大的高频发生器。低压滑环的 X 线发生器、X 线管和其他控制单元全部都安装在机架的旋转部件上（图 1 - 1 - 3 - 5）。目前，大多数厂家都采用低压滑环。

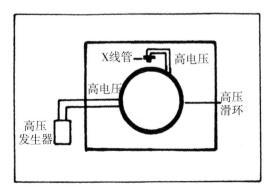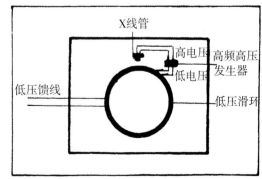

图 1 - 1 - 3 - 5 高压滑环与低压滑环比较

滑环的产生，为 CT 机进入到螺旋式扫描时代奠定了基础（图1-1-3-6）。

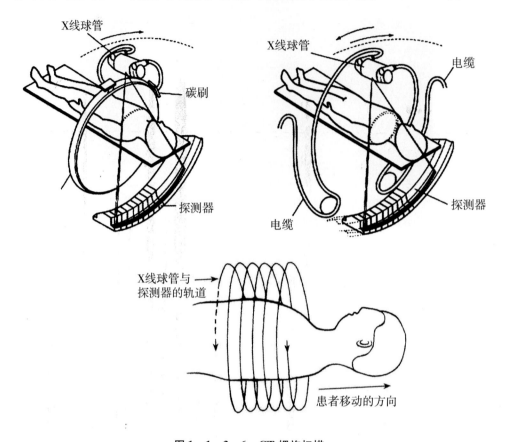

图1-1-3-6　CT螺旋扫描

（三）扫描床

检查床的作用是准确地把患者送入预定或适当的位置上，具体有两方面的要求：承重和床面材质。承重是确保特殊体型患者的检查需要；床面材料必须由易被 X 线穿透、能承重和易清洗的碳素纤维组成。

检查床应能上下移动，以方便患者上下，同时检查床还能够纵向移动，移动的范围应该能够满足头部至大腿的 CT 扫描，床纵向的移动要相当平滑，精度要求高，绝对误差不允许超过 ±0.5mm，高档 CT 机可达 ±0.25mm。

四、计算机设备

（一）主计算机

当今 CT 机采用微型计算机作为 CT 的主计算机，它具有运算速度快和存储量大的特点。CT 计算机的硬件包括输入输出设备、中央处理器（CPU）、阵列处理器、接口装置、反投影处理器、储存设备和通信硬件。CT 的计算机还包括软件，并通过硬件执行指定的指令和任务。

CT 重建计算机的作用主要是接受数据采集系统（DAS）的数字信号，并将接收到的数据处理重建成一幅横断面的图像。CT 的主计算机都具有协同处理的能力。协同处理的方式是：两个或两个以上大致相同的处理器各自执行一个或几个处理任务，协同处理的主要目的是加快处理速度或提高计算机的处理能力。CT 成像的处理方式有：并行处理、分布式处理和管线样处理。

（二）图像重建计算机/阵列处理器

图像重建计算机以前称阵列处理器，是 CT 计算机中一个很重要的部分。图像重建计算机一般与主计算机相连，其本身不能独立工作，它的主要任务是在主计算机的控制下，进行图像重建等处理。

图像重建时，计算机接收由数据采集系统或磁盘送来的数据，进行运算后再送给主计算机，然后在显示器上显示。它与主计算机是并行工作的，图像重建计算机工作时，主机可执行自己的运算，而当图像重建计算机把运算的数据结果送给主机时，主机暂停自己的运算，处理图像重建计算机交给的工作。

五、图像显示及存储装置

（一）显示器

显示器的作用：通过键盘与计算机对话（包括患者资料的输入、扫描过程的监控等）和扫描结果图像的显示。显示器有黑白和彩色两种，通常显示图像都采用高分辨力的黑白显示器，文字部分的显示有的采用彩色显示器。显示器的性能指标主要是显示分辨力，一般以点阵和线表示。另外与显示分辨力有关的是重建后图像的显示矩阵、像素大小和灰阶位深等。

（二）存储器

CT 的图像存储设备分别由硬磁盘、磁带、软盘和光盘等组成，它们的功能是存储图像、保存操作系统及故障诊断软件等。

【考题举例】

1. CT 影像形成与传递经过，正确的是
   A. X 线源—人体—准直器—探测器—重建—A/D—显示
   B. X 线源—准直器—人体—准直器—探测器—A/D—重建—显示
   C. X 线源—人体—准直器—A/D—探测器—重建—显示
   D. X 线源—准直器—人体—探测器—重建—A/D—显示
   E. X 线源—人体—准直器—探测器—A/D—显示

2. CT 滤过器的作用关键在于
   A. 吸收低能量 X 线　　　　　　　B. 优化射线的能谱
   C. 减少受检者的照射剂量　　　　D. 使射线能量分布均匀
   E. 变成近似单一的硬射线

3. 滑环技术的主要特点是

   A. 连续曝光   B. 连续采集   C. 单向连续旋转

   D. 床面连续移动   E. 高压发生器连续旋转

4. 将射线能量转换为可供记录的电信号的装置是

   A. 滤过器   B. 探测器   C. 准直器

   D. A/D 转换器   E. 显示器

5. 在滑环结构上，关于固定部分和旋转部分的描述，正确的是

   A. 固定部分是 X 线球管、计算机和初级高压发生器，旋转部分是前端存储器、探测器系统和次级高压发生器

   B. 固定部分是前端存储器、探测器系统和初级高压发生器，旋转部分是 X 线球管、计算机和次级高压发生器

   C. 固定部分是前端存储器、计算机和次级高压发生器，旋转部分是 X 线球管、探测器系统和初级高压发生器

   D. 固定部分是前端存储器、计算机和初级高压发生器，旋转部分是 X 线球管、探测器系统和次级高压发生器

   E. 固定部分是前端存储器、探测器系统和次级高压发生器，旋转部分是 X 线球管、计算机和初级高压发生器

【参考答案】

   1. B   2. A   3. C   4. B   5. D

《 第二章　CT 成像原理

【考试大纲要求】

1. CT 成像基本原理（掌握）
2. 体素与像素（掌握）
3. 采集矩阵与显示矩阵（掌握）
4. 原始数据（掌握）
5. 重建与重组（掌握）
6. 算法、重建函数与滤波函数（了解）
7. 卷积（了解）
8. 内插（了解）
9. 准直宽度、层厚与有效层厚（掌握）
10. 螺距（掌握）
11. 扫描时间和周期时间（掌握）
12. 重建间隔（掌握）
13. 重建时间（掌握）
14. 扫描野和重建视野（FOV）（掌握）
15. 时间分辨力（掌握）
16. 层厚敏感曲线（SSP）（了解）

17. X 线管热容量和散热率（熟悉）
18. 部分容积效应（掌握）
19. 周围间隙现象（掌握）
20. 常规/普通与螺旋 CT 扫描方式（掌握）
21. 逐层扫描与容积扫描（掌握）
22. 纵向分辨力（掌握）
23. 动态范围（熟悉）
24. 零点漂移（掌握）
25. 扫描覆盖率（熟悉）
26. 灌注参数（掌握）
27. 单扇区和多扇区重建（掌握）
28. 准直螺距和层厚螺距（掌握）
29. 共轭采集和飞焦点采集重建（掌握）
30. 窗口技术（掌握）
31. 各相同性（了解）

第一节　CT 成像的基本原理

CT 是医学影像领域最早使用数字化成像设备。其概念见图 1 – 2 – 1 – 1。

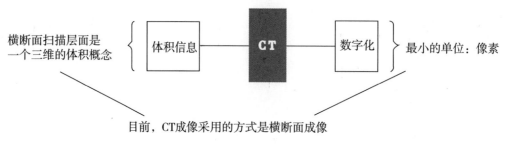

图 1 - 2 - 1 - 1　CT 成像概念

一、CT 与普通 X 线摄影比较

CT 与普通 X 线摄影的比较见图 1 - 2 - 1 - 2 ~ 图 1 - 2 - 1 - 9。

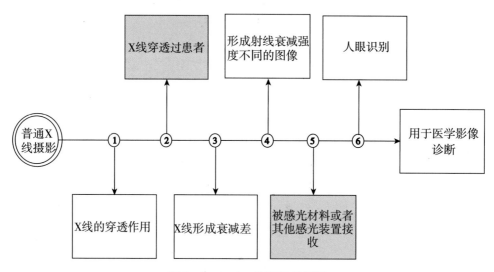

图 1 - 2 - 1 - 2　普通 X 线摄影

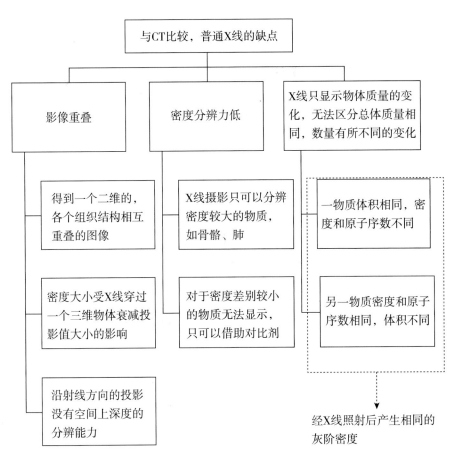

图 1 - 2 - 1 - 3　与 CT 比较，普通 X 线的缺点

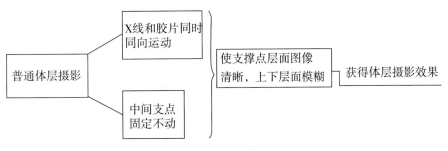

图 1 - 2 - 1 - 4　普通体层摄影

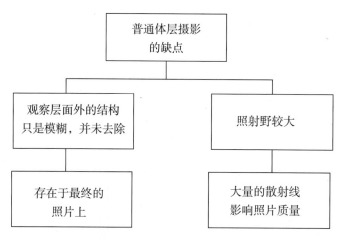

图1-2-1-5 普通体层摄影的缺点

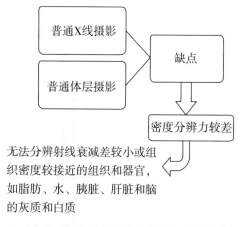

图1-2-1-6 普通X线摄影与普通体层摄影共同缺点

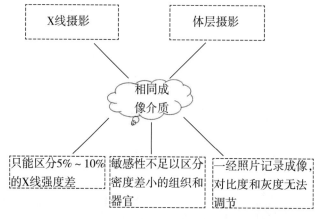

图1-2-1-7 X线摄影与体层摄影成像介质相同

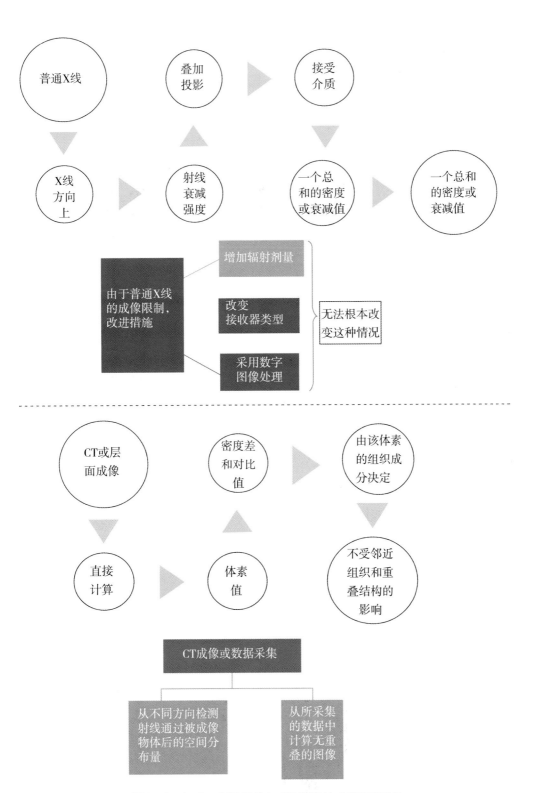

图 1 - 2 - 1 - 8　普通 X 线与 CT 摄影的成像原理对比

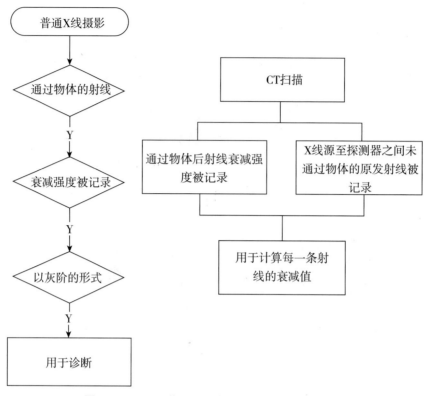

图 1－2－1－9 普通 X 线与 CT 摄影数据采集对比

二、X 线的衰减和衰减系数

1. CT 的成像是利用了 X 线的衰减特性，这一过程与 X 线基本特性有关。

人体组织与源射线呈指数关系，Lambert Beer 定律：$I = I_0 e^{-\mu d}$

CT 衰减利用了衰减的射线并重建成一个指定层面的图像。

2. 衰减是射线通过一个物体后的衰减，期间一些光子被吸收，另一些光子被散射。其影响因素见图 1－2－1－10。

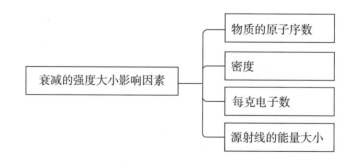

图 1－2－1－10 衰减的程度大小影响因素

3. CT 的工作原理见图 1－2－1－11。

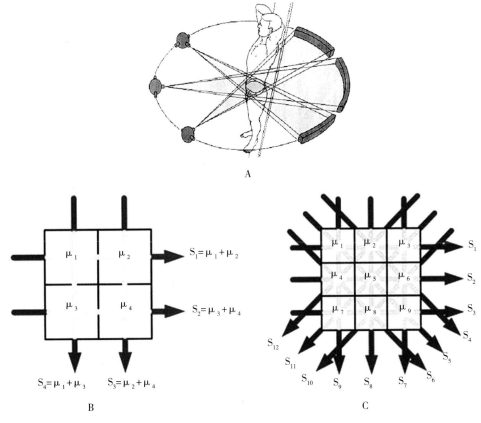

图 1 – 2 – 1 – 11 CT 工作原理

4. 射线的选择见图 1 – 2 – 1 – 12。

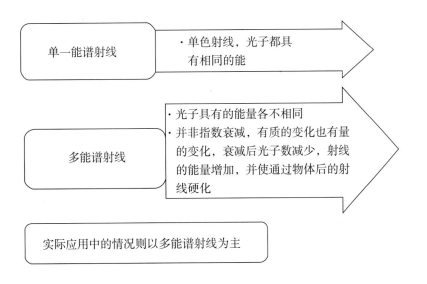

图 1 – 2 – 1 – 12 射线的选择

三、CT 数据采集基本原理（图1-2-1-13，图1-2-1-14）

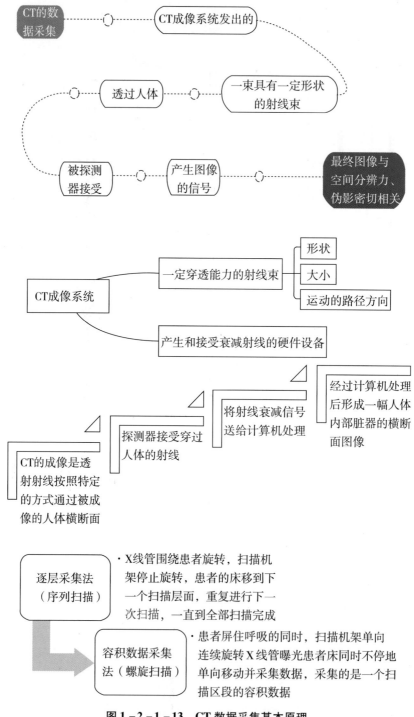

图 1-2-1-13　CT 数据采集基本原理

CT 数据采样过程中的注意点：

X 线管和探测器是一个精确的准直系统	X 线管和探测器围绕患者旋转是为了采样	X 线管产生的射线是经过有效滤过的	射线束的宽度是根据扫描的要求严格准直的	探测器接受的是透过人体后的衰减射线	探测器将探受到的衰减射线转换成电信号（模拟信号）

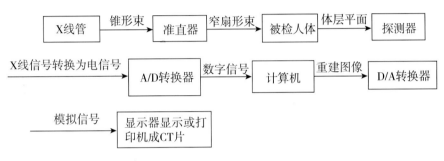

图 1-2-1-14　CT 成像流程

四、CT 值的计算和人体组织 CT 值

$$CT \text{ 值} = \frac{\mu_{物} - \mu_{水}}{\mu_{水}} \times 1000 \text{（HU）}$$

人体不同组织的 CT 值见表 1-2-1-1。人体主要结构 CT 值见图 1-2-1-15。

表 1-2-1-1　人体不同组织的 CT 值（单位：HU）

组织	CT 值	组织	CT 值
空气	-1000	甲状腺	70±10
脂肪	-90±10	肝脏	60±5
水	0	脾脏	45±5
脑白质	25±10	淋巴结	45±10
脑灰质	40±10	胰腺	40±10
肌肉	45±5	肾脏	30±10
静脉血	55±5		
凝固血	80±10		
松质骨	130±100		
致密骨	>250		

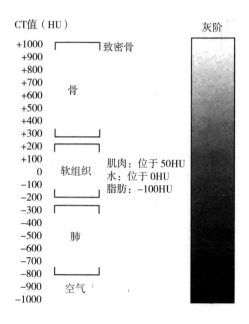

图1－2－1－15　人体主要结构CT值

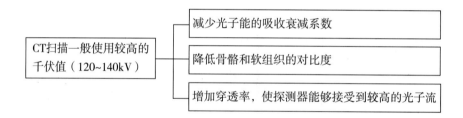

五、CT窗口技术

CT的图像是由许多像素组成的数字图像。其基本概念见表1－2－1－2。

表1－2－1－2　矩阵、层厚和扫描野

名称	定义
矩阵	原始数据在计算机内重建后的图像由横行、纵行组成的数字阵列
层厚	对于二维的矩阵而言，是三维概念，即深度
扫描野（sFOV）	X线照射穿透患者后到达探测器，能被用于图像重建的有效照射范围，改变像素大小

$$像素尺寸（d）= \frac{扫描野}{矩阵尺寸}$$

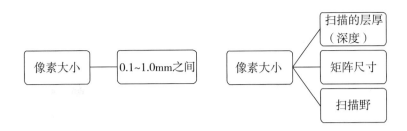

窗宽、窗位及其使用原则：$(C - W/2) \sim (C + W/2)$，其中 C 是窗中心（窗位），W 是窗宽。

1. 人眼识别灰阶能力大约在 60 级左右。

2. 目前，CT 显示系统灰阶显示的设定一般都不超过 256 个灰阶。

3. 宽窗宽（400～2000HU）通常是用于组织密度差别较大的部位，如肺、骨骼。

4. 窄窗宽（50～350HU）往往用来区分组织密度较为接近的图像，如颅脑、肝脏。

5. 窗宽窗位的调节属于数字图像处理技术，它能抑制或去除噪声和无用的信息，增强显示有用的信息，但无论如何调节，窗宽窗位的改变不能增加图像信息，而只是等于或少于原来图像中已存在的信息。

6. CT 值较低部分（像素）为黑色，较高部分为白色。

7. 目前常用的窗属于线性窗，而双窗、Sigma 窗则属于非线性窗。

（1）双窗优点：能把两种不同类型的软组织同时在一张照片上显示，可省胶片。

（2）双窗缺点：在两种窗设置的移行区会形成一个边缘效应，对某些疾病的诊断可造成影响。

第二节　CT 的基本概念和术语

一、像素与体素

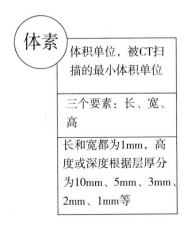

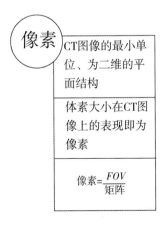

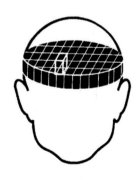

二、采集矩阵和显示矩阵

1. 原始数据　CT 扫描后由探测器接收到的信号，经模数转换后传送给计算机，其间已转换为数字信号经预处理后，尚未重建成横断面图像的这部分数据。

2. 卷积　图像重建运算处理的重要步骤。卷积处理通常需使用滤波函数来修正图像，卷积结束后，形成一个新的用于图像重建的投影数据。

3. 常规/普通与螺旋 CT 扫描方式　在螺旋扫描方式出现之前，只有一种扫描方式，故不存在 CT 扫描方式的区别问题。自螺旋 CT 方式出现之后，非螺旋扫描成为普通或者常规 CT 扫描。目前较为规范的、对螺旋 CT 机出现以前的逐层扫描方式通称为非螺旋 CT 扫描方式。

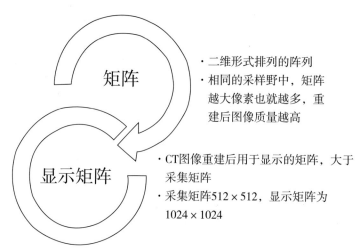

矩阵
- 二维形式排列的阵列
- 相同的采样野中，矩阵越大像素也就越多，重建后图像质量越高

显示矩阵
- CT图像重建后用于显示的矩阵，大于采集矩阵
- 采集矩阵512×512，显示矩阵为 1024×1024

三、重建与重组

重建	重组
·原始数据经计算机采用特定的算法处理，最后得到能用于诊断的横断面图像	·利用横断面图像数据重新构建图像的一种处理方法，一般不涉及原始数据的处理

通常，扫描的层厚越薄，图像的数目越多，重叠越多，重组的效果越好。

四、算法、重建函数核与滤波函数

1. 算法　是针对特定输入和输出的一组规则。

2. 重建函数核

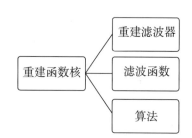

重建函数核 — 重建滤波器
重建函数核 — 滤波函数
重建函数核 — 算法

3. 滤波函数

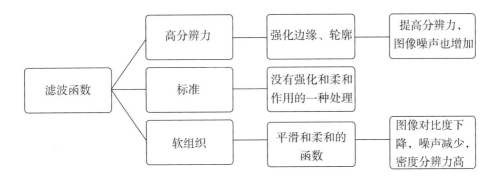

五、内插

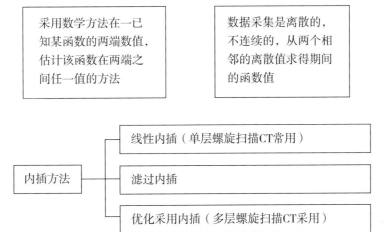

六、准直宽度、层厚和有效层厚

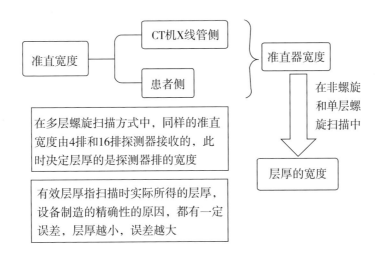

七、螺距

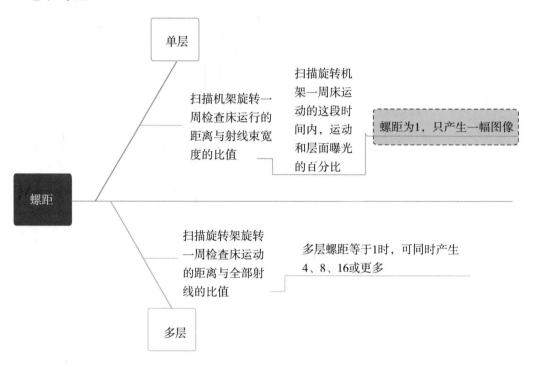

八、扫描时间和周期时间

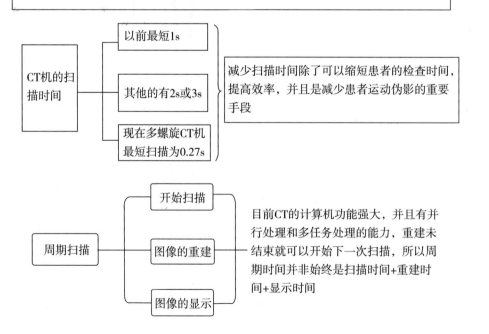

九、重建增量、间隔、间距

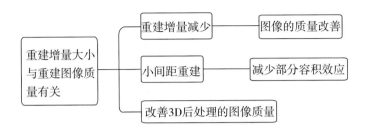

十、重建时间

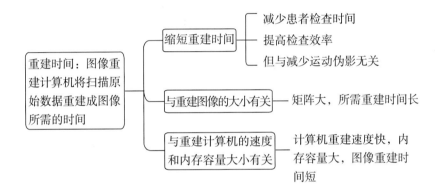

十一、扫描野和显示野

CT扫描中常用的视野（FOV）：CT扫描时按观察部位大小选用的扫描野（sFOV）和显示野（dFOV）统称为视野（FOV）。

1. 扫描野（sFOV）　又称测量野，是由CT设备本身设定的扫描时所需包括的成像范围。根据厂家设置，扫描野可以是一个或数个。

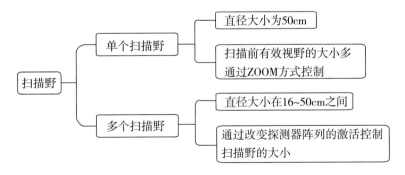

临床上，多扫描野分为颅脑和体部扫描野等，可根据不同的检查部位，选择大小合适的扫描野。

2. 显示野（dFOV）　在扫描野范围内，通过检查前的设定，重建后图像的显示范围，显示野一般指由显示器显示或拍摄后照片显示的图像区域范围。

· 通常，显示野受扫描野的制约只可以小于扫描野。

· 显示野（dFOV）与扫描野（sFOV）之间的关系如下：

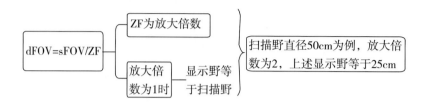

十二、时间分辨力

定义：CT重建一幅图像，系统扫描获取原始数据所需的时间。

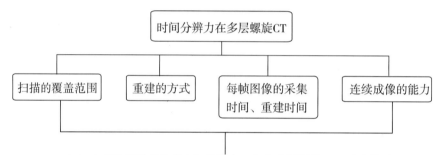

在CT中表示了设备的动态扫描能力，如在多层螺旋CT心脏成像时，时间分辨力的高低决定了CT机在这方面临床应用的适用性和范围

十三、层厚敏感曲线（SSP）

定义：CT扫描沿着长轴方向通过机架中心测量的点分布函数的长轴中心曲线。

和非螺旋CT相比，螺旋CT的层厚敏感曲线增宽
· 螺旋扫描的实际层厚增加
· 其半值全宽也增加

通常，其他条件不变的情况下
· 层厚增加X线光子量也增加
· 噪声降低
· 对比度增加

理想的SSP为矩形
非螺旋CT的SSP接近矩形
螺旋CT的SSP呈铃形分布

180°线性内插可改善SSP，但噪声大；360°线性内插负作用明显，但噪声降低

十四、X线管的热容量和散热率

X线管必须有良好的热容量和散热率。

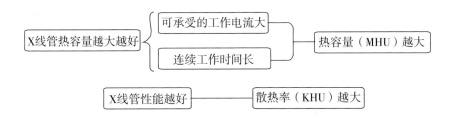

X线管热容量越大越好 —— 可承受的工作电流大 / 连续工作时间长 —— 热容量（MHU）越大

X线管性能越好 —— 散热率（KHU）越大

十五、部分容积效应

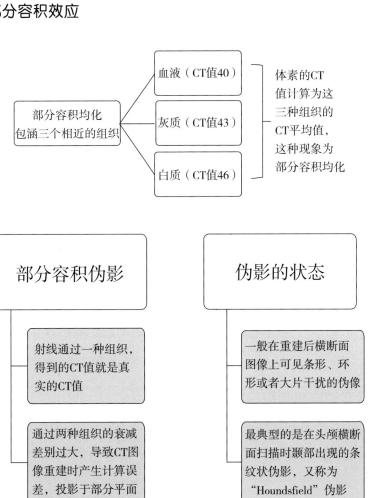

部分容积均化
包涵三个相近的组织 —— 血液（CT值40）/ 灰质（CT值43）/ 白质（CT值46） —— 体素的CT值计算为这三种组织的CT平均值，这种现象为部分容积均化

部分容积伪影

射线通过一种组织，得到的CT值就是真实的CT值

通过两种组织的衰减差别过大，导致CT图像重建时产生计算误差，投影于部分平面产生的伪影

伪影的状态

一般在重建后横断面图像上可见条形、环形或者大片干扰的伪像

最典型的是在头颅横断面扫描时颞部出现的条纹状伪影，又称为"Houndsfield"伪影（与硬化作用有关）

十六、周围间隙现象

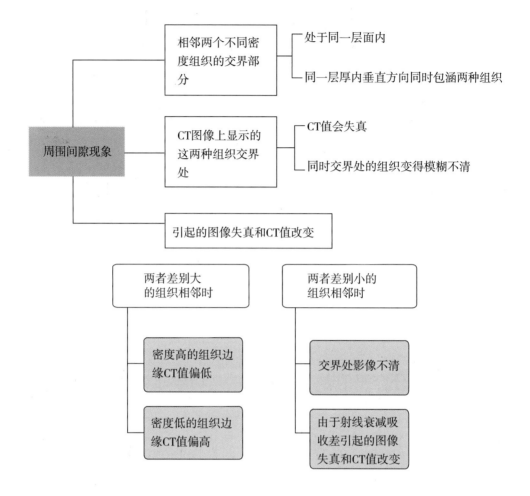

十七、逐层扫描与容积扫描

· 早期电缆式 CT 和现在滑环式 CT 都可用逐层扫描方式。
· 目前颅脑、脊柱，CT 介入穿刺等一些检查中，仍然采用逐层扫描方式。

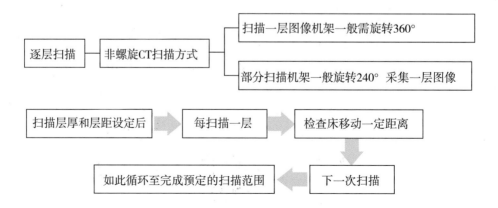

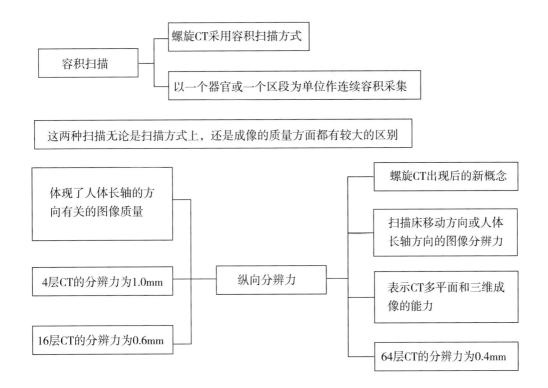

十八、动态范围

· 动态范围 $= \dfrac{\text{最大响应值}}{\text{最小探测值}}$

· 其响应与转换的效率通常与接收器所采用的物质相关。

· CT 探测器钨酸钙吸收转换效率是 99%，动态范围是 1 000 000:1。

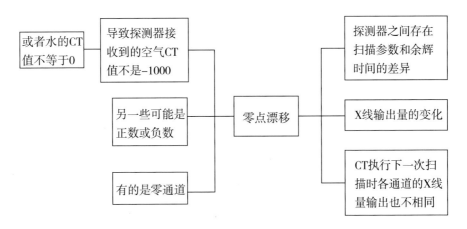

十九、扫描覆盖率

· 定义：机器旋转一周扫描可覆盖的范围，在一段相同的扫描时间内，扫描覆盖的范围称为扫描覆盖率。如探测器阵列 Z 轴方向宽度为 4cm，旋转一周即产生 4cm 的覆盖，因扫描机架的旋转时间不相同，乘以一次扫描所用的总时间，即为扫描覆盖率。

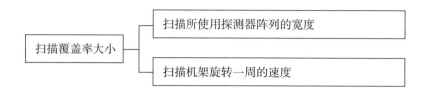

二十、灌注参数

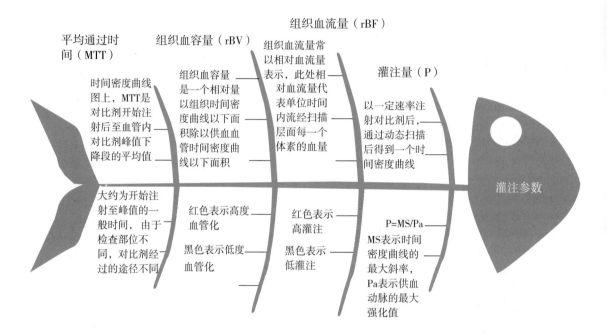

二十一、单扇区和多扇区重建

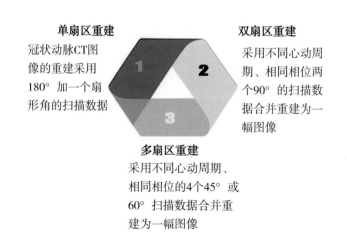

二十二、准直螺距的层厚螺距

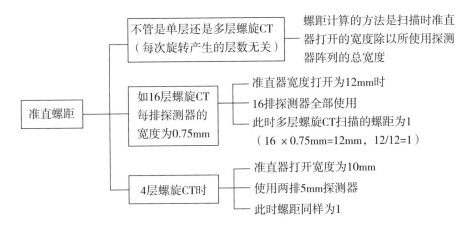

· 螺距计算特点是不考虑所使用探测器的排数和宽度，与单层螺旋 CT 的计算基本概念相同，同样螺距变化对图像质量的影响也相同。

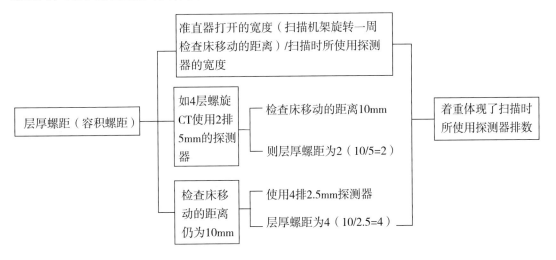

二十三、共轭采集和飞焦点采集重建

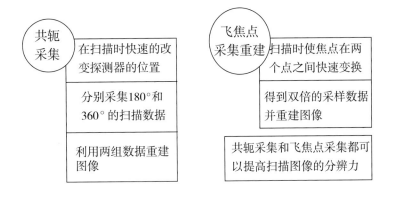

二十四、窗口技术

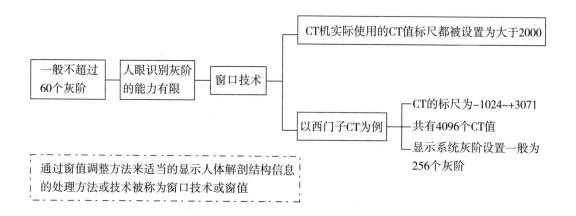

通过窗值调整方法来适当的显示人体解剖结构信息
的处理方法或技术被称为窗口技术或窗值

一般不超过60个灰阶 → 人眼识别灰阶的能力有限 → 窗口技术

窗口技术：
- CT机实际使用的CT值标尺都被设置为大于2000
- 以西门子CT为例
  - CT的标尺为–1024~+3071
  - 共有4096个CT值
  - 显示系统灰阶设置一般为256个灰阶

二十五、各"相"同性

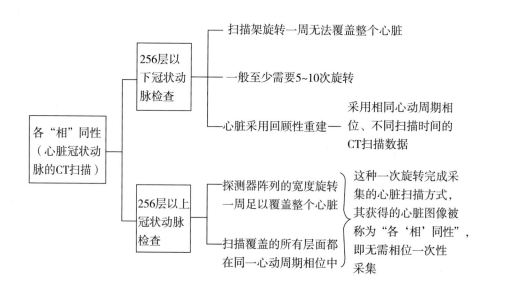

各"相"同性（心脏冠状动脉的CT扫描）

256层以下冠状动脉检查：
- 扫描架旋转一周无法覆盖整个心脏
- 一般至少需要5~10次旋转
- 心脏采用回顾性重建 — 采用相同心动周期相位、不同扫描时间的CT扫描数据

256层以上冠状动脉检查：
- 探测器阵列的宽度旋转一周足以覆盖整个心脏
- 扫描覆盖的所有层面都在同一心动周期相位中
这种一次旋转完成采集的心脏扫描方式，其获得的心脏图像被称为"各'相'同性"，即无需相位一次性采集

【考题举例】

1. 关于 CT 工作原理的论述，正确的是
   A. 利用锥束 X 线穿透受检部位
   B. 透过被检体的 X 线被探测器接收直接成像
   C. X 线穿透被照体时，其强度呈指数关系衰减
   D. A/D 转换是将数字信号变为电流信号送至显示屏显示
   E. 计算机将模拟信号变成数字信号，再重建图像

2. 人体组织 CT 值的比较，错误的是
   A. 骨密度 > 钙质　　　　B. 凝血 > 血液　　　　C. 脑灰质 > 脑白质
   D. 脂肪 > 水　　　　　　E. 血液 > 水

3. 扫描周期时间是指
   A. X 线球管和探测器阵列围绕人体旋转一圈所需的时间
   B. 从开始扫描、图像重建一直到图像显示所需的时间
   C. X 线球管和探测器阵列围绕人体旋转扫描一个层面所需的时间
   D. 将扫描原始数据重建成图像所需的时间
   E. 两次扫描期间所需的时间

4. 重建时间是指
   A. X 线球管和探测器阵列围绕人体旋转一圈所需的时间
   B. 从开始扫描、图像重建一直到图像显示所需的时间
   C. X 线球管和探测器阵列围绕人体旋转扫描一个层面所需的时间
   D. 将扫描原始数据重建成图像所需的时间
   E. 两次扫描期间所需的时间

5. 关于扫描速度，正确的是
   A. 扫描速度是扫描架的转动部分带动 X 线管和探测器对受检者完成 360° 旋转扫描所用的时间
   B. 高档螺旋 CT 扫描速度达 0.1s
   C. 扫描时间长，不能增加对比分辨率
   D. 扫描时间长，图像质量好
   E. 扫描时间越长，时间分辨力越高

【参考答案】
   1. C　2. D　3. B　4. D　5. A

第三章 螺旋 CT 技术概述

【考试大纲要求】

1. 单层螺旋 CT（掌握）
2. 单层螺旋 CT 优缺点（了解）
3. 4 层和其他多层螺旋 CT 的探测器（掌握）
4. 数据采集通道和螺距（掌握）
5. 多层螺旋 CT 图像重建（熟悉）
6. 多层螺旋 CT 优点（熟悉）

第一节 单层螺旋 CT

一、单层螺旋 CT 的扫描方式

（一）非螺旋 CT 扫描方式

非螺旋 CT 扫描程序如下。

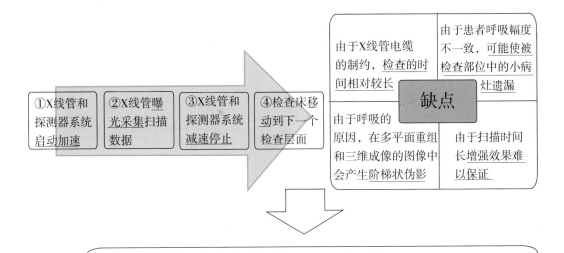

| ①X线管和探测器系统启动加速 | ②X线管曝光采集扫描数据 | ③X线管和探测器系统减速停止 | ④检查床移动到下一个检查层面 |

由于X线管电缆的制约，<u>检查的时间相对较长</u>

由于患者呼吸幅度不一致，可能使被检查部位中的小病灶遗漏

缺点

由于呼吸的原因，在多平面重组和三维成像的图像中会产生阶梯状伪影

由于扫描时间长增强效果难以保证

螺旋CT扫描（Spiral或Helical CT）
在X线管，探测器系统连续旋转的基础上，患者随床一起以一定的速度纵向连续运动，同时X线连续曝光并采集数据，扫描完毕，可根据需要完成不同层间距的图像重建

（二）螺旋 CT 扫描方式

1. 螺旋 CT 扫描采用了滑环技术

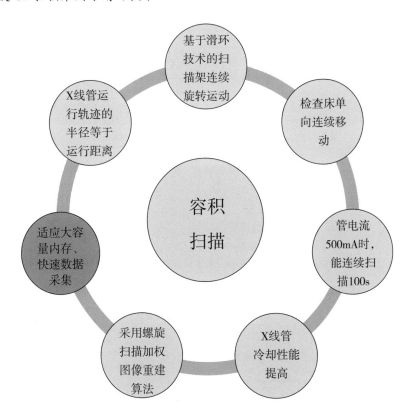

2. 螺旋扫描方式的新概念

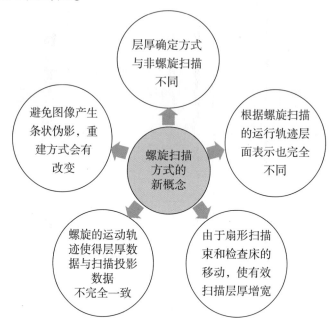

二、单层螺旋 CT 的硬件改进

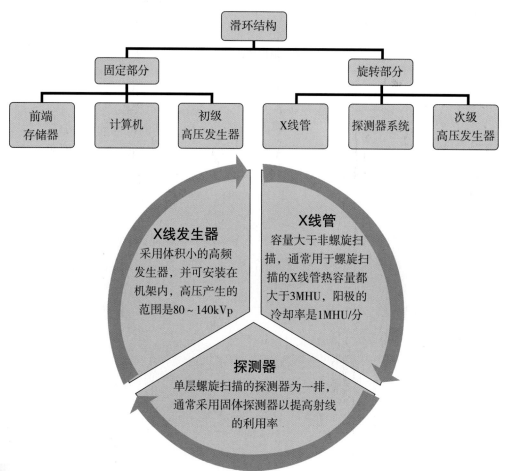

三、单层螺旋 CT 的扫描特性

螺距
（spiral/helical pitch）

- 定义：扫描旋转架旋转一周检查床运行的距离与层厚或准直宽度的比值。①该比值（Pitch）是扫描旋转架旋转一周检查床运动的这段时间内，运动距离和层面曝光的百分比；②它是一个无量钢的量，可表示为TF/W。TF（table feed）是扫描旋转架旋转一周床运动的距离，单位为mm，W是层厚或射线束准直的宽度，单位也是mm。③P=0时与非螺旋CT相同，通过患者的曝光层面在各投影角也相同；④P=0.5时，扫描层厚数据的获取。一般采用扫描架两周的旋转及扫描；⑤P=1.0时，层厚的数据采用扫描架旋转一周的扫描。增加螺距使探测器接收的射线量减少，并使图像的质量下降，而相反在同一扫描范围的射线量增加，图像质量改善。

扫描层厚/准直宽度

- 射线束的宽度（准直器的设置宽度）决定了单层螺旋扫描的层厚
- 在扫描中，一般都采用层厚和移床/周相等，即P=1
- 在临床应用中，螺距大小的选择也常根据诊断的需要和被扫描的病变大小，单层螺旋CT扫描可采用小于层厚的重建间距来回顾性重建图像，并因此可改变再次重建后图像的质量属性

床速（table feed）
和重建间距
（reconstruction space）

- 床速是扫描时检查床移动的速度，它与射线束宽度（准直宽度）有关。扫描时床移动的速度增加而射线束宽度设置不变，则螺距的比值增加图像质量下降
- 重建间距是扫描数据段中被重建图像长轴方向的间距。又被称为"重建增量"（reconstruction increment）和"重建间隔"（reconstruction interval）。通过采用不同的重建增量，可确定被重建图像的层面重叠的程度；重建增量与被重建图像的质量有关，即重建增量减小图像的质量改善。

四、单层螺旋 CT 的图像重建

线性内插的含义是：螺旋扫描数据段的任意一点，可以采用相邻两点扫描数据通过插值，然后再采用传统的 CT 图像重建方法，重建一幅螺旋扫描的平面图像。单层螺旋 CT 常用的数据内插方法有两种，分别是 360°线性内插和 180°线性内插（linear interpolation，LI）。

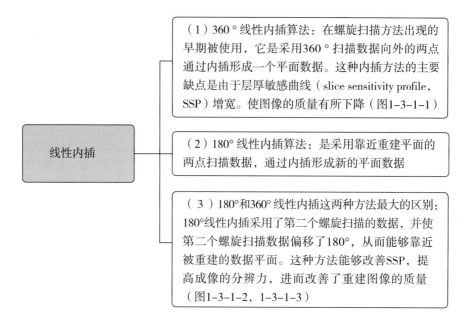

线性内插

（1）360°线性内插算法：在螺旋扫描方法出现的早期被使用，它是采用360°扫描数据向外的两点通过内插形成一个平面数据。这种内插方法的主要缺点是由于层厚敏感曲线（slice sensitivity profile，SSP）增宽。使图像的质量有所下降（图1-3-1-1）

（2）180°线性内插算法：是采用靠近重建平面的两点扫描数据，通过内插形成新的平面数据

（3）180°和360°线性内插这两种方法最大的区别：180°线性内插采用了第二个螺旋扫描的数据，并使第二个螺旋扫描数据偏移了180°，从而能够靠近被重建的数据平面。这种方法能够改善SSP，提高成像的分辨力，进而改善了重建图像的质量（图1-3-1-2，1-3-1-3）

单层螺旋CT的优缺点

优点：①整个器官或一个部位可在一次屏息下完成；②由于没有层与层之间的停顿，一次扫描检查时间缩短；③屏息情况下容积扫描，不会产生病灶的遗漏；④患者运动伪影因扫描速度快而减少；⑤可任意地、回顾性重建，无层间隔大小的约束和重建次数的限制；⑥单位时间内扫描速度提高，使对比剂的利用率提高；⑦容积扫描，提高了多平面和三维成像的质量

缺点：①层厚敏感曲线增宽，使纵向分辨力下降；②可出现部分容积效应影响图像质量；③对设备的要求较高，特别是能适应长时间、高输出量扫描的X线管以及X线管的热容量和冷却率

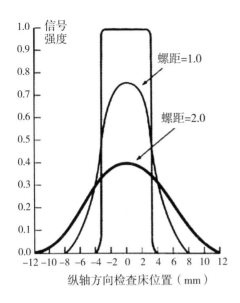

图1-3-1-1 螺距对层厚敏感曲线的影响

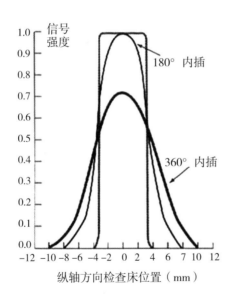

图1-3-1-2 螺旋扫描的非平面
数据重建横断面图像

图1-3-1-3 线性内插对图像质量的影响

第二节　多层螺旋 CT

一、4 层和其他多层螺旋 CT 的探测器

（一）4层螺旋
CT 的探测器

等宽型探测器
排列的层厚组合灵活，但过多的探测器排列间隔会造成有效信息的丢失（图1-3-2-1）

不等宽型探测器
优点：在使用宽层厚时，探测器的间隙较少，射线的利率较高（图1-3-2-2）；缺点：层厚组合不如等宽型探测器灵活

（二）16层螺旋CT
的探测器

16层CT由西门子公司2002年在北美放射年会上首推

由西门子公司推出的16层CT机的探测器阵列仍为不等宽型，探测器阵列中间部分为16排宽度均为0.75mm的探测器排组成，两侧各有1.5mm宽的探测器4排，总共24排

GE公司16层CT的螺旋扫描模式有16×0.625mm（采用中间16排探测器），16×1.25mm（采用全部24排探测器）

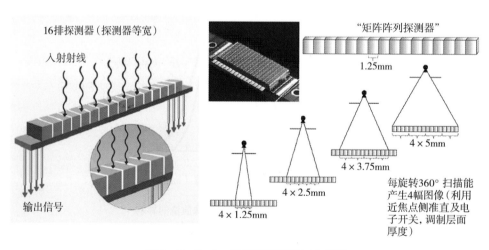

图 1-3-2-1　等宽型探测器工作原理

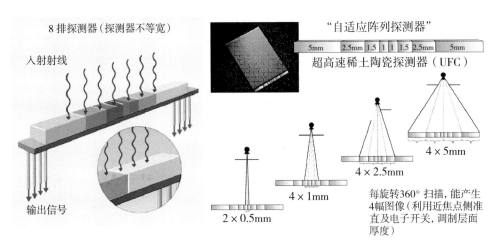

图 1 - 3 - 2 - 2　不等宽型探测器工作原理

（三）64 层及以上螺旋 CT 的探测器

四种 64 层 CT 机的主要性能指标见表 1 - 3 - 2 - 1。

表 1 - 3 - 2 - 1　四家 CT 机主要生产厂商 64 层 CT 机的主要性能指标

设备名	一次旋转扫描层数和扫描模式（mm）	最大扫描覆盖范围（mm）	最快机架旋转时间（s）
GE Light Speed VCT	64 × 0. 625 32 × 1. 25	40	0. 35
Phillips Briliance 64	64 × 0. 625 32 × 1. 25	40	0. 4
Siemens Sensation 64	64 × 0. 6 24 × 1. 2	28. 8	0. 37（0. 33 选件）
Toshiba Aquilion 64	64 × 0. 5 32 × 1. 0	32	0. 4

（四）多层螺旋 CT 探测器

CT探测器材料	CT扫描的射线束	射线的利用率
·一般都由稀土陶瓷闪烁晶体组成，与光电二极管一起共同组成探测器阵列 ·由于几何放大，实际使用中探测器层的宽度会有所误差（如西门子公司的16层探测器阵列，实际探测器层的宽度可达到标称值的近两倍，即中间的探测器可达到1.35mm/排，两侧的探测器可达到2.7mm/排）	·由于探测器增宽接近锥形束（而不是非螺旋扫描时的扇形束），其纵轴方向剖面类似梯形，对单层CT而言，梯形中全部射线都可被探测器利用，而多层CT只有梯形平台处的射线对形成探测器信号才是有用的 ·其外侧形成的一个半影区被称为"无用"射线，该半影随着层厚的减小而增加，随着同时获得层数增加而减小 ·在实际应用中，半影区是由后准直器（患者侧）以及探测器内部自准直去除 ·从理论上说，多层螺旋与单层螺旋CT相比，一次旋转使用射线的总量有所增加，但该射线总量的增加可以减少在一个可以接受的范围内，并且由于16层CT一次旋转获得的层数增加，相对每层分配到的射线量也减少	·4层螺旋CT：①4×1mm扫描模式时射线的利用率是70%；②4×2.5mm时的射线利用率是85% ·16层螺旋CT：①16×0.75mm扫描模式时射线的利用是82%；②16×1.5mm时的射线利用率是89% ·64层螺旋CT机架旋转速度提高，一次扫描层数增加和覆盖范围加大，在成像分辨力方面：①4层CT的横向和纵向分别是：0.5mm和1.0mm；②16层CT是0.5mm和0.6mm；③64层CT达到0.3mm和0.4mm

二、数据采集通道和螺距

数据采集通道和螺距

数据采集通道（Data Acquisition System，DAS）

4层螺旋CT有四个数据采集系统，根据层厚选择的需要，通过电子开关切换，进行不同的组合，形成数据采集的输出和层厚的组合

工作原理：长轴方向的探测器形成四个通道同时采集数据，所有收集到的数据可以叠加，得到4个1相加等于1的扫描数据，或通过不同的探测器与DAS的组合，得到不同层厚组合的多层扫描图像

螺距

1. 准直螺距：又称螺距因子或射线束螺距。其定义是扫描机架旋转一周检查床移动的距离除以所使用探测器阵列的总宽度。如16层螺旋CT每排探测器的宽度为0.75mm，当旋转一周检查床移动的距离为12mm时，16排探测器全部使用，则此时的准直螺距为1（16×0.75mm=12mm，12/12=1）。又如4层螺旋CT时，如旋转一周检查床移动的距离为10mm，使用两排5mm的探测器，此时螺距同样为1。上述螺距计算的特点是不考虑所使用探测器的排数和宽度，与单层螺旋CT螺距的计算概念相同，同样由于螺距变化对图像质量的影响也相同

2. 层厚螺距：又称容积螺距或探测器螺距。其定义是，扫描机架旋转一周检查床移动的距离除以扫描时所使用探测器的宽度，并且乘以所使用探测器阵列的排数。如4层螺旋CT使用2排5mm的探测器，检查床移动距离10mm，则层厚螺距为2（10/10=1，1×2=2）。又如4层CT扫描时机架旋转一周检查床移动30mm，采用4排5mm的探测器阵列，则层厚螺距为6（30/20=1.5，1.5×4=6）。后一个例子如按照准直螺距的计算方法应该是1.5，即30/20=1.5，层厚螺距的特点是着重体现了扫描时所使用探测器的排数

三、多层螺旋 CT 的图像重建

（一）基本概念

多层螺旋CT图像重建 —— 多层螺旋扫描的图像重建预处理，基本是一种线性内插方法的扩展应用

X线管发出的是锥形束射线而非扇形束，它的射线路径加长，射线束的倾斜度也加大，扫描长轴方向梯形边缘射线的处理

为了避免图像质量降低，多层螺旋的扫描和图像重建，一般要注意螺距的选择并在重建时作一些必要的修正

（二）重建预处理类型与方法

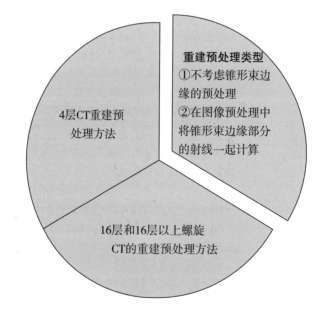

4层CT重建预处理方法

16层和16层以上螺旋CT的重建预处理方法

重建预处理类型
①不考虑锥形束边缘的预处理
②在图像预处理中将锥形束边缘部分的射线一起计算

4 层 CT 重建预处理方法			
扫描交叠采样的修正：又称为优化采样扫描（optimized sampling scan）是通过扫描前的螺距选择和调节缩小 Z 轴间距，使直接成像数据和补充成像数据分开	**Z 轴滤过长轴内插法**：基于长轴方向的 Z 轴滤过法。是在扫描获得的数据段内确定一个滤过段，其范围大小又被称为滤过宽度（filter width，FW），在选定的滤过段内的所有扫描数据都被作加权平均化处理；其滤过参数宽度和形状，通常可影响图像的 Z 轴分辨力、噪声和其他方面的图像质量	**扇形束重建**：单排探测器扫描所获得的数据，一般都采用扇形束重建算法；在多排探测器扫描方法中，是将锥形束射线平行分割模拟成扇形束后，再使用扇形束算法进行图像的重建	**多层锥形束体层重建**：（the algorithem of multislice concbeam tomography，MUSCOT）。由于外侧射线束倾斜角度增大，在射线束螺距小于 1 或者层厚螺距小于 4 时，会出现数据的重叠，4 层螺旋层层螺距选择要避免使用 4 或 6 之类的偶数整数，但为了避免误操作，多数厂家已在螺距设置中采用限制措施避免这种选择的出现。
16 层和 16 层以上螺旋 CT 的重建预处理方法			
自适应多平面重建（AMPR）：将螺旋扫描数据中两倍的斜面图像数据分割成几个部分。重建时，各自适配螺旋的轨迹并采用 240° 螺旋扫描数据，经过上述的预处理后，最终图像重建的完成还需要在倾斜的、不完整的图像数据之间采用适当的内插计算	**加权超平面重建**（weighted hyperphane reconstruction）：其概念有点类似 AMPR 方法，但起始步骤有些不同。先将三维的扫描数据分成一个二维的系列，然后采用凸起的超平面作区域重建。如先收集全部投影数据中的 1~9，然后再收集 2~10、3~11，最后再将所有扫描数据加权平均处理。经过参数优化后，可获得良好的噪声、伪影和 SSP 形状的图像		**Feldkamp 重建**：是一种近似序列扫描三维卷积反投影的重建方法。是沿着扫描测量的射线，将所有的测量射线反投影到一个三维容积，以此计算锥形束扫描的射线。三维反投影方法对计算机的要求较高，需配置专用的硬件设备来满足重建的速度和时间要求

（三）心电（ECG）门控螺旋扫描及其图像重建

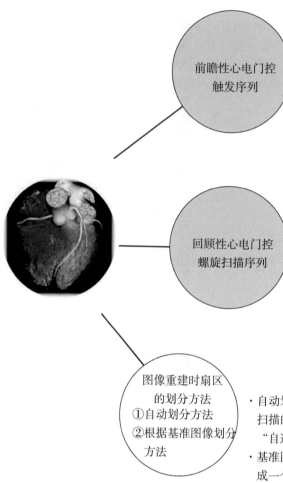

前瞻性心电门控触发序列

· 是根据心电监控预设的扫描时机，在患者心电图R波的间期触发序列扫描
· 触发方式既可以选择RR间期的百分比，也可以选择绝对值毫秒
· 优点：只在RR间期触发扫描，患者的辐射剂量较小
· 缺点：①是选择性扫描，无法准确选择心率复杂、不规则患者的扫描时机；②重要的解剖结构有可能遗漏；③是由于心动周期的相位不一致，不能做心肝功能的评价检查

回顾性心电门控螺旋扫描序列

· 心电门控方法是在记录心电监控信号的同时，采集一段时间、全部心动周期的扫描数据
· 采用回顾性图像重建的方法，将心动周期舒张期的图像重建用于诊断
· 图像重建分两个步骤：①采用多层螺旋内插，以修正扫描时检查床移动的影响；②根据所需图像的位置，采用部分扫描数据重建横断面图像；采用一周扫描的部分数据重建图像，可提高心脏扫描的时间分辨力

图像重建时扇区的划分方法
①自动划分方法
②根据基准图像划分方法

· 自动划分方法：根据扫描时患者的心率，自动将扫描的容积数据划分为一个或两个扇区（又称为"自适应心脏容积"算法）
· 基准图像划分方法：先将单扇区的扫描数据重建成一个基准图像，然后再回顾性地作两扇区的图像重建，以改善心率较快患者的时间分辨力
· 另一种方法是根据患者的心率事先调整机架旋转的速度，以获得较好的时间分辨力，但这种方法的前提是患者的心率比较稳定

在时间分辨率有保证的前提下，利用心脏的 ECG 电信号，目前有三种采集方式可用于心脏 CT 检查：

心脏成像采集方式

- 回顾性ECG门控螺旋采集方式：稳定性最高、辐射剂量最高
- 前瞻性ECG门控序列（轴扫）采集方式：检查剂量低、稳定性好、心脏扫描的常用方式（Flash常用）
- 前瞻性ECG门控螺旋采集方式（Flash模式）：辐射剂量最低（低于自然本底）、扫描速度最快（可不屏气，仅Flash有）

四、多层螺旋 CT 的优点

扫描速度更快：最快旋转速度可达到每圈0.27s，X线管旋转一周可获得几十至几百层图像	CT透视定位更加准确：多层螺旋CT可同时行多层透视，应用实时重建可同时显示多个层面的透视图像，使CT透视引导穿刺的定位更准确
	优点	
提高了X线的利用率：多层螺旋CT的X线束在纵向上的厚度比单层螺旋CT有所增加，相应的多层螺旋扫描提高了X线利用率，并且也减少了X线管的负荷，降低了X线管的损耗	图像空间分辨力提高：图像的横向和纵向分辨力都显著提高

【考题举例】

1. 关于重建间隔的叙述，错误的是
   A. 被重建的相邻两层横断面之间长轴方向的距离
   B. 采用不同的重建间隔，可确定被重建图像的层面重叠的程度
   C. 重建间隔与被重建图像质量有关
   D. 重建间隔增大图像的质量改善
   E. 重建间隔减小图像的质量改善

2. 关于层厚敏感曲线（SSP）的叙述，错误的是
   A. 定义是 CT 扫描机沿长轴方向通过机架中心测量的点分布函数的长轴中心曲线
   B. 螺旋 CT 的层厚敏感曲线增宽，其半值宽度也相应增加
   C. 螺旋 CT 的 SSP 呈铃形分布曲线
   D. 非螺旋 CT 的 SSP 接近圆形
   E. 在螺旋扫描中，SSP 曲线的形状随螺距的增加而改变

3. 多层螺旋 CT 优点的叙述，错误的是

    A. 与非螺旋 CT 相比辐射剂量更低   B. 图像空间分辨力提高

    C. CT 透视定位更加准确   D. 提高了 X 线的利用率

    E. 扫描速度更快

4. 螺旋 CT 扫描的方法，也称为

    A. 快速成像法   B. 弥散成像法   C. 三维采集法

    D. 逐层采集法   E. 容积采集法

5. CT 螺旋扫描和非螺旋扫描最大的不同是

    A. 曝光时间   B. 扫描层厚   C. 准直宽度

    D. 数据的采集方式   E. 图像的后处理

【参考答案】

    1. D 2. D 3. A 4. E 5. D

第四章 CT 的临床应用概要

【考试大纲要求】

1. 常规扫描（掌握）
2. 增强扫描（掌握）
3. 定位扫描（掌握）
4. 高分辨力扫描（了解）
5. CT 定量测定（了解）
6. 胆系造影 CT 扫描（了解）
7. 多期扫描（掌握）
8. 灌注成像（熟悉）
9. 心脏门控成像（掌握）
10. CT 血管造影（掌握）
11. CT 图像后处理（熟悉）
12. 受检者登记接待（了解）
13. 扫描前受检者准备（掌握）
14. CT 机的准备（掌握）
15. 扫描程序（掌握）
16. CT 扫描检查的基本要点（掌握）

第一节 CT 扫描的方法

一、常规扫描

常规扫描又称平扫，按照定位片所定义的扫描范围。

逐层扫描，直至完成一个或数个器官或部位的扫描。

常规扫描（平扫）可采用序列扫描或容积扫描方式。

二、增强扫描

准确定位

必要的记录

四肢检查
同时扫描
双侧

体位方向
准确标明

作用：增强体内需观察组织或物体的对比度。注射对比剂后血液内碘浓度增高，血管和血供丰富的组织器官或病变组织含碘量升高；血供少的病变组织含碘量较低，使正常组织与病变组织之间由于碘浓度差形成密度差

定义：采用人工的方法将对比剂注入体内并进行CT扫描检查

方法：对比剂通过周围血管注入人体内的这一种扫描方法（通过口服对比剂使脏器增强在狭义上不属于增强扫描范畴）

增强扫描

三、定位扫描

用于确定扫描范围

定位相除用于确定扫描层面和范围外，还用于已扫描层面和范围的归档保存

机架在12、9、3点钟位置固定不动；只有检查床作某个方向的运动

定位扫描

将锥形束射线准直成狭缝扇形束，减少辐射线和提高图像的质量

X线管在12点钟位——前后或后前位像
X线管在9或3点钟位——侧位像

数字化平片，动态范围较大，空间分辨力较低，扫描剂量低

四、高分辨力扫描

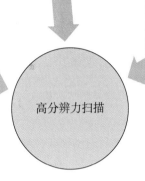

临床上，这种扫描方法常用于肺部和颞骨岩部内耳等某些疾病的诊断，如肺的弥漫性、间质性病变和肺结节

高分辨力CT扫描由于分辨力高，受部分容积效应影响小，对结节内部结构和边缘形态的显示更清晰，故对临床上鉴别诊断较为困难的肺部结节性病灶的诊断，具有更高的临床使用价值

含义：采用较薄的扫描层厚（1~2mm）和采用高分辨力图像重建算法所进行的一种扫描方法

高分辨力扫描

五、CT 的定量测定

CT的定量测定

肺组织密度测量

定量骨密度测量
利用X线对人体组织的衰减，其CT值与物质的密度线性相关，并借助于已知密度的专用体模，通过人工或专用软件的计算，最后得出人体某一部位的骨密度值确定有无骨质疏松

心脏冠状动脉钙化含量测定
是在序列扫描后，利用软件测量、定量功能测量钙化体积的一种扫描检查方法，利用专用的软件程序采用人工定义的方法确定钙化的范围，最后由软件程序计算钙化的体积并确定冠心病发生的危险程度

六、胆道造影 CT 扫描

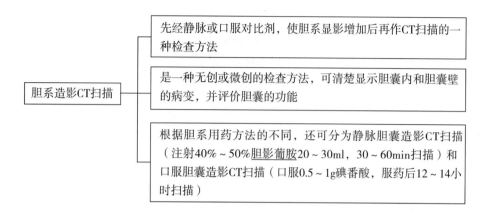

胆系造影CT扫描 —— 先经静脉或口服对比剂，使胆系显影增加后再作CT扫描的一种检查方法

是一种无创或微创的检查方法，可清楚显示胆囊内和胆囊壁的病变，并评价胆囊的功能

根据胆系用药方法的不同，还可分为静脉胆囊造影CT扫描（注射40%～50%胆影葡胺20～30ml，30～60min扫描）和口服胆囊造影CT扫描（口服0.5～1g碘番酸，服药后12～14小时扫描）

七、多期扫描

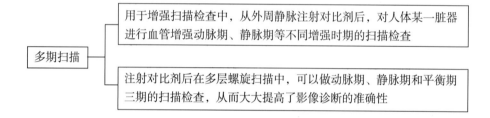

多期扫描 —— 用于增强扫描检查中，从外周静脉注射对比剂后，对人体某一脏器进行血管增强动脉期、静脉期等不同增强时期的扫描检查

注射对比剂后在多层螺旋扫描中，可以做动脉期、静脉期和平衡期三期的扫描检查，从而大大提高了影像诊断的准确性

八、灌注成像

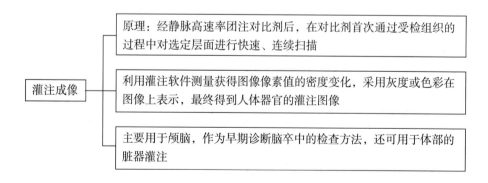

灌注成像 —— 原理：经静脉高速率团注对比剂后，在对比剂首次通过受检组织的过程中对选定层面进行快速、连续扫描

利用灌注软件测量获得图像像素值的密度变化，采用灰度或色彩在图像上表示，最终得到人体器官的灌注图像

主要用于颅脑，作为早期诊断脑卒中的检查方法，还可用于体部的脏器灌注

九、心脏门控成像

CT的心脏检查主要用于心脏冠状动脉的检查	· 通过外周静脉注射对比剂后，借助心电门控装置短时间内对整个心脏进行扫描采集，然后采用图像后处理工具做多平面、曲面和三维的图像显示
前瞻性ECG触发	· 是根据患者心电图R波的出现预先设定一个延迟时间然后曝光扫描，心脏容积数据的采集是用了序列扫描的"步进、曝光"技术
回顾性ECG门控技术	· 心脏容积数据的获取则是采用螺旋扫描连续采集全部心脏的容积数据，同时记录患者的心电图，供回顾性重建时选择
数据采集的时间分辨力是心脏成像的关键	· 采集速度需小于60ms才能真正"冻结"心脏运动伪影，实现实时心脏成像，提供心脏和冠状动脉结构的清晰影像 · 为了在现有机架转速基础上进一步提高图像时间分辨力，多层螺旋CT心脏成像多采用心脏专用的单扇区和多扇区扫描重建方法
单扇区和多扇区重建的最大区别	· 单扇区重建的时间分辨力仅由旋转速度决定，机架转速确定后，时间分辨力不变（适用于心率较慢的患者） · 多扇区重建的时间分辨力不仅受旋转速度的影响，还受患者心率的影响（适用于心率较快的患者） · 变速扫描技术根据患者心动周期，选择与之匹配的机架转速，获取最佳图像时间分辨力

十、CT 血管造影（CTA）

CT血管造影的优点：与常规X线血管造影相比，CTA的诊断准确率较高；属于无创或微创检查；三维重组显示立体结构清楚，在一定范围内可替代常规血管造影

CTA的最大局限性在于部分容积效应（partial volume effect），使相邻结构间发生密度值的传递及边缘模糊，其空间和时间分辨力仍不如常规血管造影

CT血管造影
（computed tomography angiography，CTA）是通过外周静脉内注射对比剂，扫描后采用三维成像诊断血管性疾病的方法

CTA图像处理采用方法——多平面重组（包括曲面重组），最大密度投影，表面阴影显示，容积再现技术和电影显示模式

部分容积效应使直径较小的血管密度降低，特别是在血管与扫描平面平行走行的部分尤其显著，给三维重组带来困难

第二节　CT 图像后处理

一、图像评价处理

CT 的图像后处理包括简单的图像评价处理和二维、三维图像重组处理。图像评价处理技术包括 CT 值、距离、大小和角度等，是图像后处理中很常用的手段。

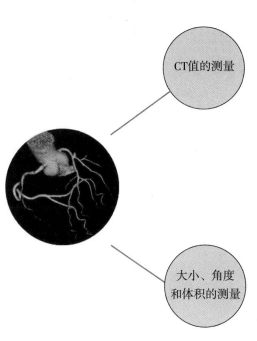

CT值的测量

- 单个CT值的测量——最常用且简便。通常只反应被测量部位某一点的CT值变化，没有整个病灶范围的CT值概况
- 兴趣区CT值测量——测得的CT值是锁定范围内的平均值，并标有标准误差供作参考。兴趣区法CT值测量相对更实用一些，可根据病灶的大小自定义测量范围
- CT值分布图形（profile）图形显示根据需要可随意选择兴趣区形状，它显示的是所选范围内CT值的概况，并以图示的方法表示，它是一种动态的显示，使诊断医师能更直观地了解被测部位的CT值情况。有助于诊断的确定

大小、角度和体积的测量

- 包括面积和体积测量，距离和角度测量，图像的电子放大，图像的滤过和镜像，图像的减影等
- 在发现病变后，往往要采用测量方法来表示其大小、直径等，为临床的诊断提供准确的依据

二、二维、三维图像重组处理

二维和三维图像重组后处理的重要差别是：二维的多平面重组图像的 CT 值属性不变，即在多平面重组的图像上仍可采用 CT 值测量，而三维图像的 CT 值属性已改变，不能做 CT 值测量。

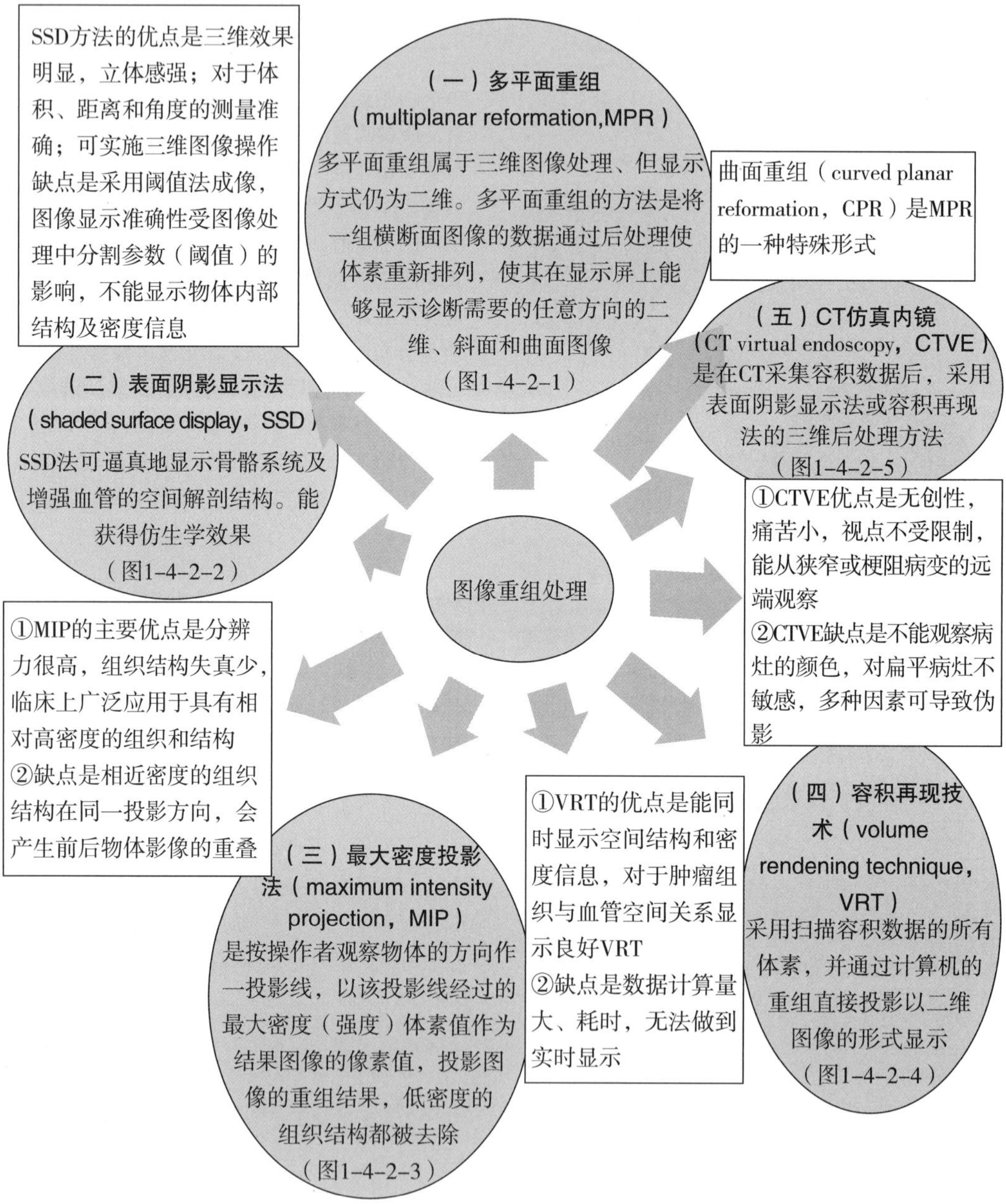

SSD方法的优点是三维效果明显，立体感强；对于体积、距离和角度的测量准确；可实施三维图像操作
缺点是采用阈值法成像，图像显示准确性受图像处理中分割参数（阈值）的影响，不能显示物体内部结构及密度信息

（一）多平面重组
（multiplanar reformation,MPR）
多平面重组属于三维图像处理、但显示方式仍为二维。多平面重组的方法是将一组横断面图像的数据通过后处理使体素重新排列，使其在显示屏上能够显示诊断需要的任意方向的二维、斜面和曲面图像
（图1-4-2-1）

曲面重组（curved planar reformation，CPR）是MPR的一种特殊形式

（五）CT仿真内镜
（CT virtual endoscopy，CTVE）
是在CT采集容积数据后，采用表面阴影显示法或容积再现法的三维后处理方法
（图1-4-2-5）

（二）表面阴影显示法
（shaded surface display，SSD）
SSD法可逼真地显示骨骼系统及增强血管的空间解剖结构。能获得仿生学效果
（图1-4-2-2）

①CTVE优点是无创性，痛苦小，视点不受限制，能从狭窄或梗阻病变的远端观察
②CTVE缺点是不能观察病灶的颜色，对扁平病灶不敏感，多种因素可导致伪影

图像重组处理

①MIP的主要优点是分辨力很高，组织结构失真少，临床上广泛应用于具有相对高密度的组织和结构
②缺点是相近密度的组织结构在同一投影方向，会产生前后物体影像的重叠

①VRT的优点是能同时显示空间结构和密度信息，对于肿瘤组织与血管空间关系显示良好VRT
②缺点是数据计算量大、耗时，无法做到实时显示

（四）容积再现技术（volume rendening technique，VRT）
采用扫描容积数据的所有体素，并通过计算机的重组直接投影以二维图像的形式显示
（图1-4-2-4）

（三）最大密度投影法（maximum intensity projection，MIP）
是按操作者观察物体的方向作一投影线，以该投影线经过的最大密度（强度）体素值作为结果图像的像素值，投影图像的重组结果，低密度的组织结构都被去除
（图1-4-2-3）

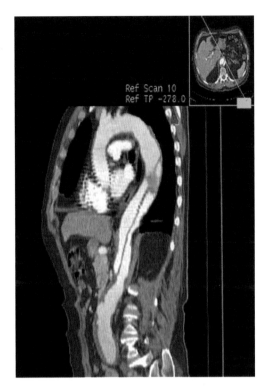

图 1 - 4 - 2 - 1 MPR 重组

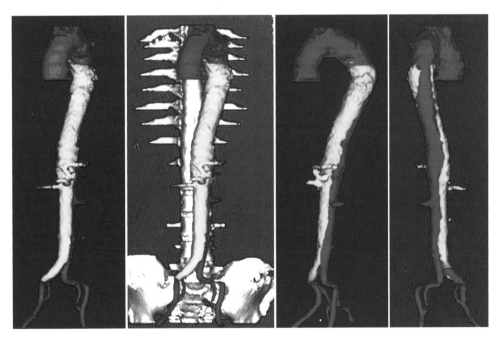

图 1 - 4 - 2 - 2 主动脉 SSD 重组

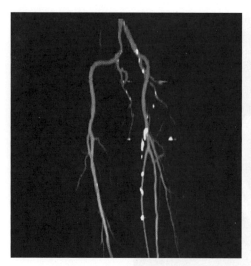

图1-4-2-3　MIP重组

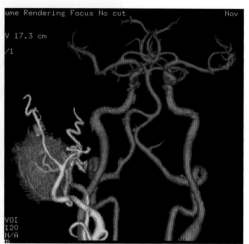

图1-4-2-4　VRT重组

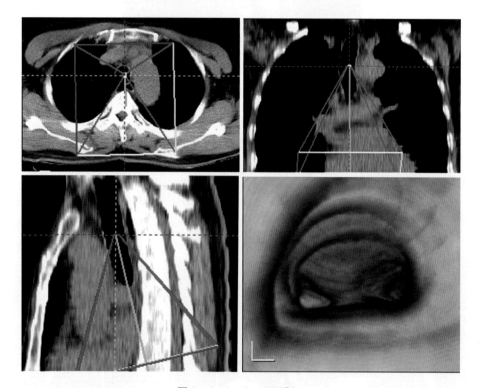

图1-4-2-5　VE重组

第三节　CT 检查程序

一、患者的登记接待

- 仔细审查申请单是否填写完整，检查部位是否符合要求，并根据病情的轻、重、缓、急和本部门的工作情况合理安排患者的检查时间
- 如检查需要预先做准备工作的，给患者检查须知并做好解释说明工作
- 患者检查完毕，应将检查申请单归还到登记室，并由登记室登记，填写片袋和患者照片一起交医师写诊断报告
- 编写患者姓名索引、诊断索引，做日常工作量及其他各项统计工作，有放射信息系统（RIS）的医院，这部分工作由RIS系统完成
- 检查完毕，已写出诊断报告的CT片袋仍旧回到登记室，并由登记室负责归档

二、扫描前患者的准备

- 做CT检查前，患者须携带有关检查资料及其他临床检查资料
- 检查前去除被检部位的金属物品，防止伪影的产生
- 对于不能合作的患者，如婴幼儿、昏迷的患者，须事先给予镇静剂
- 对于胸腹部检查的患者，需进行必要的呼吸训练，以避免呼吸或运动伪影的产生
- 对于腹部检查的患者，须根据检查和钡剂灌肠的患者不能进行腹部CT扫描，以避免肠腔内遗留的钡剂影响CT扫描
- 做盆腔扫描检查的患者，需提前一天做好口服对比剂的准备，务必注意服用的方法、时间和剂量等注意事项

三、CT机的准备

- 训练X线管：使X线管从低千伏、低毫安到高千伏、高毫安的多次曝光，目的主要是使一段时间不使用的冷却的X线管逐渐升温，避免突然过冷、过热的情况出现，以起到保护线管的作用。该训练的程序由于CT型号的差别有所不同
- CT值校准：校准是对电器设备（特别是探测器）由于环境的变化在扫描时引起的误差所作的修正，又称为"零点漂移校正"

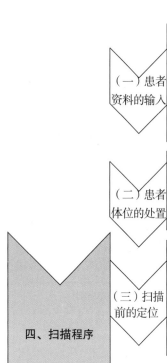

四、扫描程序

（一）患者资料的输入

· 输入患者的资料，包括患者的姓名、性别、出生年月、CT号等。有RIS和PACS系统的医院，输入患者资料可通过工作列表（Worklist）完成
· 选择扫描方向，是头先进还是足先进
· 患者的位置是仰卧、俯卧、左侧还是右侧卧
· 如果是增强扫描，要注明C+，其他特殊扫描方式，必要时也要注明

（二）患者体位的处置

· 安置前首先根据检查的要求确定是仰卧还是俯卧，头先进还是足先进
· 根据检查的需要采用适当的辅助装置，固定患者的检查位置
· 按照不同的检查部位升高检查床床面，开启定位指示灯，将患者送入扫描孔内

（三）扫描前的定位

定位是确定扫描范围，一般有两种方法：
· 一是扫描定位片法。根据检查的要求定位片可以是前后位或侧位，然后利用CT机扫描软件中的定位功能确定扫描的起始线和终止线
· 二是在摆体位时，利用定位指示灯直接从患者的体表上定出扫描的起始位置。这种方法节省时间，且可以省去一张定位片，但缺点是定位不如扫描定位片准确

（四）扫描

· 方法有序列扫描、螺旋扫描（单层或多层螺旋扫描）和其他的一些特殊扫描功能
· 扫描的具体步骤是：先确定扫描方式，然后选择扫描条件及按下曝光按钮。整个扫描过程中，操作者要密切观察每次扫描的图像，根据需要有时要调整扫描的范围等

（五）摄影和存储

· 摄影和存储是完成整个检查的最后一步工作，根据不同的机器情况摄影可自动或手工拍摄完成
· 自动拍摄是指在CT机上可预先设置，扫描完毕CT机会自动根据设置依次将所有扫描的图像拍摄完成
· 手工拍摄是扫描完成后，由人工逐一拍摄
· 自动拍摄速度快、简便，但对所有扫描图像无法选择及做图像的后处理；手工拍摄速度较慢，但可有选择地拍摄，并可根据需要做一些放大、测量和CT值等后处理工作
· 一般扫描完毕的CT图像都暂存于CT机的硬盘上，如需永久存储，可选择磁带、光盘等存储介质

第四节　CT 扫描检查的基本要点

一、患者的准备工作

· CT检查可应用于人体任何部位，其中需要做好准备工作的主要是腹部（包括盆腔）和冠状动脉CTA等。腹部或盆腔扫描前基本都需口服稀释的对比剂

· 口服稀释对比剂的比例一般为1% ~ 1.5%

· 可使用肠蠕动减缓药，避免出现运动伪影

二、扫描参数的选择

· 扫描参数选择会影响成像质量

· 扫描层厚的选择：较大的扫描层厚可以用较短的扫描时间得到大的扫描覆盖范围，而较小的层厚则相反

· 扫描层厚与纵向分辨力和部分容积效应密切相关，大的扫描层厚纵向分辨力较低，并且易产生部分容积效应，而小的扫描层厚则相反。

· 一般如喉部、肾上腺等较小的器官或部位，宜采用较小的扫描层厚，使这些部位能清晰显示，并不易产生部分容积效应。另外，浸润性病变往往也需使用薄层

· 常规扫描层厚（如10mm/10mm）有时候小病灶难以发现，则需根据病灶的大小调整层厚、层距

· 考虑作多平面重组等后处理的患者，必须作连续扫描，同时减小层厚，必须增加扫描剂量，否则会增加像素噪声

· 扫描时间：缩短扫描时间最大的优点是可减少甚至避免运动伪影，此外还可减少患者的辐射剂量，缩短扫描时间最主要的缺点是噪声增加，但相比较而言，噪声只影响对比分辨力不影响诊断，而运动伪影往往影响诊断

三、增强扫描对比剂的使用

①成人、小儿的剂量不同，特别是小儿应严格按照规定的剂量使用，以免发生意外；成人的剂量一般不能少于80ml/次，体型较大的患者还需要适当增加用量

②掌握注射对比剂后开始扫描的时间，不同的部位扫描延迟时间各不相同，实质脏器动脉期、平衡期和静脉期各期显示的时间也不相同，往往需要根据实际情况掌握使用

③对比剂注射后的扫描方法：连续扫描——多用于普通的增强扫描；螺旋扫描——如肺部孤立性小病灶的鉴别诊断，肝脏局灶性病变的确诊等，常常需采用增强后多期扫描的方法；在鉴别血管瘤中用得较多的扫描方法是同层序列扫描

【考题举例】

1. CT 的图像重组方法中，能同时显示空间结构和密度信息的是
   A. MPR　　　　　　B. SSD　　　　　　C. MIP
   D. VRT　　　　　　E. CPR

2. 腹部 CT 检查时，口服稀释阳性对比剂的目的是
   A. 能使被观察部位与胃肠道区分开
   B. 观察肝胆消化液的分泌功能
   C. 观察肝胆内病变是否引起胃肠道阻塞
   D. 保护胃黏膜不受辐射损伤
   E. 观察胃肠道的吸收功能

3. 普通 CT 的重叠扫描是指
   A. 重建间隔小于重建层厚　　　　　B. 重建间隔大于重建层厚
   C. 层间隔大于扫描层厚　　　　　　D. 层间隔小于扫描层厚
   E. 层间隔等于扫描层厚

4. 在 CT 扫描检查规则中，下列描述正确的是
   A. 腹部扫描前不需要禁食
   B. 需要作增强扫描的患者，扫描前 12h 禁食
   C. 扫描室内一般应禁止家属陪伴扫描
   D. CT 扫描检查辐射剂量非常低，应用范围较广
   E. 电源接通后，CT 机直接可进行扫描操作

5. 关于 CT 增强扫描的叙述，正确的是
   A. 增强扫描就是螺旋扫描
   B. 增强扫描是指经血管注射对比剂后再行扫描的方法
   C. 增强扫描不能用轴位扫描模式
   D. 增强扫描就是两期和多期扫描
   E. 增强扫描是高级 CT 特有的扫描程序

【参考答案】

　　1. D　2. A　3. D　4. C　5. B

第五章 非螺旋 CT 扫描的临床应用

【考试大纲要求】

1. 颅脑 CT 扫描（掌握）	4. 腹部 CT 扫描（掌握）
2. 头颈部 CT 扫描（掌握）	5. 盆腔 CT 扫描（熟悉）
3. 胸部 CT 扫描（掌握）	6. 脊柱 CT 扫描（熟悉）

第一节　颅脑 CT 扫描

听眉线（EML）：为眉上缘中点与外耳孔之间的连线。当作为扫描基线时，有以下 3 个优点：首先是标志醒目，定位准确；第二是 EML 通过三个颅凹的最低处，扫描范围较理想；第三是采用 EML 扫描，显示组织结构较清楚，幕下显示第四脑室好，幕上显示基底节好。

1. 颅脑 CT 扫描适应证

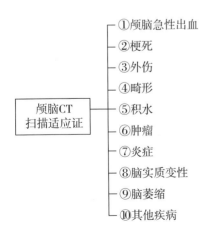

颅脑CT扫描适应证
- ①颅脑急性出血
- ②梗死
- ③外伤
- ④畸形
- ⑤积水
- ⑥肿瘤
- ⑦炎症
- ⑧脑实质变性
- ⑨脑萎缩
- ⑩其他疾病

2. 体位

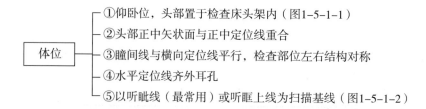

体位
- ①仰卧位，头部置于检查床头架内（图1-5-1-1）
- ②头部正中矢状面与正中定位线重合
- ③瞳间线与横向定位线平行，检查部位左右结构对称
- ④水平定位线齐外耳孔
- ⑤以听眦线（最常用）或听眶上线为扫描基线（图1-5-1-2）

3. 颅脑扫描技术（表1-5-1-3，图1-5-1-3）

表 1 - 5 - 1 - 3   颅脑扫描技术

	头颅平扫
扫描方式	轴位扫描
扫描范围	颅底至颅顶
扫描方向	足侧至头侧
机架角度	平行扫描基线或0°（具体角度根据机型限制而定）
扫描层厚（mm）	≤5mm
扫描间隔（mm）	≤5mm
重建层厚（mm）	≤1mm
重建间隔（mm）	≤层厚
电压，旧称千伏值（kVp）	120
有效管电流（mAs）	200～250
转速（s）	0.75～1.0
显示野 dFOV（cm）	22～24
矩阵	512×512
窗宽/窗位	脑组织窗宽/窗位 80～100HU/35～40HU 骨窗窗宽/窗位 1000～1500HU/250～350HU
重建算法 卷积核	骨算法 软组织算法

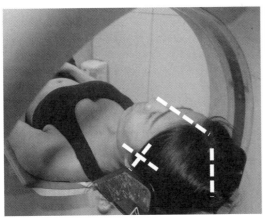
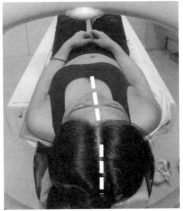

图 1-5-1-1 体位

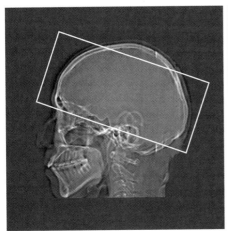
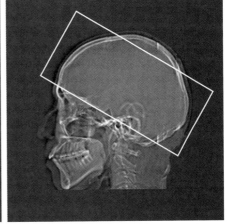

图 1-5-1-2 扫描基线

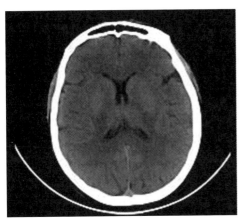
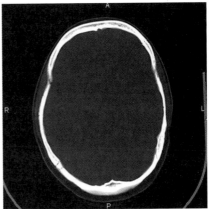

图 1-5-1-3 颅脑 CT 扫描

第二节 头颈部 CT 扫描

头颈部 CT 扫描技术见表 1 – 5 – 2 – 1。

表 1 – 5 – 2 – 1 头颈部 CT 扫描

项目	颈部 （图 1 – 5 – 2 – 1）	鼻和鼻窦 （图 1 – 5 – 2 – 2）	眼眶 （图 1 – 5 – 2 – 3）	内耳、颞骨 （图 1 – 5 – 2 – 4）
体位	横断位扫描，仰卧，头稍后仰，两肩下拉	横断位或冠状位扫描。横断位：仰卧，头部正中矢状面与台面中线垂直，下颌稍内收。冠状位：俯卧，头尽量前伸，两外耳孔与台面等距，听眶线与台面平行，适当倾斜机架角度，扫描基线垂直上颌窦底壁	横断位：听眶线与台面垂直，两外耳孔与台面等距，正中矢状面与台面中线重合，保持眼球不动。冠状位：俯卧，听眶线与台面平行，正中矢状面与台面中线重合	横断位：仰卧，下颌稍内收，听眶线与台面垂直，两外耳孔与台面等距，正中矢状面与台面中线重合。冠状位：俯卧，头尽力后仰，听眶线与台面平行，两外耳孔与台面等距，正中矢状面与台面中线重合
扫描范围	在侧位定位像上设定扫描范围。颈部：从下颌角至胸腔入口；喉部：从颈 4 向下扫，连续发字母"E"音；甲状腺：从颈 5 向下至甲状腺下极	横断位：与听眶线平行，在头颅侧位像上设定扫描范围，包括硬腭至额窦顶部；冠状位：与听眶线垂直，包括额窦、筛窦、上颌窦、蝶窦和鼻腔	横断位：以听眶线为基础，范围从眶底至眶顶；冠状位：与听眶线垂直，范围从眼睑至眶尖	横断位：与听眶线平行，范围从外耳孔后 1cm 处向前至外耳孔前缘；冠状位：自外耳道后缘向前扫描至颈内动脉管水平段
层厚与层距	5mm	5mm	5mm	1mm

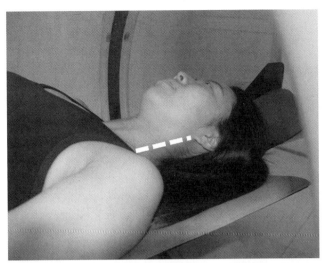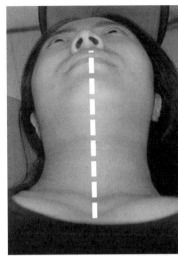

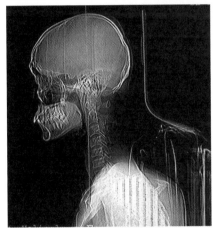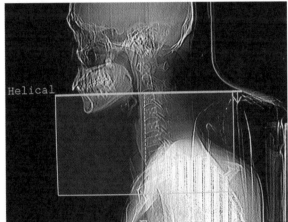

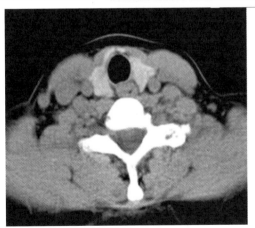

图 1 – 5 – 2 – 1　颈部 CT 成像

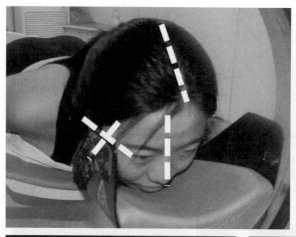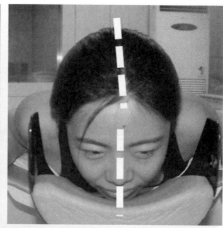

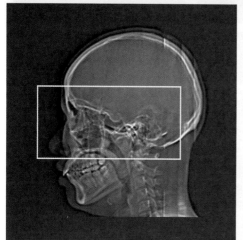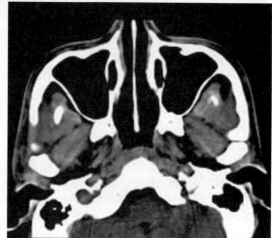

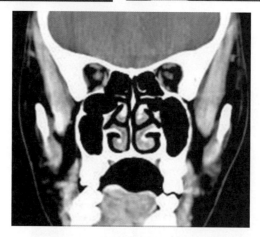

图 1 - 5 - 2 - 2 　鼻和鼻窦 CT 成像

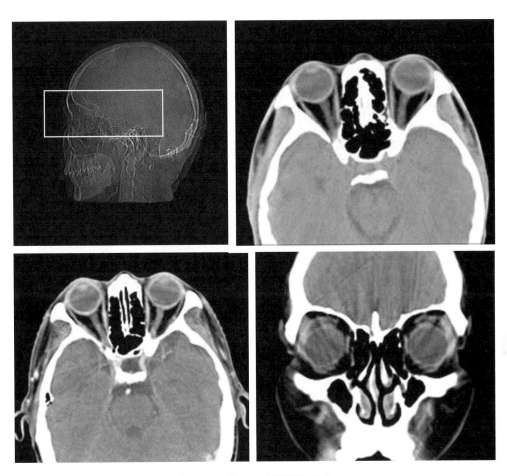

图 1 - 5 - 2 - 3　眼眶 CT 成像

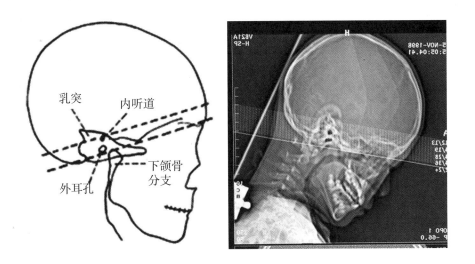

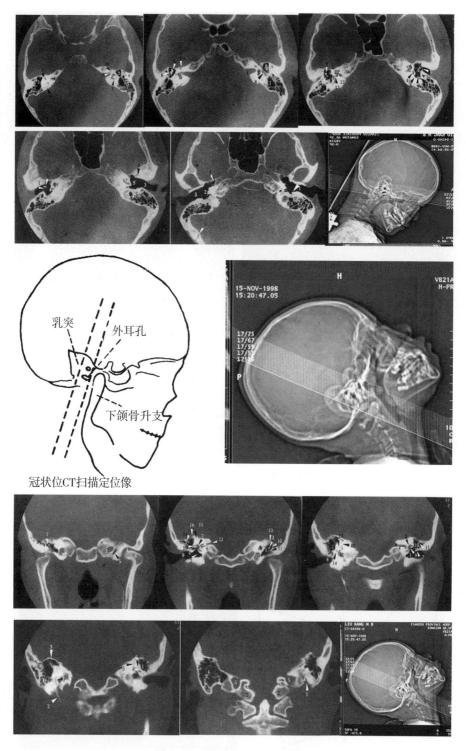

图 1 – 5 – 2 – 4　耳部 CT 成像

第三节　胸部 CT 扫描

呼吸运动对检查效果的影响见图 1 - 5 - 3 - 1。胸部 CT 扫描见表 1 - 5 - 3 - 1 和图 1 - 5 - 3 - 2。

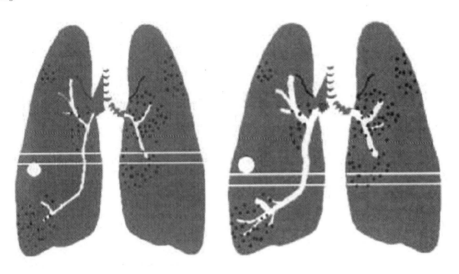

图 1 - 5 - 3 - 1　呼吸对检查效果的影响

表 1 - 5 - 3 - 1　胸部 CT 扫描

项目	胸部
体位	仰卧，双手臂举过头顶，身体尽量置于床面中线两侧
扫描范围	在正位定位像上设定扫描范围，由肺尖至肺底连续扫描
层厚与层距	5mm，深吸气后屏气状态下扫描
高分辨力扫描	层厚与层距：1 ~ 2mm
后处理	肺窗：窗宽 1500 ~ 2000HU，窗位 - 450 ~ - 600HU；纵隔窗：窗宽 250 ~ 350HU，窗位 30 ~ 50HU；骨窗：窗宽 1000 ~ 1500HU，窗位 250 ~ 350HU

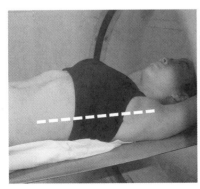
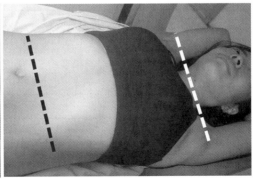

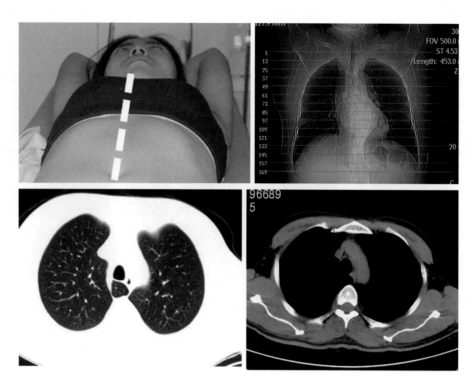

图 1 - 5 - 3 - 2 胸部 CT 成像

第四节 腹部 CT 扫描

　　检查前去除皮带及有拉链的衣物和相关金属饰物等。训练患者呼吸屏气等。口服低浓度的阳性对比剂（1% ~ 1.5%），对于上腹部 CT 检查前 30min 第一次口服 300 ~ 500ml，检查前即刻再口服 200 ~ 300ml；若检查中腹部相关脏器，需相继口服 1000ml 左右。若临床怀疑具有下列可能性时，通常不主张口服对比剂，如：肾结石、胆囊结石；肠梗阻、肠穿孔；重症胰腺炎；腹部外伤者；恶液质的患者等。患者常规取仰卧，双手臂上举过头，身体置于检查床中间，在正位定位像上设定扫描范围。具体见表 1 - 5 - 4 - 1。

表 1 - 5 - 4 - 1 腹部 CT 扫描

项目	肝、胆、脾 （图 1 - 5 - 4 - 1）	胰腺 （图 1 - 5 - 4 - 2）	肾上腺 （图 1 - 5 - 4 - 3）	肾脏 （图 1 - 5 - 4 - 4）
扫描范围	自膈顶向下扫至右肝叶下缘	自膈顶扫至胰腺钩突下缘十二指肠水平段	自膈顶扫至肾门平面	自肾上腺区扫至肾下极下缘
层厚与层距	5mm（不含胆囊）	5mm	≤2mm（含胆囊）	5mm

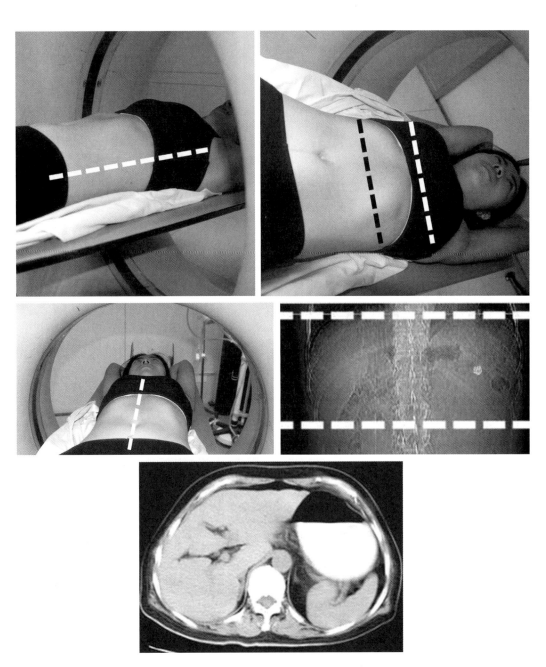

图 1 - 5 - 4 - 1　肝、胆、脾 CT 成像

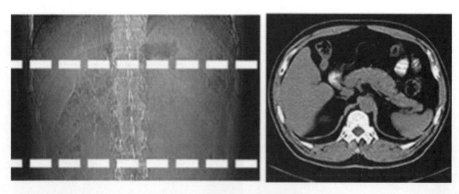

图 1 - 5 - 4 - 2　胰腺 CT 成像

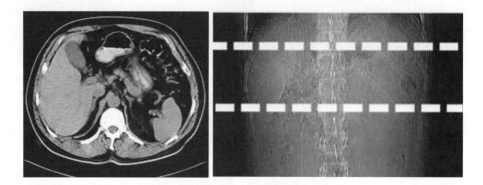

图 1 - 5 - 4 - 3　肾上腺 CT 成像

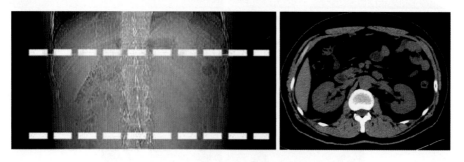

图 1 - 5 - 4 - 4　肾脏 CT 成像

第五节　盆腔 CT 扫描

　　检查前去除皮带、有拉链的衣物和相关金属饰物等。口服低浓度阳性对比剂(1% ~ 1.5%)，每隔半小时口服 300 ~ 500ml，相继口服 1000 ~ 1500ml，膀胱充盈后进行检查。若临床怀疑具有下列可能性时，通常不主张服用对比剂，如：肠梗阻、肠穿孔；腹部外伤者；恶液质的患者等。患者常规取仰卧，双手臂上举过头，身体置于检查床中间，在正位定位像上设定扫描范围。见表 1 - 5 - 5 - 1。

表 1 - 5 - 5 - 1　盆腔 CT 扫描

项目	盆腔 CT 扫描（图 1 - 5 - 5 - 1）
扫描体位	常规取仰卧位，双手臂上举过头，身体置于检查床中间
扫描范围	盆腔：自耻骨联合下缘至髂骨嵴水平；膀胱：自耻骨联合下缘向上扫描至膀胱顶
层厚与层距	盆腔：5mm；前列腺和膀胱：3 ~ 5mm

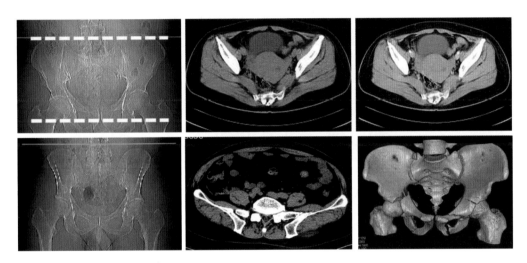

图 1 - 5 - 5 - 1　骨盆 CT 成像

第六节　脊柱 CT 扫描

检查前去除各类衣物上所含有的金属装饰等。患者常规取仰卧位，身体置于检查床中间，在侧位定位像上设定扫描范围，脊柱扫描应使扫描层面与脊柱垂直，椎间盘扫描应使扫描层面与椎间隙平行，每个椎间盘扫描 3 ~ 5 层，包括椎间盘及其上下椎体的终板上缘或下缘，中间至少一个层面穿过椎间隙。见表 1 - 5 - 6 - 1。

表 1 - 5 - 6 - 1　脊柱 CT 扫描

项目	颈椎	腰椎（图 1 - 5 - 6 - 1）
扫描体位	常规取仰卧位，两手置于身体两侧，身体置于检查床中间	常规取仰卧位，双手臂上举过头，身体置于检查床中间
扫描范围	在侧位定位像上确定扫描范围，脊柱扫描应使扫描层面与脊柱垂直，椎间盘扫描应使扫描层面与椎间隙平行	腰椎间盘突出好发于腰 3 ~ 4、腰 4 ~ 5、腰 5 ~ 骶 1
层厚与层距	椎体：5 ~ 8mm；椎间盘：2 ~ 3mm	椎体：5 ~ 8mm；椎间盘：5mm

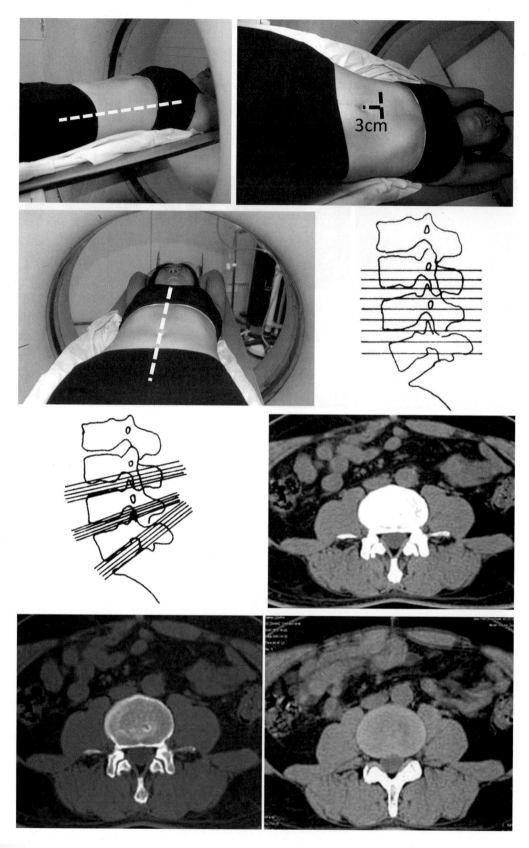

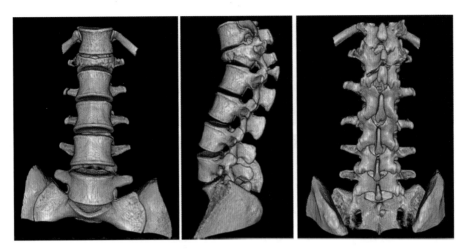

图 1 – 5 – 6 – 1　椎体及椎间盘 CT 成像

第七节　四肢及关节 CT 扫描

一、肩关节

1. 定位像　扫描肩关节正位像，确定扫描范围和层次（图 1 – 5 – 7 – 1）。

2. 扫描体位和方式　仰卧位，两臂置于身体两侧，双手手心向上，身体置于床面正中，横断面螺旋扫描。

3. 扫描角度　与扫描床面呈 90°，扫描机架 0°。

4. 扫描范围　从双侧肩峰上 2cm 向下包括整个肩关节。

5. 扫描视野（FOV）　20cm×20cm～25cm×25cm（视受检者体型而定，需包括关节周围皮肤）。

6. 重建层厚　≤3mm。病灶需行薄层扫描时，层厚视情况而定。

7. 重建算法　软组织算法及骨算法。

8. 窗宽、窗位　软组织窗窗宽 200～400HU，窗位 40～50HU；骨窗窗宽 1000～1500HU，窗位 300～400HU。

9. 扫描参数　120kV，550～750mA。

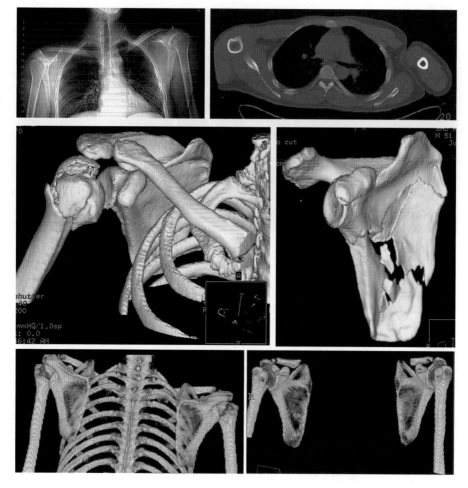

图 1 - 5 - 7 - 1 肩关节 CT 成像

二、上臂

1. 定位像　扫描上臂正位像，确定扫描范围和层次。

2. 扫描体位和方式　仰卧位，上肢上举伸直向床面正中靠拢；横断面螺旋扫描。

3. 扫描角度　与扫描床面呈 90°，扫描机架 0°。

4. 扫描范围　包括整个上臂。

5. 扫描视野（FOV）　15cm×15cm～20cm×20cm（视受检者体型而定，需包括关节周围皮肤）。

6. 重建层厚　≤3mm。病灶需行薄层扫描时，层厚视情况而定。

7. 重建算法　软组织算法及骨算法。

8. 窗宽、窗位　软组织窗窗宽 200～400HU，窗位 40～50HU；骨窗窗宽 1000～1500HU，窗位 300～400HU。

9. 扫描参数　120kV，300～360mA。

三、肘关节

1. 定位像　扫描肘关节正侧位像，确定扫描范围和层次（图 1 – 5 – 7 – 2）。

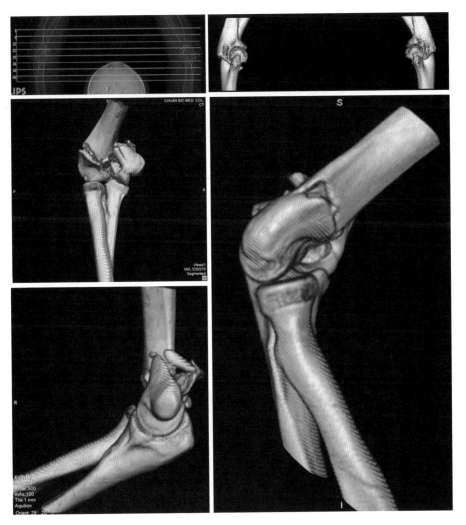

图 1 – 5 – 7 – 2　肘关节 CT 成像

2. 扫描体位和方式　仰卧位，患侧上臂上举，双手手心向上，上臂可向床面正中靠拢，如果患者无法上举可采用双上臂自然平伸置于身体两侧，双手手心向上，身体置于床面正中；横断面螺旋扫描。

3. 扫描角度　与扫描床面呈 90°，扫描机架 0°。

4. 扫描范围　包括整个关节。

5. 扫描视野（FOV）　15cm×15cm～20cm×20cm（视受检者体型而定，需包括关节周围皮肤）。

6. 重建层厚　≤3mm。病灶需行薄层扫描时，层厚视情况而定。

7. 重建算法　软组织算法及骨算法。

8. 窗宽、窗位　软组织窗窗宽 200～400HU，窗位 40～50HU；骨窗窗宽 1000～1500HU，窗位 300～400HU。

9. 扫描参数　120kV，300～360mA。

四、前臂

1. 定位像　扫描前臂正位像，确定扫描范围和层次。

2. 扫描体位和方式　仰卧位，患侧上臂上举，双手手心向上，上臂可向床面正中靠拢，如果患者无法上举可采用双上臂自然平伸置于身体两侧，双手手心向上，身体置于床面正中；横断面螺旋扫描。

3. 扫描角度　与扫描床面呈 90°，扫描机架 0°。

4. 扫描范围　包括整个前臂。

5. 扫描视野（FOV）　15cm×15cm～20cm×20cm（视受检者体型而定，需包括关节周围皮肤）。

6. 重建层厚　≤3mm。病灶需行薄层扫描时，层厚视情况而定。

7. 重建算法　软组织算法及骨算法。

8. 窗宽、窗位　软组织窗窗宽 200～400HU，窗位 40～50HU；骨窗窗宽 1000～1500HU，窗位 300～400HU。

9. 扫描参数　120kV，300～360mA。

五、腕关节及掌骨

1. 定位像　扫描腕关节正侧位像，确定扫描范围和层次（图 1-5-7-3）。

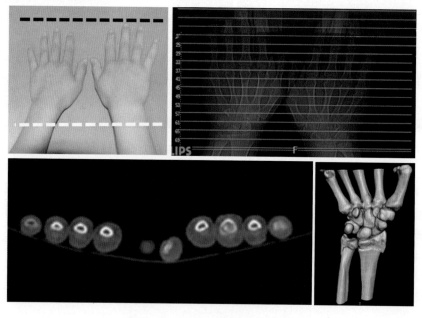

图 1-5-7-3　手腕部 CT 成像

2. 扫描体位和方式 俯卧位，患侧臂上举伸直，手指并拢，手心向下，横断面螺旋扫描。

3. 扫描角度 与扫描床面呈90°，扫描机架0°。

4. 扫描范围 包括整个腕关节及掌骨。

5. 扫描视野（FOV） 15cm×15cm～20cm×20cm（视受检者体型而定，需包括关节周围皮肤）。

6. 重建层厚 ≤3mm。病灶需行薄层扫描时，层厚视情况而定。

7. 重建算法 软组织算法及骨算法。

8. 窗宽、窗位 软组织窗窗宽200～400HU，窗位40～50HU；骨窗窗宽1000～1500HU，窗位300～400HU。

9. 扫描参数 120kV，80～100mA。

六、髋关节

1. 定位像 扫描髋关节正位像，确定扫描范围和层次（图1-5-7-4）。

2. 扫描体位和方式 仰卧位，双上臂抱头，双足跟稍分开足尖内旋并拢；横断面螺旋扫描。

3. 扫描角度 与扫描床面呈90°，扫描机架0°。

4. 扫描范围 从髋臼上方2cm向下扫描至股骨小转子下缘，包括整个髋关节。

5. 扫描视野（FOV） 单侧：20cm×20cm～25cm×25cm，双侧：35cm×35cm～40cm×40cm（视受检者体型而定，需包括关节周围皮肤）。

6. 重建层厚 ≤5mm。病灶需行薄层扫描时，层厚视情况而定。

7. 重建算法 软组织算法及骨算法。

8. 窗宽、窗位 软组织窗窗宽200～400HU，窗位40～50HU；骨窗窗宽1000～1500HU，窗位300～400HU。

9. 扫描参数 120kV，550～750mA。

七、大腿

1. 定位像 扫描下肢正位像，确定扫描范围和层次（图1-5-7-4）。

2. 扫描体位和方式 仰卧位，足先进，双上臂抱头，双足跟略分而足尖向内侧旋转并拢，足尖向上，双足跟连线与检查床中轴线垂直；横断面螺旋扫描。

3. 扫描角度 与扫描床面呈90°，扫描机架0°。

4. 扫描范围 包含大腿。

5. 扫描视野（FOV） 单侧 20cm×20cm～25cm×25cm，双侧：35cm×35cm～40cm×40cm（视受检者体型而定，需包括肢体周围皮肤）。

6. 重建层厚 ≤5mm，病灶需行薄层扫描时，层厚视情况而定。

7. 重建算法 软组织算法及骨算法。

8. 窗宽、窗位 软组织窗窗宽200～400HU，窗位40～50HU；骨窗窗宽1000～1500HU，窗位300～400HU。

9. 扫描参数 120kV，400～450mA。

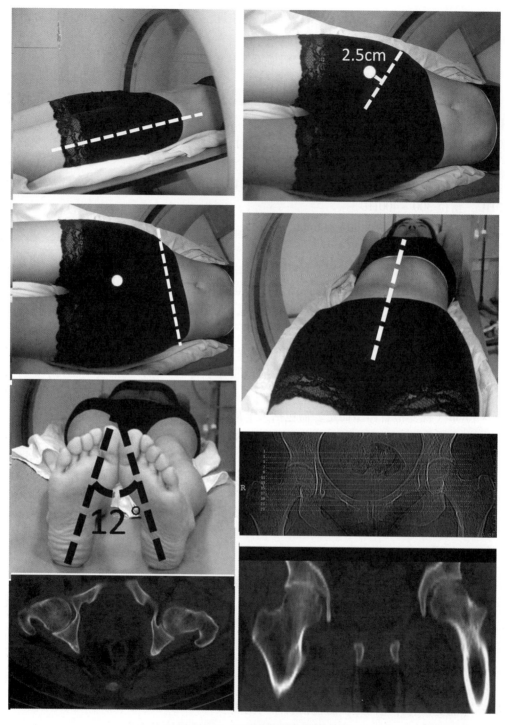

图 1 – 5 – 7 – 4　髋关节 CT 成像

八、膝关节

1. 定位像　扫描膝关节正侧位像，确定扫描范围和层次（图 1 – 5 – 7 – 5）。

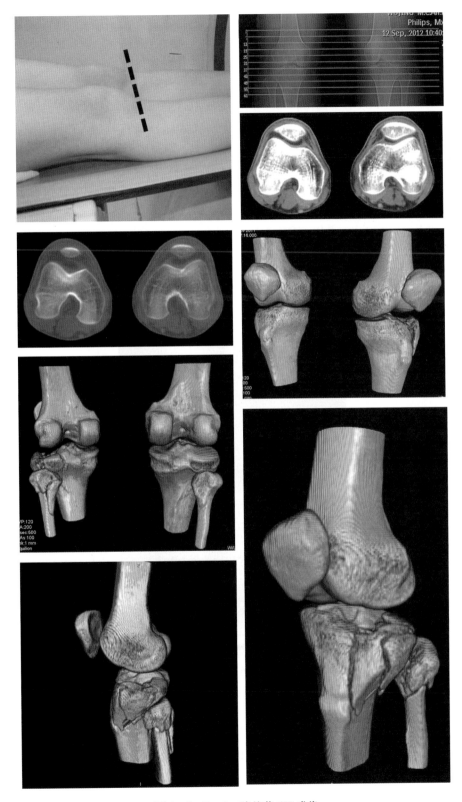

图 1 - 5 - 7 - 5　膝关节 CT 成像

2. 扫描体位和方式 仰卧位，足先进，双上臂抱头，双足跟略分而足尖向内侧旋转并拢，足尖向上，双足跟连线与检查床中轴线垂直；横断面螺旋扫描。

3. 扫描角度 与扫描床面呈90°，扫描机架0°。

4. 扫描范围 包括整个关节。

5. 扫描视野（FOV） 单侧：20cm×20cm～25cm×25cm ，双侧：35cm×35cm～40cm×40cm（视患者体型而定，需包括关节周围皮肤）。

6. 重建层厚 ≤3mm。病灶需行薄层扫描时，层厚视情况而定。

7. 重建算法 软组织算法及骨算法。

8. 窗宽、窗位 软组织窗窗宽200～400HU，窗位30～40HU；骨窗窗宽1000～1500HU，窗位300～400HU。

9. 扫描参数 120kV，400～450mA。

九、小腿

1. 定位像 扫描下肢正位像，确定扫描范围和层次（图1-5-7-6）。

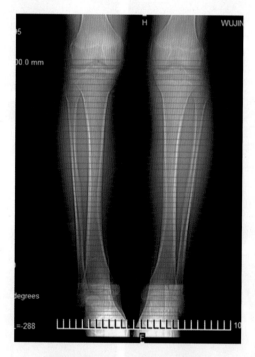

图1-5-7-6 小腿CT成像

2. 扫描体位和方式 仰卧位，足先进，双上臂抱头，双足跟略分而足尖向内侧旋转并拢，足尖向上，双足跟连线与检查床中轴线垂直；横断面螺旋扫描。

3. 扫描角度 与扫描床面呈90°，扫描机架0°。

4. 扫描范围 包含小腿。

5. 扫描视野（FOV） 单侧 20cm×20cm～25cm×25cm ，双侧：35cm×35cm～40cm×40cm（视受检者体型而定，需包括肢体周围皮肤）。

6. 重建层厚　≤5mm。病灶需行薄层扫描时，层厚视情况而定。

7. 重建算法　软组织算法及骨算法。

8. 窗宽、窗位　软组织窗窗宽 200 ~ 400HU，窗位 40 ~ 50HU；骨窗窗宽 1000 ~ 1500HU，窗位 300 ~ 400HU。

9. 扫描参数　120kV，400 ~ 450mA。

十、踝关节

1. 定位像　扫描踝关节正侧位像，确定扫描范围和层次（图 1 - 5 - 7 - 7）。

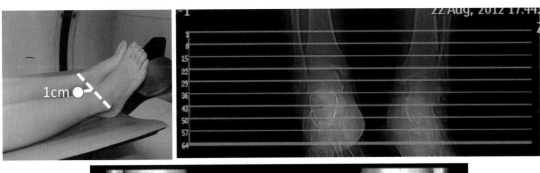

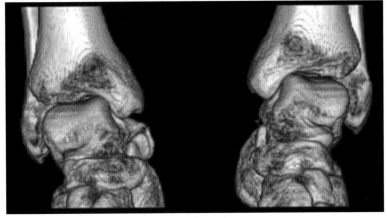

图 1 - 5 - 7 - 7　踝关节 CT 成像

2. 扫描体位和方式　仰卧位，足先进，双上臂抱头，双足跟略分而足尖向内侧旋转并拢，足尖向上，双足跟连线与检查床中轴线垂直；横断面螺旋扫描。

3. 扫描角度　与扫描床面呈 90°，扫描机架 0°。

4. 扫描范围　包括整个关节。

5. 扫描视野（FOV）　单侧：20cm × 20cm ~ 25cm × 25cm，双侧：35cm × 35cm ~ 40cm × 40cm（视受检者体型而定，需包括关节周围皮肤）。

6. 重建层厚　≤3mm。病灶需行薄层扫描时，层厚视情况而定。

7. 重建算法　软组织算法及骨算法。

8. 窗宽、窗位　软组织窗窗宽 200 ~ 400HU，窗位 40 ~ 50HU；骨窗窗宽 1000 ~ 1500HU，窗位 300 ~ 400HU。

9. 扫描参数　120kV，250～300mA。

十一、足

1. 定位像　扫描足正侧位像，确定扫描范围和层次。

2. 扫描体位和方式　仰卧位，两臂置于身体两侧，足先进，双下肢伸直并拢，足尖向上，双足跟连线与检查床中轴线垂直；横断面螺旋扫描。

3. 扫描角度　与扫描床面呈90°，扫描机架0°。

4. 扫描范围　包括踝关节及足部。

5. 扫描视野（FOV）　单侧：15cm×15cm～20cm×20cm，双侧：25cm×25cm～30cm×30cm（视受检者体型而定，需包括关节周围皮肤）。

6. 重建层厚　≤3mm。病灶需行薄层扫描时，层厚视情况而定。

7. 重建算法　软组织算法及骨算法。

8. 窗宽、窗位　软组织窗窗宽200～400HU，窗位40～50HU；骨窗窗宽1000～1500HU，窗位300～400HU。

9. 扫描参数　120kV，250～300mA。

十二、足趾

1. 定位像　扫描足正侧位像，确定扫描范围和层次（图1－5－7－8）。

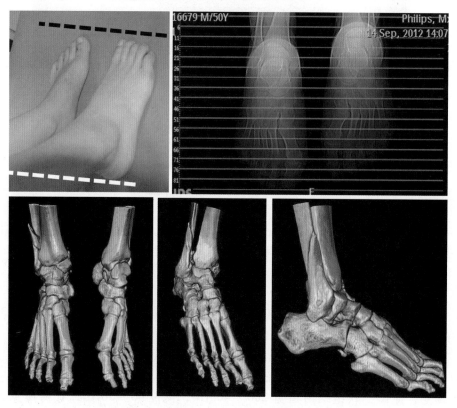

图1－5－7－8　足CT成像

2. 扫描体位和方式 仰卧位，两臂置于身体两侧，足先进，双下肢弯曲，双足平踏于检查床面；横断面螺旋扫描。

3. 扫描角度 与扫描床面呈90°，扫描机架0°。

4. 扫描范围 包括足趾。

5. 扫描视野（FOV） 单侧：15cm×15cm～20cm×20cm，双侧：25cm×25cm～30cm×30cm（视受检者体型而定，需包括关节周围皮肤）。

6. 重建层厚 ≤3mm。病灶需行薄层扫描时，层厚视情况而定。

7. 重建算法 软组织算法及骨算法。

8. 窗宽、窗位 软组织窗窗宽200～400HU，窗位40～50HU；骨窗窗宽1000～1500HU，窗位300～400HU。

9. 扫描参数 120kV，250～300mA。

【考题举例】

1. 进行胸部CT检查时，要求受检者双手上举抱头的主要目的是
   A. 避免受检者双手碰到机架
   B. 避免因双手臂而造成伪影
   C. 受检者舒适
   D. 减少辐射
   E. 配合呼吸运动，减少运动伪影

2. 鼻窦冠状位扫描基线应
   A. 平行于鼻骨   B. 垂直于听眶线   C. 垂直于上颌窦底壁
   D. 垂直于听眉线   E. 垂直于听眦线

3. 关于喉咽部CT扫描检查叙述，错误的是
   A. 先行侧位定位像扫描
   B. 扫描层厚多采用10mm
   C. 扫描范围从舌骨扫至环状软骨下缘
   D. 扫描时应平静呼吸并降低呼吸幅度
   E. 被检者仰卧于检查床中间，喉部与床面平行

4. 关于颅脑CT扫描检查技术叙述，错误的是
   A. 轴位扫描是颅脑CT检查最常用的检查方法
   B. 扫描视野通常都定在25cm以下
   C. 图像重建采用高分辨力算法
   D. 扫描方向应从颅底往头顶扫完全部颅脑
   E. 单层CT层厚和层距一般多选为5～10mm之间

【参考答案】

1. B 2. C 3. B 4. C

第六章 螺旋 CT 扫描的临床应用

【考试大纲要求】

1. 颅脑与颈部 CT 扫描（掌握）
2. 胸部螺旋 CT 扫描（掌握）
3. 腹主动脉（掌握）
4. 肝脏多期（掌握）
5. 胰腺多期（掌握）

6. 胃（熟悉）
7. 肾脏（掌握）
8. 结肠（掌握）
9. 肾脏、输尿管、膀胱（掌握）
10. 下肢 CTA（了解）

第一节 颅脑与颈部螺旋 CT 扫描

一、颅脑 CTA（表1-6-1-1）

表 1-6-1-1 颅脑 CTA

项目	内容
适应证	脑血管疾病与颅内肿瘤
扫描前准备	1. 与患者沟通，说明照射量安全范围、检查时间及扫描时机器的声响等，取得患者的配合 2. 摘除头部的金属发夹、耳环（冠状位扫描时摘除假牙） 3. 扫描时须保持不动，对不能配合的患者可采用药物镇静。成人检查前肌内注射或静脉注射 10mg 地西泮，可重复注射一次。幼儿扫描前口服水合氯醛（最安全）50~75mg/kg（总量不超过 2g）
检查体位	仰卧位，下颌内收，两外耳孔与台面等距，头颅和身体正中矢状面中线重合

项目	内容
扫描范围	一般从后床突下 30mm 开始，向上达后床突上 50～60mm（依病情而定）
扫描基线	*一般取听眦线或听眉线，或视具体情况而定
扫描参数	*扫描参数为 120/100/0.5（kV/mA/s），探测器宽度 0.75mm 或最小，层厚 4mm，螺距 1.25 或一次旋转床移动距离 15mm *图像重建函数核（kernel）H20f 平滑算法，重建间隔 0.7mm，FOV200mm
对比剂的使用	*成人 60～100ml，儿童 1.0～1.5ml/kg，注射速率 3.5～5ml/s
扫描时间	动脉期：15～20s，实质期 60～70s
摄影与图像后处理	摄影一般采用较厚的层厚，窗宽和窗位分别是：W70～100HU 和 C30～50HU，但观察不同部位和不同病变有时需要采用相应窗宽、窗位的设置，以适合诊断的需要，利用后处理工作站做 2D 或 3D（如 MPR、MPVR、VRT、Flythrough）等的图像后处理（见图 1－6－1－1）
注意事项	增强扫描后，应留观 15～60min，观察有无过敏反应

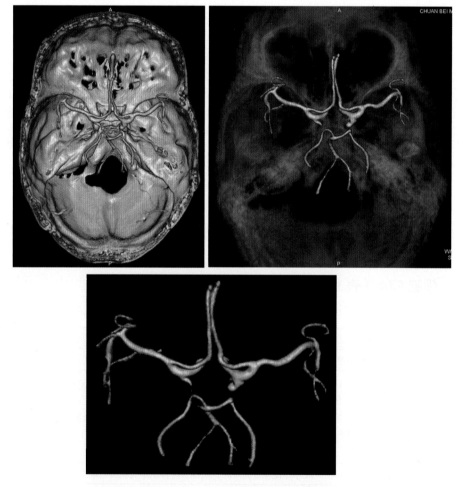

图 1－6－1－1　颅脑 CT 血管成像

二、颅脑灌注 CT（表 1 - 6 - 1 - 2）

表 1 - 6 - 1 - 2　颅脑灌注 CT

项目	内容
适应证	诊断早期脑梗死
扫描前准备	1. 摘除头部的金属发夹、耳环（冠状位扫描时摘除假牙） 2. 与患者沟通，说明照射量安全范围、检查时间及扫描时机器的声响等，取得病人的配合 3. 扫描时须保持不动，对不能配合的患者可采用药物镇静。成人检查前肌内注射或静脉注射 10mg 地西泮，可重复注射一次。幼儿扫描前口服水合氯醛（最安全）50 ~ 75mg/kg（总量不超过 2g） 4. 选用 18 号以上的针头，穿刺部位尽可能采用肘前静脉并加以固定
检查体位	仰卧位，下颌内收，两外耳孔与台面等距，头颅和身体正中矢状面中线重合（同常规颅脑扫描）
扫描范围	＊按兴趣区域而定（通常 1 ~ 2cm），先平扫，以选择最佳灌注扫描层面 ＊尽可能采用较大扫描野和较厚的层厚，如包括所需检查的器官，一条大的血管（如上矢状窦），以利于参数计算
扫描方式	扫描基线平行于听眦线
扫描参数	120kV、300mAs，扫描时间 0.8s/层，层厚（3.75 ~ 5mm）×4，FOV150mm
对比剂的使用	＊无需使用口服对比剂 ＊ >5ml/s 的速率于肘前静脉注射 40 ~ 50ml，若患者情况允许，越快越好 ＊扫描延迟时间 9s，每秒一层，整个扫描时间约 40s，即 40 层。动态扫描完成后再行常规头颅扫描，在较慢的 CT 扫描设备中，扫描次数在 2min 内至少需要 6 次，以便灌注曲线的计算，时间分辨力不能低于 1 ~ 3s
摄影与图像后处理	通过动态分析软件可以获得脑动脉及脑内兴趣区的时间 - 密度曲线（TDC），依据公式：脑血流灌注量 =（脑内兴趣区域 TDC 的最大斜率/脑动脉 TDC 峰值）×60，意义为每 100 克脑组织每分钟内的脑血流量（ml），最后通过计算数值的变化情况来判断脑血流灌注的改变（图 1 - 6 - 1 - 2）
注意事项	＊增强扫描后，应留观 15 ~ 60min，观察有无过敏反应 ＊血流灌注的参照血管可以选择颈动脉、矢状窦等，也可以健侧的计算值为对比参照，人脑组织的血流灌注量因年龄、活动状态、使用的检查仪器和对比剂的不同在数值上会有所改变。临床上，只能以一个正常值范围作为参考

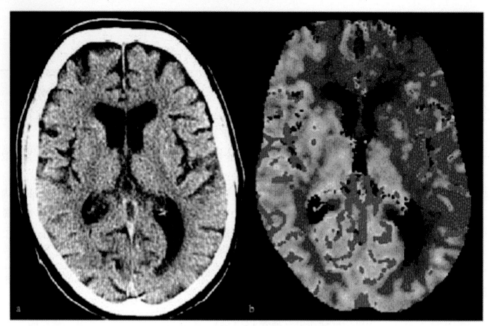

图 1 - 6 - 1 - 2　颅脑灌注 CT 成像

三、颈部 CTA（表 1 - 6 - 1 - 3）

表 1 - 6 - 1 - 3　颈部 CTA

项目	内容
适应证	1. 颈部血管疾病，颈动脉粥样硬化、颈静脉血栓形成，静脉炎、蜂窝织炎和脓肿等 2. 颈部良恶性肿瘤，颈动脉间隙内的恶性肿瘤，颈动脉瘤，副神经节瘤，神经鞘瘤和神经纤维瘤 3. 咽旁、咽后、椎前间隙的良恶性肿瘤等
扫描前准备	1. 摘除颈胸部位金属饰物 2. 与患者沟通，说明照射量安全范围、检查时间及扫描时机器的声响等，取得病人的配合 3. 嘱咐患者扫描时不做吞咽动作，可平静呼吸或平静呼吸时屏气 4. 扫描时须保持不动，对不能配合的患者可采用药物镇静（用法用量同头颅 CTA），成人检查前肌内注射或静脉注射 10mg 地西泮，可重复注射一次。幼儿扫描前口服水合氯醛（最安全）50 ~ 75mg/kg（总量不超过 2g）
检查体位	仰卧位，身体置于床面中间，头稍后仰，使下颌支与床台面垂直
扫描范围	一般从鼻咽部（包括 Willis 环）至主动脉弓上缘，或依病情而定
扫描基线	*扫描基线无

续表

项目	内容
扫描参数	* 扫描参数为 120/120/0.5（kV/mA/s），探测器宽度 0.75mm 或最小，层厚 0.75mm，螺距 1 或一次旋转床移动距离 12mm * 图像重建函数核（kernel）B30f 平滑算法，重建间隔 0.5mm，FOV160mm
对比剂的使用	* 无需使用口服对比剂 * 成人 60～100ml，儿童 1.0～1.5ml/kg，注射速率 3～5ml/s * 开始注射对比剂后 15s 做动脉期扫描
摄影与图像后处理	横断面摄影原则同常规颈部扫描，薄层重建后利用后处理工作站 2D 或 3D 等的图像后处理，较常用的有 MPR、MPVR、MIP、SSD、VRT 和仿真内镜，做 VRT 和 MIP 时可选用工作站中预设的颈动脉重组模板（图 1-6-1-3）
注意事项	增强扫描后，应留观 15～60min，观察有无过敏反应

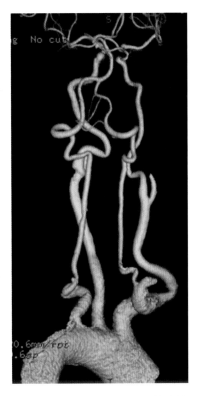

图 1-6-1-3　颈部 CT 血管成像

第二节　胸部螺旋 CT 扫描

一、胸部高分辨力 CT (表 1-6-2-1)

表 1-6-2-1　胸部高分辨力 CT

项目	内容
适应证	1. 肺部弥散性网状病变的诊断和鉴别诊断 2. 肺囊性病变，结节状病变的诊断和鉴别诊断 3. 气道病变的诊断和鉴别诊断 4. 胸膜病变的诊断和鉴别诊断 5. 支气管扩张 6. 硅沉着病
扫描前准备	1. 扫描前嘱咐患者去除颈胸部金属饰物 2. 训练患者呼吸和屏气 3. 扫描时保持不动，不配合患者行药物镇静（同颅脑 CTA）
检查体位	仰卧位，身体置于床面中间，两臂上举抱头
扫描范围	自胸腔入口到肺下界膈面，或依病情而定
扫描方式 扫描参数	* 扫描参数为 120/100/0.75（kV/mA/s），探测器宽度 1.0mm，层厚 1.0mm，一次旋转床移动距离 15mm 或螺距等于 1.25 * 图像重建函数核（kernel）T20s，重建间隔 1.0mm，FOV 为 380mm
对比剂的使用	* 无需使用口服对比剂 * 成人 60~100ml，儿童 1.0~1.5ml/kg，注射速率 2.5~3.0ml/s * 扫描延迟时间：开始注射对比剂后 20~30s
摄影与图像后处理	图像显示及拍摄采用软组织窗和肺窗，如疑有骨转移或累及肋骨，加摄骨窗。肺窗 W1600~2000HU，C-600~800HU；软组织窗 W300~350HU，C30~50HU；骨窗 W1000~2000HU，C300~500HU，图像后处理通常采用 1mm 以下薄层重建，而后利用后处理工作站做 2D 或 3D 等的图像后处理，较常用的有 MPR、MPVR、MIP、SSD、VRT 和仿真内镜，做 VRT 和 MIP 时可选用工作站中预设的肺支气管重组模板（图 1-6-2-1）
注意事项	* 通常平扫即可 * 如肺结节或气道病变的鉴别诊断，增强扫描后，应留观 15~60min，观察有无过敏反应

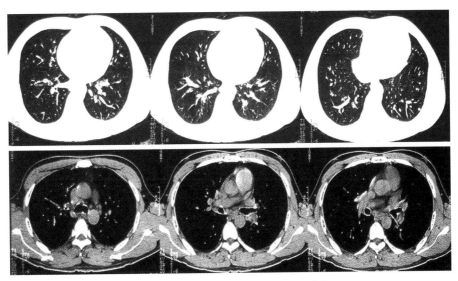

图 1 – 6 – 2 – 1 胸部高分辨力 CT 成像

二、胸部低辐射剂量普查（表 1 – 6 – 2 – 2）

表 1 – 6 – 2 – 2 胸部低辐射剂量普查

项目	内容
适应证	1. 健康检查 2. 肺及纵隔肿瘤、结核、炎症等的治疗后复查
扫描前准备	1. 扫描前嘱咐患者去除颈胸部金属饰物 2. 训练患者呼吸和屏气 3. 扫描时保持不动，不配合患者行药物镇静（同颅脑 CTA）
检查体位	仰卧，身体置于床面中间，两臂上举抱头
扫描范围	胸腔入口到肺下界膈面，或依病情而定
扫描方式 扫描参数	*扫描参数为 120kV、20～40mA、0.5s，探测器宽度 0.75 或最小，层厚 1.0mm *图像重建函数核（kernel）B50f，重建间隔 0.5mm，FOV 为 380mm。
对比剂的 使用	*无需使用口服对比剂 *成人 60～100ml，儿童 1.0～1.5ml/kg，注射速率 2.5～3.0ml/s *扫描延迟时间：开始注射对比剂后 20～30s
摄影与图像 后处理	图像显示及拍摄采用软组织窗和肺窗，如疑有骨转移或累及肋骨，加摄骨窗。肺窗 W1600～2000HU，C – 600～800HU；软组织窗 W300～350HU；C30～50HU，骨窗 W1000 ～2000HU，C300～500HU。图像后处理通常采用 1mm 以下薄层重建，而后利用后处理工作站做 2D 或 3D 等的图像后处理，较常用的有 MPR、MPVR、MIP、SSD、VRT 和仿真内镜，做 VRT 和 MIP 时可选用工作站中预设的肺支气管重组模板
注意事项	通常平扫即可 如已做增强应在增强扫描后，应留观 30min，观察有无过敏反应

三、胸部肺动脉 CTA （表1-6-2-3）

表1-6-2-3 胸部肺动脉 CTA

项目	内容
适应证	1. 肺血管性病变的诊断和鉴别诊断 2. 纵隔肿瘤和大血管病变的诊断和鉴别诊断
扫描前准备	1. 扫描前嘱咐患者去除颈胸部金属饰物 2. 训练患者呼吸和屏气 3. 扫描时保持不动，不配合患者行药物镇静（同颅脑 CTA）
检查体位	仰卧，身体置于床面中间，两臂上举抱头
扫描范围	胸腔入口到肺下界膈面，或依病情而定
扫描方式 扫描参数	*扫描参数为 120/100/0.5（kV/mA/s），探测器宽度 0.75mm，层厚 5mm *图像重建函数核（kernel）B30f，重建间隔 5mm，FOV 为 380mm
对比剂的使用	*无需使用口服对比剂 *肺血栓一般用量成人 60~100ml，儿童 1~1.5ml/kg，注射速率 3~4ml/s *扫描延迟时间：开始注射对比剂后 9~11s
摄影与图像后处理	图像显示及拍摄采用软组织窗和肺窗，如疑有骨转移或累及肋骨，加摄骨窗。肺窗 W 1600~2000HU，C -600~800HU；软组织窗 W 300~350HU，C 30~50HU；骨窗 W 1000~2000HU，C 300~500HU，图像后处理通常采用 1mm 以下薄层重建，而后利用 Leonado 或 Wizard 后处理工作站做 2D 或 3D 等的图像后处理，较常用的有 MPR、MPVR、MIP、SSD、VRT 和仿真内镜，做 VRT 和 MIP 时可选用 InSpace 中预设的肺支气管重组模板
注意事项	增强扫描后，应留观 15~60min，观察有无过敏反应

四、胸部肺功能评估 （表1-6-2-4）

表1-6-2-4 胸部肺功能评估

项目	内容
适应证	1. 慢性支气管炎、肺气肿、肺弥漫性疾病 2. 弥漫性肺气肿肺减容术后及肺大疱切除术后的疗效评估
扫描前准备	1. 扫描前嘱咐患者去除颈胸部金属饰物 2. 训练患者呼吸和屏气 3. 扫描时保持不动，不配合患者行药物镇静（同颅脑 CTA）
检查体位	仰卧，身体置于床面中间，两臂上举抱头（同高分辨力 CT）
扫描范围	胸腔入口到肺下界膈面，或依病情而定（同高分辨力 CT）
扫描方式/ 扫描参数	*扫描参数为 120/110/0.75（kV/mA/s），探测器宽度 0.75mm，一次旋转床移动距离 12mm 或螺距等于 1 *图像重建函数核（kernel）T20s，重建层厚 5mm，重建间隔 5mm，FOV 为 380mm
对比剂的使用	无（无需口服对比剂，无需注射对比剂，无扫描延迟时间）

续表

项目	内容
摄影与图像后处理	图像显示及拍摄采用肺窗，肺窗 W1450HU，C−450HU，图像后处理通常采用 1mm 以下薄层重建，而后利用后处理工作站的肺功能评估软件做自动评估
注意事项	无

五、心脏冠状动脉 CTA（表 1−6−2−5）

表 1−6−2−5　心脏冠状动脉 CTA

项目	内容
适应证	1. 冠状动脉各种先天性变异的诊断 2. 冠状动脉狭窄、闭塞的检测和诊断 3. 冠状动脉搭桥，术前帮助制定手术计划以及术后搭桥血管通畅程度的评价 4. 冠状动脉内支架术后对支架通畅情况的评价 5. 心功能分析 6. 心内瓣膜形态及功能的评价 7. 心脏各类肿瘤的检测 8. 心脏房、室间隔缺损的诊断
扫描前准备	1. 检查前 12h 内不服用含咖啡因饮料，4h 内不宜吃固体食物，鼓励饮水，不做任何运动 2. 检查前需确认受检者为窦性心律且心率稳定在 65 次以下（60 次左右为最佳），静息心率过快和心律不齐者应于检查前 0~7d 在临床医生指导下，服用 β−受体阻滞剂等药物，检查当日患者仍需自带控制心率的药物 3. 向患者介绍检查过程及可能出现的反应，消除病人紧张情绪（必要时可吸氧及服用镇静剂），使其顺利配合检查 4. 检查前嘱患者去掉外衣、紧身内衣和胸部金属饰物 5. 按要求连接导线和放置电极：欧洲标准（红色电极：置于右锁骨中线锁骨下；黑色电极：置于右侧肋弓；黄色电极：置于左侧肋弓）；美国标准（白色电极：置于右锁骨下；绿色电极：置于右侧肋弓；黑色电极：置于左锁骨下；红色电极：置于左侧肋弓） 6. 用酒精棉球擦拭与电极接触的皮肤，除去油脂增加皮肤敏感性 7. 观察患者的 ECG 信号和心率，确认屏气状态下 R 波信号能够被准确识别 8. 对患者进行反复的屏气训练（吸气量大约为 75% 的肺活量），确保曝光瞬间患者胸腹部处于静止状态，观察屏气状态下心率变化。心率变化应小于 10% 9. 建立静脉通道（冠状动脉搭桥术后者，在内乳动脉对侧上肢行静脉穿刺），连接高压注射器
检查体位	仰卧，身体置于床面中间，双手上举，体轴中心线偏左侧，使心脏位于扫描中心
扫描范围	从气管隆崎下 1cm 至心脏膈面下方 怀疑冠状动脉异位起源或冠状动脉−肺动脉瘘：向上扩大扫描范围 冠状动脉搭桥术后：自锁骨下缘至心脏膈面下方 胸痛三联征：自主动脉弓至心脏膈面下方
扫描方式	常规冠状动脉 CTA 基线为气管隆崎下；冠状动脉搭桥术后复查为锁骨下缘；胸痛三联征为主动脉弓

项目	内容
扫描参数	* 西门子：120/370/0.42（kV/mA/s），探测器宽度 0.75mm，层厚 1.0mm，图像重建函数核（kernel）B30f 平滑算法，重建间隔 0.5mm，FOV 为 220mm * ECG 门控心脏螺旋扫描通常采用智能螺距技术，X 线管和检查床面的运动与患者心率同步，避免图像数据采集中产生间隙 * 一般螺距与心率正相关，患者心率增加则螺距增加，当屏气前后心率变化较大时需要采用人工设置进行修正 * 扫描野 220～250mm，120kVp，管电流应根据体重修正，选择最快机架旋转时间，预设重建时相 RR 间期 75%，无重叠重建，图像重建函数核为心脏标准重建核
对比剂的使用	* 无需使用口服对比剂 * 高压注射器肘静脉给药，80～100ml + 0.9% 生理盐水 30ml（加生理盐水的目的是既可减少对比剂用量，也可避免上腔静脉内高密度对比剂伪影对冠状动脉影像的干扰） * 扫描延迟时间 团注测试：在主动脉根部层面设置一圆形兴趣区进行小剂量试验，团注速率 3ml/s，总量 20ml，根据记录的时间 - 密度峰值曲线时间，在此基础上增加 3～5s，作为冠状动脉增强扫描的延迟时间，无团注测试时的实际延迟时间一般为 23～30s（团注速率在 3ml/s 时） 团注追踪：在主动脉根部层面设置一圆形兴趣区，按实际扫描检查的注射速率 3.0～4.5ml/s 同时开始注射和团注追踪扫描，扫描启动阈值 100～120HU，追踪扫描开始延迟时间 8～20s（追踪扫描延迟时间的时间取决于团注的速率）
摄影与图像后处理	横断面图像按平滑或标准算法重建，重建时相为心动周期的 30%～80%，间隔 10%，必要时可修改重建参数，重建运动伪影最小的冠状动脉影像，然后根据所建冠状动脉的不同分支，采用不同时相的横断面影像，利用后处理工作站做 2D 或 3D 等的图像后处理和血管分析，然后有选择性地进行容积再现成像（VR）、最大密度投影（MIP）、薄层 MIP（STS - MIP）、多平面重组（MPR）、表面阴影显示法（SSD）及仿真内镜等方法的三维重组成像（图 1 - 6 - 2 - 2）
注意事项	* 增强扫描后，应留观 15～30min 观察有无过敏反应 * 检查前 48h 停服万艾可、艾力达、希爱力及二甲双胍 * 为取得最佳成像效果，检查前一般应将心率控制在 65 次/分以下（60 次/分左右最佳），并且心律必须规则，检查前 3 天须在临床医生指导下控制心率和心律不齐。检查当日患者仍需服用控制心率的药物（常规检查前一次服用倍他乐克 50mg），如服药后心率仍高于 70 次/分，则需请心内科医生选择其他有效药物控制心率后，再预约检查日期

续表

项目	内容
注意事项	*心率明显高于要求范围不能控制以及心律不齐者可能会造成图像伪影，影响诊断，建议取消检查（尤其心律不齐者） *有下列情况者需确认后才能做此检查： 1. 有明显心律不齐、顽固性心力衰竭、碘过敏、肝肾功能不全及其他对比剂使用禁忌证的患者 2. 急性心肌梗死患者如不进行溶栓治疗，应在恢复期后择期进行检查 3. 放置心脏起搏器的患者需确认 ECG 信号可以满足成像要求方可检查 4. 心脏功能不全、瓣膜关闭不全等疾患可以影响冠状动脉的对比剂灌注效果，应作为特殊情况对待 5. 静息心率较快，且存在 β - 受体阻滞剂禁忌证者不适合做此检查〔如失代偿性心功能衰竭（Ⅲ级或Ⅳ级）；严重哮喘或使用 β - 受体激动剂；活动性支气管痉挛和（或）严重慢性阻塞性肺病不能耐受 β - 受体阻滞剂：二度或三度房室传导阻滞或一度房室传导阻滞伴 RR 间期 > 0.24s〕

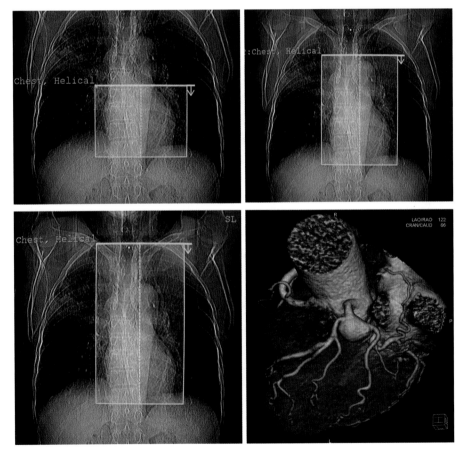

图 1 - 6 - 2 - 2　冠状动脉、胸痛三联征及搭桥术后血管 CT 成像

六、心脏冠状动脉钙化积分（表1－6－2－6）

表1－6－2－6 心脏冠状动脉钙化积分

项目	内容
适应证	冠状动脉钙化积分、冠心病的影像学筛选和冠状动脉搭桥术后疗效观察
扫描前准备	1. 心率 80 次/分以下，心动过速者用药物控制 2. 去除外衣及颈胸部金属饰物 3. 用酒精棉球擦拭与电极片接触的皮肤或涂少量导电胶 4. 按要求连接导线和放置电极（同冠状动脉 CTA）
检查体位	仰卧，身体置于床面中间，双手上举
扫描范围	气管隆嵴下 1cm 至膈顶下 0.5cm
扫描基线	气管隆嵴下
扫描参数	* 120/110/0.42（kV/mA/s），探测器宽度 1.5mm，重建层厚 3.0mm，重建间隔 1.5mm，螺距等于 0.5 * 图像重建函数核 B35f，FOV 为 260mm
对比剂的使用	无（无需口服对比剂，无需注射对比剂，无扫描延迟时间）
摄影与图像后处理	横断图像按平滑算法重建，然后采用后处理工作站上的钙化积分软件做自动钙化积分评估
注意事项	* 测试时应准确定位冠状动脉的钙化（否则影响测量的准确性） * CAC 主要检测右冠状动脉、左冠状动脉主干及其前降支和旋支有无钙化和钙化程度，作为评价冠状动脉狭窄的参考指标，CAC 的下限值通常定为 90HU（冠状动脉行经处的 CT 值≥90HU 诊断有钙化） * a. CT 值 90～199HU 为 1； 　b. 200～299HU 为 2； 　c. 300～399HU 为 3； 　d. ≥400HU 为 4 冠状动脉钙化积分为 0，表示明显狭窄（75%）的可能性极小，0≤积分数≤250HU 时，表示有明显狭窄的可能性；≥250HU 时，表明明显狭窄的可能性极大

第三节　腹部螺旋 CT 扫描

一、腹主动脉 CT 成像（表1-6-3-1）

表 1-6-3-1　腹主动脉 CT 成像

项目	内容
适应证	动脉瘤及动脉瘤术后疗效观察
扫描前准备	1. 去除外衣和胸腹部金属饰物 2. 训练患者屏气 3. 嘱咐患者扫描时保持不动，不能配合者可用药物镇静（同颅脑 CTA）
检查体位	仰卧，身体置于床面中间，双手上举
扫描范围	胸腔入口至盆底，视病情而定
扫描基线	胸腔入口
扫描参数	*120/200/0.5（kV/mA/s），探测器宽度 0.75mm，重建层厚 1.5mm，重建间隔 1.0mm，螺距等于 1.25 *图像重建函数核（kernel）B30f 平滑算法，FOV380mm
对比剂的使用	*无需使用口服对比剂 *成人 80~100ml，儿童 1.0~1.5ml/kg，注射速率 3~4ml/s *扫描延迟时间：在胸主动脉中段层面进行小剂量试验，确定延迟时间，一般延迟 15~25s
摄影与图像后处理	层厚层距 3mm/3mm 用于横断面摄影，为了获得更好质量的三维图像，薄层重建，第二次薄层重建选用 0.75mm，利用后处理工作站做 2D 或 3D 等的图像后处理，较常用的有 MPR、MPVR、MIP、SSD、VRT 和仿真内镜，做 VRT 和 MIP 时可选用工作站中预设的模板（图 1-6-3-1）
注意事项	*增强扫描后，应留观 15~30min，观察有无过敏反应 *观察夹层动脉瘤真假腔情况，可行两次扫描：先从上至下扫描，再从下至上扫描（需适当延迟小剂量试验结束时间，分别找到两者对比剂达到峰值的时间）

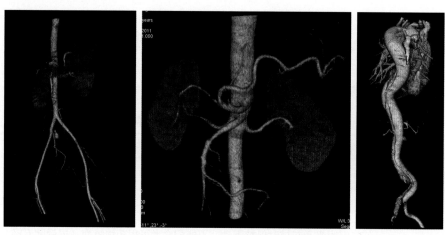

图 1 – 6 – 3 – 1　腹部血管 CT 成像

二、肝脏多期扫描（表1 – 6 – 3 – 2）

表 1 – 6 – 3 – 2　肝脏多期扫描

项目	内容
适应证	1. 肝脏的良恶性肿瘤 2. 肝脏囊肿 3. 肝脏脓肿 4. 弥漫性肝脏疾病 5. 肝脏外伤及肿瘤治疗后的复查等
扫描前准备 （同腹主动脉）	1. 去除外衣和胸腹部金属饰物 2. 训练患者屏气 3. 嘱咐患者扫描时保持不动，不能配合者可用药物镇静（同颅脑 CTA）
检查体位	仰卧，身体置于床面中间，双手上举
扫描范围	从右膈面至肝脏下缘，或视病情而定
扫描基线	右膈面
扫描参数	*动脉期、静脉期、平衡期均为 120/200/0.5（kV/mA/s），探测器宽度均为 0.75mm，重建层厚动脉期、静脉期、平衡期 5mm，重建间隔动脉期、静脉期、平衡期 5mm，螺距为 1～1.25 *图像重建函数核（kernel）均为 B30f 平滑算法，FOV380mm
对比剂的使用	*使用口服对比剂：扫描前 30min 口服 1%～1.5% 的阳性对比剂稀释液 500ml，临扫描时再口服相同浓度的阳性对比剂稀释液 500ml *对比剂用量和注射速率：成人 60～100ml，儿童 1.0～1.5ml/kg，注射速率 2.5～3ml/s *扫描延迟时间：22～25s（动脉期）/55～60s（门脉期）/180s（平衡期）怀疑肝血管瘤时，延迟时间在 300s 以上

项目	内容
摄影与图像后处理	摄影的原则是平扫与增强都要拍摄，发现病灶，在病灶的不同密度处需测 CT 值，并且平扫与增强 CT 值的测量位置必须保持一致，窗宽、窗位 W250HU、C25HU（平扫）；W300HU、C35~50HU（增强）。必要时行局部放大摄影。并采用工作站的图像后处理软件做 MIP 和 MPR 图像处理（A 期观察肝动脉，V 期观察门静脉栓塞）图 1-6-3-2
注意事项	*增强扫描后，应留观 15~30min，观察有无过敏反应 *患者做过胃肠钡餐检查后一周内不能再做 CT 检查，如必须做，应先清肠后确认无残留钡剂再做 *扫描延迟时间需根据患者个体情况（年龄、心功能、有无门脉高压等）做必要的提前或滞后处理

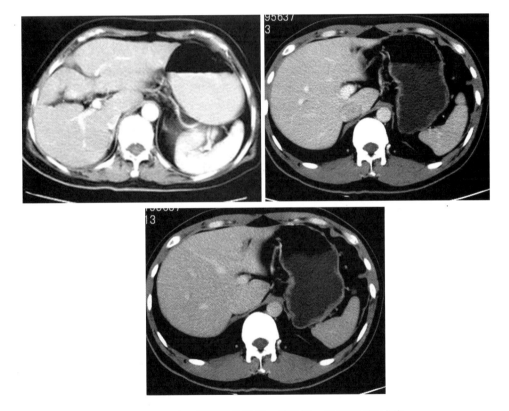

图 1-6-3-2 肝胆脾动脉期、静脉期、延迟期 CT 成像

三、胰腺多期扫描（表1-6-3-3）

表1-6-3-3 胰腺多期扫描

项目	内容
适应证	1. 胰腺癌 2. 胰头－壶腹区梗阻性黄疸 3. 慢性胰腺炎等
扫描前准备（同腹主动脉）	可根据临床情况，在检查前注射山莨菪碱10~20mg（使胃和十二指肠处于低张和充分扩张状态，更有利于显示胰腺轮廓及胰腺和胃、十二指肠的关系）
检查体位	仰卧，身体置于床面中间，双手上举
扫描范围	胰腺尾部上缘至十二指肠水平段，视病情而定
扫描基线	胰尾部上缘
扫描参数	*动脉期、静脉期、平衡期均为120/200/0.5（kV/mA/s），探测器宽度均为0.75mm，重建层厚动脉期3mm，静脉期、平衡期5mm，重建间隔动脉期3mm，静脉期、平衡期5mm，螺距为1~1.25 *图像重建函数核（kernel）均为B30f平滑算法，FOV 380mm
对比剂的使用	*使用口服对比剂：扫描前15min口服水300~500ml，临扫描时再口服水300ml（进一步充盈胃和十二指肠） *对比剂用量和注射速率：成人60~100ml，儿童1.0~1.5ml/kg，注射速率2.5~3.0ml/s *扫描延迟时间：23s（动脉期）/45s（门脉前期）/120s（平衡期）
摄影与图像后处理	摄影的原则是平扫与增强都要拍摄，发现病灶，在病灶的不同密度处需测CT值，并且平扫与增强CT值的测量位置必须保持一致，窗宽、窗位W250HU、C25HU（平扫）；W300HU、C35~50HU（增强），必要时行局部放大摄影
注意事项（同肝脏多期扫描）	*增强扫描后，应留观15~30min，观察有无过敏反应 *患者做过胃肠钡餐检查后一周内不能再做CT检查，如必须做，应先清肠后确认无残留钡剂再做 *扫描延迟时间需根据患者个体情况（如：年龄、心功能、有无门脉高压等）做必要的提前或滞后处理

四、胃 CT 扫描（表 1 - 6 - 3 - 4）

表 1 - 6 - 3 - 4　胃 CT 扫描

项目	内容
适应证	1. 胃恶性肿瘤 2. 卵巢恶性肿瘤（寻找来源于胃的原发肿瘤） 3. 胃的良、恶性肿瘤定位 4. 胃恶性肿瘤治疗后随访复查，了解治疗疗效、复发情况
扫描前准备	1. 检查前一天晚饭后禁食，检查当天早上空腹 2. 检查前嘱患者去除外衣和胸腹部金属饰物 3. 训练患者屏气 4. 嘱咐患者扫描时保持不动，不能配合者可用药物镇静（同颅脑 CTA） 5. 检查前 20min 肌注山莨菪碱 10mg（青光眼、前列腺肥大、排尿困难者禁用）
检查体位	仰卧，身体置于床面中间，双手上举
扫描范围	左膈顶至胃大弯侧下缘，视病情而定
扫描基线	左膈顶
扫描参数	＊扫描参数为 120/140/0.5（kV/mA/s），探测器宽度均为 0.75mm，重建层厚动脉期 5mm，静脉期和平滑期 8mm，重建间隔动脉期 5mm，静脉期和平衡期 8mm，螺距为 1 ~ 1.25 ＊图像重建函数核（kernel）均为 B30fm 平滑算法，FOV 为 380mm
对比剂的使用	＊使用口服对比剂：胃内对比剂引入三种方法：扫描前口服产气剂 6 ~ 9g；扫描前口服 1000 ~ 1500ml，浓度为 1% ~ 1.5% 的对比剂稀释液；或口服 800 ~ 1200ml 水 ＊对比剂用量和注射速率：成人 60 ~ 100ml，儿童 1.0 ~ 1.5ml/kg，注射速率 2.5 ~ 3ml/s ＊扫描延迟时间：27s（动脉期）/60s（门脉期）/120s（平衡期）
摄影与图像后处理	摄影的原则是平扫与增强都要拍摄。发现病灶，在病灶的不同密度处需测 CT 值，并且平扫与增强 CT 值的测量位置必须保持一致，窗宽、窗位 W300 ~ 350HU、C - 15 ~ 5HU（平扫）；W300 ~ 350HU、C5 ~ 15HU（增强），必要时作 MPR 图像重组或胃内镜三维成像（图 1 - 6 - 3 - 3）
注意事项	＊增强扫描后，应留观 15 ~ 30min，观察有无过敏反应 ＊口服产气剂时应嘱患者快速吞下，不能让气体在口腔产生（影响胃内产气效果）

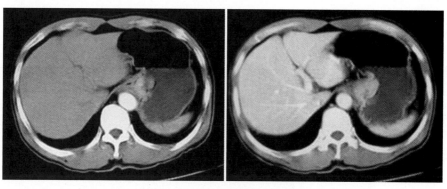

图 1-6-3-3　胃部 CT 成像

五、肾脏 CT 成像（表 1-6-3-5）

表 1-6-3-5　肾脏 CT 成像

项目	内容
适应证	肾脏良恶性肿瘤的诊断和鉴别诊断
扫描前准备	1. 检查前嘱患者去除外衣和胸腹部金属饰物 2. 训练患者屏气 3. 嘱咐患者扫描时保持不动，不能配合者可用药物镇静
检查体位	仰卧，身体置于床面中间，双手上举
扫描范围	从胸 12 椎体至腰 2 椎体（肾上极至肾下极），视病情而定
扫描基线	胸 12 椎体中部
扫描参数	*扫描参数动脉期、静脉期、平衡期均为 120/200/0.5（kV/mA/s），探测器宽度均为 0.75mm，重建层厚均为 0.75mm，重建间隔均为 0.75mm，螺距等于 1 *图像重建函数核（kernel）均为 B30fm 平滑算法，FOV 为 380mm
对比剂的使用	*使用口服对比剂：扫描前 20min 内口服水 1000ml *对比剂用量和注射速率：成人 60～100ml，儿童 1.0～1.5ml/kg，注射速率 2.5～3.0ml/s *扫描延迟时间：35s（皮质期）/60～90s（实质期）/240s（排泄期）
摄影与图像后处理	*摄影的原则是平扫与增强都要拍摄，发现病灶，在病灶的不同密度处需测 CT 值，并且平扫与增强 CT 值的测量位置必须保持一致 *动脉期及延时期，层厚层距 5mm/5mm，窗宽、窗位 W200～400HU、C30～50HU，为区别病变组织中的脂肪与空气可适当增加窗宽，必要时行局部放大摄影 *三维成像可用 VRT 及 MIP，尿路三维成像可用工作站软件中的模板（见图 1-6-3-4）
注意事项	*增强扫描后，应留观 15～30min，观察有无过敏反应 *患者做过胃肠钡餐检查后一周内不能再做 CT 检查，如必须做，应先清肠后确认无残留钡剂再进行

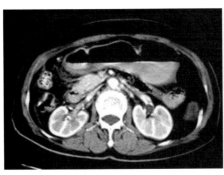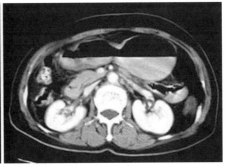

图 1 - 6 - 3 - 4 肾脏增强扫描皮质期与髓质期 CT 成像

六、结肠 CT 成像（表1-6-3-6）

表 1 - 6 - 3 - 6 结肠 CT 成像

项目	内容
适应证	1. 结肠良恶性肿瘤的诊断和鉴别诊断 2. 结肠炎症性病变 3. 肠套叠 4. 肠壁气囊肿
扫描前准备	1. 检查前一天服泻药或检查前进行清洁灌肠 2. 检查前 10min 肌注山莨菪碱 20mg（青光眼、前列腺肥大、排尿困难者禁用） 3. 开始扫描前先通过肛门向结肠内注入空气 1000 ~ 1500ml
检查体位	仰卧或俯卧，身体置于床面中间，双手上举
扫描范围	从结肠脾曲上缘至直肠末端
扫描基线	结肠脾曲上缘
扫描参数	*扫描参数 120/200/0.5（kV/mA/s），探测器宽度为 0.75mm，重建层为 0.75mm，重建间隔均为 0.75mm，螺距等于 1 *图像重建函数核（kernel）均为 B30fm 平滑算法，FOV 为 380mm
对比剂的使用	*无需使用口服对比剂 *对比剂用量和注射速率：成人 60 ~ 100ml，儿童 1.0 ~ 1.5ml/kg，注射速率 2.5 ~ 3.0ml/s *扫描延迟时间：60s
摄影与图像后处理	*窗宽、窗位 W300 ~ 400HU、C - 15 ~ 5HU（平扫）；W300 ~ 400HU、C0 ~ 15HU（增强） *为区别病变组织中的脂肪与空气可适当增加窗宽，必要时行局部放大摄影 *三维成像可用 MPR 观察横断位、冠状位、矢状位，用工作站后处理软件中的透明成像模板做空气结肠成像，用 fly through 做 CT 仿真结肠镜（图 1 - 6 - 3 - 5）
注意事项	*增强扫描后，应留观 15 ~ 30min，观察有无过敏反应 *患者做过胃肠钡餐检查后一周内不能再做 CT 检查，如必须做，应先清肠后确认无残留钡剂再做 *怀疑直肠病变的患者可采用俯卧位扫描

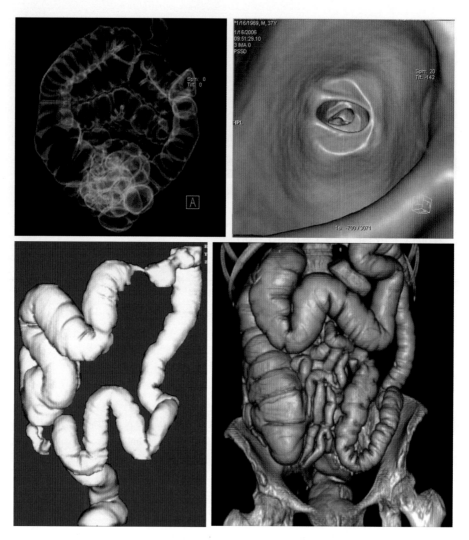

图 1 – 6 – 3 – 5 结肠 CT 成像

七、肾脏、输尿管、膀胱（泌尿系）CT 成像（表1–6–3–7，图1–6–3–6）

表 1 – 6 – 3 – 7 泌尿系 CT 成像

项目	内容
适应证	肾脏或尿路结石
扫描前准备	1. 检查前嘱患者饮水至膀胱胀满 2. 其他准备同腹部 CT
检查体位	仰卧，身体置于床面中间，双手上举
扫描范围	从胸 12 椎体至耻骨联合下缘，视病情而定
扫描基线	胸 12 椎体中部

续表

项目	内容
扫描参数	*扫描参数 120/200/0.5（kV/mAs），探测器宽度为 0.75mm 或最小，重建层为 0.75mm 或最小，重建间隔 0.75mm，螺距等于 1 *图像重建函数核（kernel）均为 B30fm 平滑算法，FOV 为 380mm
对比剂的使用	*无需使用口服对比剂 *对比剂用量和注射速率：成人 60～100ml，儿童 1.0～1.5ml/kg，注射速率 2.5～3.0ml/s *扫描延迟时间：35s（皮质期）/60～90s（实质期）/5～30min（排泄期）
摄影与图像后处理	*摄影的原则是平扫与增强都要拍摄，发现病灶，在病灶的不同密度处需测 CT 值，并且平扫与增强 CT 值的测量位置必须保持一致，动脉期及延时期图像拍摄，层厚/层距 5mm/5mm，窗宽、窗位 W200～400HU、C30～50HU，要时行局部放大摄影 *图像后处理层厚/间距 0.75mm/0.75mm，常规采用 MPR，必要时采用 VRT 及 MIP，尿路三维成像可用工作站软件中的模板
注意事项	*增强扫描后，应留观 15～30min，观察有无过敏反应 *患者做过胃肠钡餐检查后一周内不能再做 CT 检查，如必须做，应先清肠后确认无残留钡剂再做 *尿路结石可由 CT 平扫确定，也可增强，在延时期（排泄期），更容易发现结石的部位，且三维图像处理的显示效果较好

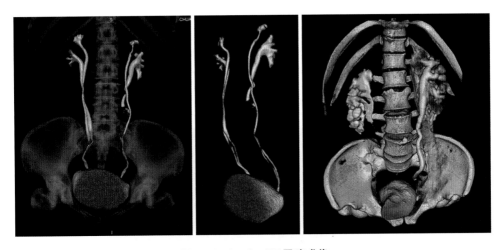

图 1-6-3-6　CT 尿路成像

第四节　下肢螺旋 CT 扫描

下肢 CTA 见表 1-6-4-1，图 1-6-4-1。

表 1-6-4-1　下肢螺旋 CT 扫描

项目	内容
适应证	动脉瘤及动脉内血栓形成
扫描前准备	1. 去除外衣和扫描范围内的金属饰物 2. 嘱咐患者扫描时保持不动，不能配合者可用药物镇静
检查体位	仰卧，身体置于床面中间，双手上举，足先进
扫描范围	从耻骨联合上 3cm 至靶血管远端
扫描基线	耻骨联合上 3cm
扫描参数	*扫描参数 120/150/0.5（kV/mA/s），探测器宽度为 1.5mm，重建层厚为 6mm，重建间隔均为 6mm，螺距等于 1 *图像重建函数核（kernel）均为 B30s 平滑算法，FOV 200mm
对比剂的使用	*无需使用口服对比剂 *对比剂用量和注射速率：成人 100~120ml，儿童 1.0~1.5ml/kg，注射速率 3~4ml/s *扫描延迟时间：一般为 25s 或采用团注测试在耻骨联合层面进行小剂量试验，确定延迟时间
摄影与图像后处理	采用做小薄层做第二次图像重建，然后用 VRT 或 MIP 做三维图像重组，下肢的血管造影需细心地把骨骼去除，仅保留血管，也可采用 MPR 和 MPVR 做多平面图像重组显示血管
注意事项	*增强扫描后，应留观 15~30min，观察有无过敏反应 *扫描时双下肢须并拢，并保持对称

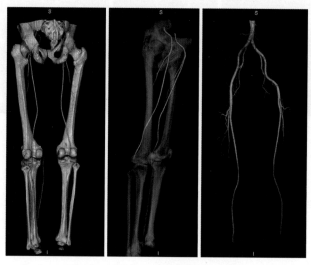

图 1-6-4-1　下肢血管 CT 成像

【考题举例】

1. 冠状动脉 CTA 重建间距一般应小于层厚的
   A. 10%　　　　　　　　B. 30%　　　　　　　　C. 50%
   D. 70%　　　　　　　　E. 90%

2. 肾动脉血管成像检查方法错误的是
   A. 对比剂的总量为 90～100ml
   B. 注射速率为 3.5ml/s
   C. 肾动脉的扫描时间在 16～22s 之间
   D. 扫描层厚一般选用 10mm
   E. 采用螺旋扫描

3. 不需要进行双期或多期扫描的增强部位或器官是
   A. 肾上腺　　　　　　　B. 肺部　　　　　　　　C. 肝脏
   D. 肾脏　　　　　　　　E. 胰腺

4. 双肾螺旋 CT 扫描皮质期延时时间一般为
   A. 30s　　　　　　　　B. 35s　　　　　　　　C. 50s
   D. 60s　　　　　　　　E. 70s

5. 以下哪种病变增强 CT 检查对其有帮助
   A. 胆囊结石　　　　　　B. 肺间质纤维化　　　　C. 泌尿系结石
   D. 肝内占位　　　　　　E. 腰椎间盘突出

【参考答案】

　　1. C　2. D　3. B　4. B　5. D

第七章 CT图像质量

【考试大纲要求】

1. 常用CT图像质量测试方法（了解）
2. CT图像质量（掌握）
3. X线源（熟悉）
4. 影响CT图像质量的因素（掌握）
5. CT图像质量控制（了解）
6. 质控基本内容的测试方法及测试标准规范（了解）
7. CT辐射防护（掌握）

第一节 常用CT图像质量测试方法

一、分辨力测试

图像质量的测试方法是：点分布函数（PSF）、线分布函数（LSF）、对比度传递函数（CTF）以及调制传递函数（MTF）。

PSF测试是以物体中的一个点为单位，经成像后该点的失真程度，即该点大小、形状的改变。空间分辨力是测试点分布函数最大半值宽度，最大半值宽度又称为半值全宽（FWHM）。

LSF也是测试成像系统失真的一种方法，其主要是指一个线条状的物体经成像后还原的失真，形成线条状物体的扩散。

CTF又称为对比度响应函数，主要是用来测试成像系统的对比度。CTF的定义是：一个线条状的分辨力测试模板经射线照射成像后，如果我们将测试图像中的线条看作是模板中线条长度的函数，那么相邻两条线密度的差值即为CTF。

MTF的测试方法可由LSF通过傅立叶变换方法得到。MTF测试时，先要将被测试物转换为频率，测试结果的光学密度被用来表示图像质量的衰退程度，如果 MTF 等于 1，即说明物体被精确地复制，相反如果 MTF 等于 0，则说明无任何图像信息被传递。根据上述方法，我们可以画出 MTF 的曲线图。

在实际应用中，如果某台 CT 扫描机的空间分辨力为 15LP/cm，那么该 CT 应该能分辨一个 0.3mm 的物体（1/15 LP/cm = 10/15 LP/mm = 0.6mm/LP = 0.3mm/线），或采用简单的数学式 5÷LP/cm = 线径（mm）。

注：MTF 为 1 时，物体精确复制；MTF 为 0 时，无信息传递。

二、体模测试

体模是 CT 图像质量测试一个非常有用的工具，它可以测试很多与 CT 质量有关的性能指标。

最基本的体模如水模、分辨力测试体模等。其中水模至少包括三种类型，直径 30cm 代表成人体部的水模、直径 20cm 代表成人头部的水模和直径 15cm 代表小孩头部的水模，另外还有直径 10cm 代表四肢的水模。

分辨力体模有两种，一个是高对比分辨力体模，另一个是低对比分辨力体模。层厚测试体模各厂家的设计可有所差别，但目的都一样，是测试 CT 扫描层厚的准确性。

第二节　CT 的图像质量

一、空间分辨力

空间分辨力（Spatial Resolution）又被称为高对比度分辨力（High Contrast Resolution），是在高对比度情况下（$\Delta CT > 100HU$）区分相邻最小物体的能力，它是测试一幅图像质量的量化指标，其结果通常以毫米（mm）为单位或每厘米的线对数（LP/cm）表示。

在 CT 中，空间分辨力的内容包括平面分辨力和纵向分辨力，其在三个方向的空间分辨力是非各向同性的。传统 X 线摄影概念中关于空间分辨力只是指平面分辨力，因此纵向分辨力也只用来表示了患者长轴方向的分辨力。

CT 的平面分辨力概念与普通线摄影基本相同，只不过 CT 中平面分辨力的影响因素还受到重建算法的影响。

笼统地说，CT 的空间分辨力受两大因素的影响，它们是 CT 成像的几何因素和图像重建的算法。

成像几何因素是指成像过程中与数据采集有关的元器件和参数的设置，它们包括 X 线管焦点的尺寸、探测器孔径的大小、扫描层厚、焦点扫描野中心和探测器距离以及采样距离。

重建算法主要是指图像重建过程中采用的不同算法（或滤过函数）如平滑（软组织）算法、边缘增强（高分辨力）算法等等。

另外，空间分辨力还受到成像矩阵大小的影响，即矩阵越小图像分辨力越高。只不过目前 CT 的成像矩阵基本固定（512×512），在考虑分辨力影响因素中，该项忽略不计。

空间分辨力通常采用两种方法来测试和表示。它们是采用成对排列、黑白相间的分辨力测试体模或由大到小排列的圆孔测试体模表示。见表 1 - 7 - 2 - 1。

表 1-7-2-1 测试和表示空间分辨力的两种方法

方法	空间分辨力	焦点	探测器孔径	扫描层厚	矩阵重建范围	算法
黑白线条体模	高	小	小	薄	较大的矩阵重建较小的范围	骨算法
圆孔体模	低	大	大	厚	较小的矩阵重建较大的范围	软组织算法

采用黑白线条体模测试以线对数（LP/cm）表示，而用圆孔体模测试则以毫米线径数（mm）表示。

像素是影响空间分辨力的主要因素。

二、密度分辨力

密度分辨力（Density Resolution）又称低对比分辨力（Low Contrast Resolution），是在低对比度情况下（$\Delta CT < 10HU$）分辨物体微小差别的能力。密度分辨力常以百分单位毫米数表示（%/mm），或以毫米百分单位表示（mm/%）。

通常 CT 机密度分辨范围为（0.2% ~ 0.5%）/（1.5 ~ 3）mm，大多数 CT 机在头颅扫描时能分辨 0.5%/2mm 的密度差。同时，密度分辨力还与测量时所采用的剂量大小有关。

密度分辨力受扫描层厚、像素噪声、重建算法、光子的数量、物体的大小、物体的对比度和系统 MTF 的影响，其中像素噪声是主要影响因素。

像素噪声的定义是匀质水模在限定范围内 CT 值的标准偏差，它是在匀质断面图像中像素的点与点之间 CT 值的随机波动和它的平均值离散的测量。噪声可通过增加 X 线的光子数量，即增加扫描条件得到改善，日常工作中采用小的层厚须加大扫描剂量，就是因为小的层厚减少了 X 线的光子量。

患者的体型大小也影响了射线的衰减，使到达探测器的光子数量减少，从而影响了密度分辨力。重建算法对密度分辨力和空间分辨力的影响是一对矛盾，边缘增强算法使图的边缘更清晰、锐利，但降低了图像的密度分辨力；而平滑算法提高了密度分辨力。边缘、轮廓表现不及边缘增强算法。

CT 系统密度分辨力的测量采用排列成行的数排不同大小的圆孔体模。与常规影像设备比较 CT 具有更高的密度分辨力，这是因为：CT 图像层面的上下没有重叠，射线束高度准直散射线少和采用了高灵敏度的探测器。圆孔体模测量方法特点如下：

密度分辨力高	剂量大	层厚厚	噪声小	体素大	螺距小	患者的体型小	软组织平滑算法

三、噪声

噪声是一均匀物质扫描图像中各点之间 CT 值的上下波动，也可解释为是图像矩阵中像素值的标准偏差。噪声水平是对比度或 CT 值总数的百分比，在实际使用中，通常是以划定大小的兴趣区来表示，平均值和标准偏差在图像一侧显示（图 1-7-2-1）。

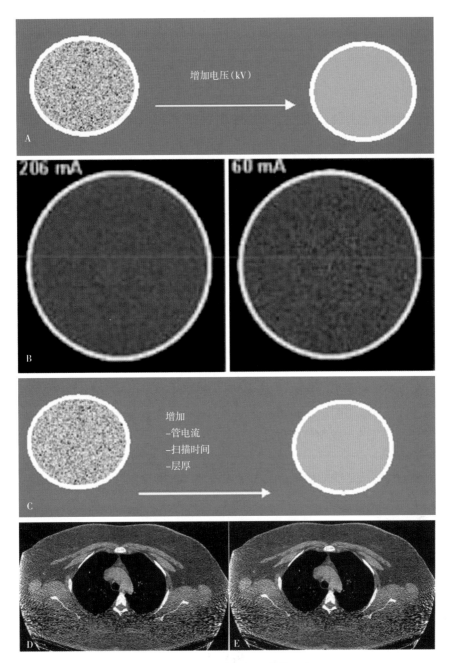

图 1 - 7 - 2 - 1　影响噪声的因素

噪声可影响图像的质量。在质量较差的显示屏上可以看到重叠于图像上、有规律分布、小颗粒状的现象即为噪声（或像素噪声）。

CT 图像中噪声的产生与射线的剂量，也就是到达探测器上光子数量的大小有关，射线剂量越大或光子数越多，噪声越小。

如以 mAs 的乘积表示扫描剂量，一般而言噪声减少 2 倍，扫描剂量需增加 4 倍。

噪声的特点归纳如下：

噪声低	光子的数量多（高电压）	物体小	层厚厚	宽窗宽	软组织平滑算法

四、伪影

伪影是由于设备技师操作不当及患者原因所造成的，图像中组织结构被错误传递的一种现象。它在图像中表现的形状各异并可影响诊断的准确性，有时候由于某些原因造成的图像畸变也被归类于伪影。伪影表现与产生原因见表1－7－2－2。

表1－7－2－2　伪影表现与产生原因

伪影表现	原因
条状	数据采样不当；部分容积效应；患者运动；金属物；射线束硬化；噪声；螺旋扫描；机械故障
阴影状	部分容积效应（图1－7－2－5，图1－7－2－6）；射线束硬化；螺旋扫描；散射线；焦外辐射；投影数据不全
环状和带状	探测器通道故障（常见于第三代CT机）

由患者造成的伪影多为生理性、病理性原因导致，但多数为运动伪影。人体内一些不自主器官如心、肺、肠等的运动和检查时患者的体位的移动可形成条状伪影（图1－7－2－2）；患者身上携带的金属物可产生放射状伪影（图1－7－2－3）；在软组织骨的边缘也可产生条纹状伪影。

由设备系统性能所造成的伪影都是由于设备运行的不稳定所造成的。

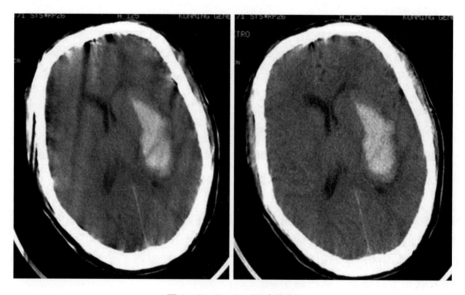

图1－7－2－2　运动伪影

如由于探测器之间的响应不一致，可造成环状伪影（图 1 – 7 – 2 – 4）；由于投影数据测量转换的误差，可导致直线状伪影；另外，采样频率较低也可产生直线状伪影，而由于射线硬化，则可产生宽条状伪影。另外，由于患者体位摆放不正确（如未放在扫描范围内），也可产生伪影。具体见表 1 – 7 – 2 – 1。

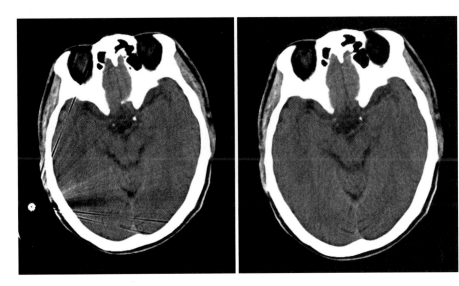

图 1 – 7 – 2 – 3　金属放射状伪影

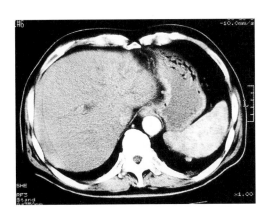

图 1 – 7 – 2 – 4　环状伪影

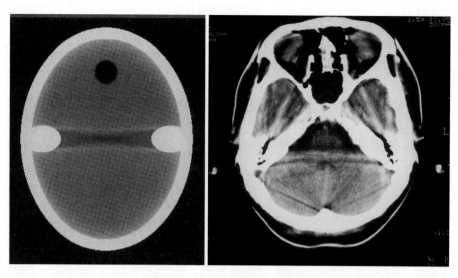

图 1 - 7 - 2 - 5　部分容积伪影

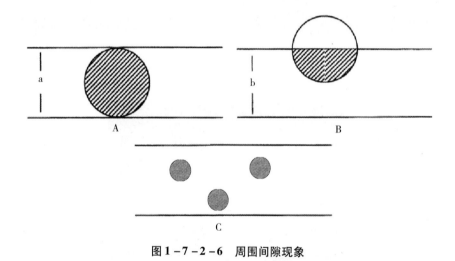

图 1 - 7 - 2 - 6　周围间隙现象

第三节　影响 CT 图像质量的因素

一、X 线源

CT 检查的 X 线的产生和成像质量受到量子起伏的影响。

X 线发射量子的过程是随机性的，我们可以给出图像中单位面积上量子的平均值，而不能给出准确的数值，这就是量子的自然起伏。

要获得对比度细微的差别，原则上应使初级的接收获得尽可能多的光子，而可观察的最小对比度则直接依赖于光子数量的多少。

项目	内容
摄影与图像后处理	摄影的原则是平扫与增强都要拍摄，发现病灶，在病灶的不同密度处需测 CT 值，并且平扫与增强 CT 值的测量位置必须保持一致，窗宽、窗位 W250HU、C25HU（平扫）；W300HU、C35 ~ 50HU（增强）。必要时行局部放大摄影。并采用工作站的图像后处理软件做 MIP 和 MPR 图像处理（A 期观察肝动脉，V 期观察门静脉栓塞）图 1 - 6 - 3 - 2
注意事项	*增强扫描后，应留观 15 ~ 30min，观察有无过敏反应 *患者做过胃肠钡餐检查后一周内不能再做 CT 检查，如必须做，应先清肠后确认无残留钡剂再做 *扫描延迟时间需根据患者个体情况（年龄、心功能、有无门脉高压等）做必要的提前或滞后处理

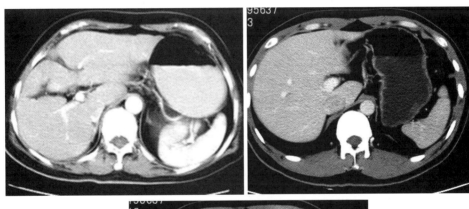

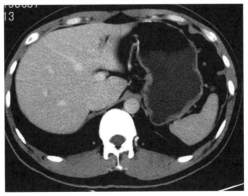

图 1 - 6 - 3 - 2　肝胆脾动脉期、静脉期、延迟期 CT 成像

三、胰腺多期扫描（表1-6-3-3）

表1-6-3-3　胰腺多期扫描

项目	内容
适应证	1. 胰腺癌 2. 胰头-壶腹区梗阻性黄疸 3. 慢性胰腺炎等
扫描前准备（同腹主动脉）	可根据临床情况，在检查前注射山莨菪碱10~20mg（使胃和十二指肠处于低张和充分扩张状态，更有利于显示胰腺轮廓及胰腺和胃、十二指肠的关系）
检查体位	仰卧，身体置于床面中间，双手上举
扫描范围	胰腺尾部上缘至十二指肠水平段，视病情而定
扫描基线	胰尾部上缘
扫描参数	*动脉期、静脉期、平衡期均为120/200/0.5（kV/mA/s），探测器宽度均为0.75mm，重建层厚动脉期3mm，静脉期、平衡期5mm，重建间隔动脉期3mm，静脉期、平衡期5mm，螺距为1~1.25 *图像重建函数核（kernel）均为B30f平滑算法，FOV 380mm
对比剂的使用	*使用口服对比剂：扫描前15min口服水300~500ml，临扫描时再口服水300ml（进一步充盈胃和十二指肠） *对比剂用量和注射速率：成人60~100ml，儿童1.0~1.5ml/kg，注射速率2.5~3.0ml/s *扫描延迟时间：23s（动脉期）/45s（门脉前期）/120s（平衡期）
摄影与图像后处理	摄影的原则是平扫与增强都要拍摄，发现病灶，在病灶的不同密度处需测CT值，并且平扫与增强CT值的测量位置必须保持一致，窗宽、窗位W250HU、C25HU（平扫）；W300HU、C35~50HU（增强），必要时行局部放大摄影
注意事项（同肝脏多期扫描）	*增强扫描后，应留观15~30min，观察有无过敏反应 *患者做过胃肠钡餐检查后一周内不能再做CT检查，如必须做，应先清肠后确认无残留钡剂再做 *扫描延迟时间需根据患者个体情况（如：年龄、心功能、有无门脉高压等）做必要的提前或滞后处理

四、胃 CT 扫描（表1－6－3－4）

表1－6－3－4　胃 CT 扫描

项目	内容
适应证	1. 胃恶性肿瘤 2. 卵巢恶性肿瘤（寻找来源于胃的原发肿瘤） 3. 胃的良、恶性肿瘤定位 4. 胃恶性肿瘤治疗后随访复查，了解治疗疗效、复发情况
扫描前准备	1. 检查前一天晚饭后禁食，检查当天早上空腹 2. 检查前嘱患者去除外衣和胸腹部金属饰物 3. 训练患者屏气 4. 嘱咐患者扫描时保持不动，不能配合者可用药物镇静（同颅脑 CTA） 5. 检查前 20min 肌注山莨菪碱 10mg（青光眼、前列腺肥大、排尿困难者禁用）
检查体位	仰卧，身体置于床面中间，双手上举
扫描范围	左膈顶至胃大弯侧下缘，视病情而定
扫描基线	左膈顶
扫描参数	＊扫描参数为 120/140/0.5（kV/mA/s），探测器宽度均为 0.75mm，重建层厚动脉期 5mm，静脉期和平滑期 8mm，重建间隔动脉期 5mm，静脉期和平衡期 8mm，螺距为 1～1.25 ＊图像重建函数核（kernel）均为 B30fm 平滑算法，FOV 为 380mm
对比剂的使用	＊使用口服对比剂：胃内对比剂引入三种方法：扫描前口服产气剂 6～9g；扫描前口服 1000～1500ml，浓度为 1%～1.5% 的对比剂稀释液；或口服 800～1200ml 水 ＊对比剂用量和注射速率：成人 60～100ml，儿童 1.0～1.5ml/kg，注射速率 2.5～3ml/s ＊扫描延迟时间：27s（动脉期）/60s（门脉期）/120s（平衡期）
摄影与图像后处理	摄影的原则是平扫与增强都要拍摄。发现病灶，在病灶的不同密度处需测 CT 值，并且平扫与增强 CT 值的测量位置必须保持一致，窗宽、窗位 W300～350HU、C－15～5HU（平扫）；W300～350HU、C5～15HU（增强），必要时作 MPR 图像重组或胃内镜三维成像（图1－6－3－3）
注意事项	＊增强扫描后，应留观 15～30min，观察有无过敏反应 ＊口服产气剂时应嘱患者快速吞下，不能让气体在口腔产生（影响胃内产气效果）

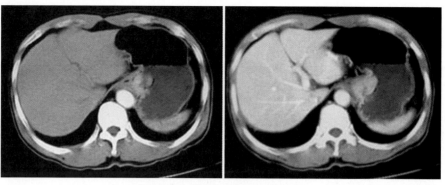

图 1 – 6 – 3 – 3　胃部 CT 成像

五、肾脏 CT 成像（表 1 – 6 – 3 – 5）

表 1 – 6 – 3 – 5　肾脏 CT 成像

项目	内容
适应证	肾脏良恶性肿瘤的诊断和鉴别诊断
扫描前准备	1. 检查前嘱患者去除外衣和胸腹部金属饰物 2. 训练患者屏气 3. 嘱咐患者扫描时保持不动，不能配合者可用药物镇静
检查体位	仰卧，身体置于床面中间，双手上举
扫描范围	从胸 12 椎体至腰 2 椎体（肾上极至肾下极），视病情而定
扫描基线	胸 12 椎体中部
扫描参数	*扫描参数动脉期、静脉期、平衡期均为 120/200/0.5（kV/mA/s），探测器宽度均为 0.75mm，重建层厚均为 0.75mm，重建间隔均为 0.75mm，螺距等于 1 *图像重建函数核（kernel）均为 B30fm 平滑算法，FOV 为 380mm
对比剂的使用	*使用口服对比剂：扫描前 20min 内口服水 1000ml *对比剂用量和注射速率：成人 60 ~ 100ml，儿童 1.0 ~ 1.5ml/kg，注射速率 2.5 ~ 3.0ml/s *扫描延迟时间：35s（皮质期）/60 ~ 90s（实质期）/240s（排泄期）
摄影与图像后处理	*摄影的原则是平扫与增强都要拍摄，发现病灶，在病灶的不同密度处需测 CT 值，并且平扫与增强 CT 值的测量位置必须保持一致 *动脉期及延时期，层厚层距 5mm/5mm，窗宽、窗位 W200 ~ 400HU、C30 ~ 50HU，为区别病变组织中的脂肪与空气可适当增加窗宽，必要时行局部放大摄影 *三维成像可用 VRT 及 MIP，尿路三维成像可用工作站软件中的模板（见图 1 – 6 – 3 – 4）
注意事项	*增强扫描后，应留观 15 ~ 30min，观察有无过敏反应 *患者做过胃肠钡餐检查后一周内不能再做 CT 检查，如必须做，应先清肠后确认无残留钡剂再进行

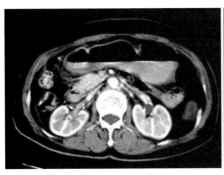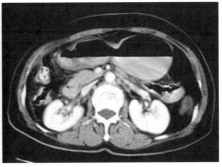

图 1 - 6 - 3 - 4　肾脏增强扫描皮质期与髓质期 CT 成像

六、结肠 CT 成像（表 1 - 6 - 3 - 6）

表 1 - 6 - 3 - 6　结肠 CT 成像

项目	内容
适应证	1. 结肠良恶性肿瘤的诊断和鉴别诊断 2. 结肠炎症性病变 3. 肠套叠 4. 肠壁气囊肿
扫描前准备	1. 检查前一天服泻药或检查前进行清洁灌肠 2. 检查前 10min 肌注山莨菪碱 20mg（青光眼、前列腺肥大、排尿困难者禁用） 3. 开始扫描前先通过肛门向结肠内注入空气 1000 ~ 1500ml
检查体位	仰卧或俯卧，身体置于床面中间，双手上举
扫描范围	从结肠脾曲上缘至直肠末端
扫描基线	结肠脾曲上缘
扫描参数	* 扫描参数 120/200/0.5（kV/mA/s），探测器宽度为 0.75mm，重建层为 0.75mm，重建间隔均为 0.75mm，螺距等于 1 * 图像重建函数核（kernel）均为 B30fm 平滑算法，FOV 为 380mm
对比剂的使用	* 无需使用口服对比剂 * 对比剂用量和注射速率：成人 60 ~ 100ml，儿童 1.0 ~ 1.5ml/kg，注射速率 2.5 ~ 3.0ml/s * 扫描延迟时间：60s
摄影与图像后处理	* 窗宽、窗位 W300 ~ 400HU、C -15 ~ 5HU（平扫）；W300 ~ 400HU、C0 ~ 15HU（增强） * 为区别病变组织中的脂肪与空气可适当增加窗宽，必要时行局部放大摄影 * 三维成像可用 MPR 观察横断位、冠状位、矢状位，用工作站后处理软件中的透明成像模板做空气结肠成像，用 fly through 做 CT 仿真结肠镜（图 1 - 6 - 3 - 5）
注意事项	* 增强扫描后，应留观 15 ~ 30min，观察有无过敏反应 * 患者做过胃肠钡餐检查后一周内不能再做 CT 检查，如必须做，应先清肠后确认无残留钡剂再做 * 怀疑直肠病变的患者可采用俯卧位扫描

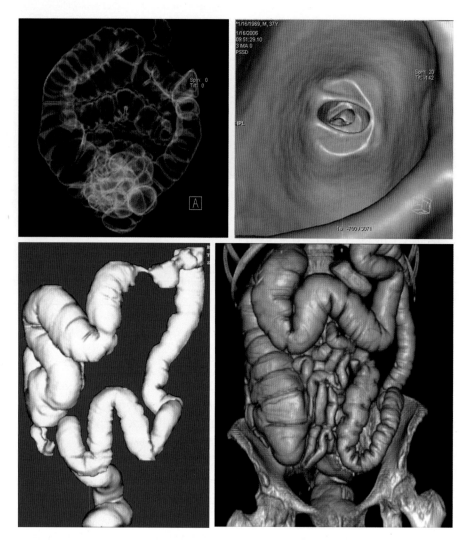

图 1 - 6 - 3 - 5　结肠 CT 成像

七、肾脏、输尿管、膀胱（泌尿系）CT 成像（表1-6-3-7，图1-6-3-6）

表 1 - 6 - 3 - 7　泌尿系 CT 成像

项目	内容
适应证	肾脏或尿路结石
扫描前准备	1. 检查前嘱患者饮水至膀胱胀满 2. 其他准备同腹部 CT
检查体位	仰卧，身体置于床面中间，双手上举
扫描范围	从胸 12 椎体至耻骨联合下缘，视病情而定
扫描基线	胸 12 椎体中部

项目	内容
扫描参数	*扫描参数 120/200/0.5（kV/mA/s），探测器宽度为 0.75mm 或最小，重建层为 0.75mm 或最小，重建间隔 0.75mm，螺距等于 1 *图像重建函数核（kernel）均为 B30fm 平滑算法，FOV 为 380mm
对比剂的使用	*无需使用口服对比剂 *对比剂用量和注射速率：成人 60~100ml，儿童 1.0~1.5ml/kg，注射速率 2.5~3.0ml/s *扫描延迟时间：35s（皮质期）/60~90s（实质期）/5~30min（排泄期）
摄影与图像后处理	*摄影的原则是平扫与增强都要拍摄，发现病灶，在病灶的不同密度处需测 CT 值，并且平扫与增强 CT 值的测量位置必须保持一致，动脉期及延时期图像拍摄，层厚/层距 5mm/5mm，窗宽、窗位 W200~400HU、C30~50HU，要时行局部放大摄影 *图像后处理层厚/间距 0.75mm/0.75mm，常规采用 MPR，必要时采用 VRT 及 MIP，尿路三维成像可用工作站软件中的模板
注意事项	*增强扫描后，应留观 15~30min，观察有无过敏反应 *患者做过胃肠钡餐检查后一周内不能再做 CT 检查，如必须做，应先清肠后确认无残留钡剂再做 *尿路结石可由 CT 平扫确定，也可增强，在延时期（排泄期），更容易发现结石的部位，且三维图像处理的显示效果较好

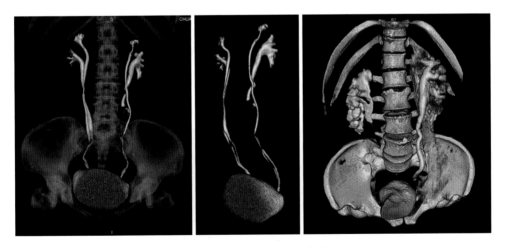

图 1-6-3-6　CT 尿路成像

第四节　下肢螺旋 CT 扫描

下肢 CTA 见表 1-6-4-1，图 1-6-4-1。

表 1-6-4-1　下肢螺旋 CT 扫描

项目	内容
适应证	动脉瘤及动脉内血栓形成
扫描前准备	1. 去除外衣和扫描范围内的金属饰物 2. 嘱咐患者扫描时保持不动，不能配合者可用药物镇静
检查体位	仰卧，身体置于床面中间，双手上举，足先进
扫描范围	从耻骨联合上 3cm 至靶血管远端
扫描基线	耻骨联合上 3cm
扫描参数	*扫描参数 120/150/0.5（kV/mAs/s），探测器宽度为 1.5mm，重建层厚为 6mm，重建间隔均为 6mm，螺距等于 1 *图像重建函数核（kernel）均为 B30s 平滑算法，FOV 200mm
对比剂的使用	*无需使用口服对比剂 *对比剂用量和注射速率：成人 100~120ml，儿童 1.0~1.5ml/kg，注射速率 3~4ml/s *扫描延迟时间：一般为 25s 或采用团注测试在耻骨联合层面进行小剂量试验，确定延迟时间
摄影与图像后处理	采用做小薄层做第二次图像重建，然后用 VRT 或 MIP 做三维图像重组，下肢的血管造影需细心地把骨骼去除，仅保留血管，也可采用 MPR 和 MPVR 做多平面图像重组显示血管
注意事项	*增强扫描后，应留观 15~30min，观察有无过敏反应 *扫描时双下肢须并拢，并保持对称

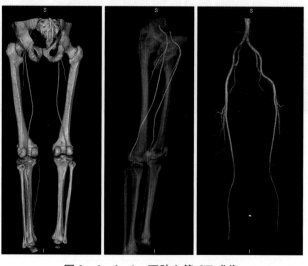

图 1-6-4-1　下肢血管 CT 成像

【考题举例】

1. 冠状动脉 CTA 重建间距一般应小于层厚的
   A. 10%   B. 30%   C. 50%
   D. 70%   E. 90%

2. 肾动脉血管成像检查方法错误的是
   A. 对比剂的总量为 90 ~ 100ml
   B. 注射速率为 3.5ml/s
   C. 肾动脉的扫描时间在 16 ~ 22s 之间
   D. 扫描层厚一般选用 10mm
   E. 采用螺旋扫描

3. 不需要进行双期或多期扫描的增强部位或器官是
   A. 肾上腺   B. 肺部   C. 肝脏
   D. 肾脏   E. 胰腺

4. 双肾螺旋 CT 扫描皮质期延时时间一般为
   A. 30s   B. 35s   C. 50s
   D. 60s   E. 70s

5. 以下哪种病变增强 CT 检查对其有帮助
   A. 胆囊结石   B. 肺间质纤维化   C. 泌尿系结石
   D. 肝内占位   E. 腰椎间盘突出

【参考答案】

1. C   2. D   3. B   4. B   5. D

第七章 CT 图像质量

【考试大纲要求】

1. 常用 CT 图像质量测试方法（了解）
2. CT 图像质量（掌握）
3. X 线源（熟悉）
4. 影响 CT 图像质量的因素（掌握）
5. CT 图像质量控制（了解）
6. 质控基本内容的测试方法及测试标准规范（了解）
7. CT 辐射防护（掌握）

第一节 常用 CT 图像质量测试方法

一、分辨力测试

图像质量的测试方法是：点分布函数（PSF）、线分布函数（LSF）、对比度传递函数（CTF）以及调制传递函数（MTF）。

PSF 测试是以物体中的一个点为单位，经成像后该点的失真程度，即该点大小、形状的改变。空间分辨力是测试点分布函数最大半值宽度，最大半值宽度又称为半值全宽（FWHM）。

LSF 也是测试成像系统失真的一种方法，其主要是指一个线条状的物体经成像后还原的失真，形成线条状物体的扩散。

CTF 又称为对比度响应函数，主要是用来测试成像系统的对比度。CTF 的定义是：一个线条状的分辨力测试模板经射线照射成像后，如果我们将测试图像中的线条看作是模板中线条长度的函数，那么相邻两条线密度的差值即为 CTF。

MTF 的测试方法可由 LSF 通过傅立叶变换方法得到。MTF 测试时，先要将被测试物转换为频率，测试结果的光学密度被用来表示图像质量的衰退程度，如果 MTF 等于 1，即说明物体被精确地复制，相反如果 MTF 等于 0，则说明无任何图像信息被传递。根据上述方法，我们可以画出 MTF 的曲线图。

在实际应用中，如果某台 CT 扫描机的空间分辨力为 15LP/cm，那么该 CT 应该能分辨一个 0.3mm 的物体（1/15 LP/cm = 10/15 LP/mm = 0.6mm/LP = 0.3mm/线），或采用简单的数学式 5÷LP/cm = 线径（mm）。

注：MTF 为 1 时，物体精确复制；MTF 为 0 时，无信息传递。

二、体模测试

体模是 CT 图像质量测试一个非常有用的工具，它可以测试很多与 CT 质量有关的性能指标。

最基本的体模如水模、分辨力测试体模等。其中水模至少包括三种类型，直径 30cm 代表成人体部的水模、直径 20cm 代表成人头部的水模和直径 15cm 代表小孩头部的水模，另外还有直径 10cm 代表四肢的水模。

分辨力体模有两种，一个是高对比分辨力体模，另一个是低对比分辨力体模。层厚测试体模各厂家的设计可有所差别，但目的都一样，是测试 CT 扫描层厚的准确性。

第二节 CT 的图像质量

一、空间分辨力

空间分辨力（Spatial Resolution）又被称为高对比度分辨力（High Contrast Resolution），是在高对比度情况下（ΔCT > 100HU）区分相邻最小物体的能力，它是测试一幅图像质量的量化指标，其结果通常以毫米（mm）为单位或每厘米的线对数（LP/cm）表示。

在 CT 中，空间分辨力的内容包括平面分辨力和纵向分辨力，其在三个方向的空间分辨力是非各向同性的。传统 X 线摄影概念中关于空间分辨力只是指平面分辨力，因此纵向分辨力也只用来表示了患者长轴方向的分辨力。

CT 的平面分辨力概念与普通线摄影基本相同，只不过 CT 中平面分辨力的影响因素还受到重建算法的影响。

笼统地说，CT 的空间分辨力受两大因素的影响，它们是 CT 成像的几何因素和图像重建的算法。

成像几何因素是指成像过程中与数据采集有关的元器件和参数的设置，它们包括 X 线管焦点的尺寸、探测器孔径的大小、扫描层厚、焦点扫描野中心和探测器距离以及采样距离。

重建算法主要是指图像重建过程中采用的不同算法（或滤过函数）如平滑（软组织）算法、边缘增强（高分辨力）算法等等。

另外，空间分辨力还受到成像矩阵大小的影响，即矩阵越小图像分辨力越高。只不过目前 CT 的成像矩阵基本固定（512×512），在考虑分辨力影响因素中，该项忽略不计。

空间分辨力通常采用两种方法来测试和表示。它们是采用成对排列、黑白相间的分辨力测试体模或由大到小排列的圆孔测试体模表示。见表 1-7-2-1。

表 1 - 7 - 2 - 1　测试和表示空间分辨力的两种方法

方法	空间分辨力	焦点	探测器孔径	扫描层厚	矩阵重建范围	算法
黑白线条体模	高	小	小	薄	较大的矩阵重建较小的范围	骨算法
圆孔体模	低	大	大	厚	较小的矩阵重建较大的范围	软组织算法

采用黑白线条体模测试以线对数（LP/cm）表示，而用圆孔体模测试则以毫米线径数（mm）表示。

像素是影响空间分辨力的主要因素。

二、密度分辨力

密度分辨力（Density Resolution）又称低对比分辨力（Low Contrast Resolution），是在低对比度情况下（$\Delta CT < 10HU$）分辨物体微小差别的能力。密度分辨力常以百分单位毫米数表示（%/mm），或以毫米百分单位表示（mm/%）。

通常 CT 机密度分辨范围为（0.2% ~ 0.5%）/（1.5 ~ 3）mm，大多数 CT 机在头颅扫描时能分辨 0.5%/2mm 的密度差。同时，密度分辨力还与测量时所采用的剂量大小有关。

密度分辨力受扫描层厚、像素噪声、重建算法、光子的数量、物体的大小、物体的对比度和系统 MTF 的影响，其中像素噪声是主要影响因素。

像素噪声的定义是匀质水模在限定范围内 CT 值的标准偏差，它是在匀质断面图像中像素的点与点之间 CT 值的随机波动和它的平均值离散的测量。噪声可通过增加 X 线的光子数量，即增加扫描条件得到改善，日常工作中采用小的层厚须加大扫描剂量，就是因为小的层厚减少了 X 线的光子量。

患者的体型大小也影响了射线的衰减，使到达探测器的光子数量减少，从而影响了密度分辨力。重建算法对密度分辨力和空间分辨力的影响是一对矛盾，边缘增强算法使图的边缘更清晰、锐利，但降低了图像的密度分辨力；而平滑算法提高了密度分辨力。边缘、轮廓表现不及边缘增强算法。

CT 系统密度分辨力的测量采用排列成行的数排不同大小的圆孔体模。与常规影像设备比较 CT 具有更高的密度分辨力，这是因为：CT 图像层面的上下没有重叠，射线束高度准直散射线少和采用了高灵敏度的探测器。圆孔体模测量方法特点如下：

密度分辨力高	剂量大	层厚厚	噪声小	体素大	螺距小	患者的体型小	软组织平滑算法

三、噪声

噪声是一均匀物质扫描图像中各点之间 CT 值的上下波动，也可解释为是图像矩阵中像素值的标准偏差。噪声水平是对比度或 CT 值总数的百分比，在实际使用中，通常是以划定大小的兴趣区来表示，平均值和标准偏差在图像一侧显示（图 1 - 7 - 2 - 1）。

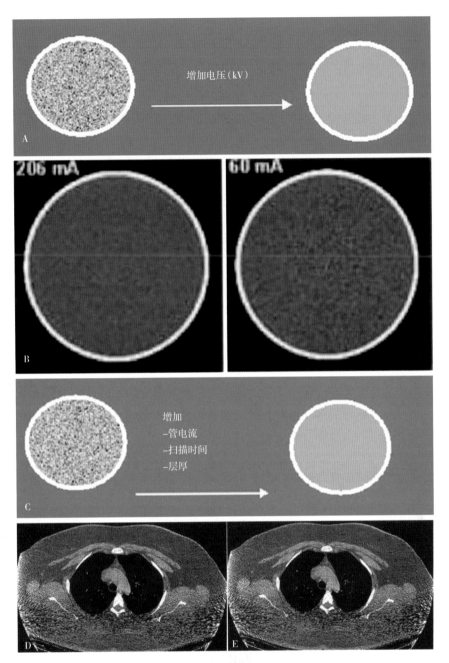

图 1 - 7 - 2 - 1　影响噪声的因素

　　噪声可影响图像的质量。在质量较差的显示屏上可以看到重叠于图像上、有规律分布、小颗粒状的现象即为噪声（或像素噪声）。

　　CT 图像中噪声的产生与射线的剂量，也就是到达探测器上光子数量的大小有关，射线剂量越大或光子数越多，噪声越小。

　　如以 mAs 的乘积表示扫描剂量，一般而言噪声减少 2 倍，扫描剂量需增加 4 倍。

　　噪声的特点归纳如下：

噪声低	光子的数量多（高电压）	物体小	层厚厚	宽窗宽	软组织平滑算法

四、伪影

伪影是由于设备技师操作不当及患者原因所造成的，图像中组织结构被错误传递的一种现象。它在图像中表现的形状各异并可影响诊断的准确性，有时候由于某些原因造成的图像畸变也被归类于伪影。伪影表现与产生原因见表1-7-2-2。

表1-7-2-2 伪影表现与产生原因

伪影表现	原因
条状	数据采样不当；部分容积效应；患者运动；金属物；射线束硬化；噪声；螺旋扫描；机械故障
阴影状	部分容积效应（图1-7-2-5，图1-7-2-6）；射线束硬化；螺旋扫描；散射线；焦外辐射；投影数据不全
环状和带状	探测器通道故障（常见于第三代CT机）

由患者造成的伪影多为生理性、病理性原因导致，但多数为运动伪影。人体内一些不自主器官如心、肺、肠等的运动和检查时患者的体位的移动可形成条状伪影（图1-7-2-2）；患者身上携带的金属物可产生放射状伪影（图1-7-2-3）；在软组织骨的边缘也可产生条纹状伪影。

由设备系统性能所造成的伪影都是由于设备运行的不稳定所造成的。

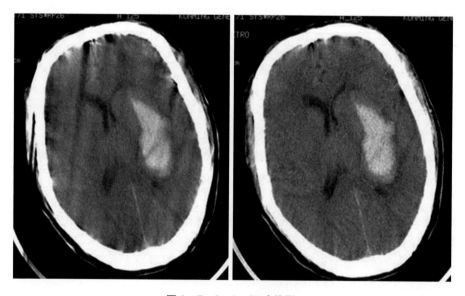

图1-7-2-2 运动伪影

如由于探测器之间的响应不一致，可造成环状伪影（图 1 – 7 – 2 – 4）；由于投影数据测量转换的误差，可导致直线状伪影；另外，采样频率较低也可产生直线状伪影，而由于射线硬化，则可产生宽条状伪影。另外，由于患者体位摆放不正确（如未放在扫描范围内），也可产生伪影。具体见表 1 – 7 – 2 – 1。

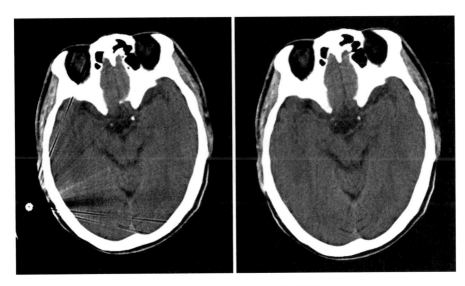

图 1 – 7 – 2 – 3　金属放射状伪影

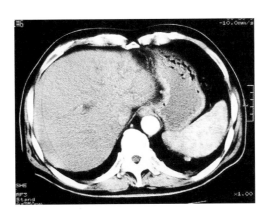

图 1 – 7 – 2 – 4　环状伪影

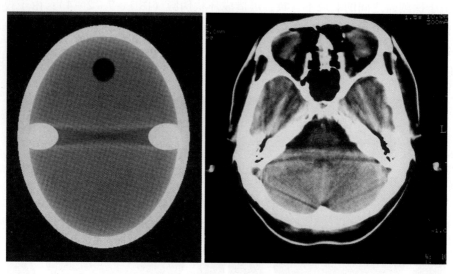

图1-7-2-5 部分容积伪影

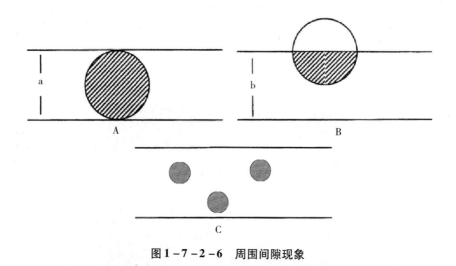

图1-7-2-6 周围间隙现象

第三节 影响 CT 图像质量的因素

一、X 线源

CT 检查的 X 线的产生和成像质量受到量子起伏的影响。

X 线发射量子的过程是随机性的，我们可以给出图像中单位面积上量子的平均值，而不能给出准确的数值，这就是量子的自然起伏。

要获得对比度细微的差别，原则上应使初级的接收获得尽可能多的光子，而可观察的最小对比度则直接依赖于光子数量的多少。

二、几何因素

几何因素也是影响图像质量的一个重要方面。它们包括焦点的尺寸、探测器孔径的大小、扫描层厚和采样间距等。

从 X 线管焦点发出的 X 射线束到达探测器,根据探测器的数量多少被分解成相对独立的射线束,因而空间分辨力的大小不仅与 X 线管焦点有关,还与探测器的孔径大小有关。

当被检物体小于探测器孔径大小时,该物体不能被分辨。

在扫描野中心射线束的宽度,又被称为有效射线束宽度(Web),其决定了空间分辨力的大小。而有效射线束宽度(Web)则与五个系统参数密切相关,它们是:焦点尺寸、探测器孔径、一次投影射线束通过的路径、焦点至探测器的距离和焦外辐射至探测器距离的比值。

采样频率是指数据传送和读取的间隔。一般,采样频率越高空间分辨力越高,图像的重建也越精确。

CT 机的矩阵大小基本上使用 512×512,个别特殊目的的 CT 机有 256×256(如 CT 透视专用 CT 机)和 1024×1024(如某些型号 CT)。图像的清晰度受矩阵中的像素点多少的影响,因而像素的大小决定了显示分辨力。但是,增加像素并不增加扫描的原始数据,重建分辨力也不改善。一个相对像素来说较大的物体,可由增加像素而有所增强;相反如一个较小的物体,则可能无法准确地重现。

扫描层厚也影响空间分辨力,如果被扫描的物体为 4mm,采用 10mm 层厚扫描,那么该 4mm 的物体被分散在 10mm 的层厚中显示,CT 值的测量也会不准确,而扫描层厚改为 5mm 图像会更清晰,空间分辨力就会提高。

三、重建算法

重建算法也影响图像的空间分辨力。

在图像的重建过程中,涉及两步重建算法卷积和反投影,如果未经校正即行反投影,有可能使成像模糊。

为使图像的边缘锐利,需采用高通滤过加权卷积处理。使反投影后的图像边缘锐利、清晰。

根据卷积的不同算法,有三种常用的加权方法:标准、边缘增强和平滑算法,卷积算法或称卷积核决定了图像的清晰程度。

通常由计算机程序设定的卷积算法常与解剖部位相关,平滑或软组织算法常用于显示脊柱、胰腺、肾上腺、肺结节或其他软组织部位;边缘增强或骨算法常用于内耳、致密骨或肺部的高分辨力显示。

四、影响空间分辨力的因素

CT 机的固有分辨力主要取决于探测器孔径的宽度,其次有 X 线管焦点的尺寸、患者与探测器的相对位置等。

CT 尽管采集的是三维信息,但最终的图像显示仍是二维的,它包含的第三维实际上便是层厚。若层厚增加，则第三维的信息也增加，在图像中其像素显示的不过是体素所含全部组织的平均值而已。对于既含骨骼又含肌肉软组织的体素而言，其 CT 值不过是所有组织的平均值，具体的数值取决于各组织所占的比例。

（一）射线束的宽度

射线束的宽度对空间分辨力有着举足轻重的影响。

射线束的宽度大小受 X 线管焦点大小的影响，焦点越大射线束宽度越大；其次与焦点－物体和物体－探测器距离有关，该距离越大射线束宽度越大，较宽的射线束，其扫描成像结果的图像相对较模糊；第三是探测器的孔径大小也与有效射线束宽度相关。即某已知大小的射线束，通过被检查者到达探测器，根据探测器的孔径大小被分解成相对独立的射线束，相对探测器而言，射线束的宽度受探测器孔径大小的影响。

（二）扫描层厚

一般认为，层厚越薄空间分辨力越高，密度分辨力越低；反之，层厚越厚空间分辨力越低，密度分辨力越高。

改变层厚对于空间分辨力和密度分辨力的影响是相反的，因为增加层厚，在扫描条件不变的情况下，X 线的光通量增加，探测器接收到的光子数增加，结果改善了密度分辨力。

（三）滤波函数

改变图像的滤波函数（或重建算法）可影响空间分辨力。如采用高分辨力的算法，其分辨力高于标准和软组织算法，但同时噪声也增加。一般改变算法提高分辨力受机器本身的固有分辨力限制，并不能超过机器本身的固有分辨力。

（四）重建矩阵和显示矩阵

一般而言，矩阵越大图像的分辨力越高，但并不是矩阵越大图像的质量越好，这是因为矩阵增大像素减小，同时每个像素所得的光子数减少，使像素噪声增加，并且使密度分辨力降低。

在影响空间分辨力的诸多因素中，像素是影响空间分辨力的最主要因素。

五、影响密度分辨力的因素

密度分辨力取决于 X 线束的能量分布。

（一）光通量

光通量即 X 线通过患者后的光子数量，其数量的多少受曝光条件的影响，即电压（kVp），电流（mA）和时间。

总体说，曝光条件越大，线的光子数量越多，其中电流和时间增加 X 线光子的数量，电压增加物体的对比度。其次也受被扫描物体的厚度、密度和原子序数的影响。

（二）扫描层厚

增加层厚光子数增加，密度分辨力提高；反之则降低。

（三）重建算法

重建算法也可影响 CT 的密度分辨力。如将高分辨力重建算法改为软组织平滑的算法，则可减少噪声，使图像的密度分辨力提高。

在影响密度分辨力的诸多因素中，噪声是影响密度分辨力最主要的因素。

六、影响噪声的因素

（一）光子数量

光子数量的多少主要由毫安秒决定。

光子的数量通常还受线管电压（kV）的影响，相对高的电压可降低噪声，反之则噪声增加。一般来说，X 线管电压较高，可使骨和对比剂的 CT 值有所降低，并且软组织显示的对比度也降低。但是，因电压增加降低了噪声，也能改善密度分辨力使图像细节显示更清楚。

（二）物体大小

比像素噪声更为重要的是通过物体后剂量的衰减。

在与人体组织相仿的水中，每增加 3.6cm 水的厚度，射线衰减约 50%，即在实际扫描中患者体厚每增加 4cm，射线量可有 50% 的衰减。因而只要诊断上许可，应尽可能采用高的扫描条件和较厚的扫描层厚。

（三）扫描层厚

扫描层厚的大小可影响噪声的量以及图像的空间分辨力。

这是一对相互制约的因素，即增加扫描层厚，降低噪声，但空间分辨力亦相应下降；减小层厚，空间分辨力上升但噪声也增加。层厚的大小直接决定了光子的数量。

（四）滤波函数

采用不同的算法可同时影响噪声和分辨力，这两方面也是相互制约的。

采用边缘增强的算法，如高分辨力算法，可使分辨力增加但也使噪声增加；相反，采用平滑的算法，如软组织算法，使噪声降低但分辨力也降低。在临床应用中，各个解剖部位都有相应的高、中、低不同的算法。

其他还有一些因素也可影响噪声的大小，它们是矩阵的大小、散射线和电子噪声（探测器噪声）。

第四节　CT 图像质量控制

一、质量保证的基本概念

质量保证和质量控制基本的定义是：对被检者及检查者，以最小的代价和最少的射线剂量，获得一张（幅）优良图像的一种有组织、有计划的行为。其内容包括：质量控制方法和质量管理程序。质量控制是对 X 线成像设备系统进行监测和维护的一种方法，并与 X 线成像设备直接相关。而质量管理是一种管理手段，其保证了监测程序的正常进行，并对结果进行监督管理。

二、CT 质量控制的内容

CT 质量控制主要是对 CT 机的一些硬件如 X 线发生器、X 线管、检查床和扫描机架系统等进行监测。一般的测试内容包括高对比度分辨力、低对比度分辨力测试、噪声水平测试和 CT 值线性等测试。全面质量测试内容包括：X 线发生器、焦点尺寸、扫描层厚、床位置精确度、床位指示精确度、X线管的输出量、噪声水平、空间分辨力、密度分辨力和CT值的线性等。

三、质量控制的基本方法

质量控制的基本方法涉及资料的收集和评价，需采用一些图表来表示操作的过程和质控的评价，常用的图表如：

1. 流程图　是整个质控分析步骤的框图，它表示了各个环节之间的相互关系，也有助于问题的确定和解决，并能使质控工作的规范化。

2. 因果图　又称"鱼骨图"，它提供了原因的分析，主要在质量控制工作中对一些问题的原因给出了简明的结果，并以简单的图形形式表示。

3. 矩形图　能以图形的方式显示有关数据和资料，它能较简明地显示成像过程中的一些变量，并对连续的数据有较直观的表述能力，如各种检查方法的统计显示或各年龄段检查患者数的统计。

4. 散点图　是以 x 和 y 轴为坐标，数据以点分布为特征，从散点的分布中能表示所比较的两个参数之间的相关性。

5. 控制图　是某一时段内一个被监测对象上下波动的图形表示。控制图常用于自动冲洗机和冲洗机药液性能的管理。

四、验收测试和质控测试

验收测试是指新设备安装后或现有设备大修后的性能和指标测试，目前引用的标准是 IEC 61223：3 ~5 章节 （IEC，International Electrotechnical Commission 2004 国际电工委员会）。

质控测试是指按现有的或国家的标准对所用设备进行系列检测，以尽早发现问题和确保设备的正常运行，目前引用的标准是 IEC 61223：2 ~6 章。

目前的验收测试和质控测试都只是针对序列扫描，而对螺旋扫描的检测内容则较少涉及，见表 1 - 7 - 4 - 1。

表 1 - 7 - 4 - 1　验收测试和质控测试的项目

项目	验收测试	质控测试
CT 值的准确性	√	√
CT 值的均匀一致性	√	√
噪声	√	√
空间分辨力	√	√
密度分辨力	√	×
层厚	√	√
螺旋扫描层厚	√	√
辐射剂量分布	√	×

续表

项目	验收测试	质控测试
横断面剂量	√	√
床位置精确性	√	√
定位指示灯精确性	√	×
机架倾斜精确性	√	×

第五节　质控基本内容的测试方法

一、水模平均 CT 值测试（表 1 – 7 – 5 – 1））

表 1 – 7 – 5 – 1　水模平均 CT 值测试

项目	内容
测试工具	直径 20cm 的水模
测试方法	采用非螺旋扫描方法扫描水模，重建图像。根据重建后的图像，在水模的中心部位设置一个兴趣区，大小为 2 ~ 3cm^2 约包含 200 ~ 300 个像素，然后测量平均 CT 值。空气的 CT 值可从图像全黑处获得，或作空气扫描后直接测量
正常参考值	水的平均 CT 值应该接近于 0HU。空气的 CT 值为 – 1000HU
正常值范围	水的平均 CT 值正常波动范围不应超过 ±3HU，空气的平均 CT 值不应超过 ±5HU
测试频度	1 天一次

二、CT 值的均匀性测试（表 1 – 7 – 5 – 2）

表 1 – 7 – 5 – 2　CT 值的均匀性测试

项目	内容
测试工具	直径 20cm 水模
测试方法	将水模扫描后，用 CT 机上的兴趣区测量水模图像的上下、左右部位，兴趣区大小 2 ~ 3cm^2
正常参考值	正常情况下，四个部位所测得水的 CT 值都应为零
正常值范围	所有部位测得的 CT 值平均差值不应大于 5HU，大于 5HU 说明 CT 图像的平滑度降低。如果水模 CT 值中心高四周低，称为"帽状"现象；相反如四周高中心低，则称为"杯状"现象
测试频度	1 年一次

三、噪声水平的测试（表1-7-5-3）

表1-7-5-3 噪声水平的测试

项目	内容
测试工具	直径20cm的水模
测试方法	其他扫描参数不变，分别改变mAs和扫描层厚，对水模做数次扫描，mAs的增加应该从低到高。扫描重建后的图像，分别在水模的中心处作平均CT值的测量，兴趣区大小为$2\sim3cm^2$
正常参考值	在匀质物体中，CT值的标准偏差与噪声水平成正比。通常其他扫描参数不变，当mAs和层厚增加，CT值的标准偏差增大。随着mAs的增加，CT值的标准偏差减小，直至全部受扫描成像系统的电子噪声的影响
正常值范围	一般在新CT安装后应做噪声水平测试，并留存噪声变化曲线，随着设备使用年限的增加，噪声曲线应无显著变化。引起噪声水平变化的原因很多，如扫描条件的改变，探测器的灵敏度改变，探测器阵列放大电路的原因等
测试频度	1年一次

四、高对比度分辨力的测试（表1-7-5-4）

表1-7-5-4 高对比度分辨力的测试

项目	内容
测试工具	高对比度分辨力体模，对比分辨力要求≥10%，也可采用分辨力测试线对板。该测试体模由有机玻璃制成，每排有5个大小直径相等的孔，直径依次缩小排列，孔内含水的体模对比度大约是20%，孔内含空气的对比度大约是100%
测试方法	选用适当参数扫描分辨力体模，观察体模图像中能分辨的最小孔径。标准要求是所有5个孔都能清晰显示，5个孔未全部显示则不能计算在内
正常参考值	采用头颅标准扫描模式时，高对比度分辨力约在1mm以内；采用高分辨力扫描模式时，其分辨力可达0.25mm
正常值范围	应该根据不同的CT机的情况，设定分辨力的正常值范围。方法是在该CT机最佳工作状态时进行高对比分辨力测试，所测得的最高分辨力数值即为该机的正常值。另外，厂家所标称的分辨力参考值，也可作为测量的正常值范围。分辨力衰退往往是由于X线管使用日久焦点变大，机架内的机械结构磨损、颤动，探测器老化等
测试频度	1个月一次

五、低对比度分辨力的测试（表1-7-5-5）

表1-7-5-5 低对比度分辨力的测试

项目	内容
测试工具	低对比度分辨力体模，上面分别钻有直径2~8mm不等的小孔，孔内注满水或其他液体（酒精或糖水），使CT值的差保持在0.5%。另一种方法是将塑料薄膜（或胶片）中间钻孔置于水模中，利用部分容积效应测试低对比度分辨力。扫描时，X线大部分通过水，小部分由塑料薄膜吸收，形成模糊的、低对比度图像。在质控测试中，上述两种方法都很难定量，通常的做法是在正常情况下所测得的结果，作为以后质控测试比较用
测试方法	根据结果所得的CT图像，寻找能看到的最小孔径，必须能够看到一整排孔。能看到的孔径越小，CT机的密度分辨力越高。一般而言，扫描剂量越高，噪声越小；反之则噪声越大。剂量增加，密度分辨力也随之增加
正常参考值	一般低对比度分辨力约在5%，也就是说应能分辨直径为4~5mm的小孔，随着设备使用年限的增加，密度分辨力会有所降低
正常值范围	密度分辨力的高低与扫描剂量等其他因素密切相关。如使用薄膜水模密度分辨力则与薄膜的厚度和扫描的层厚有关。增加扫描剂量，也会使密度分辨力增加。另外，改变扫描算法，也会影响密度分辨力。一般密度分辨力的测试，常以头颅扫描条件为准，以后每次测试都以此参照不再变化
测试频度	1个月一次

六、非螺旋扫描的层厚测试（表1-7-5-6）

表1-7-5-6 非螺旋扫描的层厚测试

项目	内容
测试工具	嵌有金属丝或钻有小孔并与射线呈45°的塑料体模。不要简单地直接用胶片扫描
测试方法	选择层厚，通常测试最小、中等和最大三种层厚足够。扫描后在显示屏上测量金属丝或小孔的距离，一般显示的孔距应该等于所用层厚的大小
正常参考值	屏幕上测得的层厚应该等于标称层厚
正常值范围	如用7mm标称层厚扫描，误差范围应在2mm以内；如选择1mm或2mm，误差可达标称层厚的1倍。通常层厚的误差都要超出标称层厚的宽度
测试频度	1年一次。层厚的误差主要是由于准直器的原因

七、螺旋扫描的层厚测试（表1-7-5-7）

表1-7-5-7 螺旋扫描的层厚测试

项目	内容
测试工具	一个专用体模，内镶嵌金属丝并与扫描平面呈45°，不使用胶片直接测量层厚的宽度

续表

项目	内容
测试方法	单层螺旋扫描，取螺距等于1（如10mm层厚/10mm床速）；多层螺旋扫描，取床移动速度等于探测器排数相乘后的层厚宽度。扫描后重建图像用距离测量工具测量金属丝的长度，正常情况下，射线束投影于45°的部分应该等于射线束的宽度。根据一组螺旋扫描的图像，还可确定层与层之间是否有重叠或间隙现象，方法是将胶片摄影冲洗后，取相邻的两幅图像在观片灯下对接比较
正常参考值	首先实际层厚应该与标称层厚相符；其次确定层与层之间有无重叠和分离，确认的方法是2幅图像所显示的金属丝，其在照片上显示的位置正好应该相接不重叠，或没有距离，如相反则说明床移动与层厚不相符，或者层厚标称不准确
正常值范围	层厚≥7mm，误差范围应在2mm以内，分离或重叠现象应<3mm，但实际情况往往并非如此，尤其层厚设置较小时，这时标准只能适当放宽
原因和测试频度	层厚误差主要是机械方面的原因，如准直器叶片未调准；重叠或分离现象可能是螺距设置不当或者是床位指数不准。该测试1年进行一次

八、检查床定位精确性测试（表1-7-5-8）

表1-7-5-8 检查床定位精确性测试

项目	内容
测试工具	定位装置测试体模。该装置在塑料体模上钻有2个互相垂直的小孔道与成像平面呈45°，并交错通过体模中心
测试方法	首先确定层厚对体模中心孔道交叉点进行扫描，重建后的图像上应能看到2个小孔道。如果定位装置精确，两个孔道应并排排列。该测试方法也可定量，即测试图像显示两条孔道错位，可将该图像摄影后用尺测量错位的距离，两孔道错位的距离等于射线束中心与定位装置中心的偏离距离
正常参考值	正常情况下，两个孔道应整齐排列
正常值范围	两个孔道排列偏差>3mm，应由维修人员调整
测试频度	1个月一次。检查床定位误差多见于检查床定标误差，偶尔也可由软件因素引起

九、定位线指示灯的精确性测试（表1-7-5-9）

表1-7-5-9 定位线指示灯的精确性测试

项目	内容
测试工具	10×12英寸X线胶片一张
测试方法	纸包片放置于检查床上，并将检查床升高至常规检查位置，约相当于机架孔中点，进床后打开定位指示灯，在指示灯相当于扫描线的位置处，用大头针在胶片的两侧边缘处戳2个小孔，然后用最小的层厚扫描并送入暗室冲洗
正常参考值	正常情况下，照片上的扫描线应该与针眼的位置一致
正常值范围	正常误差范围不应>2mm
测试频度	1年一次。产生误差的原因有两个，一是定位线指示灯的原因，第二是X线管的原因

十、散射线剂量和防护测试（表1-7-5-10）

表1-7-5-10 散射线剂量和防护测试

项目	内容
测试工具	直径20cm的水模和射线曝光计量仪
测试方法	将水模置于扫描位置。同时将射线曝光计量仪放置于散射线测量点，穿上铅围裙，另一人按下扫描按钮开始扫描，测得的辐射剂量乘以扫描总次数，即为某一部位的辐射剂量。其余测试点按同样方法进行
正常参考值	辐射剂量根据测试点离扫描机架的远近不尽相同，通常越靠近扫描机架和患者散射线剂量越大
正常值范围	散射线剂量越小越好
测试频度	1年一次。如辐射剂量大于25mR/一次扫描，应确认准直器及球管管套有无问题

十一、质控基本内容（表1-7-5-11）

表1-7-5-11 质控基本内容

检测时间	检测内容	参考值	正常值
1天一次	水模平均CT值	水CT值0HU	水CT值正常波动范围不应超过±3HU；
		空气CT值-1000HU	空气不超过±5HU
1个月一次	高对比度分辨力	头颅标准扫描模式1mm以内；高分辨力扫描模式0.25mm	根据不同的CT机的情况，设定分辨力的正常值范围
	低对比度分辨力	在5%时能分辨直径为4~5mm的小孔	
	检查床定位精确性	两个孔道应整齐排列	两个孔道偏差大于3mm，应调整
1年一次	CT值的均匀性	0	CT值平均差值应小于等于5HU
	噪声水平		噪声曲线应无显著变化
	非螺旋扫描的层厚	测得的层厚等于标称层厚	7mm标称层厚扫描，误差2mm以内；1mm或2mm，误差可达标称层厚的1倍
	螺旋扫描的层厚	实际层厚与标称层厚相符	层厚≥7mm，误差2mm以内，分离或重叠现象应<3mm
	定位线指示灯精确性	扫描线与针眼的位置一致	正常误差范围不应大于2mm
	散射线剂量和防护		散射线剂量越小越好，大于25mR/次需确认有无问题

第六节　CT 辐射防护

一、概述

图像质量和射线剂量之间存在一定的因果关系，如有时为了增加图像的分辨力或减少图像的噪声，需要增加扫描的射线剂量，这对于诊断而言或许是有利的，但同时患者却额外多承受了 X 线。X 线属于电离辐射，其对人体作用的过程中会产生生物效应而造成人体的伤害，与常规 X 线摄影相比较，CT 检查的 X 线量和质都有一些明显的区别。

·CT 的检查为窄束 X 线，常规 X 线检查是宽束线。在同样照射条件下，宽束 X 线剂量大，散射线多。

·CT 的检查射线能量高，一般都在 120kV 以上。相比较 CT 检查的 X 线线质硬、穿透性强、被人体吸收少。

·CT 检查采用的元器件转换效率高、损失少，X 线的利用率要较常规 X 线检查高。

·CT 机 X 线管的滤过要求比常规 X 线管高，对人体有害的软射线基本被吸收，是一束相对单一的高能射线。

患者的辐射剂量主要与辐射剂量分布有关。对于扫描剂量分配的测量，常用数学中的函数 D（z）表示，D（z）是被用来描述 CT 扫描时患者纵轴方向任意形状射线强度的剂量。一般而言，不同 CT 机之间的 D（z）值并不相同。

一次扫描的辐射剂量，除扫描层面内的剂量外，扫描范围外的区域也存在相当剂量的散射线。CT 检查的 X 线特点总结如下：

CT 的检查为窄束 X 线	CT 的检查射线能量高（120kV 以上）	X 线的利用率较高	CT 机 X 线管的滤过高，是一束相对单一的高能射线

二、CT 受检者的剂量及防护

对 X 线辐射防护在于防止发生有害的非随机效应，并将随机效应的发生率降低到最低水平。具体的防护除了 CT 机房固有的防护外，还需注意个人防护。

·CT 检查的正当化。因为 X 线对人体有一定的伤害，尽可能避免一些不必要的检查。

·扫描中尽可能取得患者的合作，减少不必要的重复扫描。

·扫描时尽可能让陪伴人员离开，必要时应让陪伴人员穿上铅防护衣并尽可能离 X 线管远一些。

·扫描时，在不影响诊断的情况下，尽可能缩小扫描野，降低扫描剂量。

·患者应做好扫描区以外部位的遮盖防护。

·定期检测扫描机房的 X 线防护和泄漏等情况。

【考题举例】

1. 水模 CT 值标准差测试频度为
   A. 每天 1 次　　　　　　B. 每天 2 次　　　　　　C. 每周 1 次
   D. 每月 1 次　　　　　　E. 每月 2 次

2. 高对比度分辨率和低对比度分辨率的测试频度为
   A. 每天 1 次　　　　　　B. 每周 1 次　　　　　　C. 每月 1 次
   D. 每 2 个月 1 次　　　　E. 每年 1 次

3. 距离测量标尺误差范围是
   A. 0.1mm 内　　　　　　B. 0.2mm 内　　　　　　C. 0.5mm 内
   D. 1mm 内　　　　　　　E. 2mm 内

4. 引起 CT 层厚误差过大的主要原因是
   A. 滑环直径　　　　　　B. 准直器　　　　　　　C. 探测器
   D. X 线球管　　　　　　E. X 线焦点

5. CT 散射线剂量和防护测试频率为
   A. 1 个月　　　　　　　B. 3 个月　　　　　　　C. 6 个月
   D. 9 个月　　　　　　　E. 1 年

【参考答案】

1. A　2. C　3. D　4. B　5. E

第二篇 MR 成像技术

第一章　磁共振成像的物理学基础

【考试大纲要求】

1. 磁共振成像的起源及定义（掌握）
2. 磁共振成像特点及局限性（掌握）
3. 原子核共振特性（熟悉）
4. 弛豫过程（熟悉）
5. 磁共振信号（掌握）
6. MRI 的数据采集方法（熟悉）
7. MRI 断层平面信号的空间编码（熟悉）
8. MR 图像重建理论（了解）

第一节　概　述

磁共振成像（magnetic resonance imaging，MRI）：是利用射频（radio frequency，RF）电磁波对置于磁场中的含有自旋不为零的原子核的物质进行激发，发生核磁共振（nuclear magnetic resonance，NMR），用感应线圈采集磁共振信号，按一定数学方法进行处理而建立的一种数字图像。

一、磁共振成像的起源

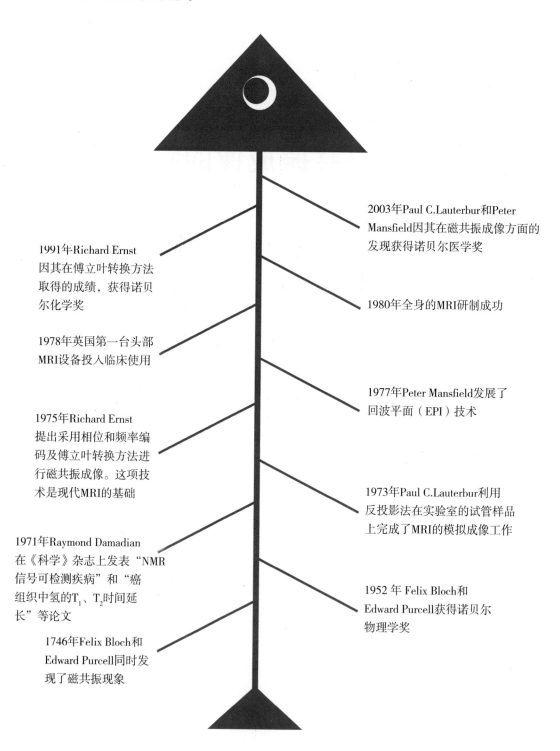

2003年Paul C.Lauterbur和Peter Mansfield因其在磁共振成像方面的发现获得诺贝尔医学奖

1991年Richard Ernst因其在傅立叶转换方法取得的成绩，获得诺贝尔化学奖

1980年全身的MRI研制成功

1978年英国第一台头部MRI设备投入临床使用

1977年Peter Mansfield发展了回波平面（EPI）技术

1975年Richard Ernst提出采用相位和频率编码及傅立叶转换方法进行磁共振成像。这项技术是现代MRI的基础

1973年Paul C.Lauterbur利用反投影法在实验室的试管样品上完成了MRI的模拟成像工作

1971年Raymond Damadian在《科学》杂志上发表"NMR信号可检测疾病"和"癌组织中氢的T_1、T_2时间延长"等论文

1952 年 Felix Bloch和Edward Purcell获得诺贝尔物理学奖

1746年Felix Bloch和Edward Purcell同时发现了磁共振现象

二、磁共振成像

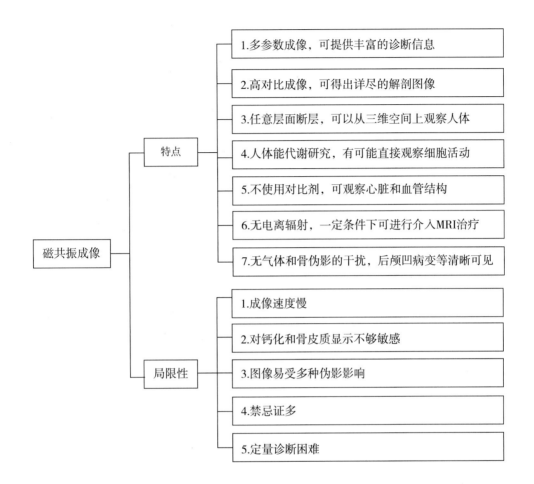

磁共振成像
- 特点
  - 1.多参数成像，可提供丰富的诊断信息
  - 2.高对比成像，可得出详尽的解剖图像
  - 3.任意层面断层，可以从三维空间上观察人体
  - 4.人体能代谢研究，有可能直接观察细胞活动
  - 5.不使用对比剂，可观察心脏和血管结构
  - 6.无电离辐射，一定条件下可进行介入MRI治疗
  - 7.无气体和骨伪影的干扰，后颅凹病变等清晰可见
- 局限性
  - 1.成像速度慢
  - 2.对钙化和骨皮质显示不够敏感
  - 3.图像易受多种伪影影响
  - 4.禁忌证多
  - 5.定量诊断困难

第二节 原子核共振特性

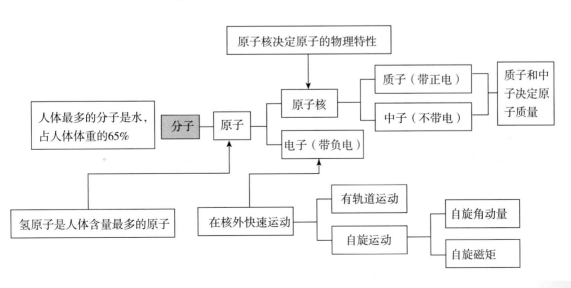

原子核决定原子的物理特性

分子 — 原子
- 原子核
  - 质子（带正电）
  - 中子（不带电）
  - 质子和中子决定原子质量
- 电子（带负电）

人体最多的分子是水，占人体体重的65%

氢原子是人体含量最多的原子

在核外快速运动
- 有轨道运动
- 自旋运动
  - 自旋角动量
  - 自旋磁矩

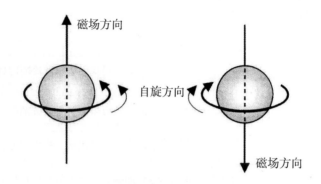

图 2 - 1 - 2 - 1　产生的磁场方向取决于自旋质子的旋转方向

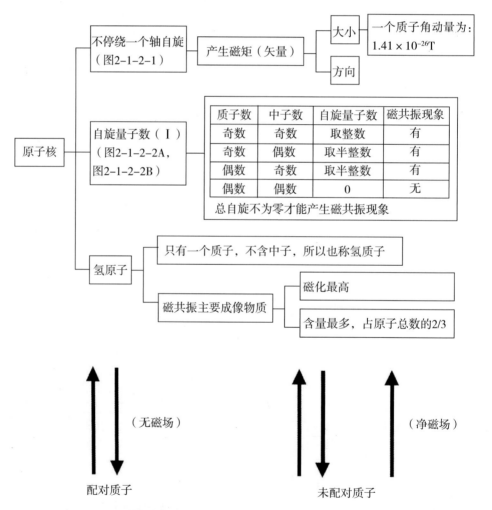

质子数	中子数	自旋量子数	磁共振现象
奇数	奇数	取整数	有
奇数	偶数	取半整数	有
偶数	奇数	取半整数	有
偶数	偶数	0	无

图 2 - 1 - 2 - 2A　配对（旋转方向相反）质子的
磁场互相抵消，无净磁场

图 2 - 1 - 2 - 2B　未配对质子产生净磁场

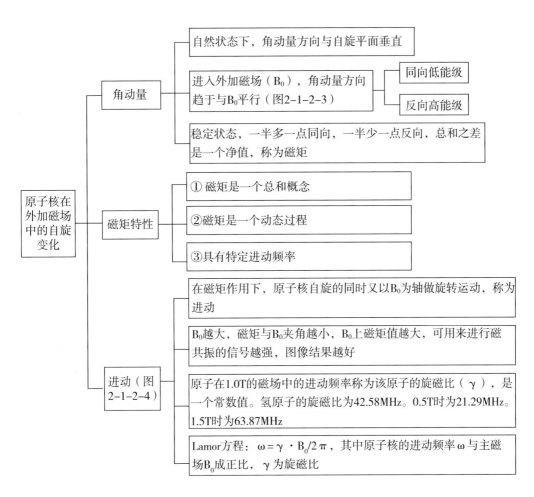

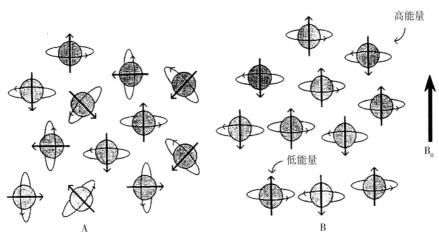

图 2－1－2－3　核分布情况

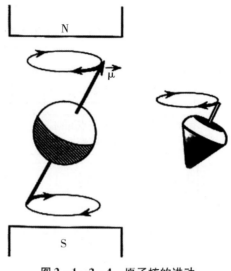

图2-1-2-4 原子核的进动

第三节 核磁弛豫

```
核磁弛豫 ─── 原子核在外加射频B₁作用下产生共振而达到稳定的高能态后，从外加B₁消失
         开始，到恢复为发生磁共振前的磁矩状态为止，整个变化过程就叫弛豫过程

         ├─ 纵向弛豫 ─┬─ 纵向磁化矢量从零状态恢复到最大值的过程（图2-1-3-1）
         │           └─ T₁时间：纵向磁化矢量恢复到原来的63%所需要的时间

         └─ 横向弛豫 ─┬─ 横向磁化矢量从最大值恢复至零状态的过程（图2-1-3-2）
                     └─ T₂时间：横向磁化矢量减少到最大值的37%时所用的时间
```

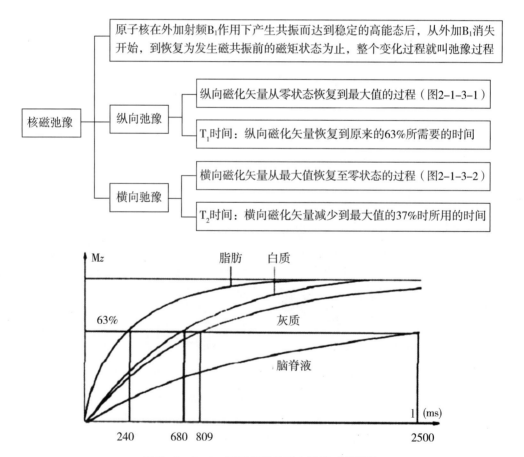

图2-1-3-1 不同组织的纵向弛豫时间常数

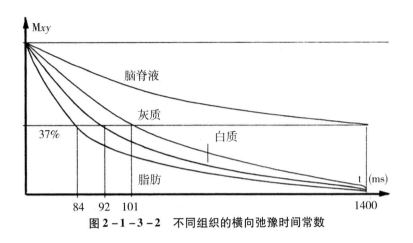

图 2-1-3-2 不同组织的横向弛豫时间常数

第四节 磁共振信号及空间定位

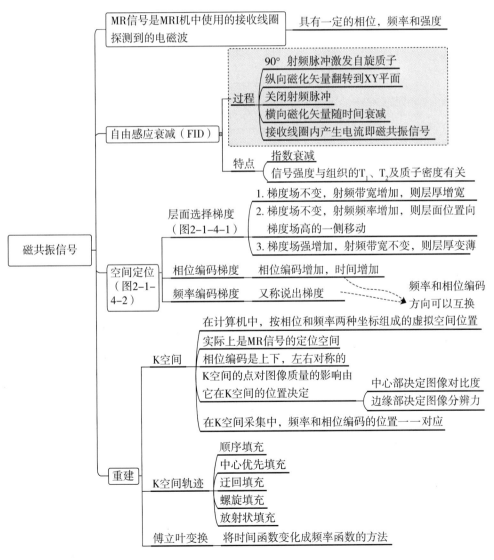

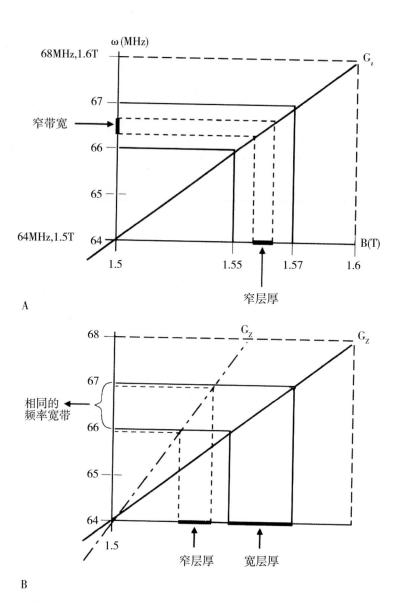

图 2 − 1 − 4 − 1 　 为降低层厚，可以使用更窄的带宽或更陡的梯度

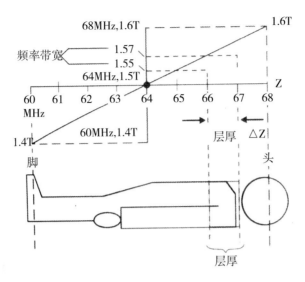

图 2 - 1 - 4 - 2　层厚和位置、频率和场强之间的关系

【考题举例】

1. 核磁共振的物理现象发现于
    A. 1946 年　　　　B. 1952 年　　　　C. 1972 年　　　　D. 1977 年　　　　E. 1978 年

2. 下列哪一项不是 MRI 的优势
    A. 不使用任何射线，避免了辐射损伤
    B. 对骨骼、钙化及胃肠道系统的显示效果
    C. 可以多方位直接成像
    D. 对颅颈交界区病变的显示能力
    E. 对软组织的显示能力

3. 在 3 个梯度磁场的设置及应用上，下述哪一项正确
    A. 只有层面选择梯度与相位编码梯度能够互换
    B. 只有层面选择梯度与频率编码梯度能够互换
    C. 只有相位编码梯度与频率编码梯度能够互换
    D. 3 种梯度磁场均不能互换
    E. 3 种梯度磁场均能互换

4. T_1 值是指90°脉冲后，纵向磁化矢量恢复到何种程度的时间
    A. 36%　　　　B. 37%　　　　C. 63%　　　　D. 73%　　　　E. 99%

5. K 空间中央区域和周边区域的相位编码线分别主要决定图像的
   A. 图像的对比度，图像的细节
   B. 图像的细节，图像的细节
   C. 空间信息，密度对比
   D. 图像的细节，图像的对比度
   E. 图像的亮度，图像的对比度

【参考答案】

   1. A　2. B　3. E　4. C　5. A

第二章　射频脉冲与脉冲序列

【考试大纲要求】

1. 脉冲序列的基本概念（掌握）
2. 自旋回波脉冲序列（掌握）
3. 反转恢复脉冲序列（熟悉）
4. 梯度回波脉冲序列的基础理论（掌握）
5. 梯度回波脉冲序列（熟悉）
6. 快速自旋回波脉冲序列（掌握）
7. K空间轨迹（掌握）
8. EPI概念（掌握）
9. EPI序列的分类（掌握）
10. 反转恢复EPI序列（熟悉）
11. PRESTO序列（了解）
12. 梯度自旋回波序列（了解）
13. 并行采集（熟悉）
14. 脂肪抑制（掌握）
15. 磁化传递（了解）
16. 化学位移成像（熟悉）
17. 水脂分离（了解）

第一节　脉冲序列的基本概念

一、脉冲序列的概念

为不同成像目的而设计的一系列射频脉冲、梯度脉冲和信号采集按一定时序排列称作脉冲序列。

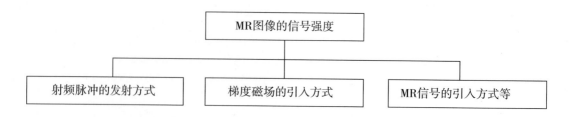

二、脉冲序列的构成

一般脉冲序列的一个周期中包括射频脉冲、梯度脉冲和 MR 信号采集（图 2 - 2 - 1 - 1）。完成一个层面的扫描和信号数据采集需要重复多个周期。

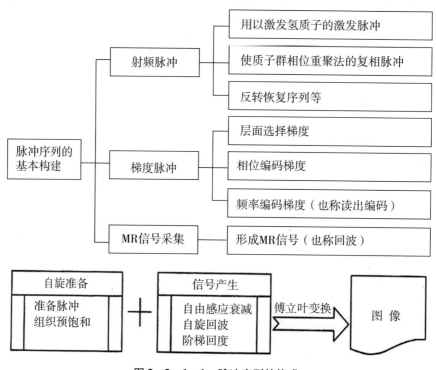

图 2 - 2 - 1 - 1　脉冲序列的构成

三、脉冲序列的基本参数

在一个脉冲序列中有许多的变量，这些变量统称为序列成像参数。在成像中选用不同的成像参数可以得到不同类型的图像。

（一）重复时间

重复时间（repetition time，TR）是指脉冲序列的一个周期所需要的时间，也就是从第一个 RF 激发脉冲出现到下一周期同一脉冲出现时所经历的时间间隔。在单次激发序列中由于只有一个激发射频脉冲，TR 为无穷大。TR 时间影响被 RF 激发后质子的豫恢复情况，TR 长、恢复好。

TR 时间与 MR 成像的关系

TR ↑	信噪比 ↑	扫描层数 ↑	T$_2$ 权重 ↑	T$_1$ 权重 ↓	检查时间 ↑
TR ↓	信噪比 ↓	扫描层数 ↓	T$_2$ 权重 ↓	T$_1$ 权重 ↑	检查时间 ↓

（二）回波时间

回波时间（echo time，TE）是指激发脉冲与产生回波之间的间隔时间。在多回波序列中，激发 RF 脉冲至第 1 个回波信号出现的时间称为 TE，至第 2 个回波信号的时间叫做 TE2，依次类推。在 MRI 成像时，回波时间与信号强度呈反相关。TE 延长，信比降低，但 T$_2$ 权重增加。TE 缩短，信噪比增加，T$_1$ 权重增加，T$_2$ 对比减少。

TE 时间与 MR 成像的关系

TE ↑	信噪比 ↓	T$_2$ 权重 ↑	T$_1$ 权重 ↓
TE ↓	信噪比 ↑	T$_2$ 权重 ↓	T$_1$ 权重 ↑

（三）有效回波时间

有效回波时间（effective echo time，ETE）是指与最终图像对比最相关的回波时间。对于一次激发具有多个回波的快速成像序列（如 FSE 和 EPI 序列），不同回波分别填充到 k 空间的不同位置，每个回波的 TE 值是不同的，填充到 k 空间中央的回波决定图像的对比，其 TE 值为 ETE。

（四）反转时间

反转时间（inversion time，TI）是指反转恢复类脉冲序列中，180°反转脉冲与90°激励脉冲之间的时间间隔。

（五）翻转角

在射频脉冲的激发下，质子磁化矢量方向将发生偏转，其偏离的角度称为翻转角（flip angle）或激发角度。翻转角的大小是由 RF 能量所决定的。常用的翻转角有 90°和 180°两种，相应的射频脉冲分别被称为 90°和 180°脉冲。在快速成像序列中，经常采用小角度激励技术，其翻转角小于90°。翻转角↓，所需能量↓，组织纵向弛豫时间↓。

（六）信号激励次数

信号激励次数（number of excitations，NEX）又叫信号采集次数（number of acquisitions，NA）。它是指每一个相位编码步级采集信号的重复次数。NEX 增大，有利于增加图像信噪比和减少图像伪影，但是所需的扫描时间也相应延长。

（七）回波链长度

回波链长度（echo train length，ETL）是指每个 TR 时间内用不同的相编码来采样的回波数。ETL 是快速成像序列的专用参数。对于传统序列，每个 TR 中仅有一次相位编码，在快速序列中，每个 TR 时间内可进行多次相位编码，使数据采集的速度成倍提高。

（八）回波间隔时间

回波间隔时间（echo spacing，ES）是指快速成像序列回波链中相邻两个回波之间的时间间隔。ES 长短影响 TE 时间的长短，ES↓，TE↓。

（九）视野

视野（FOV）由图像水平和垂直两个方向的距离确定的。最小 FOV 是由梯度场强的峰值和梯度间期决定的。采集矩阵不变，FOV↑，成像体素↑，空间分辨率↓。

（十）图像采集矩阵

代表沿频率编码和相位编码方向采集的像素数目，图像采集矩阵 = 频率编码次数 × 相位编码次数，例如频率编码次数为 256，相位编码次数为 192，则矩阵为 256×192。其他参数不变的情况下，采集矩阵↑，体素↓，空间分辨率↑。

（十一）接收带宽

序列的接收带宽是指接收信号的频率范围，即读出梯度采样频率的范围。采用低频率编码梯度和延长读出间期可获得窄的带宽。

第二节 自旋回波脉冲序列

一、自旋回波脉冲序列概述

自旋回波（spin echo，SE）序列简称 SE 序列，是目前磁共振成像最基本的脉冲序列（图 2-2-2-1）。SE 序列采用 90°激发脉冲和 180°复相脉冲进行成像。

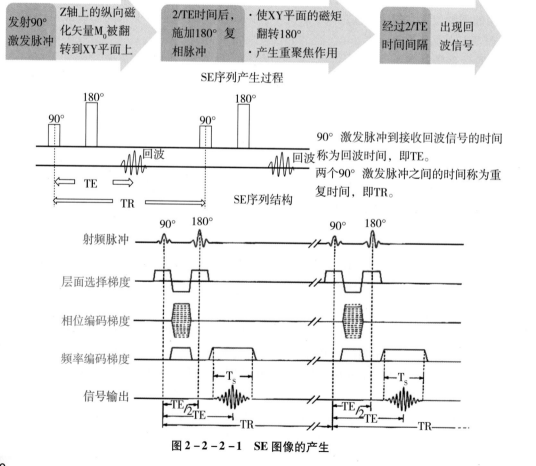

图 2-2-2-1 SE 图像的产生

二、T₁ 加权像

T₁ 加权图像主要反映组织 T₁ 值差异，简称为 T_1WI。在 SE 序列中，T₁ 加权成像时要选择较短的 TR 和 TE 值，一般 TR 为 500ms 左右，TE 为 20ms 左右，能获得较好的 T₁ 加权图像。

三、T₂ 加权像

主要反映组织 T₂ 值不同的 MRI 图像称为 T₂ 加权图像，简称为 T_2WI。在 SE 序列中，T₂ 加权成像时要选择长 TR 和长 TE 值，具体地说，TR 为 2500ms 左右，TE 为 100ms 左右。

四、质子密度加权像 N（H）

质子密度反映单位组织中质子含量的多少。在 SE 序列中，一般采用较长 TR 和较短 TE 时可获得质子密度加权图像，一般 TR 为 2500ms 左右，TE 为 20ms 左右时，SE 序列成像可获得较好的质子密度加权图像。各种软组织的质子密度差别大多不如其 T₁ 或 T₂ 值相差大，所以目前许多情况下医生更重视 T₁ 或 T₂ 加权图像。在具体工作中，可采用双回波序列，第一个回波使用短 TE，形成质子密度加权图像，第二个回波使用长 TE，形成 T₂ 加权图像。

第三节　反转恢复脉冲序列

一、反复恢复脉冲序列的理论基础

反转恢复序列（inversion recovery，IR）包括一个 180°反转脉冲、一个 90°激发脉冲与一个 180°复相脉冲组成。

（一）IR 序列产生过程

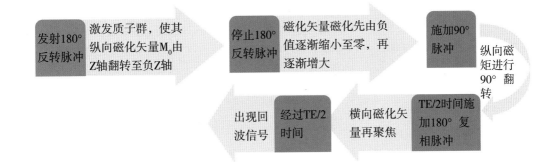

（二）IR序列结构

180°反转脉冲与90°激发脉冲之间的时间间隔为反转时间TI。

IR序列的成像参数包括TI、TE、TR。由于IR序列对分辨组织的T_1值极为敏感，所以传统IR序列一直采用长TR和短TE来产生T_1WI图像。选TI值接近于两种组织的T_1值，并尽量缩短TE，可获得最大的T_1WI（图2-2-3-1）。IR序列主要用于产生T_1WI和PDWI。IR序列可形成重T_1WI，可在成像过程中完成除去T_2的作用。可精细地显示解剖结构，如脑的灰白质，因而在检测灰白质疾病方面有很大的优势。目前IR序列降低用于重T_1WI外，主要用于两种特殊的MR成像，即脂肪抑制和水抑制序列。

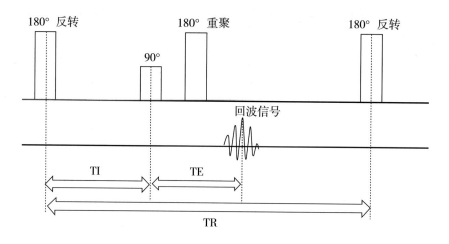

图2-2-3-1 IR序列结构

TI	TE	TR
·TI是IR序列图像对比的主要决定因素，尤其是T_1对比的决定因素 ·TI的作用类似于SE序列中的TR ·典型TI值为TI=200~800ms	·是产生T_2加权的主要决定因素 ·在IR SE序列中应用长TE值能获得T_2WI图像 ·典型TE值为TE=20~50ms	·TR对T_1加权程度的作用相对要小 ·TR必须足够长，在下一个脉冲序列重复之前使Mz的主要部分得以恢复 ·通常TR等于TI的3倍左右时SNR好 ·典型TR值为TR=500~2500ms

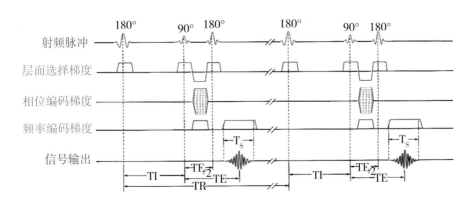

图 2 – 2 – 3 – 2 反转恢复脉冲序列

二、短 TI 反转恢复脉冲序列

IR 序列中，每一种组织处于特定的 TI 时（称为转折点），该种组织的信号为零。组织的转折点所处的 TI 值依赖于该组织的 T_1 值，组织的 T_1 越长，该 TI 值就越大，即 TI 的选择要满足在 90°脉冲发射时，该组织在负 Z 轴的磁化矢量恰好恢复到 0 值，因此也没有横向磁化矢量，图像中该组织的信号完全被抑制。

脂肪组织的 T_1 值非常短，IR 序列一般采用短的 TI（≤300ms）值抑制脂肪的信号，该序列称为短 TI 反转恢复脉冲（short TI inversion recocery，STIR）序列。STIR 脉冲序列是短 TI 的 IR 脉冲序列类型，主要用途为抑制脂肪信号，可用于抑制骨髓、眶窝、腹部等部位的脂肪信号，更好地显示被脂肪信号遮蔽的病变，同时可以鉴别脂肪与非脂肪结构。另外，由于脂肪不产生信号，STIR 序列也会降低运动伪影。STIR 序列的 TI 值约等于脂肪组织 T_1 值的 69%，由于在不同场强下，组织 T_1 值不同，因此不同场强的设备要选用不同的 TI 抑制脂肪。例如 1.5T 场强设备中 TI 设置在 150～170ms。

三、液体衰减反转恢复脉冲序列

另一种以 IR 序列为基础发展的脉冲序列称为液体抑制（也称流动衰减）反转恢复（fluid – attenuated inversion – recovery，FLAIR）序列（图 2 – 2 – 3 – 2），该序列采用长 TI 和长 TE，产生液体（如脑脊液）信号为零的 T_2WI，是一种水抑制的成像方法。选择较长的 TI 时间，可使 T_1 较长的游离水达到选择性抑制的作用。这时，脑脊液呈低信号，但脑组织中水肿的组织或肿瘤组织仍像 T_2 加权一样呈高信号，在 1.5T 场强设备中 FLAIR 序列的 TI 大约为 2000ms。一旦脑脊液信号为零，异常组织、特别是含水组织周围的病变信号在图像中就会变得很突出，因而提高了病变的识别能力。另外，由于常规 SE 序列 T_2WI 中，延长 TE 会造成因脑脊液流动引起的伪影和部分容积效应增加。所以，设置的 TE 不能太长。而在 FLAIR 序列中，由于脑脊液信号为零，TE 可以较长，因而可获得更重的 T_2WI。目前 FLAIR 序列常用于脑的多发性硬化、脑梗死、脑肿瘤等疾病的鉴别诊断，尤其是当这些病变与富含脑脊液的结构邻近时。

STIR

主要用途为抑制脂肪信号
- 用于抑制骨髓、眶窝、腹部的脂肪
- 更好地显示被脂肪遮蔽的病变
- 鉴别脂肪与非脂肪结构

TI值约等于脂肪组织T_1值的63%
- 不同场强组织T_1值不同，选用TI值也不同，1.5T设备，TI值设置在150～170ms

由于脂肪不产生信号，会降低运动伪影

FLAIR

水抑制成像方法
- 产生液体（如脑脊液）信号为零的T_2WI
- 脑脊液信号为零，异常组织、特别是含水组织周围的病变信号在图像中变会变得很突出，因而提高了病变的识别能力

采用长TI和长TE
- 选择较长的T_1，可使T_1较长的游离水达到选择性抑制的作用
- 1.5T设备中FLAIR序列的TI大约为2000ms
- 由于脑脊液信号为零，TE可以较长，因而可获得更重的T_2WI

常用于脑的多发性硬化、脑梗死、脑肿瘤等疾病的鉴别诊断，尤其是当这些病变与富含脑脊液的结构邻近时

第四节　梯度回波脉冲序列

一、梯度回波脉冲序列的基础理论

梯度回波（Gradient Echo，GRE）序列也称为场回波序列（Field Echo，FE）。GRE序列是目前MR快速扫描序列中最为成熟的方法，不仅可缩短扫描时间，而且图像的空间分辨力和SNR均无明显下降。

发射小于90°（α角度）激发脉冲 → Z轴上的纵向磁化矢量M_0向XY平面偏转 → 利用读出梯度场的切换
- 在频率编码方向施加离相位梯度场，使质子失相位
- 在频率编码方向施加，强度相同方向相反的聚相位梯度场，质子失相位得到纠正，信号强度达到峰值
→ 产生梯度回波信号

GRE序列的产生过程

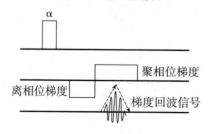

GRE序列基本结构

GRE 序列（图 2-2-4-1）与 SE 序列（图 2-2-4-2）主要有以下两点区别：

1. 使用小于 90°（α角）的射线频脉冲激发，并采用较短的 TR 时间。

2. 使用反转梯度取代 180°复相脉冲。在 GRE 序列时就不用 180°脉冲来重聚焦，而是用一个反方向梯度来重新使快速衰减的横向磁矩再现，获得一个回波信号，进行成像。由于梯度回波序列使用反向梯度来获得回波，这个回波的强度是按 T_2^* 衰减的，相对于使用 180°脉冲的 SE 序列的 T_2 加权像，GRE 序列获得的图像是 T_2^* 加权像。

GRE 序列产生的图像对比要比 SE 序列复杂得多，可产生其他序列难以获得的对临床有用的信息。GRE 序列图像的对比不仅取决于组织的 T_1、T_2，还与 B_2 的不均匀性有关。但是，主要依赖于激发脉冲的翻转角 α、TR 和 TE 三个因素，另外还与磁敏感性和流动有关。

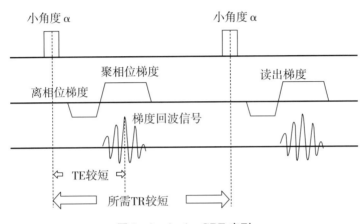

图 2-2-4-1　GRE 序列

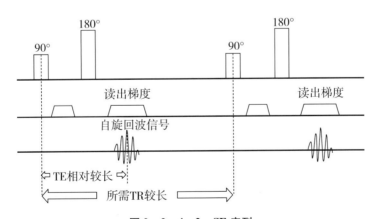

图 2-2-4-2　SE 序列

小角度激发的优点：

1.脉冲的能量较小，SAR值降低

2.产生宏观横向磁化矢量的效率较高
· 与90°脉冲相比，30°脉冲的能量仅为90°脉冲的1/3左右，但产生的宏观横向有磁化矢量达到90°脉冲的1/2左右

3.明显缩短采集时间
· 小角度激发后，组织可以残留较大的纵向磁化矢量，纵向弛豫所需要的时间明显缩短，因而可选用较短的TR，从而明显的缩短采集时间

4.图像具有较高的信噪比（SNR）
· 图像信号强度的大小与Mz翻转到XY平面的Mxy的大小呈正相关，而Mxy的大小是由激发脉冲发射时Mz的大小及其激发后翻转的角度两个因素决定的。尽管GRE序列使用小于90°的激发脉冲，对于同样的Mz，其投影到xy平面的矢量比例要小于90°激发脉冲序列。但是，小角度脉冲的Mz变化较小，脉冲发射前的Mz接近于完全恢复，能形成较大的稳态Mz，故GRE序列可产生较强的MR信号

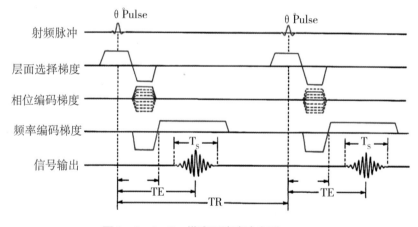

图 2-2-4-3　梯度回波脉冲序列

二、稳态梯度回波脉冲序列

　　GRE 由于是短 TR 成像，因此回波采集后，产生一个残留的横向磁化矢量。成像序列中，在层面选择方向、相位编码方向及频率编码方向都施加了编码梯度场，这些梯度场同样会造成质子失相位。如果在这些空间编码梯度施加后，在这三个方向上各施加一个与相应的空间编码梯度场大小相同方向相反的梯度场，那么空间编码梯度场造成的失相位将被剔除，也即发生相位重聚。这样残留的横向磁化矢量将得到最大程度的保留，并对下一个回波信号作出反应。

在 GRE 小翻转角和短 TR 成像时，纵向磁矩在数次脉冲后出现稳定值，即稳态，导致组织 T_1 值对图像的影响很小。如果 TE 也很短，远短于 T_2^* 值，那么此时横向磁矩也会在数个脉冲后趋向一个稳定值，此时组织 T_2^* 值对图像的影响也很小了，而真正对图像产生影响的是组织的质子密度，这种特殊的稳定状态下的梯度回波成像就被称为稳态梯度回波序列（fast imaging with steady - state precession，FISP 或 gradient recalled acquisition in the steady state，GRASS）（图 2 - 2 - 4 - 3）。FISP 获得的图像为质子密度加权图像，血液呈很高信号，由于 TR 较短，TE 也很短，速度很快，很适合心脏电影动态磁共振成像或 MRA 等。

三、扰相位梯度回波脉冲序列

当 GRE 序列的 TR 明显大于组织的 T_2 值时，下一次 α 脉冲激发前，组织的横向弛豫已经完成，即横向磁化矢量几乎衰减到零，这样前一次 α 脉冲激发产生的横向磁化矢量将不会影响后一次 α 脉冲激发所产生的信号。如果成像序列使用的 TR 短于组织的 T_2，当施加下一个 RF 激发脉冲时，前一次 α 脉冲激发产生的横向磁化矢量没有完全衰减，那么这种残留将会对下一次脉冲造成横向磁化矢量产生影响，这种影响主要以带状伪影的方式出现，且组织的 T_2 值越大、TR 越短、激发角度越大，带状伪影越明显。

为了消除这种伪影，必须在下一次 α 脉冲前去除这种残留的横向磁化矢量。采用的方法是在前一次 α 脉冲激发的 MR 信号采集后，在下一次 α 脉冲来临前施加扰相位（spoiled）梯度场或干扰射频脉冲。扰相位梯度场对质子的相位进行干扰，使其失相位加快，从而消除这种残留的横向磁化矢量。干扰的方法主要是施加扰相位梯度场，可以只施加层面选择方向或三个方向都施加扰相梯度，造成人为的磁场不均匀，加快了质子失相位，从而消除这种的横向磁化矢量。这一脉冲序列称之为扰相位梯度回波脉冲序列（fast low angled shot，FLASH）。

GRE T_1WI 序列一般选用较大的激发角度。如 50°到 80°，这时常需要采用相对较长的 TR（如 100 ~ 200ms）。而当 TR 缩短到数十毫秒甚至数毫秒时，激发角度则可调整到 10° ~ 45°。常规 GRE 和扰相 GRE T_1WI 在临床上应用非常广泛，实际应用中，应该根据需要通过 TR 和激发角度的调整选择适当的 T_1 权重。

GRE T_2^*WI 序列一般激发角度为 10° ~ 30°，TR 常为 200 ~ 500ms。由于 GRE 序列反映的是组织的 T_2^* 弛豫信息，组织的 T_2^* 弛豫明显快于 T_2 弛豫，因此为了得到适当的 T_2^* 权重，TE 相对较短，一般为 15 ~ 40ms。

四、快速梯度回波脉冲序列

快速梯度回波脉冲（Turbo - FLASH）序列是在 FLASH 序列的基础上发展和改进而产生的。上述 FLASH 序列中，TR 和 TE 值都很小，为提高梯度回波信号又要选用小角度的翻转角，这时形成的图像是质子密度加权像。为了实现 T_1 或 T_2 加权，除了以上 FLASH 序列外，还可在短 TR、短 TE 的快速 GRE 序列前加用一个脉冲，可称为快速梯度序列的磁矩预准备成像（magnetization prepared rapid acquisition）。在这个预准备脉冲之后，通过控制后续的梯度脉冲出现的间隔时间（TI）既可选择性抑制某一种组织信号，从而实现心脏快速成像时的亮血或黑血成像技术，又可选择性形成 T_1 或 T_2 加权成像。Turbo - FLASH

结合 K 空间分段采集技术是心脏快速 MRI 和冠状动脉成像的主要方法。

五、磁化准备快速梯度回波脉冲序列

在扰相梯度回波序列中，为提高图像对比和信噪比，常在脉冲序列开始之前施加磁化准备脉冲，例如 GE 公司的 IR – PREP、西门子公司的 MP – RAGE、飞利浦公司的 TFE 序列。

不同的磁化准备快速梯度回波脉冲序列可以有不同的磁化准备脉冲，由此会生成不同的图像对比。常用的磁化准备脉冲有 180°反转脉冲，形成 T_1WI；90°脉冲，形成 T_1WI；90° – 180° – 90°的组合脉冲，形成 T_2WI。

磁化准备快速梯度回波脉冲序列主要用于颅脑高分辨三维成像、心肌灌注、心脏冠状动脉成像、腹部成像等。

TISP（稳态梯度回波脉冲序列）

- GRE小翻转角和短TR成像时，纵向磁矩在数次脉冲后出现稳定值，组织T_1值对图像的影响很小

- 当TE远短于T_2^*值，那么此时横向磁矩也会在数个脉冲后趋向稳定值，此时组织T_2^*值对图像的影响也很小

- 获得的图像为质子密度加权图像，血液呈很高信号

- TR较短，TE也很短，速度很快，很适合心脏电影动态磁共振成像或MRA等

FLASH（扰相位梯度回波脉冲序列）

- TR短于组织T_2^*值时，下一次 α 脉冲前施加扰相梯度场，可以消除前一次 α 脉冲残留的横向磁化矢量的影响。这种影响主要以带状伪影方式出现，组织的T_2^*值越大、TR越短、激发角度越大，带状伪影越明显

- GRE T_1WI序列
  - 选用较大激发角50°～80°，采用相对较长的TR（如100～200ms）
  - 当TR缩短到数十毫秒甚至数毫秒时，激发角度则可调整到10°～45°

- GRE T_2WI序列一般激发角度为10°～30°，TR常为200～500ms，TE相对较短，一般为15～40ms

Turbo-FLASH（快速梯度回波脉冲序列）	磁化准备快速梯度回波脉冲序列
在FLASH序列的基础上发展和改进而产生的	在脉冲序列开始之前施加磁化准备脉冲，产生不同图像对比，例如GE公司的IR-PREP、西门子公司的MP-RAGE、飞利浦公司的TFE序列
在短TR、短TE的快速GRE序列前，加用一个脉冲序列，可称为快速梯度序列的磁矩预准备成像（magnetization prepared rapid acquisition）	常用的磁化准备脉冲 ·180°反转脉冲，形成T_1WI ·90°脉冲，形成T_1WI ·90°-180°-90°的组合脉冲，形成T_2WI
这个预准备脉冲之后，通过控制后续的梯度脉冲出现的间隔时间（TI） ·可选择性抑制某一种组织信号，从而实现心脏快速成像时的亮血或黑血成像技术 ·可选择性形成T_1或T_2加权成像	主要用于颅脑高分辨三维成像、心肌灌注、心脏冠脉成像、腹部成像等
Turbo-FLASH结合K空间分段采集技术是心脏快速MRI和冠状动脉成像的主要方法	

第五节　快速自旋回波脉冲序列

一、RARE 技术的概念

RARE 技术即快速采集弛豫增强（rapid acquisition relaxation enhanced，RARE）是 1986 年由德国科学家 J. Hennig 等提出的，即利用 SE 多回波技术和革新的 K 空间填充方法实现快速 MR 扫描，减少扫描时间，是快速自旋回波序列的基础。具体方法是在一个 90° 脉冲激发后，利用多个聚焦 180° 脉冲形成多个自旋回波，在一个 TR 周期中可以填充 K 空间的多条相位编码线，因此整个序列所需的 TR 周期重复次数将减少，故减少扫描时间。

二、快速自旋回波脉冲序列

快速自旋回波序列简称为 FSE（fast spin echo）或 TSE（Turbo SE）序列。在普通 SE 序列中，在一个 TR 周期内首先发射一个 90°RF 脉冲，然后发射一个 180°RF 脉冲，形成一个自旋回波。FSE 序列中，在第一个 90° 脉冲激发后，相继给予多个 180° 脉冲，例如 8 或 16 个连续脉冲，出现 8 或 16 个连续回波。称为回波链（echo train length，ETL）。回波链可一次获得 8 或 16 种相位 K 空间的回波信号值，使一次 TR 时间内完成 8 或 16 个相位编码上的激发和信号采集。等于将相位编码数减少了 8 或 16 倍。虽然一次激发后采集 8 或 16 个相位 K 空间的时间是缩短了。但是，一次激发中后面数次回波的时间距90°脉冲较远些，信号必然要低。与前面回波的 T_2 加权权重是不一样的。因此，必然在 MR 图像上导致与常规 SE 序列 T_2 加权的不同。在计算机软件和 MRI 硬件的性能改善，特别是 180° 脉冲性能改进和梯度动量缓冲技术（gradient moment nulling technique）的应用，使 FSE 的 T_2 加权图像已经能完全满足临床诊断需要（图 2 - 2 - 5 - 1，图 2 - 2 - 5 - 2）。

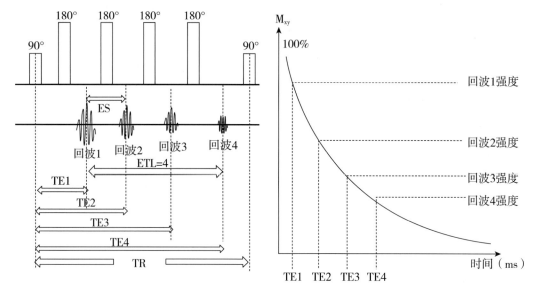

图 2 - 2 - 5 - 1　FSE 序列基本结构

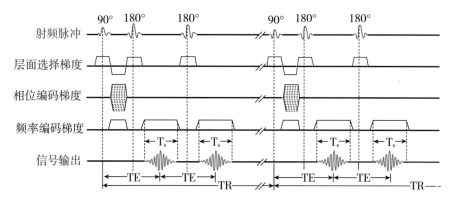

图 2 - 2 - 5 - 2　FSE 图像的产生

（一）多回波 SE 序列与 FSE 序列对比

> **共同点**
> ·都是在一个TR周期内首先发射一个90° RF脉冲，然后相继发射多个180° RF脉冲，形成多个自旋回波

> **不同点**
> ·多回波SE序列：每个TR周期获得一个特定的相位编码数据，即每个TR中相位梯度以同一强度扫描，采集的数据只填充K空间的一行，每个回波参与产生一幅图像，最终可获得多幅不同加权的图像
> ·FSE序列：每个TR时间内获得多个彼此独立的不同的相位编码数据，即形成每个回波所要求的相位梯度大小不同，采集的数据可填充K空间的几行，最终一组回波结合形成一幅图像

FSE 序列的扫描时间，由下式决定：

$$T = (TR \cdot Ny \cdot N) / ETL$$

式中 TR 为重复时间；Ny 为相位编码数；ETL 为回波链（在一次 TR 周期内的回波次数称为回波链）。式中的分子与 SE 序列的扫描时间相同，与普通 SE 序列相比，FSE 序列的扫描时间降低了 ETL 倍。增加回波链能够显著地减少扫描时间，不过回波链过长，会使模糊伪影（bluring artifact）变得明显，典型的 ETL 为 4～32 个。

（二）与 SE 序列对比，FSE 序列的优点及缺点

> **优点**
> ·采集速度快。能提供比较典型的PDWI和重T_2WI，与普通SE序列在图像对比和病变检测能力方面很大程度上是相当的
> ·运动伪影和磁敏感性伪影减少

> **缺点**
> ·T_2WI的脂肪信号高于普通SE序列的T_2WI
> ·采用多个180° 脉冲，提高了对人体射频能量的累积

三、半傅立叶采集单次激发快速自旋回波序列

半傅立叶采集单次激发快速自旋回波（half – fourier acquisition singo – shot turbo – SE，HASTE）序列是一个单次激发快速成像序列，并结合半傅立叶采集技术，使一幅 256 × 256 矩阵的图像数据在 1s 内便可采集完毕。

半傅立叶采集方式不是采集所有的相位编码行，而是仅采集正相位编码行、零编码以及少数几个负相位编码行的数据。然后利用 K 空间的数学对称原理对正相位编码数据进行复制，最终由采集数据以及复制的数据重建成一幅完整图像。因为仅采集一半多一点的数据，所以扫描时间降低了近一半。

单次激发序列是指在一次 90°激发脉冲后使用一连串（如 128 个）180°复相脉冲，采集一连串的回波信号，快速形成图像。

HASTE 序列主要用于生成 T_2WI，因为仅需一次激发便可完成采集，所以大大减少了运动伪影。重 T_2 加权 HASTE 序列还可用于胆道、泌尿道、内耳、椎管等部位的水成像。

第六节 回波平面成像脉冲序列

一、K 空间轨迹

K 空间的数据沿一定轨迹的顺序进行采集，这种按某种顺序填充数据的方式称为 K 空间的轨迹。MRI 中 K 空间采集模式多种多样，K 空间轨迹一般为直线，除此之外，还可以是圆形、螺线形等曲线形式。

二、EPI 的概念

平面回波成像（Echo Planar Imaging，EPI）序列是在一次或多次射频脉冲激发后，利用读出梯度场的连续正反向切换，每次切换产生一个梯度回波，因而将产生多个梯度回波，即回波链。

由于 EPI 回波是由读出梯度场的连续正反向切换产生的。因此，产生的信号在 K 空间内的填充是一种迂回轨迹，与一般的梯度回波或自旋回波类序列显然是不同的。这种 K 空间迂回填充轨迹需要相位编码梯度场与读出梯度场相互配合方能实现，相位编码梯度场在每个回波采集结束后施加，其持续时间的中点正好与读出梯度场切换过零点时重叠（图 2 - 2 - 6 - 1）。

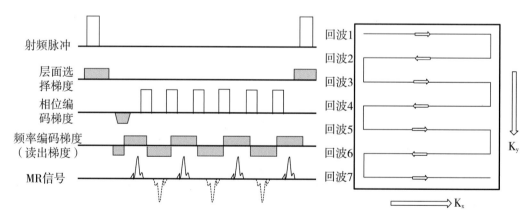

图 2 - 2 - 6 - 1 EPI 序列的结构以及 K 空间填充轨迹

三、EPI 序列的分类

EPI 序列的分类方法主要有两种，一种按照一幅图像需要进行射频脉冲激发的次数进行分类；另一种则根据其准备脉冲进行分类。

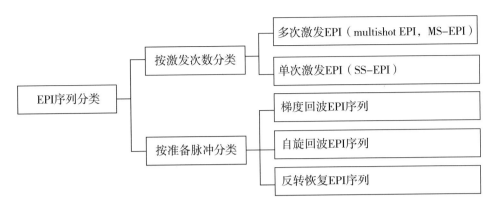

（一）按激发次数分类

多次激发EPI（multishot EPI，MS-EPI）

需多次射频脉冲激发，每次射频脉冲激发后，采集的多个梯度回波信号填充K空间的多条相位编码线，最终完成整个K空间的填充。激发次数，取决于K空间相位编码步级和ETL

FSE的K空间是单向填充，MS-EPI的K空间需要进行迂回填充，MS-EPI回波链采集要比ETL相同的FSE序列快数倍多次激发SE-EPI般用于腹部屏气T_2WI

MS-EPI的图像质量一般优于SS-EPI，SNR更高，EPI常见的伪影更少

单次激发EPI（SS-EPI）

一次RF脉冲激发后连续采集的梯度回波，即在一个RF脉冲激发后采集所有的成像数据，用于重建一个平面的MR图像

缺点：信号强度低、空间分辨力差、视野受限及磁敏感性伪影明显
优点：目前采集速度最快的MR成像序列，单层图像的采集时间可短于100ms，适用于对速度要求很高的功能成像

主要用于MR对比剂首次通过灌注加权成像（perfusion-weighted imaging，PWI）、基于血氧水平依赖（blood oxygenation level dependent，BOLD）效应的脑功能成像和扩散加权成像（diffusion-weighted imaging，DWI）

（二）按 EPI 准备脉冲分类

EPI 本身只能算是 MR 信号的一种采集方式，并不是真正的序列，EPI 技术需要结合一定的准备脉冲方能成为真正的成像序列，而且 EPI 序列的加权方式、权重和用途都与其准备脉冲密相关。主要有：

1. **梯度回波 EPI 序列（GRE-EPI）** 是最基本的 EPI 序列，结构也最简单，是在 90°脉冲后利用 EPI 采集技术采集梯度回波链。CRE-EPI 序列一般采用 SS-EPI 方法来采集信号，一般用作 T_2WI 序列（图 2-2-6-2）。

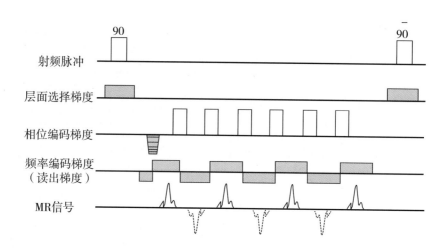

图 2 - 2 - 6 - 2　GRE - EPI 序列结构

2. 自旋回波 EPI 序列　是 EPI 与自旋回波序列结合。如果 EPI 采集前的准备脉冲为一个 90°脉冲后随一个 180°脉冲，即自旋回波序列方式，则该序列被称为 SE - EPI 序列（图 2 - 2 - 6 - 3）。180°脉冲将产生一个标准的自旋回波，而 EPI 方法将采集一个梯度回波链，一般把自旋回波填充在 K 空间中心，而把 EPI 回波链填充在 K 空间其他区域。由于与图像对比关系最密切的 K 空间中心填充的是自旋回波信号，因此，认为该序列得到的图像能够反映组织的 T_2 弛豫特性，一般被用作 T_2WI 或水分子扩散加权成像序列。单次激发 SE - EPI 序列用于脑部超快速 T_2WI 时，该序列图像质量不及 FSE T_2WI，一般用于临床情况较差或不能配合检查的患者如腹部屏气 T_2WI。该序列用于腹部的优点是成像速度快，数秒钟可完成数十幅图像的采集，即使不能屏气也没有明显的呼吸伪影。缺点在于磁化率伪影较明显。在该序列基础上施加扩散敏感梯度场即可进行水分子扩散加权成像，主要用于超急性期脑梗死的诊断和鉴别诊断。

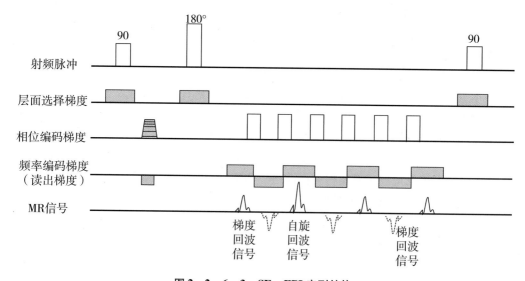

图 2 - 2 - 6 - 3　SE - EPI 序列结构

3. 反转恢复 EPI 序列（inversion recovery EPI，IR – EPI）　是指 EPI 采集前施加的是180°反转恢复预脉冲。EPI 与 IR 序列脉冲结合形成 IR – EPI，可产生典型的 T_1WI。利用180°反转恢复预脉冲增加 T_1 对比，选择适当的 TI 时，还可以获得脂肪抑制或液体抑制图像（图 2 – 2 – 6 – 4）。

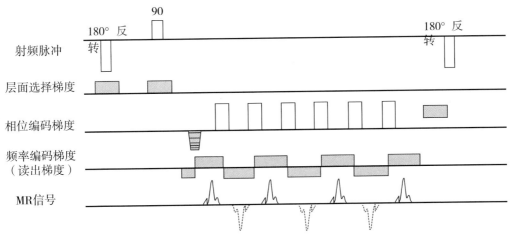

图 2 – 2 – 6 – 4　IR – EPI 序列结构

四、PRESTO 序列

在 EPI 序列中，为增加 T_2^* 效应，可采用较长的 TE。但是，具有长 TE 的单次激发 EPI 序列回波链太长，图像质量较差。利用短回波链的 EPI 序列结合回波移位技术可解决这一矛盾，这种技术组合就是 PRESTO 序列。

PRESTO 序列采用短回波链的 EPI 序列，改善了图像质量。另外，通过应用特定的回波移位梯度，使射频脉冲激发后，在第二个 TR 周期内形成回波信号，因此 TE 大于 TR。较长的 TE 保证了图像具有足够的 T_2^* 权重。

目前，PRESTO 序列主要用于对比剂首过脑灌注成像、基于 BOLD 的脑功能成像以及扩散成像。

第七节　梯度自旋回波序列

梯度自旋回波序列是快速自旋回波序列与梯度回波序列的结合。该技术在 CE 公司设备上称为 GSE（gradient spin echo），在飞利浦公司设备上称为 GRASE（gradient and spin echo），在西门子公司设备上称为 TGSE（turbo gradient spin echo）。该序列保持了类似自回波的对比特点，又可以进一步缩短扫描时间（比 FSE 序列还要快）。在 GSE 序列中，每个90°RF 脉冲激发后，用几个 180°脉冲获得自旋回波，又在每两个 180°脉冲之间反复改变读出梯度。这样，每个自旋回波之间又产生了几个梯度回波（图 2 – 2 – 7 – 1）。

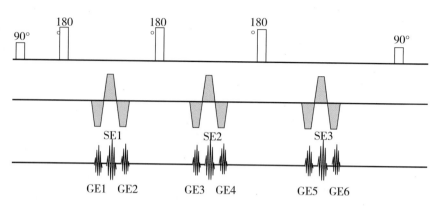

图 2 - 2 - 7 - 1　GSE 基本结构

在 FSE 序列中，每个180°脉冲之间的时间间隔（也等于回波之间的时间间隔）允许在一定范围内，如果间隔太短则这些脉冲引起的被检者接受的脉冲能量吸收量（用特异吸收系数 SAR 表示）会很强，就会超过对 SAR 值的安全限制，而且回波之间的时间间隔限定使扫描时间不能很短。GSE 技术则可在每个自旋回波之前和之后增加几个梯度回波来克服对回波间隔时间的限制。每一个 TR 成像周期中的梯度回波和自旋回波彼此都具有独立的相位编码。GSE 序列允许的回波链长比 FSE 序列要增加很多，因而扫描时间可明显减少。另外，由于采集自旋回波，减少了单纯梯度回波图像常见的磁敏感伪影。GSE 序列的优点是提高了扫描速度（例如全脑扫描可在 30s 内完成，而用 FSE 序列至少需要 1min 或更长），又克服了单纯快速自旋回波序列与梯度回波序列的不足。

第八节　磁共振成像特殊技术

一、并行采集技术

（一）并行采集技术（Parallel Acquisition Technique 或 Parallel Imaging）的原理

常规 MR 扫描序列的采集时间与图像相位编码方向的编码步数（即 K 空间填充线数目）呈正相关，相位编码步数越多，采集时间越长。减少相位编码步数，采集时间则会缩短。但是若要保持空间分辨力不变，减少相位编码步数的结果会造成相位编码方向的视野长度减少，若小于被检组织大的尺寸，则会出现卷褶伪影。

并行采集技术利用在相位编码方向采用多个表面接收线圈、多通道采集的方法，解决了上述矛盾。对于单个线圈，靠近线圈的组织信号高，远离线圈的组织信号低；另外，视野以外的组织将卷折到图像对侧。在并行采集技术中采用多个表面线圈组合成相控阵接收线圈，采集中需要获得各个子线圈的排列及其空间敏感度信息，进而得到成像组织内每一点的敏感度信息。经过合理的算法将各个子线圈采集的数据和上述敏感度信息去除单个线圈的卷褶伪影，生成完整的图像。为此，并行采集技术可以减少采集相位编码步数，从而在减少采集时间的情况下得到完整图像。

（二）并行采集技术序列的种类

目前三大公司的并行采集技术名称分别为GE公司ASSET，飞利浦公司SENSE，西门子公司iPAT

缺点：图像信噪比降低，可能出现未完全去除的图像卷折伪影，尤其是当采用较大并行采集加速因子时。
优点：采集时间减少并可减少单次激发EPI序列的磁敏感伪影

并行采集技术

一种方法是数据采集后先进行傅立叶转换，得到相位编码方向的短视野形成的卷折的图像，然后利用线圈空间敏感度信息去除单个线圈的图像卷折，这种技术称为敏感度编码（sensivity encoding, SENSE）

另一种方法是数据采集后先利用线圈空间敏感度信息填充整个K空间，再进行傅立叶转换重建图像，这种技术称为空间协调同时采集（simultaneous acquisition of spatial harmony，GRAPA）

二、脂肪抑制技术

脂肪抑制技术可以提供鉴别诊断信息，减少运动伪影和化学位移伪影，改善图像对比，提高病变检出率，增强扫描效果等。根据设备场强、扫描部位和扫描序列等的不同，可以选择使用不同的脂肪抑制技术。

（一）STIR 序列

STIR序列的优点
· 对场强的要求不高，低场设备脂肪抑制的效果尚可
· 磁场均匀度的要求不高
· 对大范围FOV扫描的脂肪抑制效果满意

STIR序列的缺点
· 信号抑制的特异性低，与脂肪T_1接近的组织（例如血肿），其信号也被抑制
· 不能应用于增强扫描
· TR延长，使扫描时间延长

（二）化学位移饱和成像

化学位移饱和成像就是利用不同分子之间共振频率的差异，在信号激发之前，预先发射具有某种特定频率的预饱和脉冲，使这种频率的组织信号被饱和，得到抑制。例如，水中的氢质子与脂肪中的氢离子其化学位移为3.5ppm，在1.0%静磁场中水质子比脂肪质子的共振频率大的快$3.5ppm \times 42.5MHz = 148Hz$，如果预脉冲的频率选为脂肪的共振频率，则在其后立即发射激发脉冲时脂肪已经饱和，脂肪信号被抑制。

化学位移饱和成像序列的优点

· 脂肪信号抑制的特异性高，可用于多种序列

化学位移饱和成像序列的缺点

· 场强依赖性高，在1.0T以上的高场设备中才能起到脂肪抑制的效果
· 对磁场均匀度的要求高
· 对大范围FOV扫描的脂肪抑制效果不理想

三、磁化传递技术

生物体中含有游离态的自由水和结合态（与蛋白等大分子结合）的结合水，MR 信号主要来自自由水质子，而结合水质子可以影响 MR 信号。

自由水质子 T_2 值较长，其产生共振的频率范围较小，而结合水质子 T_2 值较短，其产生共振的频率范围较大。在磁化传递对比技术中一般是在常规激励脉冲之前预先使用一个低能量射频脉冲，该射频脉冲的频率偏离自由水质子共振频率但没有超出结合水质子的共振频率范围，这样可以选择性地激发结合水质子，使结合水质子发生饱和，然后该饱和性通过磁化交换过程传递给邻近自由水质子，从而不同程度地降低某些组织的 MR 信号强度，产生与磁化传递相关的新的组织对比。这种结合水质子将饱和的磁化状态传递给自由水质子的过程称为磁化传递（magnetization transfer，MT）或磁化传递对比（magnetization transfer contrast，MTC）。

磁化传递对比技术主要应用：①MR 血管成像，降低血管周围背景组织的信号，而不影响血管的信号，从而提高血管和背景之间的对比；②MR 增强检查，降低肿瘤周围组织的信号，而不影响富含钆对比剂的肿瘤的信号，从而提高肿瘤和背景之间的对比；③多发性硬化病变的检查，因为磁化传递的程度与组织的物理和化学状态有关，可以显示硬化斑的脱髓鞘程度。④骨关节检查，有利于关节软骨的显示。

利用磁化传递可间接乃至半定量地反映组织中大分子蛋白含量的变化，其定量指标为磁化传递率（magnetization transfer ratio，MTR）

$$MTR = （M_0 - M_t）/M_0 \times 100\%$$

式中 M_0 为未加磁化传递预脉冲图像上的信号强度，M_t 为施加磁化传递预脉冲图像上的信号强度。

四、化学位移成像

原子核的共振频率与磁场强度成正比，但原子核并非孤立存在，位于不同种类化学键上的原子会产生不同频率的信号，即局部化学环境会影响质子的共振频率。例如甲醇分子 CH_3OH 中的 CH_3 的 $-H$ 和 $-OH$ 的 H 共振频率并不相同，这是由于原子核被带磁性的电子云所包围，使其所处的分子环境不同。围绕着原子核旋转的电子不同程度地削弱了静磁场强度，若固定静磁场强度大小，周围电子云较薄的原子经受的局部磁场强度较高，其共振频率较高；而周围电子云较厚的原子局部磁场强度较低，其共振频率也较低。这种因分子环境

（核外电子结构）不同引起的共振频率的差异称作"化学位移"（chemical shift）。

由于化学位移引起局部磁场的改变，对于质子化学位移很小，不同分子环境其共振频率上的差异仅百余或数百赫兹（Hz），其数量与所检测原子核共振频率差异数个 ppm（1ppm = 10^{-6}），例如，水分子中的质子与脂肪 – CH_2 基团中质子的化学位移只相差 3.5ppm。

化学位移是磁共振波谱的基础，用于检测组织细胞内的代谢物质；化学位移饱和成像可用来突出或抑制某种组织的信号；化学位移特性还会诱发化学位移伪影。利用不同分子之间的化学位移，可以生成不同类型的图像。

（一）化学位移饱和成像

化学位移饱和成像就是利用不同分子之间共振频率的差异，在信号激发之前，预先发射具有某种特定频率的预饱和脉冲，使这种频率的组织信号被饱和并得到抑制。例如，上面介绍的脂肪抑制技术。同样，使用水共振频率的预脉冲，则水的信号被抑制。

（二）水脂同相与反相

因为水质子与脂肪质子的共振频率不同，则水质子横向磁化矢量与脂肪质子横向磁化矢量的相位关系处于不断的变化之中，在 1.0T 静磁场中水质子比脂肪质子快一周期所用时间 t = 1000ms/148 = 6.8ms。当激发停止后，水质子横向磁化矢量与脂肪质子横向磁化矢量每隔 6.8ms 便出现相位相同的状态，即同相位，同相时两者的信号相加；而激发停止后，水质子横向磁化矢量与脂肪质子横向磁化矢量每隔 6.8ms/2 = 3.4ms，便出现相位相反的状态，即反相位，反相时两者的信号相减，信号下降。在反相位图像上，水、脂交界处及同时含水及脂肪的部位信号下降明显，此技术常用于肾上腺肿瘤和肝脏脂肪浸润的检查。在梯度回波序列，TE 值选择为 6.8ms 或其倍数，得到同相位图像 TE 值选择为 3.4ms 或其倍数，得到反相位图像。

五、水脂分离技术

磁共振信号由水、脂两个分量构成，体素内信号是该体素的两个信号的矢量和。1984年 W. Thomas Dixon 提出了一种水脂分离（fat/water separation）方法，即 Dixon 技术。该方法借助矢量运算将磁共振信号分解，求解出水、脂分量，使水脂分离。Dixon 技术是反转恢复序列压脂（STIR）和频率选择压脂（fatsat）等常规方法之外的新型压脂技术。

最初的 Dixon 技术，利用水和脂的化学位移效应，首先采用两个不同的特定 TE 值，分别采集人体组织中的水和脂肪同相位图像（IP）及反相位图像（OP），再通过计算得到单独"水"或"脂肪"信号的图像，分别表示为 W 和 F 图像。

$$W = (IP + OP) / 2$$
$$F = (IP - OP) / 2$$

该方法也被称为两点 Dixon 方法。Dixon 技术可以通过一次扫描获得四种不同对比的图像，分别为水和脂肪同相位图像、反相位图像、单独"水"信号图像以及单独"脂肪"信号图像。

两点 Dixon 方法忽略了由于磁场不均匀性和涡流等引起的相位误差，对脂肪的估计不够准确，容易产生水互换伪影。针对这种现象，1991 年 Glover 和 Schneider 提出了三点 Dixon 方法。该方法通过三幅具有不同水、脂相位差的图像，实现水脂分离运算，消除相位误差影响，获得更准确的分离效果。

与常规压脂技术相比，Dixon方法的优势包括：①不影响纵向磁化；②对静磁场的不均匀性不敏感；③对射频场的不均匀性不敏感。由于这些优势，同时因为低场磁共振系统常用的STIR序列无法获得T_1加权像，所以Dixon方法经常用于低场磁共振成像中。

Dixon技术不但可以采用扰相GRE T_1WI序列，也可以采用SE和FSE（TSE）序列，可进行二维或三维成像。

mDixon技术使Dixon方法得到进一步发展，其采用TSE序列的两点Dixon方法。该序列不再依赖于TE时间进行水脂分离，可选择比经典两点法的TE值更短的TE，所以具有更高的信噪比，而且使扫描时间缩短，10~15s即可获得整个腹部的四种不同对比度的图像。

随着磁共振技术的发展，水脂分离技术目前被认为能够有效反映内脏器官脂肪含量，可用于脂肪定量。

【考题举例】

1. SE序列中，180°RF的目的是
   A. 使磁化矢量由最大值衰减到37%的水平　　　B. 使磁化矢量倒向负Z轴
   C. 使磁化矢量倒向XY平面内进动　　　　　　　D. 使失相的质子重聚
   E. 使磁化矢量由最小值上升到63%的水平

2. 在SE序列中，TE是指
   A. 90°脉冲到180°脉冲间的时间
   B. 90°脉冲到信号产生的时间
   C. 180°脉冲到信号产生的时间
   D. 第一个90°脉冲至下一个90°脉冲所需的时间
   E. 质子完成弛豫所需要的时间

3. 在SE序列中，质子密度加权像是指
   A. 长TR、短TE所成的图像　　　　　　　　　　B. 长TR、长TE所成的图像
   C. 短TR、短TE所成的图像　　　　　　　　　　D. 短TR、长TE所成的图像
   E. 依组织密度所决定的图像

4. 在GRE序列中，射频脉冲激发的特征是
   A. $\alpha < 90°$　　　　　　　　B. 90°－90°　　　　　　　C. 90°－180°
   D. 90°－180°－180°　　　　　E. 180°－90°－180°

5. 在具有IR特征的EPI序列中，射频脉冲激发的特征是
   A. $\alpha < 90°$　　　　　　　　B. 90°－90°　　　　　　　C. 90°－180°
   D. 90°－180°－180°　　　　　E. 180°－90°－180°

【参考答案】

1. D　2. B　3. A　4. A　5. E

第三章 磁共振成像系统的组成

【考试大纲要求】

1. 磁体系统的组成（掌握）
2. 磁体的性能指标（了解）
3. MRI 设备磁体类型（掌握）
4. MRI 超导型磁体性能及其相关性（熟悉）
5. 磁屏蔽（熟悉）
6. 匀场及匀场线圈（了解）
7. 梯度系统和梯度磁场的组成（掌握）
8. 梯度磁场性能指标（熟悉）
9. 梯度磁场的作用（熟悉）
10. 射频系统的组成和作用（掌握）
11. 射频脉冲（掌握）
12. 射频线圈（熟悉）
13. 射频脉冲发射单元（了解）
14. 射频脉冲接收单元（了解）
15. 射频屏蔽（了解）
16. 信号采集、图像重建系统及主控计算机（了解）
17. MRI 设备的平台技术（了解）
18. 配电系统（了解）
19. 照明系统（了解）
20. 氦压缩机及水冷系统（熟悉）
21. 安全和监测设施（熟悉）

第一节 引 言

磁共振成像设备（简称 MRI 设备）主要有以下四部分构成：磁体系统、梯度磁场系统、射频系统、计算机及图像处理系统（如图 2-3-1-1）。被我国卫健委列为乙类大型医用影像设备，医院需要特别申请配置许可证。

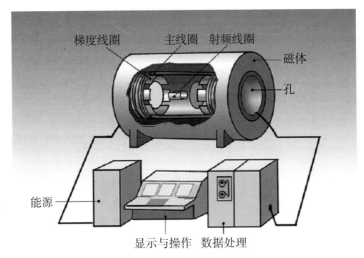

图 2 - 3 - 1 - 1 MRI 设备的基本结构

第二节 磁体系统

一、磁体系统的组成

磁体系统由磁体、匀场线圈、梯度线圈、射频发射和接收体线圈组成（图 2 - 3 - 2 - 1）。

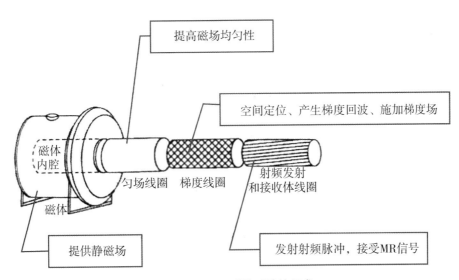

图 2 - 3 - 2 - 1 磁体系统的组成

二、磁体的性能指标

磁体的性能指标见表 2 - 3 - 2 - 1。

表 2 – 3 – 1 – 1　磁体的性能指标

性能指标	单位	定义及特点	影响因素
主磁场强度 B_0	T	①磁体孔洞方向一定范围内产生磁场强度均匀分布的静磁场 ②范围通常是 0.15 ~ 3.0T	磁场强度越高，SNR 越高，化学位移伪影及运动伪影越明显，设备价格越高
磁场均匀度	ppm	①特定容积（球形空间）限度内磁场的同一性 ②ppm 值越小，均匀性越好	成像区域越大，均匀度越低。均匀度决定空间分辨率和 SNR。均匀性会伴随周围环境而变化
磁场稳定性	ppm/h	①定量评价、衡量磁场漂移变化的技术指标 ②时间稳定性和热稳定性	设备附近铁磁性物质，磁体间温度、湿度，匀场线圈电流漂移，超导线圈电流漂移，进入检查孔径的人体，人体植入物及携带铁磁性物可影响磁场稳定性
磁体有效孔径	mm	①磁体检查孔道柱形空间的有效内径 ②大于 60cm	孔径越大，对磁场均匀性要求越高，技术难度越大
边缘场空间范围	Gs	静磁场向空间各个方向散布，发散到磁体周围空间中，为边缘场	5 高斯线边缘场空间范围越小，说明磁体自屏蔽系统性能好。自屏蔽分为有源屏蔽和无源屏蔽

三、MRI 设备磁体类型

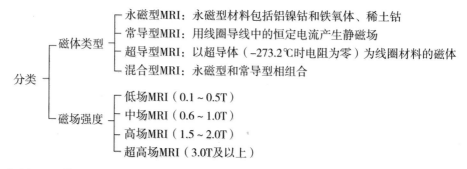

分类
- 磁体类型
  - 永磁型MRI：永磁型材料包括铝镍钴和铁氧体、稀土钴
  - 常导型MRI：用线圈导线中的恒定电流产生静磁场
  - 超导型MRI：以超导体（–273.2℃时电阻为零）为线圈材料的磁体
  - 混合型MRI：永磁型和常导型相组合
- 磁场强度
  - 低场MRI（0.1 ~ 0.5T）
  - 中场MRI（0.6 ~ 1.0T）
  - 高场MRI（1.5 ~ 2.0T）
  - 超高场MRI（3.0T及以上）

不同类型磁体的比较见表 2 – 3 – 2 – 2 和表 2 – 3 – 2 – 3。

表 2 – 3 – 2 – 2　人体成像 MRI 设备常用磁体性能比较

磁体类型	最大场强（T）	磁场方向	杂散磁场强度	磁场均匀性	整机功率	造价
永磁型	0.4	横向（垂直）	低	中	低	便宜
常导型	0.2	轴向（水平）	中	低	高	适中
混合型	0.6	横向（垂直）	低	中	中	便宜
超导型	17.6（可更高）	轴向（水平）	高	高	高	昂贵

表 2-3-2-3　永磁型、常导型、超导型 MRI 比较

	磁性材料	磁场强度	优势	劣势
永磁型	铝镍钴、铁氧体、稀土钴	不超过 0.45T	结构简单，造价低，运行成本低，安装费用少，边缘场小，以开放式为主（便于 MR 介入治疗），对运动、磁敏感效应及化学位移伪影少	笨重，磁场无法切断，图像信噪比较低，磁场均匀性较差，热稳定性差
常导型（阻抗型磁体）	用线圈中的恒定电流产生静磁场	0.4T 左右，与线圈中的电流强度，线圈导线形状和磁介质性质有关	结构简单，造价低，维修方便，可通过切断电流来切断磁场	需要专用电源，功耗较大，产生大量热量，需配备冷却系统，电源波动影响磁场稳定性，磁场均匀性、稳定性较差，运行、维护费用增高
超导型	线圈采用超导导线绕制而成，在超导环境下工作	0.5T 以上	磁场稳定性、均匀性较高，可通过切断电流来切断磁场	造价昂贵，后续费用高，会造成失超，伪影相对较多

四、MRI 超导型磁体性能及其相关性

（一）超导体的基本性质及性能指标

1. 基本性质　①完全导电性：直流情况下，物质进入超导状态后电阻为零。②完全抗磁性：超导体内的磁通量为零。

2. 性能指标　①临界温度（Tc）：从电阻正常态转为电阻为零的超导态所处的温度。②临界磁场（Hc）：物质从超导态转变为正常态的外加磁场数值，即磁场值。③临界电流（Ic）：超导体的电流到达一定数值后超导性会被破坏。

3. 超导材料应用　分为纯金属、合金、化合物三类。以铜（或铝）为基体的多芯复合 Nb-Ti/Cu（铌-钛与铜）超导材料，用于制造 MRI 设备的超导磁体。

（二）超导磁体的构成

超导线圈，高真空超低温杜瓦容器，附属部件（制冷剂，液面计，超导开关，励磁和退磁电路，失超控制和安全保护电路，见图 2-3-2-2）。

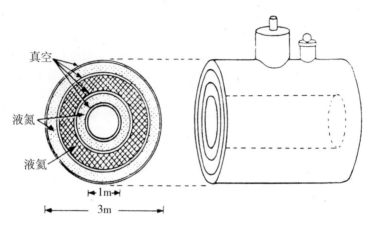

图 2-3-2-2　超导型磁体结构示意图

（三）超导环境的建立

抽真空（$10^{-6} \sim 10^{-7}$ mbar）→磁体预冷［液氮，77K（-196℃）］→灌满液氦［液氦，4.2K（-268.8℃），灌满容量为 95%］。

（四）励磁

励磁（励磁电源 10V、4000A）成功后，超导磁体不再消耗能量。

（五）失超

超导体变为导体，温度急剧上升，液氦挥发，磁场强度迅速下降。与励磁的区别见表 2-3-2-4。

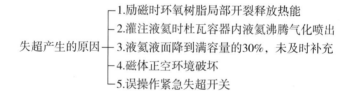

表 2-3-2-4　去磁与失超的区别

概念	形式	超导状态	液氦状态	结果
去磁	主动	线圈超导态	液氦正常	安全
失超	被动	失去超导态	液氦气化	危险（爆炸）

（六）失超的预防保护措施

1. 磁体监控和保护措施。

2. 失超管：排除废气（每升液氦可气化为 1.25m³ 氦气）。

3. 氧监测器和应急排风机。

4. 紧急失超开关：仅用于地震、火灾和危及受检者生命等突发事件时使用。

5. 每日维护：①观察和记录液氦水平和磁体压力，液面下降到 60% 立即通知灌装液氦。②检查磁体各对外口。排气管通畅，输液口密封，失超管防止堵塞。

五、磁屏蔽

1. 作用　防止外部铁磁性物质对磁体内部均匀性的影响，消减磁体外部杂散磁场的空间分布范围。

2. 分类

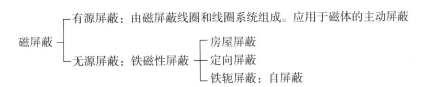

六、匀场及匀场线圈

1. 匀场　磁体安装就位后对磁场进行物理调整，使有效孔径内磁场完全相同。分被动匀场和主动匀场，二者比较见表 2 - 3 - 2 - 5。

表 2 - 3 - 2 - 5　被动匀场与主动匀场的比较

分类	电源	材料	原理	效果	过程
被动匀场	无源匀场	小铁片	匀场片影响局部磁场并有效调整磁场	初步匀场	励磁→测量各点磁场强度→计算匀场参数→插入匀场片
主动匀场	有源匀场（高精度、高稳定度电源）	匀场线圈（铌钛合金）	调整匀场线圈的电流强度，使其周围局部磁场发生变化	精细匀场	每次 MRI 扫描前进行主动匀场

2. 磁场测量仪　霍尔探头高斯计和磁共振法高斯计（最常用）。

磁场测量常以一定直径的，与磁体同心的球形空间为基准，该球体称 DSV。

第三节　梯度系统

一、梯度系统和梯度磁场的组成

（一）梯度系统的组成

梯度系统由梯度线圈、梯度控制器、数模转换器（DAC）、梯度放大器（又称梯度电源）和梯度冷却系统等部分组成。

（二）梯度线圈与梯度磁场的组成

MRI 设备中分别由 X、Y、Z 三个方向的梯度线圈以及为梯度线圈提供"动力"的梯度放大器来提供三个相互正交的梯度场，任何一个梯度场均可提供层面选择梯度、相位编码梯度和频率编码梯度。

1. Z 向梯度线圈（Gz），X 向和 Y 向梯度线圈（Gx 和 Gy）。

2. 梯度放大器（梯度电源）

梯度场在 X、Y、Z 轴方向梯度电流的激励下产生，梯度电流由梯度放大器产生输出。三个方向工作互不影响，相互独立。梯度放大器决定梯度系统性能。

梯度系统功率大，高耗能，产热大。梯度线圈必须采用水冷的冷却方式，梯度放大器则采用水冷和风冷两种冷却方式。

3. 梯度涡流的影响和补偿

变化的梯度磁场将在其周围金属体内产生涡电流，简称涡流。涡流的存在将影响梯度磁场波形的输出质量，破坏梯度场的线性，导致"鬼影"。

为了克服涡流的负面影响，可以采取如下措施：

①在主梯度线圈与磁体之间增加一个辅助梯度线圈。增加成本和功耗。

②使用高电阻材料制造磁体，阻断涡流通路。

③在梯度电流输出单元加入 RC 网络，预先对梯度电流和梯度场进行补偿（见图 2 - 3 - 2 - 3）。

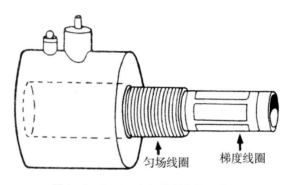

匀场线圈　梯度线圈

图 2 - 3 - 2 - 3　匀场线圈位置示意图

二、梯度磁场性能指标

（一）有效容积

梯度线圈所包容的梯度场能够满足一定线性要求的空间区域。数值越大，在 X、Y、Z 三轴方向上不失真成像区视野范围越大。1.5T MRI 设备典型值为 $40cm \times 40cm \times 45cm$。

（二）梯度场线性

衡量梯度场动态地、依次平稳递增的性能指标。线性越好，梯度场越精细，图像质量越好。梯度场非线性不能超过 2%。

（三）梯度场强度

每米长度内梯度磁场强度差别的毫特斯拉量（mT/M）。梯度场强越高，可选择扫描层厚越薄，空间分辨率越高。1.5T 超导设备典型值为 50mT/M。

梯度场强（mT/M）=梯度场两端磁场强度差值/梯度场有效作用长度

（四）梯度场切换率和梯度上升时间

梯度切换率指单位时间及单位长度内梯度磁场强度变化量，以每秒每米变化的毫特斯拉量（mT/m/s）表示。切换率越高，梯度爬升时间越短，扫描速度越快。

梯度场切换率（mT/m/s）=梯度磁场预定强度/t

三、梯度磁场的作用

（一）梯度磁场的功能
1. 对 MRI 信号进行空间编码，确定成像层面位置及厚度。
2. 产生 MR 回波（梯度回波）。
3. 施加扩散加权梯度场。
4. 进行流动补偿。
5. 进行流动液体的流速相位编码。

（二）梯度磁场应具备的条件
1. 良好的线性特征。
2. 切换时间短。
3. 功率损耗小。
4. 涡流效应程度低。

第四节　射频系统

一、射频系统的组成和作用

1. 组成　射频脉冲发射单元和射频脉冲接收单元。
2. 作用　发射射频脉冲，使磁化的质子吸收能量产生共振，并接收质子在弛豫过程中释放的能量，产生 MR 信号。

二、射频脉冲

（一）射频脉冲的种类

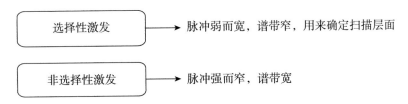

选择性激发 ⟶ 脉冲弱而宽，谱带窄，用来确定扫描层面

非选择性激发 ⟶ 脉冲强而窄，谱带宽

（二）射频脉冲的波形形状

⟶ 时域方波

（三）射频脉冲可激发频率范围的计算

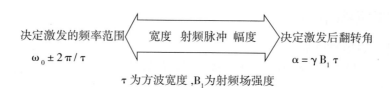

决定激发的频率范围 $\langle$ 宽度 射频脉冲 幅度 $\rangle$ 决定激发后翻转角

$\omega_0 \pm 2\pi/\tau$ $\alpha = \gamma B_1 \tau$

τ 为方波宽度，B_1 为射频场强度

三、射频线圈

（一）射频线圈的概念

1. 射频线圈（图 2-3-4-1）的发射过程

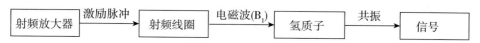

射频放大器 —激励脉冲→ 射频线圈 —电磁波(B_1)→ 氢质子 —共振→ 信号

2. 射频线圈的接收过程

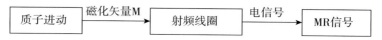

质子进动 —磁化矢量M→ 射频线圈 —电信号→ MR信号

（二）线圈的种类

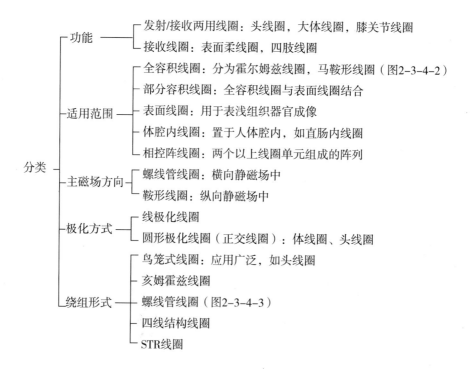

分类
- 功能
  - 发射/接收两用线圈：头线圈，大体线圈，膝关节线圈
  - 接收线圈：表面柔线圈，四肢线圈
- 适用范围
  - 全容积线圈：分为霍尔姆兹线圈，马鞍形线圈（图2-3-4-2）
  - 部分容积线圈：全容积线圈与表面线圈结合
  - 表面线圈：用于表浅组织器官成像
  - 体腔内线圈：置于人体腔内，如直肠内线圈
  - 相控阵线圈：两个以上线圈单元组成的阵列
- 主磁场方向
  - 螺线管线圈：横向静磁场中
  - 鞍形线圈：纵向静磁场中
- 极化方式
  - 线极化线圈
  - 圆形极化线圈（正交线圈）：体线圈、头线圈
- 绕组形式
  - 鸟笼式线圈：应用广泛，如头线圈
  - 亥姆霍兹线圈
  - 螺线管线圈（图2-3-4-3）
  - 四线结构线圈
  - STR线圈

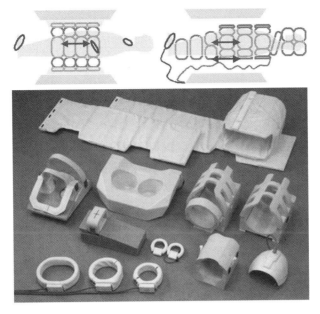

图 2 - 3 - 4 - 1　射频线圈

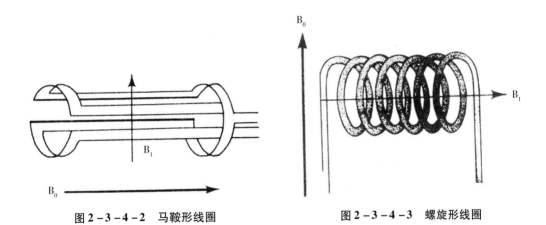

图 2 - 3 - 4 - 2　马鞍形线圈

图 2 - 3 - 4 - 3　螺旋形线圈

（三）射频线圈的工作模式

各模式所用线圈见表 2 - 3 - 4 - 1。

表 2 - 3 - 4 - 1　各模式线圈

模式 线圈	发射线圈	接收线圈
体线圈模式	体线圈	体线圈
头线圈模式	头线圈	头线圈
表面线圈模式	体线圈	表面线圈

（四）射频线圈的调谐（tuning）

目的：使线圈谐振在氢质子共振频率，才能激发氢核和收到 MR 信号。

方式：改变谐振回路中可变电容的电容值；改变二极管的管电压。

（五）射频线圈系统的耦合及去耦

耦合定义：表面线圈模式时，进行激励和信号接收的体线圈和表面线圈工作频率相同，二者极易发生耦合（coupling）。

耦合危害：烧毁表面线圈，可能使被检者承受射频能量过大，发生灼伤。

去耦方式：①动态去耦：电子开关；②静态去耦：机械开关。

四、射频脉冲发射单元

（一）射频发射系统的功能

提供扫描序列所需的各种角度和功率的射频脉冲。

（二）射频发射系统的工作原理

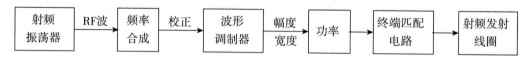

（三）特殊吸收比率的控制

特殊吸收比率（specific absorption rate，SAR）：电磁波辐射能量被人体实际吸收的计量尺度，以瓦特/千克（W/kg）或毫瓦/克（mW/g）表示。

SAR 值监控电路可实时监测射频能量在人体的积累。当累积 SAR 值超过预设安全值时，射频控制系统会自动启动安全机制，暂停 RF 波的输出和扫描。

（四）射频功率放大器和射频场

要求：能输出足够的功率；有一定宽度的频带；非常好的线性和可重复性。

（五）射频发射线圈

要求：能产生均匀的射频场，有极高的 Q（谐振电路的品质因素）值。Q 值越高，射频脉冲电能转化为射频磁场能量的效率越高。

五、射频脉冲接收单元

射频脉冲接收单元的功能是接收人体产生的磁共振信号，并适当放大和处理后供数据采集系统使用。射频脉冲接收单元由信号接收（前置放大器、混频器、中频放大器）、信号处理（相敏检波器、低通滤波器）、射频接收控制器等电路组成。

六、射频屏蔽

目的：防止射频输出泄露到磁体间之外；防止磁体外空间的电磁波"窜进"磁体间干扰磁共振信号；MRI 设备磁体间的射频屏蔽对射频波的衰减要求在 90～100dB 以上。

材料：磁体间四壁，天花板及地板六个面叠压铜板或不锈钢板，构成完整密封屏蔽体。

标准：各墙面、开口处对 15～100MHz 范围内信号衰减不低于 90dB。

第五节　信号采集、图像重建系统及主控计算机

一、信号采集

（一）采样和采样保持

1. 采样　采样是把一个连续时间函数的信号，用一定时间间隔的离散函数来表示。模数转换器（ADC）至少要达到原始信号最高频率的 2 倍，才能保证离散化的数字信号可以完全恢复到原来连续的模拟信号。目前 1.5T 和 3.0T MRI 设备的射频信号采样率一般在 700kHz 到 3MHz 之间。

2. 频率分辨力　信号采样频率与采样点数之比。

3. 采样与保持　采样是把输入信号毫无改变的采纳下来，进入系统进行处理；而保持是把采样最后一瞬间的信号记录下来，以免信号在量化过程中发生改变。量化过程高速且短暂，一般在微秒内完成。

（二）量化和量化误差

以数字值表示采样的平顶脉冲幅度的过程为量化。量化过程引入的误差即量化误差，其大小取决于 A/D 转换器的精度，数字值划分得越细，误差越小。

（三）信号采集单元

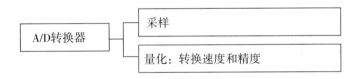

二、数据处理和图像重建系统

（一）数据处理流程

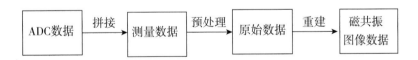

（二）数据处理

ADC 数据长度为 16 位，再拼接一个 16 位含标志信息的标识字，得到 32 位测量数据，因此图像处理阵列至少采用 32 位计算机进行数据处理。

（三）图像重建

图像重建的运算主要是快速傅立叶变换（fast fourier trans form，FFT），包括行和列两个方向，FFT 速度决定图像重建的速度。

三、主控计算机及图像显示系统

（一）计算机硬件概述

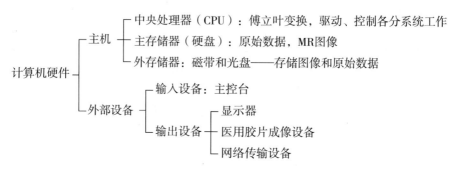

（二）主控计算机系统

主控计算机系统主要是控制用于与 MRI 设备各系统间的通信，并通过运行扫描软件来满足用户的所有应用要求。由主控计算机、控制台、主控图像显示器、生理信息显示器、图像硬拷贝输出设备、网络适配器及谱仪系统的接口部件组成。

四、图像显示系统

液晶显示器性能参数：19 英寸或更大，显示矩阵至少 1280 × 1024，场频 75Hz 以上，显示器像素 0.29mm 或更小，对比度至少 600∶1，亮度高于 270cd/m^2，响应时间应低于 20ms，上下和左右视角在 ±85°以上，16:9 宽屏幕。

五、主控计算中的软件

系统软件：用于计算机自身管理、维护、控制和运行，以及计算机程序的翻译、装载和维护的程序组。

应用软件：受检者信息管理；影像管理；影像处理分析；成像操作；系统维护/调整；日常调整和检测；MR 系统软件诊断；网络管理；主控程序。

六、高级影像后处理工作站

基于 Windows 或 Linux 的双 CPU 图像工作站系统。配备三维分析软件包，三维容积成像，仿真内镜功能，血流灌注分析，弥散张量后处理，心脏后处理，三维脑频谱处理等高级临床后处理软件包。

第六节　MRI 设备的平台技术

一、数字光纤射频平台技术

防磁 A/D 转换器的设计，克服强磁场的干扰，A/D 转换器放到磁体内，接收线圈接收信号后，在磁体内通过防磁 A/D 转换系统，直接数字化，然后通过光纤将数字信号传到计算机后处理。其与传统射频技术的比较见表 2 – 3 – 6 – 1。

表 2 - 3 - 6 - 1　传统射频技术与数字光纤射频技术的比较

	A/D 转换器及位置	磁体间到设备间	传输介质	信号损失	噪声	信噪比
传统射频技术	传统，设备间	模拟信号	电缆	大	大	
数字光纤射频技术	防磁，磁体内	数字信号	光纤	无	大大降低	提高 30%

二、全身一体化射频线圈平台技术

（一）全身一体化射频线圈的技术原理

Tim（Total Imaging Matrix）全景成像矩阵技术，采用多个相控阵线圈组合成成像矩阵，消除不同线圈单元之间的耦合效应，线圈单元之间可以自由组合、无缝连接，构成一个超大全景成像矩阵。

（二）临床应用

全景一体化线圈能提供灵活的线圈组合，不搬动患者即可覆盖全身或局部，高密度的矩阵线圈可提供更快的扫描速度、更高信噪比及高分辨力成像。

三、多源发射射频平台技术

单源发射与多源发射的比较见表 2 - 3 - 6 - 2。

表 2 - 3 - 6 - 2　单源发射与多源发射的比较

	射频场（B_1）	电介质伪影	特殊射频吸收率	不同患者	扫描速度
单源发射	不均匀	腹部、盆腔信号不均匀	SAR 值过高	图像不均匀	高 SAR 值限制扫描速度
多源发射	均匀	腹部、盆腔信号均匀	SAR 值低	均质一致	扫描速度快

第七节　软硬件技术平台

一、配电系统

不间断电源供电。不间断电源至 MR 设备的电缆应尽可能短、粗。磁体间射频屏蔽内电源（包括照明）必须通过波导管并经滤波器滤波，以去除电源中其他频率成分。

二、照明系统

磁体间照明首选 36V 直流白炽灯，如选用 220V 交流白炽灯，必须经过专门的滤波器以滤除电磁波干扰。7T 及以上设备，需使用激光照明系统，光源置于磁体间之外，光导纤维束将照明光线导入磁体间。

三、氦压缩机及水冷系统

（一）压缩制冷循环的基本过程

MRI 磁体冷却采取压缩制冷方式。氦压缩机是制冷系统的核心。分为四个基本过程：蒸发过程、绝热压缩过程、冷凝过程和绝热膨胀过程。可以得到 100～3K 的低温。

（二）氦压缩制冷机与磁体冷头的关系

氦压缩制冷机、磁体冷屏、冷头任一环节出现故障，都会导致整个磁体冷却系统瘫痪，使液氦（制冷剂）挥发，甚至导致失超（安全警戒线：液氦满容量的30%）。

四、安全和监测设施

1. 警示标识：磁体周围及进出口设置"强磁场区域危险"。
2. 金属探测器。
3. 氧气监测器及应急换气机。
4. 紧急失超开关。
5. 断电报警装置。
6. 系统紧急断电开关。
7. 消防器材。

【考题举例】

1. 磁体的根据场强分为五种类型，其中高场是指场强范围为
   A. 4.0～10.0T   B. 1.5～3.0T   C. 0.5～1.4T
   D. 0.2～0.4T

2. MRI 设备磁体间的射频屏蔽材料的主要成分是
   A. 铁   B. 铝   C. 铜皮
   D. 钛   E. 铅

3. 下列磁屏蔽描述错误的是
   A. 分为无源屏蔽和有源屏蔽
   B. 有源屏蔽是指由一个线圈或多个线圈组成的磁屏蔽
   C. 在磁体周围安装硅钢板屏蔽体
   D. 屏蔽线圈中通以与主磁体线圈反向的电流
   E. 屏蔽线圈置于主磁场线圈之外

4. MRI 系统射频脉冲接收单元不包括
   A. 接收线圈   B. 相敏检波器   C. 接收线圈
   D. 频率合成器   E. A/D 转换器

5. 关于 MRI 设备射频线圈的叙述，错误的是

A. MRI 中发射和接收线圈之间是行波耦合

B. 用于建立射频场的线圈称为发射线圈

C. 相控阵线圈是由两个以上的线圈单元组成的线圈阵列

D. 用于检测 MR 信号的线圈称为接收线圈

E. 按功能可分为发射/接收两用线圈及接收线圈

【参考答案】

1. B　2. C　3. C　4. D　5. A

第四章 磁共振成像质量及其控制

【考试大纲要求】

1. 磁共振成像的质量控制（了解）
2. 空间分辨力（掌握）
3. 信号噪声比（掌握）
4. 对比噪声比（熟悉）
5. 均匀度（熟悉）
6. 图像对比度（熟悉）
7. 磁共振成像伪影（掌握）
8. 层数对图像质量的影响（掌握）
9. 层厚对图像质量的影响（掌握）
10. 层面系数对图像质量的影响（熟悉）
11. 层间距对图像质量的影响（掌握）
12. 接收带宽对图像质量的影响（熟悉）
13. 扫描野对图像质量的影响（掌握）
14. 相位编码和频率编码方向对图像质量的影响（掌握）
15. 矩阵对图像质量的影响（掌握）
16. 信号平均次数对图像质量的影响（熟悉）
17. 预饱和技术对图像质量的影响（熟悉）
18. 门控技术对图像质量的影响（掌握）
19. 重复时间（TR）对图像质量的影响（掌握）
20. 回波时间（TE）对图像质量的影响（掌握）
21. 反转时间（TI）对图像质量的影响（掌握）
22. 翻转角对图像质量的影响（熟悉）
23. 回波次数对图像质量的影响（熟悉）
24. 回波链对图像质量的影响（熟悉）
25. 流动补偿技术对图像质量的影响（熟悉）
26. 呼吸补偿技术对图像质量的影响（熟悉）
27. 扫描时间对图像质量的影响（熟悉）

第一节 磁共振成像的质量控制及其影响因素

一、磁共振成像的质量控制

（一）概述

从实质上讲，医学影像工作的全面质量管理包括 MR 成像的全部实践活动：根据诊断要求及患者的具体情况确定检查计划和质量要求；确定相应的成像系统（仪器设备）、对比剂及相应器具；确定扫描方法及其质量控制程序；数据后处理，图像质量审查，归档保存；MR 室安全管理与清洁卫生；技术人员的专业技术培训，并持证上岗；编写有关的技术文件（含规章制度）、指南、规范等。

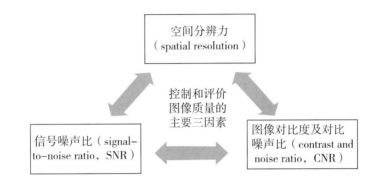

这三种因素既不相同又互相联系。把握好这三种因素之间的关系才能有效地提高图像质量，要把握好这三种因素之间的关系，在实际工作中还涉及 MR 成像技术参数，这些扫描参数对图像质量的优劣有着直接的影响。

（二）质量保证和质量控制

质量保证（QA）是一个整体性概念，它包括了 MRI 医生制定的所有管理实施方案，以确保以下工作。

> 每一个成像步骤都是符合当前临床需要的，适宜的

> 扫描的图像要包含解决此问题所必需的信息

> 记录的信息得到正确的解释（诊断报告的准确），并被患者的主治医师及时利用

> 检查结果的获得应尽可能减少患者可能发生的意外、花费及患者的不便，且同时满足上述第2条的要求

质量保证计划包括多方面，如功效研究、继续教育、质量控制、预防性维护和设备检测。QA 程序的首要部门是质量保证委员会（Quality Assurance Committee，QAC），此组织负责 QA 程序的整体规划，设定目标和方向，制定规章以及评估质量保证活动的效用。只要有助于 MRI 成像、研究，甚至向患者提供帮助的任何人都应当看作是 QAC 的一员。因为他们的努力会对患者的护理质量和满意度产生积极影响。

> QAC应该由一个或多个放射医师、合格的医学物理师或MRI技术专家，MR技术主管人员和对MRI患者的护理人员，也包含护士、文秘、医疗助理，甚至还有放射科以外的医疗和后勤人员，如相关的临床医生等。

质量控制和质量保证概念上是不同的。质量控制是质量保证的重要组成部分，是质量保证的一种非常有用的方法和手段，是获得优质 MR 图像的控制方法。质量控制主要是针对 MR 检查活动的结果的质量进行控制和评价，不能包括或代替质量保证，为保证得到满意的产品，如高质量的诊断图像的一系列不同的技术程序，质量控制包括以下 4 个步骤：

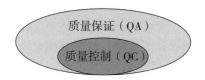

1. 验收检测。新安装或进行大修的设备检测。
2. 设备基准性能的建立。
3. 发现并排查设备性能上的改变，以免在图像上产生影响。
4. 设备性能产生异常，劣化原因以及校正的核实。

验收检测应该在扫描患者之前和大修之后进行。大修包括替换或修理以下子系统部件：梯度放大器、梯度线圈、磁体、射频放大器、数字板和信号处理电路板。基本的检测应该在整个 MRI 系统和附属的子系统之上进行，比如修理、替换或升级射频线圈。所有的记录应该保存在靠近 MRI 扫描架的中心位置。

（三）MRI 质量控制中相关人员的职责

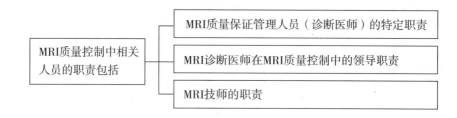

二、空间分辨力

空间分辨力是指影像设备系统对组织细微解剖结构的显示能力，它用可辨的线表示（LP）/cm 或最小圆孔直径（mm）数，它是控制 MR 图像质量的主要参数之一。空间分辨力越高，图像质量越好。

空间分辨力最主要的影响因素：体素大小。

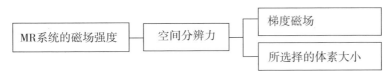

像素	像素的物理意义是 MR 图像的最小单位平面
	像素面积 = FOV/矩阵，像素的面积取决于 FOV 和矩阵的大小
	像素是构成矩阵相位和频率方向上数目的最小单位。矩阵是频率编码次数和相位编码步级数的乘积，即矩阵 = 频率编码次数×相位编码步级数
	当 FOV 一定时，改变矩阵的行数（相位方向）或列数（频率方向），像素大小都会发生变化
体素	体素的物理意义是 MR 成像的最小体积单位（立方体）。层面厚度实际上就是像素的厚度
	体素 = 像素×层面厚度 = FOV×层面厚度/矩阵，体素的大小取决于 FOV、矩阵和层面厚度
	体素容积小时，能分辨出组织的细微结构，空间分辨力高。相反，体素容积大时，不能分辨组织细微结构，空间分辨力低
	体素的大小与层面厚度和 FOV 成正比，与矩阵成反比

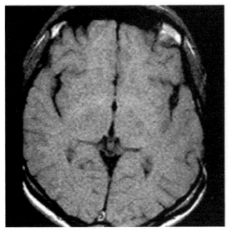

FOV=175 mm，高分辨力
SNR=100%

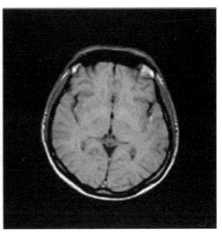

FOV=325 mm，低分辨力
SNR=345%

图 2 - 4 - 1 - 1　FOV 对图像分辨力及信噪比的影响

由于信号强度与每个体素内共振质子的数量成正比，所以增大体素会增加信号强度，使信噪比增大。选择 FOV 主要由成像部位的大小决定。FOV 选择过小，会产生卷褶伪影；FOV 选择过大，会降低图像的空间分辨力（图 2-4-1-1）。FOV 大小的选择还受到射频线圈的限制。在实际工作中，为了节省扫描时间，经常使用矩形 FOV，将图像部位的最小径线放在相位 FOV 方向，最大径线放在频率 FOV 方向。因为只有相位方向 FOV 缩小时才能减少扫描时间，而频率方向 FOV 缩小，不会减少扫描时间。矩阵选择，在相位编码方向上，每一次编码就需要一个 TR 时间，所以降低相位编码步级数就要减少扫描时间，同时降低了空间分辨力。在频率编码方向只是依靠梯度磁场，增加频率编码方向次数，所以不会增加扫描时间。

体素大小受所选择的层面厚度的影响。在工作中要根据检查部位的大小及解剖特点选择层厚，既要考虑到改善图像的空间分辨力，也要注意到图像的信噪比。在其他参数不变的情况下，空间分辨力的提高将损失信噪比。

三、信噪比

信噪比（SNR）指兴趣区内组织信号强度与同一水平空气标准差的比值。信号是指某一感兴趣区内像素的平均值。噪声是指患者、环境和 MR 系统电子设备所产生的不需要的信号。在一定范围内，SNR 越高越好。因此，努力提高组织信号强度和最大限度地降低噪声信号强度是提高 SNR，改善图像质量的关键。SNR 高的图像表现为图像清晰，轮廓鲜明。提高 SNR 是图像质量控制的主要内容之一。

信噪比受诸多因素的影响，当运动伪影被抑制后，NR 系统场强越高，产生的 SNR 越高。

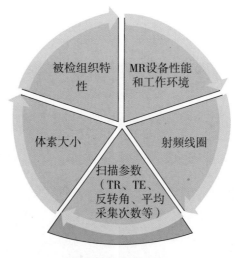

影响信噪比的因素

（一）被检组织特性对 SNR 的影响

感兴趣区内组织的质子密度影响信号强度，质子密度高的组织，如脑灰质和脑白质能产生较高信号，SNR 高；质子密度低的肺组织产生低信号，因此 SNR 低。具有短 T_1 和长

T_2 值的组织分别在 T_1 和 T_2 加权像上信号强度较高，从而可获得高 SNR。

（二）体素大小对 SNR 的影响

体素的大小取决于 FOV、矩阵和层面厚度三个基本成像参数。体素越大，体素内所含质子数量越多，所产生的信号强度就越大，图像的 SNR 越高。层厚越厚，体素越大，SNR 越高；FOV 越大，体素越大，SNR 越高；相反，矩阵越大，体素越小，SNR 越低。

（三）扫描参数对 SNR 的影响

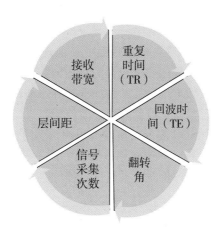

影响 SNR 的主要扫描参数

TR	TR 是决定信号强度的一个因素
	TR 越长，各种组织中的质子可以充分弛豫，纵向磁化矢量增加，信号强度也增加。TR 短时，仅有部分纵向磁化得到恢复，信号强度减小
	长 TR 时，SNR 高；短 TR 时，SNR 降低。但是，SNR 的增加是有限的
TE	TE 是横向磁化矢量衰减的时间，它决定进动质子失相位的多少
	TE 越长，采集信号前横向磁化的衰减量越大，回波幅度越小，产生的信号量也越少，SNR 就会下降
层间距	扫描时所选择的层间距越大，SNR 就越高
翻转角	翻转角度决定了有多少纵向磁化转变成横向磁化
	翻转角度越小，产生的信号越弱，SNR 就越低
	SE 序列使用 90° 射频脉冲，使纵向磁化均转变为横向磁化，而 GRE 序列，纵向磁化只能部分转变为横向磁化。SE 脉冲序列使用的是 180° 射频脉冲使相位重聚，而 GRE 脉冲序列是用梯度翻转产生相位重聚，因此，SE 比 GRE 获得的信号更强，SNR 更高
信号采集次数	增加采集信号的平均次数和反复采样可消除图像中的毛刺状阴影，降低噪声，提高 SNR
	SNR 的变化与采集信号平均次数的平方根成正比，但增加扫描时间
接收宽带	减少接收带宽，会减少信号采集范围，也就减少了噪声接收量，从而提高了 SNR

（四）射频线圈对 SNR 的影响

射频线圈的类型影响着 SNR。线圈的形状、大小、敏感性、检查部位与线圈间的距离均能影响 SNR。因为信号受噪声干扰的程度取决于线圈的大小和形状与检查部位的容积。线圈分为体线圈、头线圈及各种表面线圈。体线圈 SNR 最低，因为它包含的组织体积大，产生的噪声量也大，同时成像组织与线圈之间的距离也大，衰减了信号强度。各种表面线圈比较小，距离检查部位近，能最大限度地接收 MR 信号。所以，表面线圈的 SNR 最高。在操作时，应尽量选择合适的表面线圈以提高 SNR。

临床上可用两种方法来计算 SNR：

SNR = SI/SD，其中 SI 表示兴趣区内信号强度（像素值）的平均值，SD 为同一兴趣区内信号强度的标准差。这里的兴趣区要求包含的是均匀成分，如测试模体中没有其他结构的纯液体区域，否则兴趣区内像素信号强度的标准差并不能代表随机噪声。这种方法主要在技师和工程师进行设备的日常质量控制和检修时使用。

$SNR = SI_{组织}/SD_{背景}$，其中 $SI_{组织}$ 表示兴趣区内组织信强度（像素值）的平均值，$SD_{背景}$ 为相同面积的背景信号的标准差，常选择相位编码方向上与 SI 组织同一水平的无组织结构的空气区域。临床图像的质量评价时常采用这一种方法。

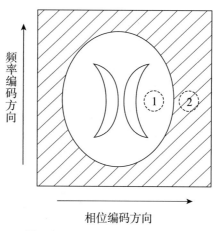

图 2 - 4 - 1 - 2　SNR 测量示意图

图 2 - 4 - 1 - 2 中，兴趣区 1 内的组织信号强度的平均值为组织 SI，兴趣区 2 内的空气信号强度的标准差为随机噪声 $SD_{背景}$，$SNR = SI_{组织}/SD_{背景}$。

四、对比度噪声比

对比度是指两种组织信号强度的相对差别，差别越大则图像对比越好。在临床上，对比度常用对比度噪声比（contrast to noise ratio，CNR）表示。CNR 是指两种组织信号强度差值与背景噪声标准差之比。

CNR 的一个应用问题是，对比度的计算需要测量两个物体区域到达人眼的光子流量的大小。它会随显示系统的不同而不同，难以执行。一种简单易行的替代方法是信号差异噪声比（signal difference to noise ratio，SDNR），它使用原始数据的信号差值来取代对显示影像对比度的评估，表达式为：

SDNR ＝ （SA － SB） /SD$_{背景}$，SA 和 SB 分别代表组织 A 和组织 B 的兴趣区像素的平均值，SD$_{背景}$为相同面积的背景信号的标准差，常选择相位编码方向上与 SA 或 SB 同一水平的无组织结构的空气区域，代表背景的随机噪声。

具有足够信噪比的 MR 图像，其 CNR 受三个方面的影响：

1. 组织间的固有差别，即两种组织的 T$_1$ 值、T$_2$ 值、质子密度、运动等的差别，差别大者则 CNR 较大，对比越好。如果组织间的固有差别很小，即便检查技术用得再好，CNR 也很小。

2. 成像技术，包括场强、所用序列、成像参数等，合理的成像技术可提高 CNR。

3. 人工对比。有的组织间的固有差别很小，可以利用对比剂的方法增加两者间的 CNR，提高病变检出率。

对比度噪声比用于评估产生临床有用影像对比度的能力。影像对比度本身不能精确地衡量影像的质量，在一幅噪声程度较大的影像中即使对比度较高也不会清晰。人们区分两个物体的能力正比于对比度，且随噪声的增加呈线性降低。对比度噪声比包含了这两个因素，给出了有用对比度的客观测量。比如，某种采集技术产生的影像对比度是另一种技术产生对比度的两倍，要想获得较好的临床影像，噪声的增加必须小于两倍。

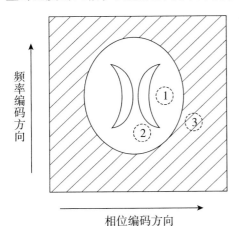

图 2 － 4 － 1 － 3　CNR 测量示意图

兴趣区 1 和 2 内的组织信号强度的平均值为 S$_1$ 和 S$_2$，兴趣区 3 内的空气信号强度的标准差为随机噪声 S$_3$，CNR ＝ （S$_1$ － S$_2$） /S$_3$

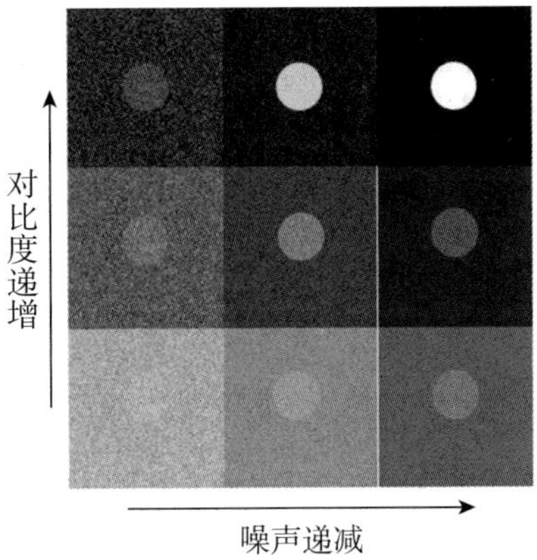

图 2 － 4 － 1 － 4　对比度与噪声的相互关系

随着噪声的增加，对比度呈线性降低。当噪声程度较大时，即使对比度较高肉眼观察到的图像也不清晰

五、均匀度

均匀度是指图像上均匀物质信号强度的偏差。偏差越大说明均匀度越低。均匀度包括信号强度的均匀度、SNR 均匀度、CNR 均匀度。在实际测量中，可用水模来进行，可在视野内取 5 个以上不同位置的感兴趣区进行测量。

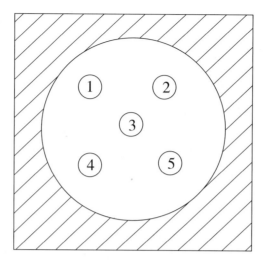

图 2-4-1-5 利用模体测量均匀度的示意图

注：一般按照图中所示 5 个以上兴趣区进行测量

第二节 图像对比度

一、概述

对比度是人们感知图像的基础，它使得人眼能够观察到影像中不同区域的差异。图像对比度是一个视觉测定的概念，它使用光强度来定义：对比度 = （IA - IB）/IB，IA 和 IB 分别表示区域 A 和 B 进入人眼的光子流量。医生所关注的是图像采集完成后的真实对比度，是按照某种方式对图像信息进行采集后，使得相邻近组织类型之间的像素值差异最大化。然而，在这些原始像素值被人眼观察前，它们必须按照某种方式进行显示。它们可以被转换到胶片上。也可以在显示器上进行显示。这两种情况下，显示媒介对最终影像的对比度都有影响。使用胶片时，对比度随着不同胶片对光强产生相应黑化度的不同特性而改变。胶片一旦显影处理，影像的对比度就被固定下来，但实际观察到的对比度还受照片显示条件的影响，由于环境光的存在对比度会下降。数字影像方式显示时，像素值在计算机的控制下投射成相应的影像亮度值。

理论上，原始像素值可以在显示屏的相应点上投射成任意的亮度。因此，要提高对比度，较小差异的原始像素值可以转换为较大差异的相应亮度值。然而，显示器本身表达不同亮度的能力有限，因此有时不能改善影像中所有像素值的对比度。在包含兴趣组织像素值的特定显示窗下，对比度得到扩大，而其他像素值的对比度降低。由于数字影像的显示由计算机控制，影像对比度可以进行任意调整。例如，CT 影像可以在"骨窗"和"软组织窗"之间快速切换。

信号强度的差异越大，图像对比度越好。在磁共振成像中影响对比度的三个组织特征值是：有效质子密度，T_1，T_2。MR 图像对比度是由成像过程中使用的各种脉冲序列控制的，它通过选择适当的扫描参数使图像产生理想的对比度。组织的对比度是通过选择 TR、

TE 等来突出某种组织的加权像来产生的。

二、TR 对图像对比度的影响

TR 是 RF 脉冲结束后纵向磁化恢复所需要的时间。TR 对图像对比度的影响分为两个方面。

（一）TR 对 T_1 对比度的影响

TR 值越长，纵向磁化恢复就越充分，但当所有组织都充分弛豫，组织间的对比度就无法建立。因此，对于 T_1 对比度，TR 的选择应短于 T_1。TR 短时，只有短 T_1 组织得到弛豫，而长 T_1 组织尚未恢复，在下次激发时短 T_1 组织比长 T_1 组织产生更强的信号，从而获得 T_1 的图像对比。人体组织的纵向弛豫时间 T_1 约为 500ms，把 TR 定在 500ms，SE 序列就能获得 T_1 对比度图像。TR 与 T_1 的比值应在 $0.6 \sim 2.5$ 之间；组织的 T_1 值随场强的增加而延长，此时应增大 TR。保持 TR 与 T_1 比值不变。

（二）TR 对 T_2 对比度的影响影响

TR 较长时可得到 T_2 加权像。T_2 对比度不仅与组织的 T_2 值有关，而且还受质子密度的影响。

三、TE 对图像对比度的影响

TE 值主要影响图像的 T_2 对比度，也就是说，TE 是 T_2 加权像的控制因素。改变序列的 TE 值，将主要影响图像的 T_2 对比度。TE 越长，即在回波出现之前已有更多质子失相位，信号衰减越严重，虽然组织的信号幅度都有所降低，但各种组织的 T_2 是不同的。因此，组织间的对比度随 TE 的延长而增加。

T_1 对比度主要是在短 TR 的条件下取得的。此时，TE 值越短图像的对比度越好。因为 TE 越短减少了图像中 T_2 弛豫的影响，得到突出组织 T_1 的 T_1 加权像。因此，在 T_1 加权、质子密度加权及 MRA 中采用尽可能短的 TE。但是，这样可能导致信噪比降低。

四、TI 对图像对比度的影响

在 IR 序列中，图像的对比度主要受 TI 的影响，在 180° 反转脉冲后质子处于基本饱和状态，然后再以不同的弛豫时间恢复纵向磁化，这时 TI 时间决定了 90° 脉冲后纵向磁化矢量恢复的多少，从而决定了信号强度的对比。比如，想要抑制脂肪，TI 值就要短；要抑制水，TI 值就要长。

五、翻转角对图像对比度的影响

在梯度回波脉冲序列中，翻转角的大小决定了射频脉冲激励后横向磁化矢量的大小。小翻转角的横向磁化矢量相对很大，而纵向磁化矢量变动很小，从而产生 T_2^* 图像对比，大翻转角使短 T_1 组织弛豫，产生的图像 T_1 加权明显。

六、增强用对比剂对图像对比度的影响

为了提高正常组织与病变组织的对比，MR 成像常采用对比剂。常用的 Gd – DTPA 可使组织的 T_1 缩短，特别是病变组织的 T_1 缩短，提高了显示病变组织的能力。在考虑对比

度时，也要注意噪声对图像质量的影响，对比噪声比同样是影响图像质量的重要因素。

同样，对比度的图像如果重叠在图像上的噪声不同，图像质量也会有很大区别。因为对比度仅仅是信号强度的差异。另外，MR 图像质量除了用信噪比、空间分辨力、图像对比度以及对比噪声比来评定外，磁场的均匀度也是一个质量控制的评价因素。这是在安装机器时主要的调试指标。磁场的均匀度越高，图像的质量越好。因此，磁共振频谱或脂肪抑制之前必须对主磁场进行匀场。对磁场中心的利用也十分必要。磁场强度在主磁场的磁体中心直径 50cm 的球形内最均匀，越远离中心，磁场均匀度越差，采集的信号也弱。所以，体位设计时要注意将被检查部位的中心放在主磁场中心区。

第三节　磁共振成像的伪影

一、概述

与其他医学影像技术相比，MRI 是出现伪影最多的一种影像技术。所谓伪影是指在磁共振扫描或信息处理过程中，由于某种或几种原因出现了一些人体本身不存在的图像信息，可以表现为图像变形、重叠、缺失、模糊等，致使图像质量下降的影像，也称假影或鬼影（ghost）。MRI 检查中伪影主要造成三个方面的问题：使图像质量下降，甚至无法分析；掩盖病灶，造成漏诊；出现假病灶，造成误诊。

MRI 出现伪影的原因与其扫描序列以及成像参数多、成像过程复杂有关。由于原因不同，所产生的伪影表现和形状也各异。只有正确了解伪影产生的原因以及各种伪影的特征，才能有效地限制，抑制以至消除伪影，提高图像质量。

根据伪影产生的原因，可分为装备伪影、运动伪影和金属异物伪影。

二、装备伪影

装备伪影是指机器设备系统本身产生的伪影。它包括机器主磁场强度、磁场均匀度、软件质量、电子元件、电子线路以及机器的附属设备等所产生的伪影。装备伪影主要取决于生产厂家设计生产的产品质量以及某些人为因素，如机器设备的安装、调试以及扫描参数的选择，相互匹配不当等。与机器设备有关但主要由操作者掌握的各种参数，如 TR、TE、矩阵、观察野等出现偏差也可以出现伪影。

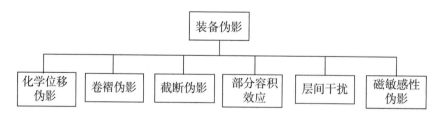

（一）化学位移伪影

化学位移伪影是化学位移所产生的伪影。磁共振成像是通过施加梯度磁场造成不同部位共振频率的差异，来反映人体组织的不同位置和解剖结构。

在 MR 图像的频率编码方向上，MR 信号是通过施加频率编码梯度场造成不同位置上质子进动频率差别来完成空间定位编码的。MRI 一般以水质子的进动频率为中心频率，由于脂质子的进动频率低于水质子的进动频率，在傅立叶变换时，会把脂质子进动的低频率误认为空间位置的低频率，这样在重建后的 MR 图像上脂肪组织的信号会在频率编码方向上向梯度场强较低（进动频率较低）的一侧错位。而水质子群不发生移位，这种移位在组织的一侧使两种质子群在图像上相互分离而无信号，而另一侧因相互重叠表现为高信号。化学位移伪影在沿含水和脂肪组织界面处，表现为无信号的黑色和高信号的白色条状或月牙状影像。例如肾和肾周围脂肪之间一侧为黑色，而另一侧为白色的化学位移伪影（见图 2 - 4 - 3 - 1、图 2 - 4 - 3 - 2）。

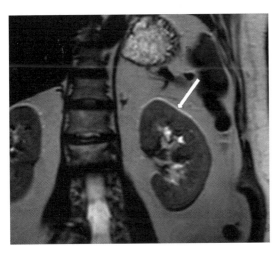

图 2 - 4 - 3 - 1　肾脏冠状面 FSE T₂WI

频率编码方向为上下方向，且上端为高频侧，下端为低频侧。脂肪组织向下移位，在肾脏上缘形成一条高信号弧线，下缘形成一条低信号弧线

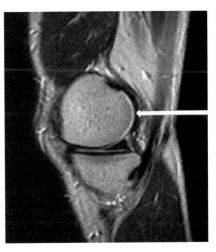

图 2 - 4 - 3 - 2　化学位移伪影

化学位移伪影特点
- ①在一般的序列上该伪影出现在频率编码方向上，在EPI序列上可出现在相位编码方向上
- ②化学位移伪影出现在脂肪组织与其他组织的界面上
- ③脂肪组织与其他组织的界面与频率编码方向垂直时，化学位移伪影比较明显
- ④脂肪组织的信号向频率编码梯度场强较低的一侧移位
- ⑤其他条件相同时，主磁场强度越高，化学位移伪影也越明显

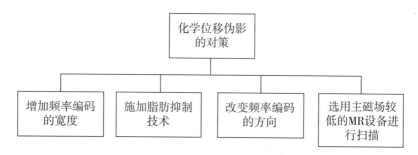

（二）卷褶伪影

被检查的解剖部位的大小超出了观察野（FOV）范围，即选择观察野过小，而使观察野范围以外部分的解剖部位的影像移位或卷褶到图像的另一端。

MR 信号在图像上的位置取决于信号的相位和频率，信号的相位和频率分别由相位编码和频率编码梯度场获得。信号的相位和频率具有一定范围，这个范围仅能对 FOV 内的信号进行空间编码，当 FOV 外的组织信号融入图像后，相位或频率将发生错误，把 FOV 外一侧的组织信号错当成另一侧的组织信号，因而把信号卷褶到对侧，从而形成卷褶伪影。实际上卷褶伪影可以出现在频率编码方向，也可以出现在相位编码方向上。由于在频率方向上扩大信号空间定位编码范围，不增加采集时间，目前的 MRI 设备均采用频率方向超范围编码技术，频率编码方向不出现卷褶伪影，因此 MR 图像上卷褶伪影一般出现在相位编码方向上。在三维 MR 成像序列中，由于在层面方向上也采用了相位编码，卷褶伪影也可以出现在层面方向上，表现为第一层外的组织信号卷褶到最后一层的图像中（图 2 - 4 - 3 - 3）。

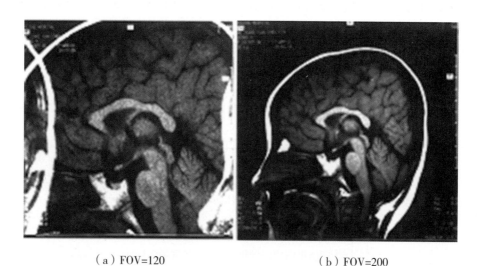

（a）FOV=120　　　　　　　（b）FOV=200

图 2 - 4 - 3 - 3　卷褶伪影及扩大 FOV 后的情况

```
                    ┌─ ①由于FOV小于受检部位所致
卷褶伪影特点 ───────┼─ ②常出现在相位编码方向上
                    └─ ③表现为FOV外一侧的组织信号卷褶并重叠到图像另一侧（图2-4-3-4）
```

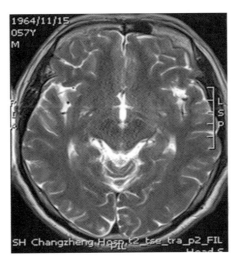

图 2 - 4 - 3 - 4　头颅横断面 T$_2$WI

左右方向为相位编码方向，由于 FOV 较小，左侧 FOV 外的颅骨
外软组织被卷褶到 FOV 内的右侧

卷褶伪影主要发生在相位编码方向上。图像出现卷褶伪影不仅影响图像质量，从而影响对病变的观察，也不美观，因此应避免卷褶伪影发生。

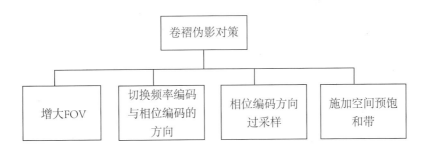

（三）截断伪影

截断伪影是由于数据采集不足所致，在空间分辨力较低的图像比较明显。在图像中高、低信号差别大的两个组织的界面，如颅骨与脑表面、脂肪与肌肉界面等会产生信号振荡，出现环形黑白条纹，即截断伪影。MRI 图像是一个二维数字矩阵，由多个像素构成。数字图像要真实反映实际的解剖结构细节，像素尺寸应该无限小。但像素总有一定大小，像素尺寸范围内的组织信号都被平均或归一化为一个数值，两个相邻像素间原本连续的解剖结构会由于信号的平均发生截断或不连续。因此，像素尺寸越大，包括的组织结构就越

多，相邻像素间所产生的截断差别越大，就可能出现肉眼可见的明暗相间的条带。

截断伪影容易出现在两种情况下：图像的空间分辨力较低（像素较大）；在两种信号强度差别很大的组织间，如 T_2WI 上脑脊液与骨皮质之间。

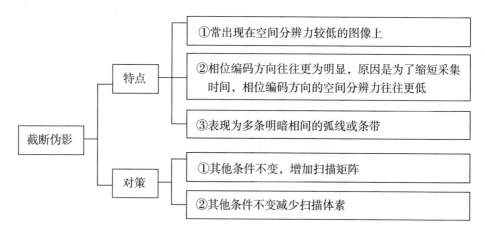

（四）部分容积效应

当选择的扫描层面较厚或病变较小且又骑跨于扫描切层之间时，周围高信号组织掩盖小的病变或出现假影，这种现象称为部分容积效应。

MR 是以三维切层，二维成像的。所以，图像的基本单位为像素，每一像素乘以层厚即为体素。任何一个像素的信号强弱都是通过体素内包括的不同组织成分的平均信号强度反映出来的。如果低信号的病变位于高信号的组织中，由于周围组织的影响，病变信号比原有的信号强度高。反之，高信号的病变如果位于低信号的组织中，其病变的信号比病变原有的信号强度低。由此可见，部分容积效应的存在，可能漏掉小的病变或产生假象。这种假象在 B 超或 CT 扫描时也常见到。

部分容积效应可以通过选用薄层扫描或改变选层位置得以消除。这对微小病变的检出更为重要。减少扫描层厚而不是减小观察野是克服部分容积效应的有效方法。在可疑是部分容积效应造成的伪病灶的边缘作垂直方向定位，也可消除部分容积效应造成的假象。

（五）层间干扰

MRI 需要采用射频脉冲激发，由于受梯度场线性、射频脉冲的频率特性等影响，实际上 MR 二维采集时扫描层面附近的质子也会受到激励，这样就会造成层面之间的信号相互影响，即层间干扰或层间污染。层间干扰的结果往往是偶数层面的图像整体信号强度降低，因而出现同一序列的 MR 图像出现明暗间隔的现象。

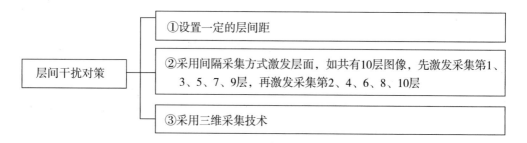

（六）磁敏感性伪影

不同组织成分的磁敏感性不同，它们的质子进动频率和相位也不同。梯度回波序列对磁化率变化较敏感，与自旋回波类序列相比更容易出现磁化率伪影。回波平面成像（EPI）由于使用强梯度场，对磁场的不均匀性更加敏感，在空气和骨组织磁敏感性差异较大的交界处，如颅底与鼻窦处会因失相位出现信号丢失或几何变形的磁敏感性伪影（图 2 - 4 - 3 - 5）。

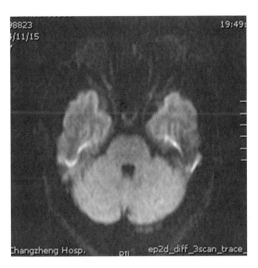

图 2 - 4 - 3 - 5　颅脑横断 DWI 图像，可见图像有严重扭曲和磁敏感伪影

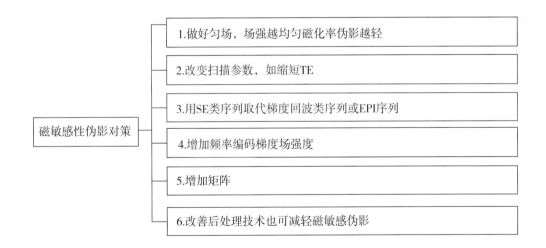

磁敏感性伪影对策

1. 做好匀场，场强越均匀磁化率伪影越轻

2. 改变扫描参数，如缩短TE

3. 用SE类序列取代梯度回波类序列或EPI序列

4. 增加频率编码梯度场强度

5. 增加矩阵

6. 改善后处理技术也可减轻磁敏感伪影

三、运动伪影

```
                    运动伪影（图2-4-3-6）分类
                                │
              ┌─────────────────┴─────────────────┐
         人体生理性运动伪影                      自主性运动伪影
              │
    ┌──────┬──┴────┬──────────┐                    │
 心脏收缩、大  呼吸运动伪影   流动血液伪影   脑脊液流动    由于患者自主运
 血管搏动伪影  （图2-4-3-8）              伪影        动（图2-4-3-9），
 （图2-4-3-7）                                        致使图像模糊、
                                                      质量下降
```

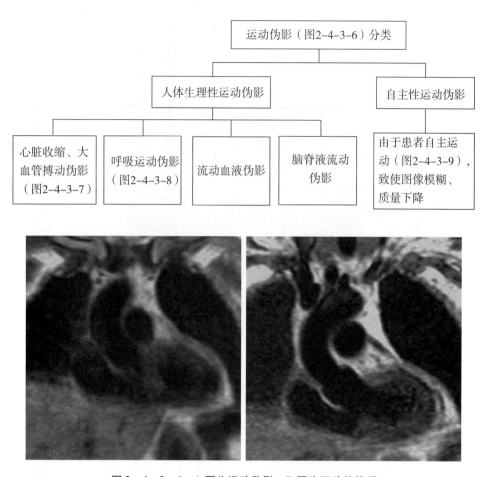

图 2 - 4 - 3 - 6　A 图为运动伪影，B 图为运动补偿后

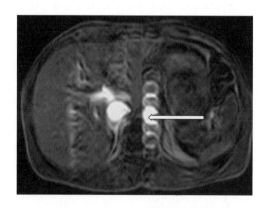

图 2 - 4 - 3 - 7　大血管搏动伪影

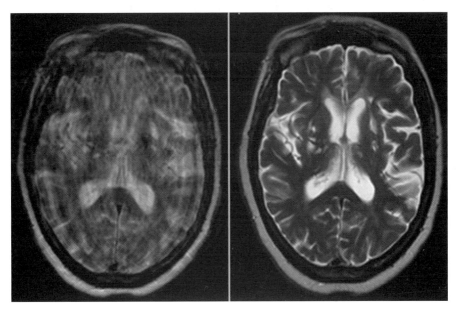

图 2 - 4 - 3 - 8　A 图为呼吸运动伪影，B 图为多次平均后的质量

图 2 - 4 - 3 - 9　患者躁动图像伪影（A），采用螺旋桨技术后图像质量明显改善（B）

四、金属异物伪影

金属异物包括抗磁性物质及铁磁性物质。金属异物只要使磁场均匀性改变百万分之几，就足以造成图像变形。抗磁性物质磁化率为负值，其组成原子的外电子是成对的。人体内大多数物质和有机化合物属这类物质。这里所述的金属异物主要是指铁磁性物质，如发夹、金属纽扣、针、胸罩钩、各种含铁成分的睫毛膏、口红，外科用金属夹、固定用钢板及含有金属物质的各种标记物以及避孕环等。在实际工作中，要跟患者强调不把体内或体表的金属异物带入磁场，一是金属异物会使图像产生金属异物伪影而影响诊断，二是对患者有潜在的危险。例如，外科手术夹可能会受磁性吸引脱落造成再出血；刀片等锐利物在磁场飞动时，会刺伤患者或损坏机器。

不慎将金属异物带入磁场时，在 MR 成像过程中易产生涡流，在金属异物的局部形成强磁场，从而干扰主磁场的均匀性，局部强磁场可使周围旋进的质子很快丧失相位，而在金属物体周围出现一圈低信号"盲区"，其边缘可见周围组织呈现的高信号环带，以及图像出现空间错位导致严重失真变形（图2－4－3－10）。

避免金属异物伪影首先要做好宣传解释工作；在受检者进入磁场前要认真检查，杜绝将金属异物带入机器房。

目前，骨科手术所用高科技镍、钛合金固定板，假关节等材料不受磁性吸引，在其周围不会产生伪影，可以进行MRI检查，但必须达到标准要求。要特别注意检查时间不能过长，以免造成灼伤。

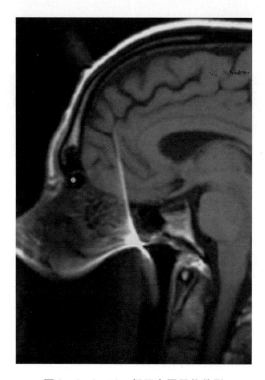

图2－4－3－10 假牙金属异物伪影

第四节 磁共振成像技术参数及其对图像质量的影响

磁共振成像技术参数及其对图像质量的影响见表2－4－4－1和图2－4－4－1，图2－4－4－2。

表 2 – 4 – 4 – 1　改变 MR 成像参数对图像质量的影响

参数	选择	有利因素	限制因素
TR	增加	增加信噪比； 增加允许成像层面	减小 T_1 对比度； 增加扫描时间； 减少"流入增强"效应
	减少	增加 T_1 对比度； 缩短扫描时间； 减少运动伪影； 增加"流入增强"效应	降低信噪比； 减少成像层面数
TE	增加	增加 T_2 对比度； 增加"流入增强"效应	降低信噪比； 减小 T_1 对比度
	减小	增加信噪比； 增加质子密度和 T_1 对比度	减少 T_2 对比度； 高流速信号丢失
FA	增加	增加 T_1 对比度； 增加纵向磁化矢量转向横向磁化矢量	减小 T_2^* 对比度
	减小	增加 T_2^* 对比度	减小信噪比
矩阵	增加	增加空间分辨力； 减少湍流伪影	降低信噪比； 增加扫描时间
	减少	增加信噪比； 减少扫描时间	降低空间分辨力； 增加湍流伪影
FOV	增加	增加成像区域； 提高信噪比； 卷褶伪影较少	降低空间分辨力
	缩小	提高空间分辨力	降低信噪比； 出现卷褶伪影的机会增加； 减少成像面积
信号采集次数 NEX	增加	增加信噪比； 减少运动伪影	增加扫描时间
	减少	减少扫描时间	降低信噪比； 增加伪影出现的可能性
层厚	增加	增加信噪比； 增加整个成像区域	减少空间分辨力； 增加部分饱和效应
	减小	增加空间分辨力； 减少部分饱和效应； 增加"流入增强"效应	减少"流入增强效应"； 降低信噪比； 减小整个成像区域

参数	选择	有利因素	限制因素
层面间距	增加	层间交叉失真减少； 增加与成像平面垂直的覆盖解剖区域； SNR 及 CNR 的损失减少	易丢失介于层面之间的异常组织信息； 增加切层间距内病理信息丢失机会
	减少	不易丢失层面之间的异常信息	增加层间交叉垂直； 减少与成像平面垂直的覆盖解剖区域； SNR 和 CNR 损失增加
ETL（回波链长度）	增加	减少扫描时间	信噪比降低； 减少可成像层面数
ETS（回波链间隔）	增加	减少覆盖层厚	增加对比度混合； 可能增加模糊伪影
ETE（有效回波时间）	增加	增加 T_2 对比度	减少信噪比
线圈类型	正交体线圈	FOV 较大	整个成像体的 SNR 减少； 对生理运动更敏感
	表面线圈	增加 SNR； 对生理运动不敏感	

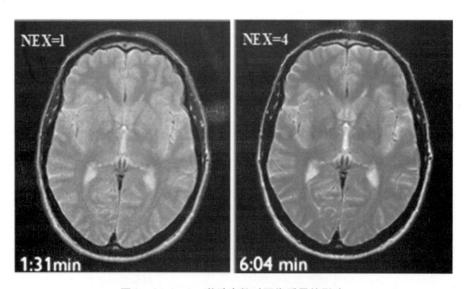

图 2－4－4－1　激励次数对图像质量的影响

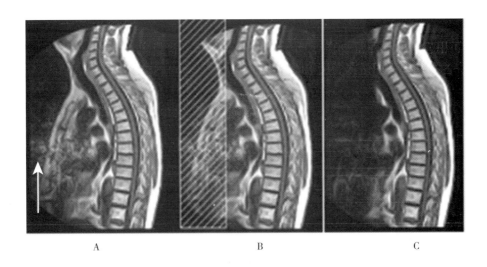

图 2 - 4 - 4 - 2 预饱和技术对图像质量的改善
A. 没有预饱和带 B. 预饱和带 C. 加预饱和带所得图像

【考题举例】

1. 在胸椎 MR 成像中，预饱和技术常用于抑制
   A. 吞咽运动伪影　　　B. 心搏伪影　　　C. 呼吸运动伪影
   D. 化学位移伪影　　　E. 逆向流动液体信号

2. 金属物品带入磁体孔腔内会导致
   A. 磁场强度改变　　　B. 磁场均匀度破坏　　　C. 对射频产生影响
   D. 图像对比度下降　　　E. 磁场稳定度下降

3. 有关化学位移伪影的叙述，下列哪一项是错误的
   A. 化学位移伪影是一种装备伪影　　　B. 化学位移伪影与呼吸运动有关
   C. 化学位移伪影与主磁场强度有关　　　D. 化学位移伪影与观察视野有关
   E. 化学位移伪影可以通过改变相位编码的方向加以识别

4. 对化学位移伪影的描述错误的是
   A. 脂肪与水的进动频率存在差异造成的
   B. 在图像上表现为脂肪与水的界面上出现黑色和白色条状或月牙状阴影
   C. 在肾脏与肾周脂肪囊交界区表现突出
   D. 仅发生在相位编码方向上
   E. 严重程度与主磁场场强成正比

5. MR 图像质量指标不包括

    A. 噪声   B. 信噪比   C. 对比度   D. 分辨力   E. 扫描时间

【参考答案】

    1. B   2. B   3. D   4. D   5. E

第五章 磁共振成像系统 对人体和环境的影响

【考试大纲要求】

1. 静磁场的生物效应（熟悉）
2. 射频场的生物效应（掌握）
3. 感应电流与周围神经刺激效应（掌握）
4. 梯度场的生物效应（熟悉）
5. 磁场对环境的影响（掌握）
6. 环境对磁场的影响（熟悉）
7. 磁共振成像的安全性（掌握）

一、进行 MRI 检查时受检者需要暴露于多种磁场中

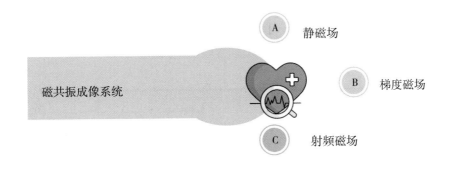

磁共振成像系统

A 静磁场

B 梯度磁场

C 射频磁场

二、静磁场的生物效应

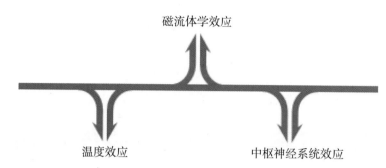

（一）温度效应

静磁场不会影响人的体温。

（二）磁流体动力学效应

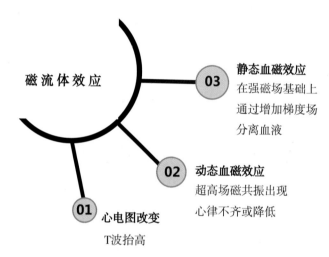

（三）中枢神经系统效应

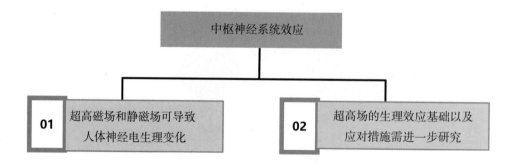

三、射频场的生物效应

（一）射频能量的特殊吸收率

1. 特殊吸收率（SAR）　是组织中电磁能量吸收值或 RF 功率沉积值的度量，即单位质量生物组织中 RF 功率的吸收值。分为局部 SAR 和全身 SAR，分别对应于局部组织和全身组织。其单位为 W/kg。全身平均 SAR≤0.4W/kg。

2. 影响因素　SAR 的大小与质子共振频率（静磁场强度）、RF 脉冲的类型和角度（90°或180°）、重复时间和脉宽、线圈效率、成像组织容积、组织类型（电特性）、解剖结构等许多因素有关。温度效应是 RF 场最主要的生物效应，其取决于照射时间、环境温度以及受检者自身的温度调节能力（表浅血流量、出汗率等）。

3. 射频能量的特殊吸收率与组织尺寸的大小

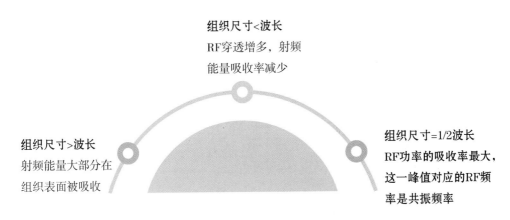

组织尺寸<波长
RF穿透增多，射频
能量吸收率减少

组织尺寸>波长
射频能量大部分在
组织表面被吸收

组织尺寸=1/2波长
RF功率的吸收率最大，
这一峰值对应的RF频
率是共振频率

（二）射频场对体温的影响

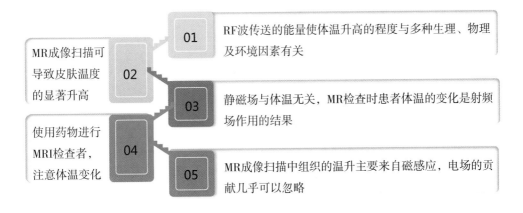

MR成像扫描可导致皮肤温度的显著升高

使用药物进行MRI检查者，注意体温变化

01 RF波传送的能量使体温升高的程度与多种生理、物理及环境因素有关

02

03 静磁场与体温无关，MR检查时患者体温的变化是射频场作用的结果

04

05 MR成像扫描中组织的温升主要来自磁感应，电场的贡献几乎可以忽略

四、梯度场的生物效应

（一）感应电流与周围神经的刺激反应

感应电流

与梯度场的切换率、最大磁通强度、平均磁通强度、谐波频率、波形参数、脉冲极性、体内电流分布、组织细胞膜的电特性和敏感性（导电性）等诸多因素相关

周围神经刺激效应

机体外周组织感应电流密度达到神经活动电流密度$3000\mu A/cm^2$的10%——安全阈值时，可能导致误动作，如皮肤感觉神经或外周骨骼肌神经受到感应电流的强刺激发生抽搐或收缩

（二）心血管效应

心血管效应：指梯度磁场产生的感应电流对心血管的作用。

感应电流直接刺激血管和心肌纤维等电敏感性细胞，使其发生去极化过程，引起心律不齐，心室纤颤或心房纤颤（室颤或房颤）等。

（三）磁致光幻视

①致光幻视：在4.0T及以上超高场MRI设备的静磁场环境中，梯度感应电流作用于中枢神经系统可导致视觉磁致光幻视

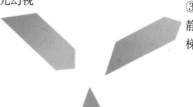

③光幻视与梯度场切换率和静磁场强度均有关系，且在梯度场停止后自动消失

②这种现象被认为是电刺激被检者视网膜感光细胞后形成的视觉紊乱，是梯度场最敏感的生理反应之一

（四）梯度场安全标准

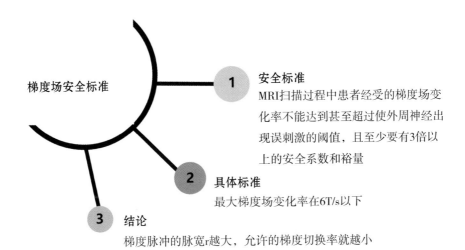

梯度场安全标准

1 安全标准
MRI扫描过程中患者经受的梯度场变化率不能达到甚至超过使外周神经出现误刺激的阈值，且至少要有3倍以上的安全系数和裕量

2 具体标准
最大梯度场变化率在6T/s以下

3 结论
梯度脉冲的脉宽r越大，允许的梯度切换率就越小

（五）梯度噪声

1. MRI 设备主磁场强度越高，梯度电流脉冲上升速度越快或脉冲的频率越高，机械振动发出的噪声就会越大。

2. 临床用磁共振诊断设备的安全原则　对于噪声超过 85dB 的 MRI 扫描，需要采取一定的听力保护措施。

3. 梯度噪声达 110dB 以上的后果：

生理伤害：暂时性听力下降，甚至永久性听力损害或其他永存的精神效应。

心理伤害：恐惧心理加剧，这种恐惧心理是癫痫和精神幽闭症的诱发因素。

4. 降低梯度噪声的静音技术手段，主要有以下 4 点：

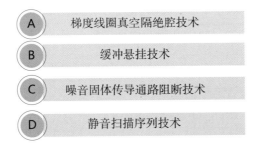

A 梯度线圈真空隔绝腔技术

B 缓冲悬挂技术

C 噪音固体传导通路阻断技术

D 静音扫描序列技术

五、磁场对环境的影响

MRI 设备对其周边环境及设备的使用存在磁影响，因此它们之间必需保持一定的安全距离，见表 2 - 5 - 1。

表 2 - 5 - 1　各种设备与磁体的安全距离

设备应安置或远离下述磁场强度高斯（G）线范围之外	设备名称
≤0.5G	ECT，显示器
≤1G	PET、PET/CT、线性加速器CT、回旋加速器、超声、精密测量仪、碎石机、影像增强器、电子显微镜、彩色电视机、影像后处理工作站
≤3G	多台MR设备之间
≤5G	心脏起搏器、生物刺激器、神经刺激器

六、环境对磁场的影响

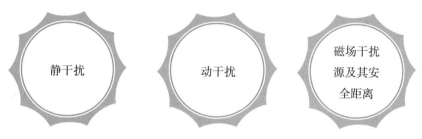

（一）静干扰

指离磁体中心点相距很近（2m之内）的物质产生的干扰，要尽量对建筑物所有墙壁、地面、墙柱及磁铁基座等结构中钢材的用量加以限制，不能超过 $15kg/m^2$。

（二）动干扰

移动、变化的磁场以及震动等干扰源称为动干扰。震动会影响 MR 图像的质量，对 MR 产生影响的震动可分为稳态震动和瞬态震动两种。

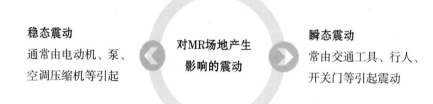

稳态震动
通常由电动机、泵、空调压缩机等引起

对MR场地产生影响的震动

瞬态震动
常由交通工具、行人、开关门等引起震动

（三）常见磁场干扰源及其安全距离

常见磁场干扰源及其安全距离见表 2－5－2。

表 2－5－2　常见磁场干扰源及其安全距离

干扰源	至磁体中心的安全距离（m）	干扰源	至磁体中心的安全距离（m）	干扰源	至磁体中心的安全距离（m）
地板内的钢筋网	＞1	活动床、电瓶车、小汽车	＞12	地铁	超导磁体＞50，永磁磁体＞500
钢梁、支持物	＞5	起重机、大汽车	＞15	轮椅、担架	＞8
铁路、电车	＞30	大功率电缆	＞10		

七、磁共振成像的安全性

（一）铁磁性物质

磁性越强的物体，投射效应就越明显。

1. 投射效应

定义：铁磁性物质被强度很高的主磁场吸收，以一定的速度向磁体投射，成为投射效应

投射效应是MRI系统最大的安全问题之一

2. 常见的铁磁性投射物

铁磁性投射物：受到铁磁性投射效应的物质称为铁磁性投射物。

MRI 磁体附近可能出现的铁磁性投射物主要有外科手术器械、氧气瓶、医疗仪器、担架、轮椅以及受检者随身携带的金属物品。

（二）体内置入物

1. 体内置入物　指通过各种方式置入体内并长期驻留体内的异物（包括某些具有特殊功能的机械或电子部件），例如：假牙、动脉夹、人工股骨头、人工血管、心脏起搏器或除颤仪、人工心脏瓣膜、人工耳蜗等。

2. 体内置入物分类

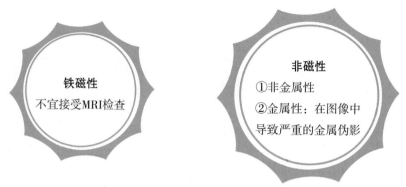

3. 体内置入物的安全性

（1）MRI 对置入物的影响：

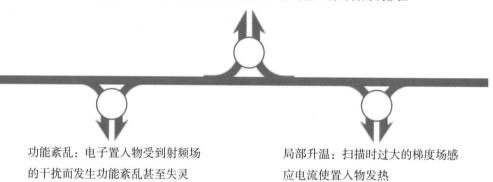

位置改变：在静磁场的强磁力作用下体内置入物的转向或移位

功能紊乱：电子置入物受到射频场的干扰而发生功能紊乱甚至失灵

局部升温：扫描时过大的梯度场感应电流使置入物发热

（2）置入物对人体的影响：

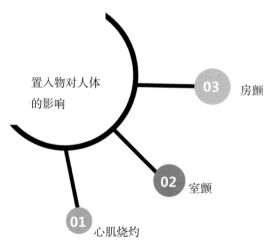

置入物对人体的影响

03 房颤

02 室颤

01 心肌烧灼

（3）置入物对图像的影响：金属置入物（铁磁性或非磁性）使局部磁场均匀性发生改变，形成金属伪影。

（三）梯度场噪声

1. 系统的静磁场越高，梯度上升速度或梯度脉冲的频率越高，它发出的噪声就会越大，在 1.0～2.0T 的主磁场下，当所有梯度磁场达到 25mT/m 时，产生的扫描噪声可高达 110dB，这种噪声不仅影响医患之间的通话联络，还可对受检者造成一定程度的心理或生理影响。

2. 音频噪声的分类

静噪声
比较小，是由于磁体冷却系统即冷头（对于超导磁体）的工作而引起的噪声

动态噪声
扫描过程中由梯度磁场的不断开启或关闭而形成的

音频噪声

3. 噪声的控制

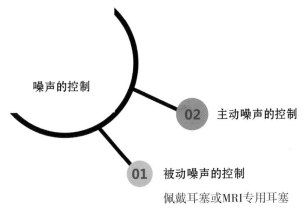

噪声的控制

02 主动噪声的控制

01 被动噪声的控制
佩戴耳塞或MRI专用耳塞

（四）孕妇的 MRI 检查

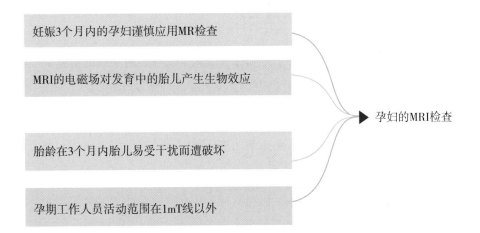

妊娠3个月内的孕妇谨慎应用MR检查

MRI的电磁场对发育中的胎儿产生生物效应

胎龄在3个月内胎儿易受干扰而遭破坏

孕期工作人员活动范围在1mT线以外

孕妇的MRI检查

（五）幽闭恐惧症

1. 定义　一种在封闭空间内感到明显而持久的过度恐惧。

2. 常见原因　在 MRI 检查中由于受检者所处的磁体空洞较小，会出现焦虑、恐慌及情绪低落等心理反应。

3. 采取措施降低幽闭恐惧症发生率

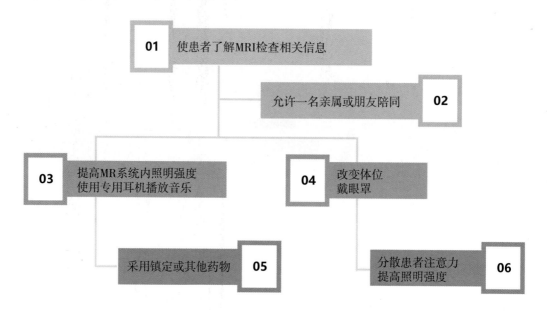

【考题举例】

1. 有哪种情况不能做 MRI 检查
   A. 体内有瓷类材料　　　　B. 装有铁磁性或电子耳蜗者
   C. 非金属避孕环　　　　　D. 患者体格大
   E. 妊娠超过 3 个月

2. 体内植入离子泵的患者，在 MRI 磁场中的安全范围是
   A. 1 高斯线之外　　　　B. 5 高斯线之外　　　　C. 10 高斯线之外
   D. 15 高斯线之外　　　　E. 5 高斯线之内

3. 一般而言，MRI 检查中属于安全、对人体健康无不良作用的场强范围是
   A. 低于 4.0T　　　　B. 低于 3.0T　　　　C. 低于 2.0T
   D. 低于 1.0T　　　　E. 低于 0.5T

4. 下面哪种措施对降低幽闭恐惧症发生率无用
   A. 尽量使用快速序列减少扫描时间
   B. 允许一名被检者的亲属或朋友进扫描间陪同

C. 改变体位将头先进改为足先进

D. 让患者睁大眼使其知道自己所在的密闭空间

E. 提高 MR 系统内的照明强度

5. 人体中容易受到 MRI 射频脉冲的辐射损伤的器官是

A. 皮肤　　　　　B. 四肢　　　　　C. 颅脑

D. 胰腺　　　　　E. 眼睛

【参考答案】1. B　2. B　3. B　4. D　5. E

第六章 磁共振成像技术临床应用概论

【考试大纲要求】

1. 人体正常组织 MR 信号特点（掌握）
2. 人体病理组织 MR 信号特点（掌握）
3. 磁共振检查的适应证与禁忌证（掌握）
4. 磁共振检查前的准备（掌握）
5. 心电触发及门控技术（掌握）
6. 脉搏触发技术（掌握）
7. 呼吸门控技术（熟悉）
8. 脂肪抑制技术（熟悉）

第一节　人体正常组织的 MRI 信号特点

一、概述

MRI 信号强度是多种组织特征参数的可变函数，它所反映的病理、生理基础较 CT 更广泛。MRI 信号强度与组织的弛豫时间、氢质子密度、血液（或脑脊液）流动、化学位移及磁化率有关。其中弛豫时间，即 T_1 和 T_2 弛豫时间对图像对比起重要作用。它是区分不同正常组织、正常与异常组织的 MRI 主要诊断基础。

二、水

正常人体组织中 MRI 信号 80% 来自细胞内，20% 来源于细胞外间隙。纯水的 T_1 和 T_2 弛豫时间均很长。水分子很小，具有较高的自由运动频率，这部分水称为自由水；如果水分子依附在运动缓慢的较大分子，如蛋白质周围时，它的自由运动频率就会大大降低，这部分水称为结合水。自由水运动频率明显高于 Larmor 共振频率，T_1 弛豫缓慢，T_1 时间长；当两者较近时，T_1 弛豫快；两者不同时，T_1 弛豫时间缓慢。较大分子的运动频率明显低于 Larmor 共振频率，T_1 弛豫也慢，T_1 长。结合水运动频率介于自由水和大分子水之间，T_1 弛豫时间明显缩短。

三、脂肪与骨髓

脂肪与骨髓具有较高的质子密度和非常短的 T_1 值，信号强度大。T_1 加权像表现为高信号，呈白色；T_2 加权像也表现为较高信号，脂肪抑制序列（STIR）上呈低信号。

四、肌肉

肌肉所含质子密度明显少于脂肪组织，它具有较长 T_1 值和较短 T_2 值。T_1 加权像呈较低信号，T_2 呈中等灰黑信号。韧带和肌腱的质子密度低于肌肉组织，也具有长 T_1 短 T_2 弛豫特点，其 T_1 加权像和 T_2 加权像均呈中低信号。

五、骨骼

骨骼骨皮质含质子密度很低，MRI 信号强度非常低，无论短 TR 的 T_1 加权，还是长 TR 的 T_2 加权，均表现为低信号（黑色）。松质骨为中等信号，如椎体 T_1 和 T_2 加权像均呈中等偏高信号。致密骨呈长 T_1 短 T_2 低信号。纤维软骨组织内的质子密度明显高于骨皮质，T_1、T_2 加权像呈中低信号。透明软骨内所含水分较多，具有较大的质子密度，并且有较长 T_1 和长 T_2 弛豫特征，T_1 加权呈低信号，T_2 加权信号强度明显增加。

六、淋巴

淋巴质子密度高，具有较长的 T_1 值和较短的 T_2 值，组织 T_1 加权像呈中等信号，T_2 加权像因 T_2 不长也呈中等信号。

七、气体

气体因其质子密度趋于零，故表现为黑色无信号区。因此，在任何脉冲序列，改变 TR、TE 值都不会改变信号。

第二节　人体病理组织的 MRI 信号特点

一、水肿

1. *血管源性水肿*　是由于血脑屏障破坏，血浆由血管内漏出进入细胞外间隙所致，常见于肿瘤和炎症，典型者呈手指状分布于脑白质中。它以结合水增多为主，自由水增加为辅，最初仅在 T_2 加权像显示。这种水肿的早期显示，往往提示存在一个较早期或局限脑部病变，如脑肿瘤。肿瘤实质和水肿的鉴别需长 TE、长 TR 序列，随着回波时间延长水肿信号逐渐增高，而肿瘤本身信号增强幅度不大。Gd–DTPA 增强扫描，水肿无异常对比增强。

2. 细胞毒性水肿　由于缺氧，钠与水进入细胞内，造成细胞肿胀，细胞外间隙减小，常见于急性脑梗死的周围，白质、灰质同时受累。在 T_2 加权像之边缘信号较高。

3. 间质性水肿　由于脑室压力增高脑脊液经室管膜迁移到脑室周围白质中所致。脑脊液为自由水，间质性水肿为结合水。如急性脑积水或交通性脑积水时，于脑室周围出现边缘的稍长 T_1 长 T_2 信号带，由于间质性脑水肿所含结合水增加，信号强度明显高于脑室内脑脊液。T_2 加权能见到此现象，质子密度加权像更明显。

二、出血

1. 超急性期出血　出血发生在 24h 以内。红细胞内为氧合血红蛋白，MRI 信号不变。氧合血红蛋白内电子成对，不具顺磁性。

2. 急性期出血　出血发生后 1～3d 内。由于氧合血红蛋白变为脱氧血红蛋白，后者具有 4 个不成对电子，有显著顺磁性。因此，使 T_2 弛豫时间缩短，呈低信号。

3. 亚急性期出血　出血发生后 4～7d 内。出血从周边开始形成正铁血红蛋白，有很强的顺磁性，T_1 加权像血肿周围呈高信号，限于红细胞内的正铁血红蛋白有短 T_1 作用，对 T_2 时间不产生作用。

4. 慢性期出血　出血发生后 8～14d。血肿中心部也产生正铁血红蛋白，且均位于红细胞外，红细胞破裂使得血肿内较均匀地分布正铁血红蛋白及少量脱氧血红蛋白。这种正铁血红蛋白具有短 T_1、长 T_2 作用，T_1 和 T_2 加权像均呈高信号。慢性血肿在 14 天以上，中心部 T_1 加权像呈均匀低信号，T_2 加权像呈均匀高信号；而外周部红细胞内有含铁血黄素（有短 T_1 作用），无论 T_1 加权像，这是 T_2 加权像均呈低信号，并可持续几个月，甚至更长时间。

三、梗死

脑血栓是形成脑梗死的主要原因，因血供中断，组织表现为缺血、水肿、变性、坏死等。

1. 急性期　由于细胞毒性水肿，使 T_1 和 T_2 均延长，Gd－DTPA 增强扫描，梗死区有异常对比增强。T_2 FLAIR 序列在显示脑室周围、脑沟旁皮质等紧邻脑脊液的脑实质区病变方面特别有用，显示上述区域梗死灶的敏感性远高于常规 T_2WI。DWI 对于超急性期和隐匿性脑梗死有高度敏感性，已成为脑卒中的常规序列。对 6h 以内的急性脑梗死，只有在弥散加权（DWI）时才能显示出来，表现为高信号。

2. 亚急性期　由于水肿加重，T_1 加权像渐渐呈长 T_1 低信号，T_2 加权像呈高信号。脑梗死的典型表现为供血范围内脑组织 T_1 加权像呈低信号，T_2 加权像呈高信号。Gd－DTPA 增强扫描，脑梗死呈异常对比增强；脑回增强是亚急性期的特征性表现。

3. 慢性期　脑梗死发生几个月后，一种表现为局部脑萎缩，另一种表现为脑萎缩并形成囊性脑软化，T_1 和 T_2 显著延长。

四、坏死与钙化

1. 坏死　坏死组织的 MRI 信号强度随组织类型不同，坏死的内容物不同而异。一般坏死组织的自由水和结合水都有增加，T_1 和 T_2 弛豫时间均较长，但不显著。因此，T_1 加权像信号较低，T_2 加权像信号有增高，但信号强度不均匀。当机体修复呈纤维结缔组织时，质子密度明显减小，T_2 缩短，故 T_1 和 T_2 加权像均呈低信号。

2. 钙化　钙化组织缺乏可动性质子，其 T_1 和 T_2 加权像均为低信号；钙化主要取决于钙盐成分，若含有锰盐时，也可有信号，其 T_1 加权像表现为高信号。

五、囊变

囊变内容物一种为自由水，另一种为蛋白结合水。由于自由水明显增多，造成 T_1 和 T_2 延长，T_1 加权像为低信号，T_2 加权像为高信号。蛋白结合水的 T_1 加权像为中等信号，T_2 加权为高信号，信号强度均匀。T_2 FLAIR 和 DWI 对于鉴别囊肿内水的性质有价值，自由水液体反转恢复时被抑制和弥散不受限制而在 2 个序列中均呈低信号，反之结合水均呈高信号。

第三节　磁共振检查的适应证与禁忌证

一、适应证

（一）颅脑 MRI 检查

1. 先天性颅脑发育异常。
2. 脑积水。
3. 脑萎缩。
4. 脑卒中及脑缺氧：脑梗死和脑出血等。
5. 脑血管疾病。
6. 颅内肿瘤和囊肿。
7. 颅脑外伤。
8. 颅内感染和其他炎性病变。
9. 脑白质病变。

（二）眼及眶区 MRI 检查

1. 眼眶前病变。
2. 肌圆锥外病变。
3. 肌圆锥内病变。
4. 眼外肌病变。
5. 视神经及其鞘病变。
6. 眼球病变。

（三）鼻咽部 MRI 检查

1. 鼻咽部恶性病变。
2. 鼻咽部良性病变。
3. 喉部良、恶性肿瘤。

（四）垂体薄层 MRI 检查

1. 内分泌失调，激素水平明显增加。

2. 垂体腺瘤。

（五）肝脏、胆系、胰腺、脾脏 MRI 检查

1. 肝脏、胆系、胰腺、脾脏的原发性或转移性肿瘤，以及肝海绵状血管瘤。

2. 肝寄生虫病：如肝包虫病。

3. 弥漫性肝病：如肝硬化、脂肪肝、色素沉着症。

4. 肝、胆、胰、脾先天性发育异常。

5. 胆道梗阻：明确梗阻的部位与性质。

6. 肝脓肿。

7. 肝局限性结节增生和肝炎性假瘤。

8. 手术、放疗、化疗及其它治疗效果的随访和观察。

9. 胰腺炎及其并发症。

（六）胃肠道 MRI 检查

1. 食管病变。

2. 胃病变。

3. 小肠病变。

4. 结肠病变。

（七）盆腔 MRI 检查

1. 膀胱、输尿管、前列腺、精囊腺、子宫、卵巢及其附件的病变。

2. 骨盆及盆腔脏器损伤。

（八）肾脏 MRI 检查

1. 肾区肿块。

2. 肾脏感染性病变：肾结核、肾周脓肿。

3. 肾脏外伤。

4. 肾脏弥漫性实质性病变。

5. 肾移植术前供体肾血管评估。

6. 移植肾和肾手术后检查。

7. 肾脏先天性畸形。

8. 对碘剂过敏，禁忌造影者。

（九）肾上腺 MRI 检查

1. 功能性肾上腺病变 （1）原发性醛固酮增多症；（2）嗜铬细胞瘤；（3）皮质醇增多症：①肾上腺皮质增生；②肾上腺皮质腺瘤。

2. 无功能性肾上腺病变 （1）无功能性腺瘤；（2）转移瘤；（3）囊肿；（4）骨髓脂肪瘤；（5）神经母细胞瘤；（6）肾上腺结核；（7）肾上腺出血。

（十）腹膜腔及腹膜后间隙 MRI 检查

1. 腹膜腔和腹膜后间隙内原发肿瘤。

2. 淋巴结病变。

3. 腹膜腔和腹膜后间隙内出血、脓肿、炎性病变。

4. 腹膜后纤维化。

5. 鉴别游离性或局限性腹水。

6. 鉴别腹主动脉和下腔静脉病变，如动脉瘤、静脉栓塞、血管发育异常。

（十一）脊柱 MRI 检查

1. 椎管内肿瘤：包括髓内、外肿瘤、硬膜下肿瘤、硬膜外肿瘤。

2. 脊膜膨出和脊髓脊膜膨出。

3. 脊髓创伤。

4. 硬膜外脓肿和硬膜下脓肿。

5. 椎管内血管畸形。

6. 脊髓空洞症。

7. 脊髓萎缩。

8. 椎间盘突出。

9. 椎管狭窄。

（十二）骨关节和肌肉 MRI 检查

1. 骨关节创伤。

2. 骨关节肿瘤与肿瘤样病变。

3. 骨髓病变。

4. 类风湿关节炎。

5. 强直性脊柱炎。

6. 股骨头缺血坏死

7. 全身肌肉软组织损伤或病变。

8. 肌肉软组织肿瘤。

（十三）MR 的特殊检查

包括磁共振血管成像（MRA、MRV）、磁共振水成像［胰胆管成像（MRCP）、尿路成像（MRU）、内耳水成像］、磁共振功能成像［弥散成像（DWI）、磁敏感成像（SWI）、灌注成像（PWI）］等。

二、绝对禁忌证

1. 带有心脏起搏器、神经刺激器、人工金属心脏瓣膜等的患者。

2. 带有动脉瘤夹者（非顺磁性如钛合金除外）。

3. 有眼内金属异物、内耳植入、金属假体者、金属假肢、金属关节、体内铁磁性异物者。

4. 妊娠 3 个月内的早期妊娠者。

5. 重度高热患者。

三、相对禁忌证

1. 体内有金属异物（金属植入物、假牙、避孕环）、胰岛素泵等患者如必须进行 MR 检查，应慎重或取出后行检查。

2. 危重病人需要使用生命支持系统者。

3. 癫痫患者（应在充分控制症状的前提下进行磁共振检查）。

4. 幽闭恐惧症患者，如必须进行 MR 检查，应在给予适量镇静剂后进行。

5. 不合作患者，如小儿，应在给予适量镇静剂后进行。

6. 孕妇和婴儿应征得医生、患者及家属同意后再行检查。

第四节　磁共振检查前的准备

MRI 检查前的准备应包括：

1. 接诊时核对资料、病史、明确检查目的和要求。

2. 确认无禁忌证后，发给预约单，其内容为 MRI 宣传资料，嘱患者认真阅读。

3. 对腹部盆腔部位检查者，检查当日早晨控制小量进食水。置有金属避孕环患者，嘱取环后再行检查。

4. 对预约检查登记患者，要核对资料、登记建档，并询问是否做过 MRI 及 CT 检查。之前已有登记的患者，认真查找"老片"，以利于对比。

5. 进入 MR 室前应嘱患者除去携带的一切金属物品、磁性物品及电子元件，以免引起伪影，伤害患者。对于体内有金属异物及安装心脏起搏器者禁止检查，以防发生意外。

6. 消除患者恐惧心理，争取患者密切配合与合作。

7. 对婴儿及躁动患者，应在临床医师指导下适当给予镇静处理。

8. 对于危重患者，除早期脑梗死患者外，原则上不做 MR 检查，如果特别需要，必须检查，应由有经验的临床医师陪同。并备齐抢救器械和药品，并向临床医师说明发生意外不能在机器房内抢救。

【考题举例】

1. MRI 检查前准备应做的准备不包括
   A. 认真核对 MRI 检查申请单
   B. 确认患者没有禁忌证
   C. 进入扫描室前嘱患者除去随身携带的任何物品
   D. 给患者讲述检查过程，消除恐惧心理
   E. 婴幼儿、烦躁不安及幽闭恐惧症患者，应给予适量的镇静剂

2. 有关于 MRI 检查适应证的叙述错误的是
   A. MRI 适用于人体多种疾病的诊断
   B. 纵隔肿瘤
   C. 感染
   D. 肺内病变
   E. 骨关节外伤

3. T_2WI 序列中，脑脊液的信号为

   A. 高信号   B. 低信号   C. 等信号

   D. 无信号   E. 中等信号

4. 关于 MRI 成像的基本操作步骤，哪项说法准确

   A. 将患者摆入强磁场中

   B. 发射无线电波，瞬间即关掉无线电波

   C. 接收由患者体内发出的磁共振信号

   D. 用磁共振信号重建图像

   E. 以上步骤缺一不可

5. 为区分水肿与肿瘤的范围，常采用

   A. T_1 加权成像

   B. T_2 加权成像

   C. 质子加权成像

   D. Gd – DTPA 增强后 T_1 加权成像

   E. Gd – DTPA 增强后 T_2 加权成像

【参考答案】

   1. C   2. D   3. A   4. E   5. D

第七章　磁共振成像对比剂

《

【考试大纲要求】

1. 磁共振对比剂的分类（掌握）
2. 磁共振对比剂的增强机制（熟悉）
3. 主要磁共振对比剂简述（了解）
4. 磁共振对比剂的不良反应及临床应用安全性（掌握）
5. Gd – DTPA 使用方法及临床应用（掌握）

一、概述

对比剂（contrast media 或 contrast agents）是指通过某种途径引入机体后，能使某器官或组织的图像与其周围结构或组织的图像产生差别的物质。

根据缩短 T_1 和/或 T_2 弛豫时间，分为 T_1 弛豫对比剂和 T_2 弛豫对比剂。同时也可根据作用的不同和磁化率的强弱分为抗磁性对比剂、顺磁性对比剂、超顺磁性对比剂和铁磁性对比剂。也可根据 MRI 对比剂在体内的分布，对比剂特异性所针对的组织等，分为细胞内外对比剂和组织特异性对比剂等。

二、磁共振成像对比剂的分类

（一）根据细胞内、外分布分类
根据细胞内、外分布进行分类可分为：细胞外对比剂和细胞内对比剂。

（二）根据磁敏感性的不同分类
1. 顺磁性对比剂　顺磁性金属原子的核外电子不成对，故磁化率较高，在磁场中具有磁性，而在磁场外则磁性消失。如镧系元素钆、锰、铁等均为顺磁性金属元素，其化合物溶于水时，呈顺磁性。

（1）顺磁性对比剂浓度低时，主要使 T_1 缩短；浓度高时，主要使 T_2 缩短，超过 T_1 效应，使 MRI 信号降低。常用 T_1 效应作为 T_1 加权像中的阳性对比剂。

（2）顺磁性对比剂缩短 T_1 或 T_2 弛豫时间与下列因素有关：①顺磁性物质的浓度：在一定浓度范围内，浓度越高，顺磁性越强，对 T_1 或 T_2 弛豫时间的影响就越明显。②顺磁性物质的磁矩：顺磁性物质的磁矩受不成对电子数的影响，不成对电子数越多，磁矩就越大，顺磁作用就越强，对 T_1 或 T_2 弛豫时间缩短的影响就越明显。③顺磁性物质结合水的分子数：顺磁性物质结合水的分子数越多，顺磁作用就越强。当然，磁场强度、环境温度等也对弛豫时间有影响。

2. 超顺磁性对比剂　是指由磁化强度介于顺磁性和铁磁性之间的各种磁性微粒或晶体组成的对比剂。其磁化速度比顺磁性物质快，在外加磁场不存在时，其磁性消失，如超顺磁性氧化铁（SPIO）。

3. 铁磁性对比剂　为铁磁性物质组成的一组紧密排列的原子或晶体（如铁－钴合金）。这种物质在一次磁化后，无外加磁场下也会显示磁性。

（三）根据对比剂特异性的不同分类

此类对比剂可被体内的某种组织吸收，并在其结构中停留较长时间。此类对比剂有：肝特异性对比剂、血池对比剂、淋巴结对比剂和其他组织特异性对比剂。

三、Gd－DTPA

Gd－DTPA（钆－二乙烯三胺五乙酸）于 1982 年制备成功，1983 年应用于临床。其主要成分钆为顺磁性很强的金属离子钆，能显著缩短周围组织弛豫时间，有助于对小病灶及弱强化病灶的检出。在药代动力学方面，其分布没有专一性，集中于血液和细胞外液中，不进入有毛细血管屏障的组织，如脑、脊髓、眼及睾丸。自由钆离子与 DTPA 结合形成螯合物 Gd－DTPA 后，毒性大减，且很少与血浆蛋白结合，不经过肝脏代谢，很快以原状态由肾脏排除。在体内较稳定，过敏反应少。

Gd－DTPA 的安全性与不良反应：Gd－DTPA 静脉半数致死量为 6～10mmol/kg。主要反应为头痛、不适、恶心、呕吐等，一般反应较轻，呈一过性。Gd－DTPA 发生严重不良反应的概率为 1/45 万～1/35 万，发生严重不良反应的患者常有呼吸道病史，哮喘及过敏史。一般表现为呼吸急促、喉头水肿、血压降低、支气管痉挛、肺水肿等。对于癫痫患者可能诱发癫痫发作。孕妇不宜使用。哺乳期妇女用药后 24h 内禁止哺乳。

Gd－DTPA 常规静脉注射用量为 0.1mmol/kg（或 0.2mmol/kg）。静脉注射应在 1～2min 内完成。如果做动态增强扫描，采集首过效应需严格控制注射速度及注射时间。

四、钆对比剂使用方法

1. 适应证
（1）中枢神经、胸部、腹部、盆腔、四肢等人体脏器和组织增强扫描。
（2）增强 MRI 血管成像。
（3）灌注成像。

2. 禁忌证

（1）对钆对比剂过敏者。

（2）重度肾功能损害患者［eGFR（肾小球滤过率）＜30 ml/（min·1.73m²）］，已接受或即将接受肝移植术的肾功能不全患者禁用欧乃影（钆双胺注射液）。

3. 特殊人群用药

（1）对有严重肾功能障碍患者，由于排出延迟需慎用。

（2）哮喘及其他变态性呼吸疾病及有过敏倾向者慎用。

（3）孕妇及哺乳期妇女慎用。

（4）儿童用药：2岁以上，按0.2ml/kg给药。

4. 检查前准备

（1）心理护理：通过护理手段了解受检者忧虑担心的问题，及时实施耐心细致的心理疏导。消除受检者的恐惧和焦虑等心理，使受检者以积极心态配合检查，减少不良反应，获得满意检查结果。

（2）询问过敏史：对有碘及其他药物（如磺胺类、青霉素）过敏史，严重肾功能不全、癫痫、低血压等患者均应慎用。

（3）将对比剂医用恒温箱或水浴加热后使用，大大减少不良反应发生率，为了达到屏气快速扫描2ml/s的速度要求，在使用前将对比剂加温到体温水平，以减低对比剂的黏稠度，降低对比剂的注射阻力和减少受检者的不适感。

（4）其他：检查前受检者禁食6h，同时签写磁共振成像检查知情同意书，必要时先埋好留置针，请家属陪同检查。磁共振成像室备好急救药品及用物。

5. 检查过程中的护理

（1）在检查过程中严密观察受检者情况，注药时注意询问被检者的感觉，发现异常立即采取相应措施及时处理。

（2）检查后护理：嘱被检者观察30min后无不适方可离去。对门诊患者医嘱，如有不适随时到医院就诊，以防迟发性不良反应。并嘱多饮水，加速药物从肾脏排泄，有效预防不良反应的发生。

6. 注意事项

（1）注射时注意避免药液外渗，防止引起组织疼痛，注药前确定针头在血管内再推注。

（2）部分受检者用后血清铁及胆红素值略有升高，但无症状，可在24h内恢复正常。

（3）一次检查后同瓶所剩对比剂应不再使用。

五、钆对比剂不良反应及处理

钆对比剂耐受性好，通常不良反应发生率低，明显低于碘对比剂。采用0.1或0.2mmol/kg剂量，发生不良反应的比例为0.07%～2.4%，多数为轻度或轻微反应，但仍需引起注意，尤其是以下几个方面。

1. 非变态反应 包括头痛、头晕、呕吐等。若症状不加重，多可在短时间内自行缓解；还可通过大量饮水，促进对比剂排出，无需其他特殊处理。

2. 轻度变态反应 表现为皮肤潮红、皮疹、口干、流涎等。应立即停止使用对比剂，观察患者生命体征，并同时呼叫医院急救小组，遵医嘱给予地塞米松 10mg 静脉注射，建立静脉通路，必要时吸氧；同时嘱大量饮水以排出对比剂。观察 30min，症状缓解后离开。

3. 中度变态反应　表现为胸闷、气促、血压下降、喉头水肿等。应立即停止使用对比剂，观察患者生命体征，并同时呼叫医院急救小组，就地抢救，迅速建立静脉通路。抗变态反应处理：遵医嘱给予地塞米松 10mg 加入液体中静脉滴注，异丙嗪 25mg 肌内注射；密切观察患者瞳孔反应、血压、脉搏、呼吸及喉头水肿变化；对症处理：保温，给氧，取休克位，保持呼吸道通畅，减轻喉头水肿。做好气管切开准备；立即通知急诊科及有关临床科室进行紧急合作处理，待病情稳定后，尽快送往有关科室继续观察。

4. 重度变态反应　为呼吸抑制、心搏骤停。立即停止使用对比剂，就地心肺复苏，并同时呼叫医院急救小组，配合医生就地抢救。给予肾上腺素 0.1～0.2g 皮下注射，地塞米松或甲泼尼龙静脉推注，同时人工呼吸、心脏按压，做好气管切开及呼吸机应用准备。在紧急处理的同时，要立即请急诊室或有关科室医生会诊抢救。

5. 钆对比剂外渗

（1）轻度渗漏：多数损伤轻微，无需处理。需要嘱咐患者注意观察，如果有加重，及时就诊；对个别疼痛较为敏感者，局部给予普通冷湿敷。

（2）中、重度渗漏：可能引起局部组织肿胀、皮肤溃疡、软组织坏死和间隔综合征。建议处理措施：抬高患肢，促进血液的回流；早期使用 50% 硫酸镁保湿冷敷，24h 后改为硫酸镁保湿热敷，或者黏多糖软膏等外敷；也可以用 0.05% 地塞米松局部湿敷；或用厚 3mm 的鲜马铃薯片外敷注射处，每隔 1h 更换一次。外敷 3h 后局部肿痛就可完全消失。对比剂外渗严重者，在外用药物基础上口服地塞米松，每次 5mg，一天 3 次，连续服用 3 天；必要时，咨询临床医师用药。

6. 静脉炎　首先是穿刺点局部不适或有轻微疼痛，进而局部组织发红、疼痛、肿胀、灼热，并出现沿静脉走向条索状红线，按之可触及条索状硬结，严重者穿刺处有脓液，伴有畏寒、发热等全身症状。

建议处理措施：为减少局部反应及静脉炎的发生，临床一般用 20ml 生理盐水冲洗注射局部，可降低药物的残留浓度；严重者，在外用药物基础上口服地塞米松，每次 5mg，一天 3 次，连续服用 3 天；其他治疗方法还有很多，如冷、热敷，理疗及硫酸镁湿敷等，也可用厚 3mm 的鲜马铃薯片外敷。

7. 肾源性系统纤维化（nephrogenic systemic fibrosis，NSF）　是一种罕见但严重的疾病，特征是全身皮肤和结缔组织纤维化，并可导致死亡。NSF 只在肾功能不全患者中发生，正常肾功能患者中未见此报道。

目前 NSF 的确切病理学尚不清楚，可能是多种因素联合作用的结果，但仅见于严重肾功能不全患者。最近病例报道和动物实验的数据表明 NSF 与钆对比剂的暴露量相关。NSF/NFD 可通过在显微镜下观察皮肤样本来确诊。

重度肾功能损害患者 [eGFR < 30 ml/（min·1.73m^2）]，已接受或即将接受肝移植术的肾功能不全患者禁用欧乃影；中度肾功能损害患者 [eGFR 范围 30～59 ml/（min·1.73m^2）]、新生儿及 1 岁以内的婴幼儿，仅在经过慎重考虑后，方可使用欧乃影。所有患者，尤其是 65 岁以上老年人，使用钆剂前，应通过询问病史/实验室进行肾功能不全的筛查。

总之，建议广大医护人员严格按照适应证使用，不要超剂量使用；在使用前应严格检查患者肾功能，并等体内的对比剂清除后，才可再次使用。尽管目前没有证据表明对患者进行透析可以预防或治疗 NSF，但严重肾功能不全的患者使用含钆对比剂后，应及时进行血液透析，以帮助患者尽快排出体内的钆。处理钆对比剂不良反应的总原则为：前期不良反应处理准备，防止特异性过敏反应，加快产品代谢和留院观察。

【考题举例】

1. MR 对比剂的增强机理为

   A. 改变局部组织的磁环境直接成像

   B. 改变局部组织的磁环境间接成像

   C. 增加了氢质子的个数

   D. 减小了氢质子的浓度

   E. 增加了水的比重

2. 超顺磁性颗粒对比剂对质子弛豫时间的影响为

   A. T_1 缩短，T_2 缩短　　　　B. T_1 缩短，T_2 延长　　　　C. T_1 不变，T_2 缩短

   D. T_1 不变，T_2 延长　　　　E. T_1 延长，T_2 缩短

3. 注射 Gd – DTPA 后，不应采用的成像方法有

   A. SE 序列的 T_1 加权成像　　　　B. GRE 序列的 T_1 加权成像

   C. T_2 加权成像　　　　D. T_1 加权辅以磁化传递成像

   E. T_1 加权辅以脂肪抑制技术

4. 关于磁共振对比剂的叙述，不正确的是

   A. 国内临床使用的磁共振对比剂以钆为基础

   B. 钆离子进入人体内，不产生毒副作用

   C. 磁共振对比剂的主要作用是改变组织 MR 特征性参数

   D. MRI 对比剂可分为 T_1 弛豫对比剂和 T_2 弛豫对比剂

   E. 孕妇不宜使用，哺乳期妇女在用药后 24h 内禁止哺乳

5. 关于超顺磁性对比剂的叙述，不正确的是

   A. 主要应用的是其 T_1 效应

   B. 超顺磁性对比剂的磁化率高于顺磁性对比剂

   C. 超顺磁性对比剂增强后 T_2WI 成像信号呈黑色低信号

   D. 超顺磁性对比剂增强后 T_2 弛豫时间缩短明显

   E. 超顺磁性对比剂的磁矩高于顺磁性对比剂

【参考答案】

1. B　2. C　3. C　4. B　5. A

第八章 磁共振成像技术临床应用各论

【考试大纲要求】

第一节　颅脑 MR 成像技术

一、颅脑 MRI

1. 颅脑解剖　颅脑由颅骨、脑、脑膜、脑室、脑血管、脑间隙和脑脊液构成。

大脑深部灰质结构主要包括基底节和丘脑。基底节是大脑的中央灰质核团，包括尾状核、豆状核、屏状核、杏仁核。

大脑深部白质结构包括胼胝体、内囊、前联合。胼胝体是连接两侧大脑半球的巨大白质联合，分为嘴部、膝部、体部、压部 4 部分。内囊包括前肢、膝部、后肢、豆状核后部、豆状核下部。

脑干由延髓、脑桥和中脑组成。脑室系统包括两个侧脑室、第三脑室、中脑导水管、第四脑室。

2. 线圈　头正交线圈、头相控阵线圈或头颈联合线圈。

3. 体表定位标记　眉间线。

4. 定位片　三平面定位（图 2 - 8 - 1 - 1 至图 2 - 8 - 1 - 3）。

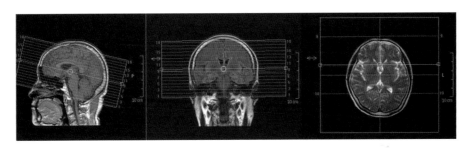

图 2 - 8 - 1 - 1　颅脑横断面定位

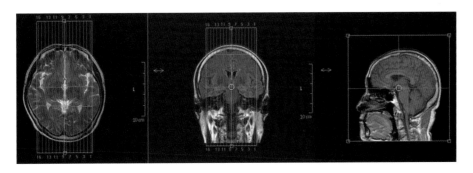

图 2 - 8 - 1 - 2　颅脑矢状面定位

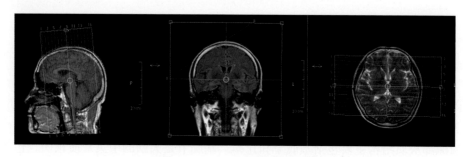

图 2 - 8 - 1 - 3　颅脑冠状面定位

5. 扫描范围　从听眶线至颅顶，包住枕骨大孔下缘。

6. 扫描序列

（1）T_1WI：矢状位、横轴位 FSE/TSE 等序列，如条件允许建议使用 T_1 FLAIR，以增加灰白质对比度。

（2）T_2WI：横轴位 FSE/TSE 等序列。

（3）T_2WI FLAIR：横轴位 FSE/TSE 等序列。

（4）DWI（中高场强机型）：横轴位 DWI b = $1000s/mm^2$，EPI 技术。

（5）其他：必要时推荐 MRS、SWI、DTI、PWI 等功能成像序列。

7. 扫描视野（FOV）　20 ~ 25cm。

8. 扫描层厚　≤6mm。

9. 扫描间隔　≤1.2mm。

10. 增强扫描　如需增强，轴位、矢状位、冠状位 T_1WI FSE/TSE 等序列扫描，设备条件允许时行动态增强。

11. 注意事项

（1）多发性硬化：是中枢神经系统最常见的原发性脱髓鞘病变，多侵犯脑室周围白质、视神经、脑干、小脑及脊髓。中、青年女性多见。

除扫描横轴位 T_1WI、T_2WI 外，还应加扫矢状位及冠状位 T_2WI，而矢状位及冠状位 T_2WI 显示斑块分布及"垂直征"较为显著。T_2 FLAIR 对病灶的显示具有更高的敏感性。增强扫描可鉴别病变是否处于活动期。活动期病灶 DWI 显示为高信号。有视力下降症状时要加扫双侧视神经，做增强横轴位、斜矢状位及冠状位扫描并加脂肪抑制技术，层厚 3 ~ 4mm，层间距 0.3mm。

（2）颞叶癫痫及颞叶病变：为中枢神经系统常见疾病。海马硬化是颞叶癫痫的常见病因。海马萎缩是诊断海马硬化最常见及可靠的指征。因此，能清晰显示海马解剖至关重要。

除常规扫描横轴位 T_2WI、T_1WI 外，还应加扫斜冠状位 FSE T_2WI 或 T_2 FLAIR，层厚 4mm，层间距 1mm。定位时定位线垂直于海马长轴，范围包括整个颞叶及海马。

（3）桥小脑角区病变：平扫除常规横轴位 T_2WI、T_1WI 外，还需做冠状位 FSE T_2WI 薄层扫描，根据病灶大小决定扫描层厚和层间距。增强扫描轴位、冠状位 T_1WI 薄层扫描，冠状位加脂肪抑制。

（4）颅脑中线病变：颅脑中线解剖包括脑干、松果体区、垂体区、鼻咽部、第三脑室、第四脑室、中脑导水管、丘脑等部位。

扫描时除扫常规横轴位 T_2WI、T_1WI 外，还应扫 SE 序列 T_1 矢状位薄层，层厚 3mm，层间距 0.3mm，必要时加做冠状位 FSE T_2WI。脑积水疑中脑导水管处梗阻时，扫 T_1 矢状位薄层 3/0.3mm，显示解剖结构更佳。

（5）脑膜病变：除常规扫描横轴位 T_2WI、T_1WI 外，还应加扫 T_2 FLAIR，疑有脑膜病变应行增强扫描，增强扫描 T_1 矢状位、冠状位、横轴位至少有一个序列加脂肪抑制技术，抑制头皮脂肪显示脑膜病变更佳。

（6）急性脑梗死：在常规扫描横轴位 T_2WI、T_1WI，矢状位 T_2WI 的基础上，加做弥散加权成像。DWI 结合 ADC 图可更准确地诊断急性脑梗死。

（7）脑脓肿：除常规扫描横轴位 T_2WI、T_1WI 外，需行增强扫描（包膜期脑脓肿增强扫描为环形增强）并加扫 DWI。

（8）脑转移瘤：除常规扫描横轴位 T_2WI、T_1WI 扫描外，需行增强扫描。增强扫描注射双倍或 3 倍对比剂量可增加病灶信号强度，提高小病灶的检出率。增强扫描前一定要平扫 T_1WI，观察病灶有无出血。坏死囊变脑转移瘤、高级别胶质瘤及脑脓肿增强后常表现为环形强化，因此，有时需加扫 DWI 及在水肿区行 MRS 检查，以进行鉴别诊断。

（9）胆脂瘤（表皮样囊肿）：除常规扫描横轴位 T_2WI、T_1WI，矢状位 T_2WI 外，还应加扫 DWI，并在 DWI 上呈高信号。

（10）鼻及鼻窦病变：除常规扫描横轴位 T_2WI、T_1WI 外，还需做冠状位、矢状位 T_2WI 扫描。扫描范围包括全鼻窦。

（11）原发性中枢神经系统淋巴瘤：除常规扫描横轴位 T_2WI、T_1WI 外，需行增强扫描并加做 DWI。在 DWI 上呈高信号。

（12）三叉神经扫描时定位线应包括脑桥上下缘，并行薄层 T_2WI 及 3D T_1 SPGR 序列扫描，TR 35ms、TE 7ms、FA 45°、层厚 1mm、层间距 0mm、矩阵 256×192、NEX 1。使用层面内零穿插技术（ZIP 512 或 ZIP 1024）增加重建矩阵而不增加采集矩阵，不增加成像时间。图像重建后可 3D 观察桥前池段三叉神经与血管的关系。

二、脑垂体 MRI

1. 鞍区及鞍旁解剖　垂体是内分泌器官，位于垂体窝内。垂体窝前部为垂体前叶，又称腺垂体，多呈卵圆形，信号与脑干相仿。垂体窝后部为垂体后叶，又称神经垂体，T_1WI 常呈高信号。海绵窦位于垂体窝的两侧。正常垂体柄的直径≤4mm，垂体瘤依据肿瘤的大小分为大腺瘤和微腺瘤，常以 1cm 为标志，大腺瘤直径 >1cm，微腺瘤直径 <1cm。

2. 线圈　头线圈或头颈联合线圈。

3. 体表定位标记　眉间线。

4. 定位片　三平面定位（图 2-8-1-4 至图 2-8-1-6）。

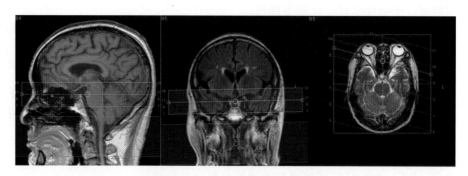

图 2 - 8 - 1 - 4 脑垂体横断面定位

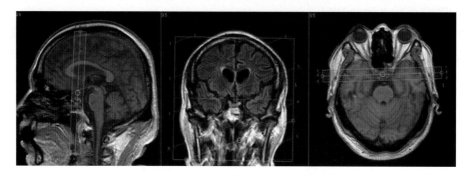

图 2 - 8 - 1 - 5 脑垂体冠状面定位（与垂体柄平行）

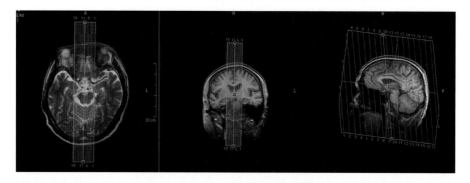

图 2 - 8 - 1 - 6 脑垂体矢状面定位

5. 扫描范围 从前床突至后床突。

6. 扫描序列 横轴位 T_2WI，冠状位 T_1WI、T_2WI，矢状位 T_1WI。

7. 扫描视野（FOV） 18～20cm。

8. 扫描层厚 ≤3mm。

9. 扫描间隔 ≤0.4 mm。

10. 增强扫描 如需增强，轴位、矢状位、冠状位 T_1WI FSE/TSE 等脂肪抑制序列扫描，垂体微腺瘤必须动态增强扫描。

11. 注意事项

（1）鞍区病变：必要时增强扫描，并做 T_2 脂肪抑制像。冠状位是检查和诊断垂体和海绵窦病变最好的方位。

（2）垂体微腺瘤：常规扫描未见病变者，需行垂体动态增强扫描。垂体微腺瘤早期增强幅度低，呈低信号；正常垂体增强明显，呈高信号。在高信号对比下微腺瘤（低信号）显示非常清楚。垂体微腺瘤与正常垂体的时间－信号强度曲线差异明显。

三、海马 MRI

1. 线圈　头线圈或头颈联合线圈。

2. 体表定位标记　眉间线。

3. 定位片　三平面定位（图 2 - 8 - 1 - 7、图 2 - 8 - 1 - 8）。

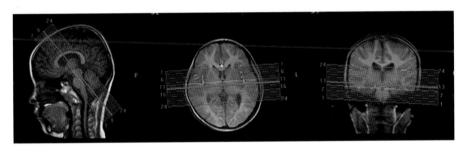

图 2 - 8 - 1 - 7　海马斜冠状面定位

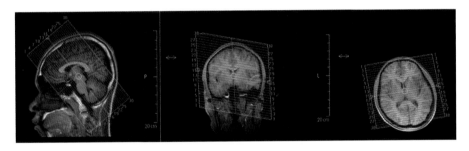

图 2 - 8 - 1 - 8　脑灰质 GM 序列斜冠状面定位

4. 扫描范围　包括双侧颞叶及海马。

5. 扫描序列

（1）T_1WI：3D 薄层扫描，横轴位、斜冠位 FSE/TSE 等序列。

（2）T_2WI：横轴位、矢状位 FSE/TSE 等序列。

（3）T_2WI FLAIR：斜冠位 FSE/TSE 等脂肪抑制序列。

（4）DWI（中高场强机型）：横轴位 DWI b = 1000s/mm^2，EPI 技术。

6. 扫描视野（FOV）　20 ~ 25cm。

7. 扫描层厚　≤4mm。

8. 扫描间隔　≤0.8mm。

9. 增强扫描　如需增强，轴位、矢状位、冠状位 T_1WI FSE/TSE 等脂肪抑制序列扫描，设备条件允许时行动态增强。

四、三叉神经及面神经 MRI

1. 线圈　头线圈或头颈联合线圈。
2. 体表定位标记　眉间线。
3. 定位片　三平面定位（图 2 - 8 - 1 - 9）。

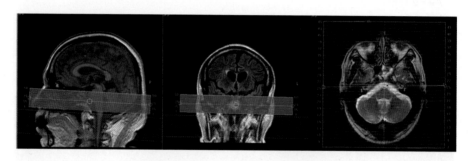

图 2 - 8 - 1 - 9　神经横断面定位

4. 扫描范围　包括脑桥。
5. 扫描序列
（1）T_2WI：冠状位 FSE/TSE 等序列。
（2）3D TOF 序列：TOF SPGR 序列。
（3）神经成像：CISS/FIESTA - C/Balance - FFE 等序列。
6. 扫描视野（FOV）　20 ~ 25cm。
7. 扫描层厚　≤3mm。
8. 扫描间隔　≤0.6mm。
9. 图像后处理　平行于三叉神经及面神经行 MPR 重组，显示神经与小血管关系。

五、颅脑 MRA

1. 线圈　MRA 以 Willis 环为中心，包括枕骨大孔至扣带回上缘；MRV 覆盖全颅。
2. 体表定位标记　眉间线。
3. 定位片　三平面定位（图 2 - 8 - 1 - 10 至图 2 - 8 - 1 - 16）。

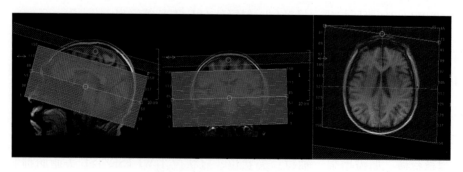

图 2 - 8 - 1 - 10　脑 MRA 定位

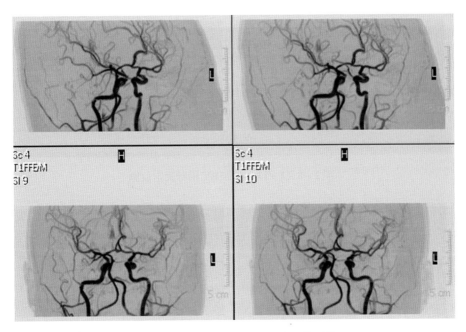

图 2 – 8 – 1 – 11　脑 MRA 左右旋转影像

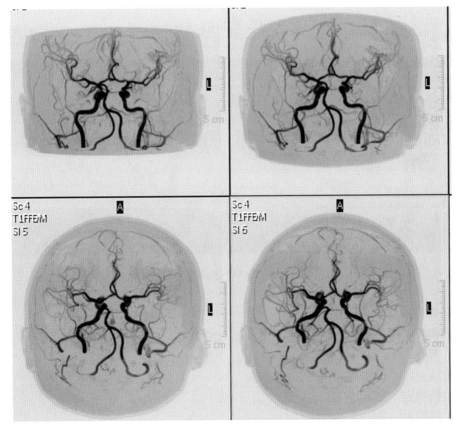

图 2 – 8 – 1 – 12　脑 MRA 上下旋转影像

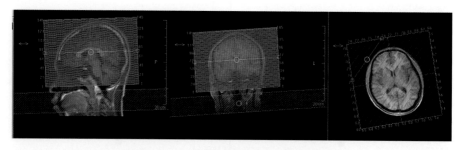

图 2 - 8 - 1 - 13 　脑 MRV 横断面定位像

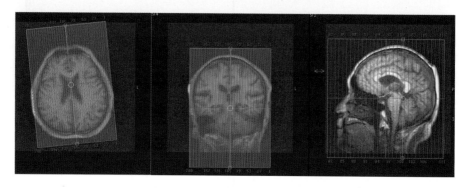

图 2 - 8 - 1 - 14 　脑 MRV 矢状面定位像

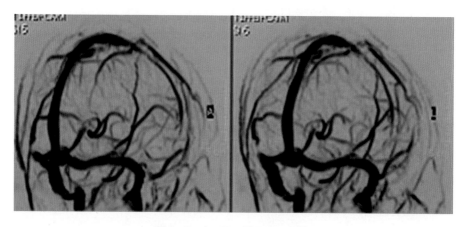

图 2 - 8 - 1 - 15 　脑 MRV 影像

4. 扫描范围 　从听眶线至颅顶。

　5. 扫描序列

　（1） MRA：3D TOF 或 PC 法。

　①扫描方位：横轴位。

　②扫描视野：22 ~ 25cm。

　③扫描层厚：≤2mm。

　④扫描间隔：0mm。

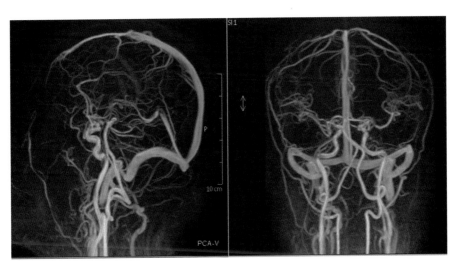

图 2 - 8 - 1 - 16 脑 MRV 影像

（2）MRV：3D TOF 或 PC 法。

①扫描方位：冠状位。

②扫描视野：30cm。

③扫描层厚：≤2mm。

④扫描间隔：0mm。

（3）CE MRA + MRV：静脉团注对比剂，TRICKS 技术。

①扫描方位：冠状位。

②扫描视野：30cm。

③扫描层厚：≤2mm。

④扫描间隔：≤1mm。

6. 图像后处理 脑血管 MIP、MPR、VR 重组。

第二节 头颈部 MR 成像技术

一、眼眶 MRI 成像技术

（一）眼眶解剖

1. 眼眶的构成 见图 2 - 8 - 2 - 1。

眼眶的构成

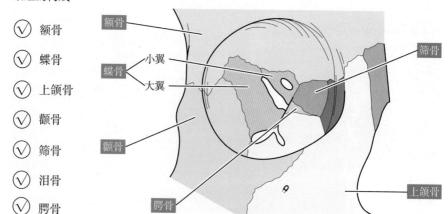

- ⊘ 额骨
- ⊘ 蝶骨
- ⊘ 上颌骨
- ⊘ 颧骨
- ⊘ 筛骨
- ⊘ 泪骨
- ⊘ 腭骨

图 2 - 8 - 2 - 1 眼框的构成

2. 眼眶内容物

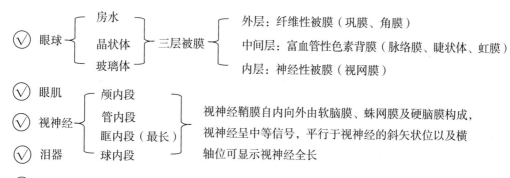

⊘ 眼球 ｛ 房水、晶状体、玻璃体 ｝ 三层被膜 ｛ 外层：纤维性被膜（巩膜、角膜）
中间层：富血管性色素背膜（脉络膜、睫状体、虹膜）
内层：神经性被膜（视网膜） ｝

⊘ 眼肌

⊘ 视神经 ｛ 颅内段、管内段、眶内段（最长）、球内段 ｝ 视神经鞘膜自内向外由软脑膜、蛛网膜及硬脑膜构成，视神经呈中等信号，平行于视神经的斜矢状位以及横轴位可显示视神经全长

⊘ 泪器

⊘ 围绕上述结构的间隙

（二）眼眶常规扫描技术

1. 头颅专用线圈或 3 英寸环形表面线圈。

2. 患者仰卧，眼球制动。

3. 采集中心对准两眼连线中点。

4. 横断位（T_2WI、T_1WI）扫描范围：眼眶上下缘，定位线与视神经平行，相位编码方向为前后向（图 2 - 8 - 2 - 2）。

5. 冠状位（T_2WI）扫描范围：前界到双眼球后缘，后界包括视交叉，相位编码方向为左右向。

6. 斜矢状位（T_2WI）扫描线平行于视神经，相位编码方向为前后向（图 2 - 8 - 2 - 3）。

7. 增强扫描、动态增强。

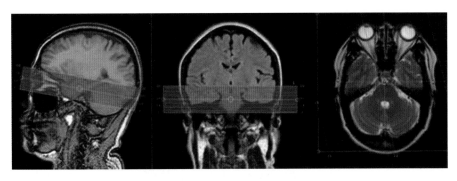

图 2 - 8 - 2 - 2　眼部横断面定位

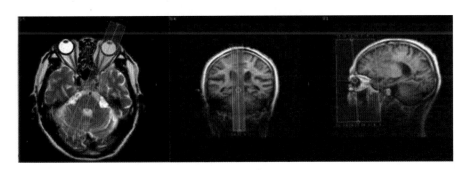

图 2 - 8 - 2 - 3　眼部矢状面定位

（三）眼眶常见病变的特殊检查要求

1. 脉络膜黑色素瘤：T_1WI 加脂肪抑制，T_2WI 不加脂肪抑制。

2. 眼肌病变：不加脂肪抑制技术，有利于对病变的显示。

3. 眼球病变：眼球制动，采用 3 英寸环形表面线圈，矩阵选择 512×256。

4. 眼眶静脉曲张、颈动脉海绵窦瘘等，除常规扫描外，还要做俯卧检查及 MRA 成像，范围自枕骨大孔至胼胝体。

二、颞颌关节（TMJ）MR 成像技术

（一）颞颌关节常规扫描技术

1. 3 英寸环形表面线圈，双侧对比成像。

2. 仰卧、先行闭口位后保持不动再行张口位检查，两眼眦平行于采集中心线。

3. 患者检查时手握辅助张口器，以便辅助张口位检查。

4. 采集中心对准两外耳孔连线中点。

5. 横轴位（T_2WI）：扫描范围包括整个颞颌关节，定位线平行于两侧颞叶下缘，相位编码为左右方向（图 2 - 8 - 2 - 4）。

6. 斜矢状位（T_1WI、PDWI、T_2WI）：最重要的成像方位，显示颞下颌关节盘的主要方位，定位线垂直于下颌骨髁突的长轴，相位编码为前后方向（图 2 - 8 - 2 - 5）。

7. 斜冠状位（T_1WI）：定位线平行于下颌骨髁突的长轴，相位编码为左右方向（图 2 - 8 - 2 - 6）。

8. 张口位：使用辅助张口器，再扫斜矢状位和斜冠状位。

9. 颞下颌关节动态 MRI 扫描：了解整个开口过程中关节盘的位置变化轨迹（图 2 - 8 - 2 - 7）。

（1）分步静态扫描：利用开口器，逐步增加开口程度，于每个开口位置行矢状位扫描，并利用电影技术连续播放开口过程中的静态图以获得动态效果。

（2）真正动态扫描：利用快速扫描序列检测患者的主动开口或闭口，患者的开口或闭口须缓慢、连续、均匀。

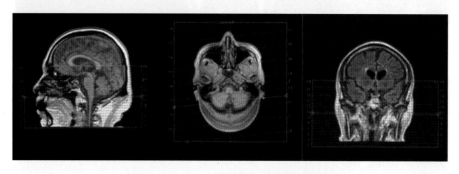

图 2 - 8 - 2 - 4　下颌骨升支横断面定位

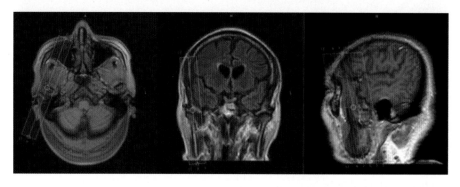

图 2 - 8 - 2 - 5　颞颌关节矢状面定位

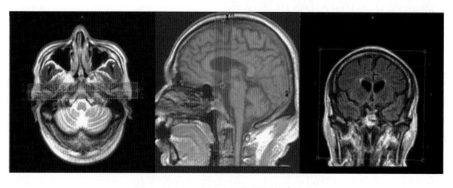

图 2 - 8 - 2 - 6　颞颌关节冠状面定位

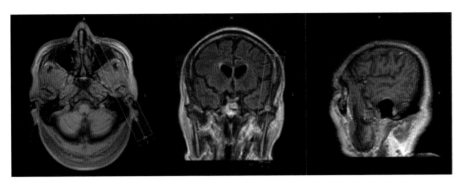

图 2 - 8 - 2 - 7　颞颌关节动态扫描定位

（二）颞颌关节扫描的注意事项

1. 颞颌关节 MRI 是诊断颞下颌关节紊乱病的首选检查方法，颞颌关节检查重点为关节盘，关节盘的异常有助于确定颞下颌关节紊乱的严重程度。

2. 双侧颞颌关节同时扫描时，要求做双侧的张口位和闭口位。

3. 照相时要加定位像，并标记左、右侧及张、闭口位颞颌关节。

4. T_2WI、PDWI 能清楚显示解剖位置及软组织层次。

5. T_1WI 显示解剖结构，尤其是关节盘最佳。

6. 张口位扫描时，尽量减少扫描时间。

三、耳部 MR 成像技术

（一）耳部解剖

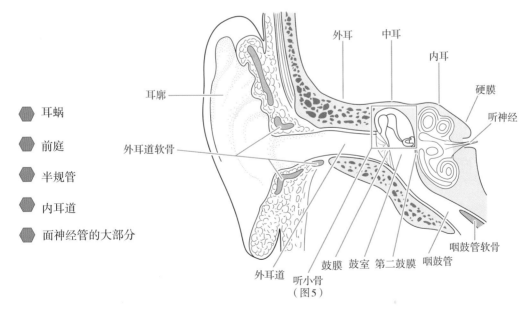

图 2 - 8 - 2 - 8　耳部解剖

（二）耳部常规扫描技术

1. 头颅专用线圈。

2. 仰卧。

3. 采集中心对准两耳连线中点。

4. 横轴位、斜冠状位。

5. T_1WI、T_2WI、FS T_2WI。

6. 内耳水成像。

（1）2D 重 T_2WI 横轴位：定位线平行于双颞叶下缘；斜冠状位：平行于蜗底旋。

（2）3D 重 T_2WI 图像特点：内耳淋巴液呈高信号，其他组织呈相对低信号。

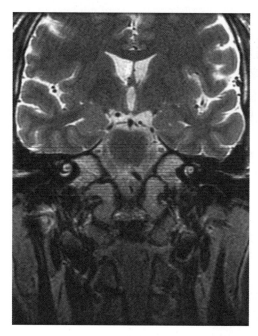 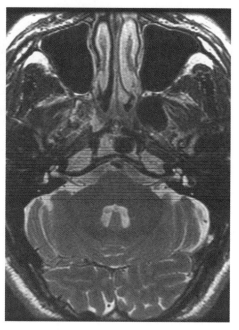

图 2-8-2-9　在冠状面定位像上设定轴位扫描层面，转动层面线，使与两侧听神经平行

图 2-8-2-10　在轴位定位像上设定冠状面扫描层面，转动层面线，使与颅脑 LR 轴平行

（三）内耳水成像的后处理重建方法

内耳水成像的后处理重建方法
- 最大信号强度投影（MIP）：多角度、立体显示迷路、内听道等结构及相互关系，有利于发现解剖畸形和迷路的形态改变
- 多平面重建（MPR）：显示内听道内的面听神经之间的关系，多采用斜矢状面重建（垂直于内听道的斜矢状位）

（四）耳部扫描注意事项

1. 2D T_2WI 主要显示听神经束，能在听神经束内显示面神经及听神经。

2. 3D T_2WI 扫描层厚 1.5mm，提高空间分辨力可用 512×512 矩阵。

3. 3D FIESTA 序列能清楚显示耳蜗、内耳、半规管等。

4. 2D、3D 内耳水成像要做 MIP 重建，照相时要标记左右侧，并放大。

四、鼻咽部 MR 成像技术

（一）鼻咽部解剖

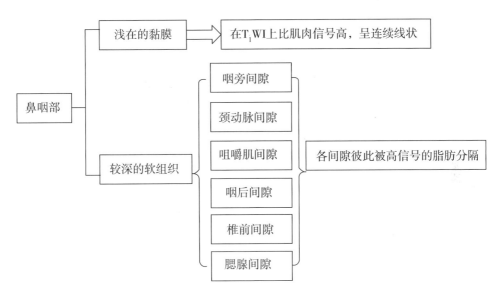

（二）鼻咽部常规扫描技术

1. 头颅专用线圈。

2. 仰卧。

3. 鼻咽部置于线圈中心，采集中心对准眼眶下缘中点。

4. 横断位（T_2WI、T_1WI）扫描范围：上自垂体，下至软腭下缘，相位编码为左右向（图 2 - 8 - 2 - 11）。

5. 矢状位（T_1WI）定位线平行于大脑纵裂，相位编码为前后方向（图 2 - 8 - 2 - 12）。

6. 冠状位（T_2WI）定位线覆盖整个鼻咽部，与喉、气管平行，相位编码为左右方向（图 2 - 8 - 2 - 13）。

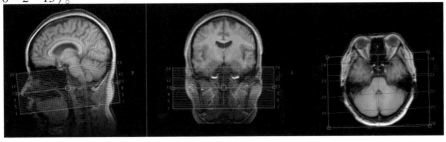

图 2 - 8 - 2 - 11　鼻咽部横断面定位

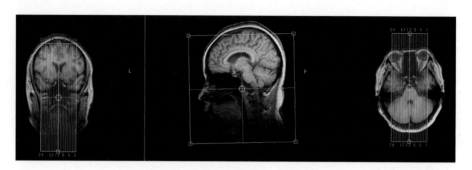

图 2 - 8 - 2 - 12　鼻咽部矢状面定位

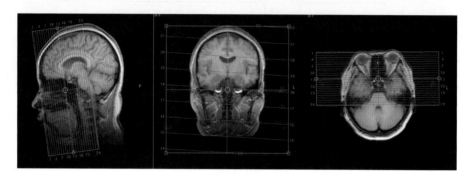

图 2 - 8 - 2 - 13　鼻咽部冠状面定位

（三）鼻咽部扫描注意事项

```
                           ┌─ T₂WI扫描时要加脂肪抑制
                           │
鼻咽部扫描注意事项 ─────────┼─ 一侧咽隐窝变浅时应高度重视，必要时行增强
                           │   扫描
                           │
                           └─ 鼻咽部病变时须做三个方位的增强扫描，并加
                               脂肪抑制
```

鼻咽部扫描注意事项

- T_2WI扫描时要加脂肪抑制
- 一侧咽隐窝变浅时应高度重视，必要时行增强扫描
- 鼻咽部病变时须做三个方位的增强扫描，并加脂肪抑制

五、口咽部、颅颈部 MR 成像技术

（一）口咽部解剖

口咽部：软腭至会厌上缘位于口腔后方

- 软腭
- 舌的后1/3
- 双侧壁
- 咽后壁：椎前软组织与第2～3颈椎相对

（二）口咽部、颅颈部常规扫描技术

1. 头颅专用线圈或颅颈部专用表面线圈。

2. 仰卧。

3. 采集中心对准口唇中心。

4. 横断位（T_2WI、T_1WI）扫描范围：上自硬腭，下至颈 5 水平，相位编码为左右方向（图 2 - 8 - 2 - 14）。

5. 矢状位（T_1WI）相位编码为前后方向（图 2 - 8 - 2 - 15）。

6. 冠状位（T_2WI）相位编码为左右方向（图 2 - 8 - 2 - 16）。

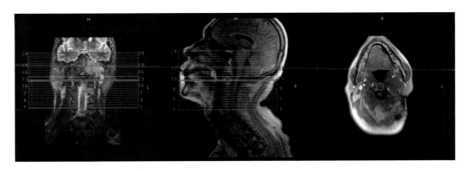

图 2 - 8 - 2 - 14　口咽部横断面定位

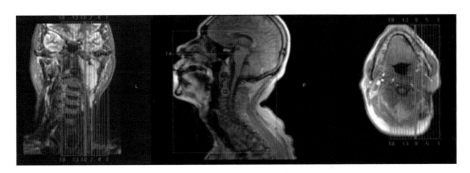

图 2 - 8 - 2 - 15　口咽部矢状面定位

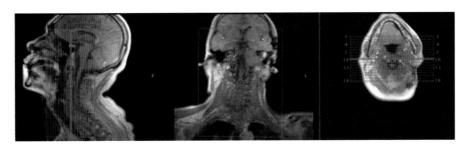

图 2 - 8 - 2 - 16　口咽部冠状面定位

（三）口咽部、颅颈部常见病变的特殊检查要求

1. 舌癌等占位性病变：T_2WI 加脂肪抑制，增强加需做矢状位、冠状位及横轴位并加

脂肪抑制。

2. 腮腺病变：横断位、冠状位 T_2WI 及增强扫描加脂肪抑制，T_1WI 不加脂肪抑制。

3. 颅颈部病变：需做矢状位 T_1WI、T_2WI，冠状位 T_1WI（显示颅底及上颈椎先天畸形），层厚 <4mm，定位线平行于齿状突。

4. 颅颈部淋巴结、翼腭窝、颈动脉间隙等病变时，需扫横断位 T_1WI、T_2WI，冠状位 T_2WI 及增强扫描，且应加脂肪抑制。

六、喉部 MR 成像技术

（一）喉部解剖

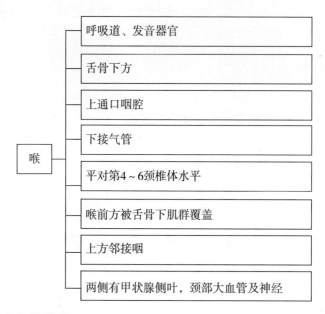

（二）喉部常规扫描技术

1. 颈部相控阵线圈（颈前表面线圈），头颈联合线圈。

2. 仰卧。

3. 采集中心对准喉结节。

4. 横断位（T_2WI、T_1WI）：扫描范围：颈3～颈6，定位线垂直于气管，相位编码为左右向。

5. 冠状位（T_2WI）：扫描线与甲状软骨、气管平行，相位编码为左右方向。

6. 矢状位（T_2WI）：定位线平行于正中矢状位，相位编码为前后方向。

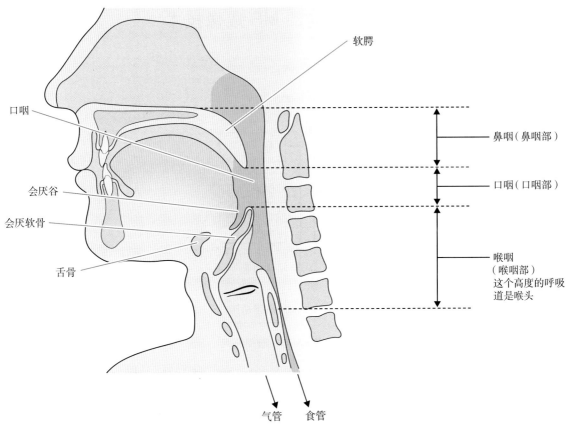

软腭

口咽

会厌谷

会厌软骨

舌骨

鼻咽（鼻咽部）

口咽（口咽部）

喉咽
（喉咽部）
这个高度的呼吸
道是喉头

气管　食管

图 2 – 8 – 2 – 17　喉部解剖

（三）喉部常见病变的特殊检查要求

1. 喉癌　在横断位上加大扫描范围，上至蝶鞍、海绵窦和 Meckel 腔区域，矢状位和冠状位上采用薄层扫描，T_2WI 加脂肪抑制。

2. 甲状腺病变　扫描范围从甲状软骨上缘至胸骨柄上缘，以横断位和冠状位为主，T_2WI 加脂肪抑制。

3. 颈部包块　T_2WI 和增强扫描时需加脂肪抑制。可在扫描范围上下方使用空间预饱和带以消除血管搏动伪影。

第三节 胸部 MR 成像技术

一、胸部 MR 成像技术

（一）胸部解剖

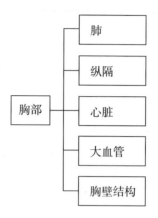

图 2 - 8 - 3 - 1 胸部解剖

（二）胸部 MRI 检查的优缺点

优点	缺点
1. 软组织分辨力高、多参数、多方位成像及血管流空效应。 2. 对较小的纵隔淋巴结的显示和定性作用优于CT。 3. 能准确显示纵隔肿瘤的部位和侵犯范围，有助于鉴别其良恶性。 4. 软组织对比分辨力高，T_1WI能显示胸壁的各种组织结构。	1. 呼吸运动及血管搏动伪影。 2. 肺部空气较多，氢质子密度低，对细小病灶及炎性病灶显示差。 3. 气管与主支气管腔内无氢质子故无信号。

（三）胸部常规扫描技术

1. 体部相控阵表面线圈、脊柱相控阵线圈。

2. 仰卧，训练患者呼吸并在下胸部或上腹部放置呼吸传感器。

3. 采集中心对准胸骨中点，必要时屏气扫描。

4. 横断位（T_2WI、T_1WI、GRE 屏气序列）：相位编码为前后向（图 2 - 8 - 3 - 1）。

5. 斜冠状位（T_2WI、T_1WI）：扫描线与气管长轴平行，相位编码为左右方向（图 2 - 8 - 3 - 2）。

6. 矢状位（T_1WI）：相位编码为前后方向。

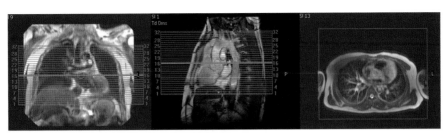

图 2 – 8 – 3 – 1　胸部横断面定位

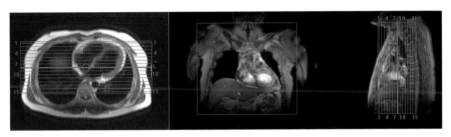

图 2 – 8 – 3 – 2　胸部冠状面定位

（四）胸部常见病变的特殊检查要求

1. 肺部病变时 CT 检查优于 MRI 检查。

2. 纵隔病变的检查 MR 及 CT 各有优越性。

3. 与气管平行的斜冠状位能清楚显示气管分叉、隆突区病变，FS T_2WI 显示更佳。

4. 胸部病变时，横断位扫描应包括整个胸部，以免漏扫，必要时可加做薄层扫描。

5. T_1WI 呈高信号时应加做 FS T_1WI，T_2WI 常规加脂肪抑制。

6. 使用呼吸门控可避免呼吸运动伪影的干扰，并取得患者配合，嘱患者有规律的呼吸。

7. 胸内甲状腺肿应扫矢状位图像，有利于显示其与颈部甲状腺相连。

二、心脏、大血管 MR 成像技术

（一）心脏解剖

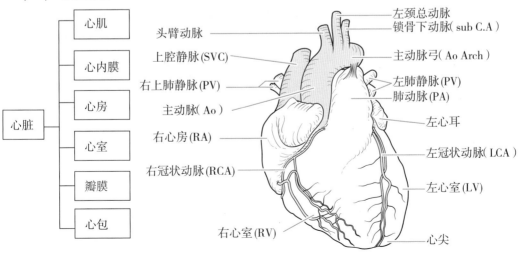

图 2 – 8 – 3 – 3　心脏解剖

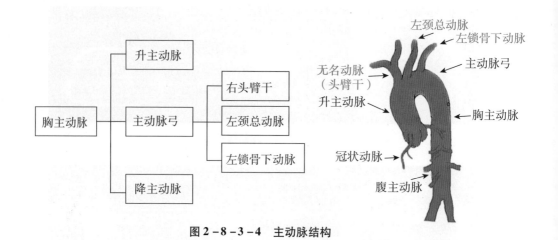

图 2 - 8 - 3 - 4　主动脉结构

（二）心脏及大血管常规扫描技术

1. 体部相控阵表面线圈、心脏相控阵表面线圈。

2. 仰卧，放置呼吸门控在下胸部，安装心电门控，也可使用指脉门控。

3. 采集中心对准第 6 胸椎水平，心脏位于主磁体中心。

4. 横断位：垂直于体轴的横轴位是心脏的基本轴位（图 2 - 8 - 3 - 5，图 2 - 8 - 3 - 6）。

5. 两腔心位：平行于室间隔的心脏长轴位，定位线经过二尖瓣中点及左室心尖（图 2 - 8 - 3 - 7，图 2 - 8 - 3 - 8）。

6. 四腔心位：垂直于室间隔的心脏长轴位，定位线经过左室心尖至二尖瓣中点（图 2 - 8 - 3 - 9）。

7. 心脏短轴位：定位线垂直于室间隔方向，范围从房室瓣至心尖（图 2 - 8 - 3 - 10）。

8. 主动脉弓位：定位线通过升主动脉和降主动脉，用于显示主动脉弓，升、降主动脉（图 2 - 8 - 3 - 11）。

9. 黑血序列、亮血序列。

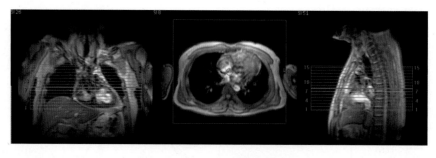

图 2 - 8 - 3 - 5　心脏横断面定位

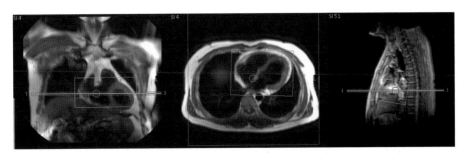

图 2 - 8 - 3 - 6　心脏横断面白血序列定位

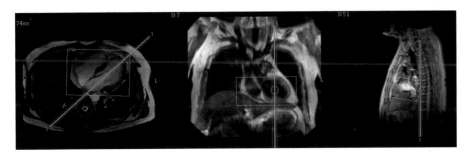

图 2 - 8 - 3 - 7　左心房室长轴位白血序列定位

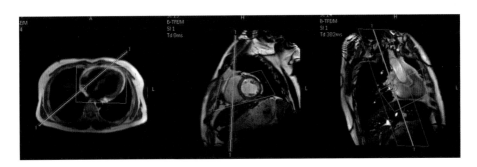

图 2 - 8 - 3 - 8　右心长轴位白血序列定位

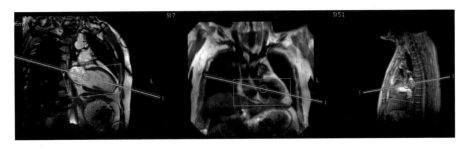

图 2 - 8 - 3 - 9　四腔心白血序列定位

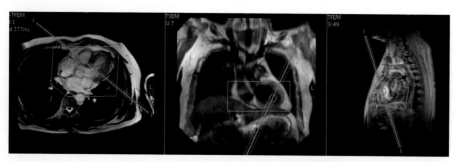

图 2 - 8 - 3 - 10　心脏短轴位白血序列定位

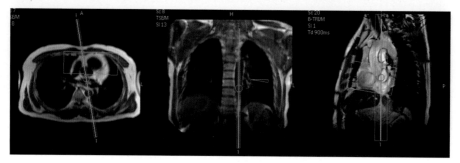

图 2 - 8 - 3 - 11　主动脉白血序列定位

（三）心脏、心血管特殊检查要求

1. 心律不齐或过快会影响扫描结果，应先调整心律再检查。

2. 采用梯度回波脉冲序列屏气扫描可以有效抑制呼吸运动伪影。

3. 运用 GRE 序列可进行心脏"亮血"电影成像，准确评估心脏的收缩及舒张功能。

4. 心肌灌注成像：注入对比剂后，反复快速扫描多层心脏平面，观察对比剂首次通过心脏时在心肌内的分布，间接分析心肌的血液灌注情况。

5. 心脏冠状动脉扫描用 MIP 重建，可较清楚地显示左右冠状动脉。

6. 马方综合征扫描时主要看升主动脉。

三、乳腺 MR 成像技术

（一）乳腺解剖

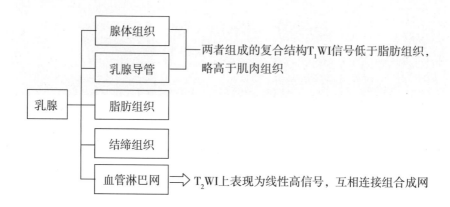

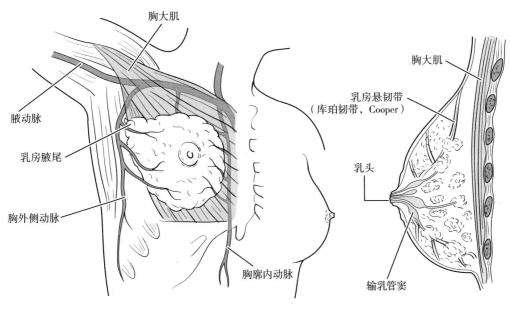

图 2 - 8 - 3 - 12　乳房解剖

（二）乳腺影像学检查优缺点对比

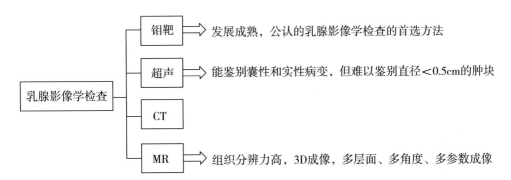

（三）乳腺常规扫描技术

1. 乳腺专用表面线圈。

2. 俯卧，使乳腺处于自然下垂状态。

3. 采集中心对准两乳头连线。

4. 横断位（T_2WI 加脂肪抑制、3D SPGR、DWI）：定位线包括双侧乳腺及两侧胸壁，定位中心层面在胸壁偏后 1cm，相位编码为左右方向（图 2 - 8 - 3 - 13）。

5. 矢状位（T_2WI 加脂肪抑制、3D SPGR）：相位编码为上下方向（图 2 - 8 - 3 - 14）。

6. 冠状位（3D SPGR）：定位线包括整个乳腺及侧胸壁，相位编码为上下方向。

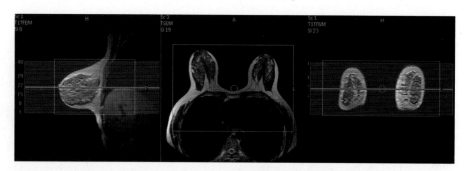

图 2 - 8 - 3 - 13 双侧乳腺横断面定位

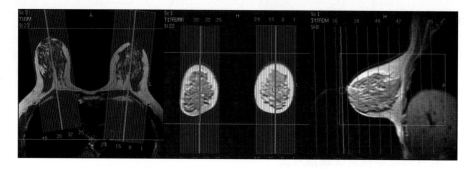

图 2 - 8 - 3 - 14 双侧乳腺矢状面定位

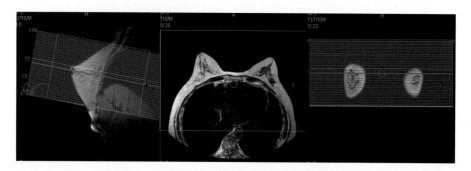

图 2 - 8 - 3 - 15 双侧乳腺动态增强横断面定位

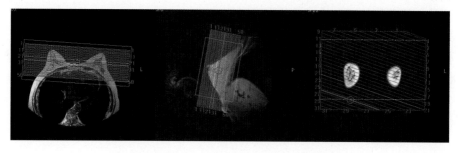

图 2 - 8 - 3 - 16 双侧乳腺动态增强冠状面定位

（四）乳腺扫描特殊检查要求

1. 平扫仅做 T_2WI，因俯卧呼吸幅度小，因此不使用呼吸门控。

2. 乳腺内富含脂肪组织，在平扫和增强时加脂肪抑制技术。

3. 乳腺病变定性诊断主要依赖于动态增强扫描，扫描后做时间 - 信号强度曲线后处理，可分三型（图 2 - 8 - 3 - 15，图 2 - 8 - 3 - 16）。

Ⅰ型为增长型：信号强度迅速上升到峰值后便呈平缓上升状态，多为良性病灶。

Ⅱ型为平台型：强化初期迅速上升，强化中后期呈平台状，为可疑病灶。

Ⅲ型为下降型：信号强度在中后期呈下降趋势，多为恶性病灶。

4. 在 DWI 上，恶性病变表现为高信号。

5. 乳腺病变诊断结果分析指标：病灶的形态、边缘、有无毛刺及分叶、DWI 信号、ADC 值及动态增强时间 - 信号强度曲线的类型等。

第四节　腹部 MR 成像技术

一、肝、胆、脾 MR 成像技术

（一）肝、胆、脾解剖

肝脏是人体内最大的内脏器官，位于右上腹。传统上分为 4 叶；Couinaud 和 Bismuth 根据肝内血管特点将肝脏分为 8 段。

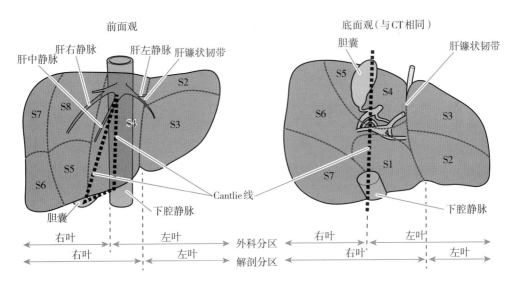

图 2 - 8 - 4 - 1　肝脏分段

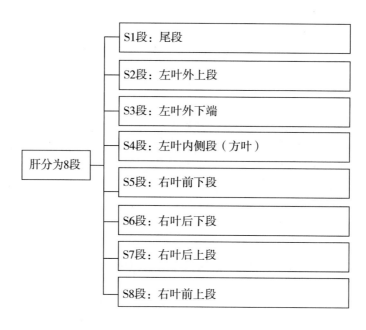

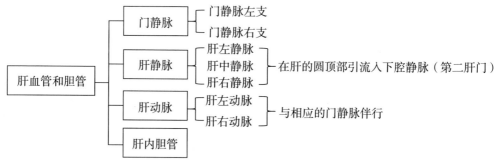

（二）肝、胆、脾常规扫描技术

1. 腹部相控阵表面线圈。

2. 仰卧位。

3. 肋缘下方放置呼吸门控。

4. 采集中心对准剑突。

5. 横轴位 FS T_2WI：若患者呼吸均匀首选呼吸触发 FSE FS T_2WI，若不能很好有规律地呼吸可以很好屏气，则选择单次激发屏气 FSE FS T_2WI，相位编码为前后方向。

6. 横轴位 2D 扰相 GRE T_1WI：若患者屏气好首选 2D 扰相 GRE T_1WI，若不能很好屏气但呼吸均匀则采用 SE 配呼吸补偿技术。克服呼吸伪影的最好方法是梯度回波屏气扫描代替 SE T_1WI（图 2 - 8 - 4 - 2）。

7. 冠状位 T_2WI：呼吸均匀时扫 T_2WI 呼吸触发序列，若不能规律呼吸但可很好屏气则采用 2D 单次激发屏气 FSE T_2WI 序列，相位编码为左右方向（图 2 - 8 - 4 - 3）。

8. 三期动态增强扫描动脉期 15 ~ 18s，门脉期 50 ~ 60s，延迟期 3 ~ 4min。

9. 扫描时相的判断标准：动脉期：动脉的信号强度达到最高，门静脉主干可有轻微显影，脾脏花斑样强化，肾皮质增强，正常肝实质内可有轻度强化；门脉期：肝实质信号达到峰值，肝静脉和门静脉显示良好，正常脾脏均匀强化，正常肾脏皮质、髓质分界仍清楚；平衡期：动、静脉血的信号接近，肝实质均匀强化但信号强度降低，正常肾脏皮质、髓质分界不清，肾盂、肾盏内可有对比剂排泄。

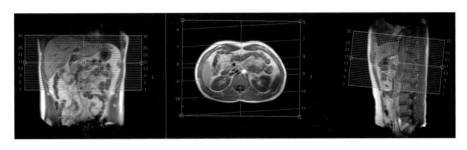

图 2 - 8 - 4 - 2　肝、胆、脾横断面定位

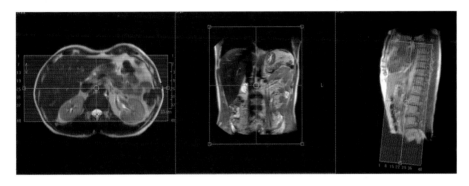

图 2 - 8 - 4 - 3　肝、胆、脾冠状面定位

（三）肝、胆、脾特殊检查要求

1. 使用呼吸门控以减少运动伪影。
2. 横轴位 T_2WI 应加脂肪抑制。
3. 病变疑含有脂肪成分时应利用 2D 扰相位 GRE T_1WI 序列。
4. 布加氏综合征：需做冠状位扫描，包括下腔静脉、门静脉及肝静脉。
5. 有肝、脾脏肿瘤或肿瘤样占位性病变不能确诊时需行动态增强扫描。
6. 扩散加权成像（DWI）有助于鉴别肝脏良恶性肿瘤。
7. 空腹，禁食、水 4h 以上。

二、胰腺 MR 成像技术

（一）胰腺解剖

胰腺位于上腹部，是人体最大的腺体，横跨腰椎 1～2 间，为腹膜间位器官。从脾门起始斜穿腹部到十二指肠降段的内侧。

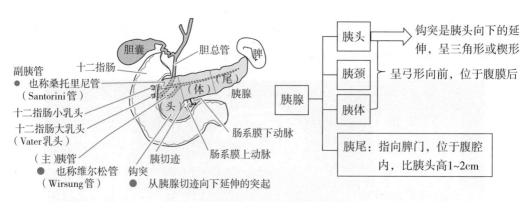

图 2 - 8 - 4 - 4　胰腺解剖

（二）胰腺常规扫描技术

1. 腹部相控阵表面线圈。

2. 仰卧位。

3. 肋缘下方安放呼吸门控。

4. 采集中心对准剑突下 3cm。

5. 横轴位（T_2WI、T_1WI）扫描范围：从肝门至肾门，相位编码为前后方向（图 2 - 8 - 4 - 5）。

6. 冠状位（T_2WI）包括整个胰腺，相位编码为左右方向，并加"无相位卷褶"技术（图 2 - 8 - 4 - 6，图 2 - 8 - 4 - 7）。

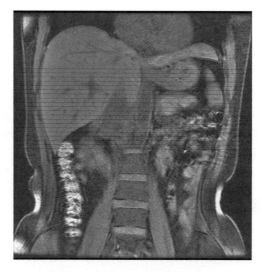

图 2 - 8 - 4 - 5　胰腺轴位定位

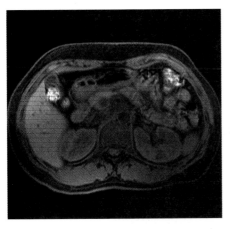

图 2 - 8 - 4 - 6 胰腺冠状面定位

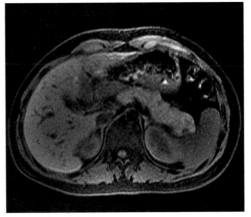

图 2 - 8 - 4 - 7 胰腺斜冠状面定位

（三）胰腺扫描特殊检查要求

1. 空腹，禁食、水 4h 以上。

2. 薄层扫描。包括钩突，对于胰腺恶性肿瘤的患者应扩大扫描范围。

3. T_1WI 序列是发现胰腺病变最重要的序列。

4. T_1WI 序列多用 GRE 序列屏气扫描代替 SE 序列。

5. 占位性病变需行动态增强扫描，需做横断位加脂肪抑制。

6. 胰腺病变造成胰管扩张时，应做 MRCP。

7. T_2WI 加脂肪抑制技术，T_1WI 上呈高信号时需加脂肪抑制技术。

8. DWI 在诊断与鉴别诊断中有一定的参考价值。

三、肾上腺 MR 成像技术

（一）肾上腺解剖

肾上腺是人体重要的内分泌器官，位于腹膜后肾旁间隙肾筋膜内，其位置深、体积小、形态多样，包绕于肾周脂肪内，两者产生良好的对比。

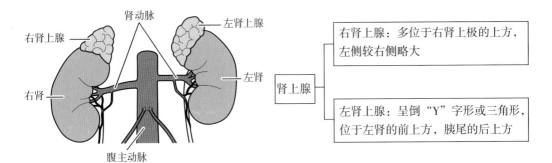

图 2 - 8 - 4 - 8 肾上腺位置

（二）肾上腺常规扫描技术

1. 腹部相控阵表面线圈。

2. 仰卧位。

3. 肋缘下方安放呼吸门控。

4. 采集中心对准剑突与肚脐连线中点。

5. 横轴位（T_2WI、T_1WI）：相位编码为前后方向（图2-8-4-9）。

6. 冠状位（T_2WI）：相位编码为左右方向，并加"无相位卷褶"技术。

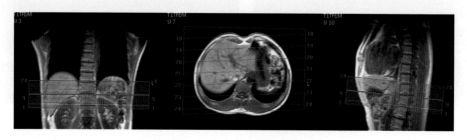

图2-8-4-9 肾上腺横断面定位

（三）肾上腺扫描注意事项

1. T_1WI、T_2WI均不使用脂肪抑制，但有占位性病变时要加脂肪抑制。

2. 扫描层厚要根据病变大小做决定，病变大时层厚厚，包括整个病变及周围组织。

3. 做肾上腺腺瘤、恶性肿瘤的鉴别诊断时要加同相/反相FSPGR序列。

4. 占位性病变需做动态增强扫描。

5. 肾上腺体积小，应行薄层扫描。

四、肾脏MR成像技术

（一）肾脏解剖

肾脏位于腹膜后位间隙内，脊柱两侧，形如蚕豆，左右各一，为脂肪组织包围和衬托。

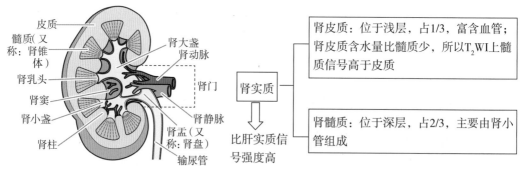

图2-8-4-10 肾脏内部

（二）肾脏常规扫描技术

1. 腹部相控阵表面线圈。

2. 仰卧位。

3. 肋缘下方安放呼吸门控，嘱病人平静有规律呼吸。

4. 采集中心对准剑突与肚脐连线中点。

5. 横轴位（T_2WI、T_1WI）相位编码为前后方向（图 2 - 8 - 4 - 11）。

6. 冠状位（T_2WI）相位编码为左右方向，并加"无相位卷褶"技术。

7. T_1WI、T_2WI、FS T_2WI、动态增强扫描同肝脏动态增强扫描。

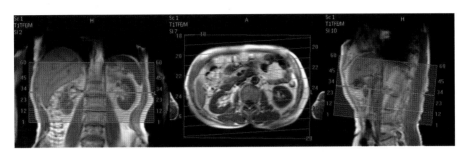

图 2 - 8 - 4 - 11　肾脏横断位扫描定位

（三）肾脏扫描注意事项

1. 肾脏平扫必须做冠状位 FSE T_2WI。

2. 占位性病变疑脂肪成分时需加脂肪抑制技术。

3. 占位性病变需做动态增强扫描要加脂肪抑制并要做冠状位扫描。

4. 怀疑有肾癌时需加大检查范围。

五、磁共振胰胆管成像技术

（一）胆道系统解剖

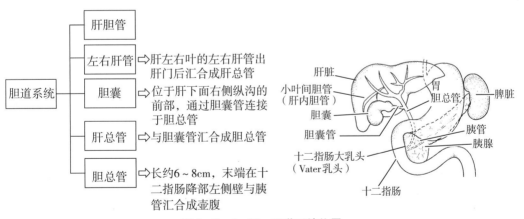

图 2 - 8 - 4 - 12　胆道系统位置

（二）MRCP 成像原理

MRCP 是利用重 T_2 加权脉冲序列（长 TR、长 TE）来显示具有长 T_2 弛豫时间组织结构的技术，静止或相对静止的液体表现为高信号，胆管系统内的胆汁属于静止的液体表现为高信号，扩张的胆道系统与周围组织形成强对比。因此 MR 系统可清楚显示胆道系统的形态结构。

（三）MRCP 与 ERCP（内镜逆行胰胆管造影）比较

1. MRCP 为无创检查而 ERCP 为有创检查。

2. 对碘过敏患者不能做 ERCP 检查或行 ERCP 检查失败者，均可选择 MRCP。

3. 对胆道感染者，优先选择 MRCP 检查。

4. MRCP 不能达到治疗目的而 ERCP 可达到治疗目的。

5. MRCP 不需要注射对比剂而 ERCP 需要注射对比剂。

（四）MRCP 成像技术

1. 腹部相控阵表面线圈。

2. 仰卧位（图 2 – 8 – 4 – 13）。

3. 肋缘下方安放呼吸门控。

4. 采集中心对准剑突。

5. 横轴位：扫描范围覆盖肝胆胰脾的大范围。

6. 冠状位：定位线可任意方向多层次定位，扫描间隔 5~6s 后再行屏气扫描，以免连续扫描出现饱和现象（图 2 – 8 – 4 – 14）。

7. 梗阻水平行薄层横轴位脂肪抑制扫描，采用呼吸触发，范围包括梗阻点的上下范围。

8. 薄层横轴位有病变处定冠状位 FS T_2WI，可清晰显示梗阻部位（图 2 – 8 – 4 – 15）。

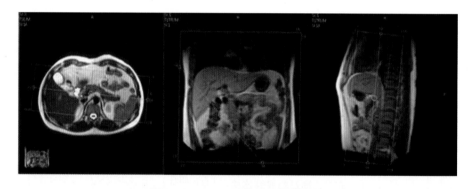

图 2 – 8 – 4 – 13　MRCP 扫描定位

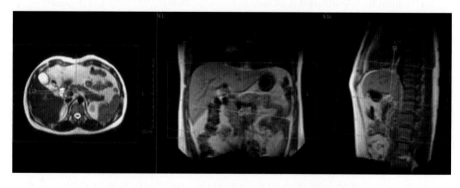

图 2 – 8 – 4 – 14　标准冠状面 MRCP 单次激发定位

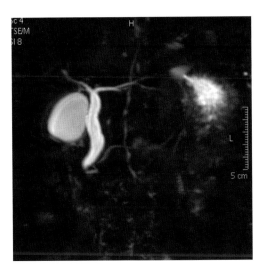

图 2 - 8 - 4 - 15　MRCP 图像

（五）MRCP 扫描注意事项

1. 屏气厚块 MRCP、呼吸触发 3D MRCP 应联合使用。

2. 禁食、禁水（空腹 6h 以上），检查前 15min 服用枸橼酸铁铵（胃肠道阴性对比剂）一包。

3. MRCP 扫描层面应根据横轴位上胆管走行定位，平行于左右胆管的走行。

4. 需脂肪抑制技术。

5. 患者呼吸不理想，可用薄层 SSFSE（5mm 层厚无间距）屏气扫描。

6. 厚层冠状位 SSPSE，扫描时间仅 2s，屏气扫描，图像同 ERCP，清楚显示胆道及胰管。多层厚块定位扫描每层之间间隔 5～6s，以防饱和效应。

六、磁共振尿路成像技术

（一）泌尿系解剖

肾脏位于腹后壁脊柱两侧，内侧缘中部有血管、淋巴管、神经和肾盂出入称肾门。出入肾门的结构合称肾蒂，由肾门向肾内续于肾窦。

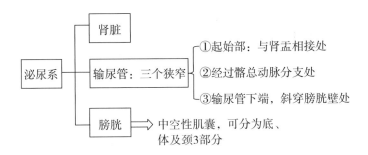

（二）MRU 成像原理

MRU 是利用磁共振水成像原理，对尿路中的尿液成分进行成像。泌尿系统狭窄或阻塞造成肾盂、肾盏或输尿管积水，水具有长 T_2 的特点，用超重 T_2 加权参数，即长 TR 长

TE，加上脂肪抑制技术，使背景组织信号抑制。这样积水的泌尿系统高信号与周围形成强对比，即 MRU。

（三）MRU 与静脉肾盂造影、逆行肾盂造影比较

<table>
<tr><td>

MRU

1. 不需要对比剂；
2. 对碘过敏、静脉肾盂造影不成功或显示不佳者，均可接受MRU检查；
3. 肾功能不全或腹部手术不能接受静脉肾盂造影者，均可接受MRU检查；
4. 泌尿系感染，不能接受逆行肾盂造影或逆行肾盂造影失败患者，可选择MRU；
5. MRU安全性高无放射线；
6. 可三维重建在任何平面获得多层投影图像。

</td><td>

静脉肾盂造影、逆行肾盂造影

1. 需要注射对比剂；
2. 静脉肾盂造影可显示肾功能；
3. 静脉肾盂造影、逆行肾盂造影均有放射线；
4. 只能看到平面图像。

</td></tr>
</table>

（四）MRU 成像技术

1. 腹部相控阵表面线圈。

2. 仰卧位。

3. 肋缘下方安放呼吸门控。

4. 采集中心对准肚脐。

5. 先行冠状位定位；再在冠状位上定矢状位（图 2 - 8 - 4 - 16）；然后在矢状位图像定屏气厚块 MRU 冠状位（图 2 - 8 - 4 - 17），范围上至肾脏下至膀胱，前到膀胱前缘，后至肾脏后缘。

6. 发现梗阻部位，在梗阻部位上下方形薄层横轴位扫描（图 2 - 8 - 4 - 18），再在横轴位有病变的层面定冠状位 FS T_2WI。

7. T_2WI、MRU（图 2 - 8 - 4 - 19）。

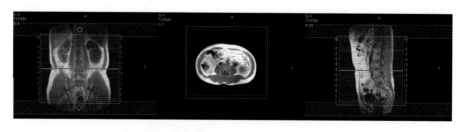

图 2 - 8 - 4 - 16　泌尿系平扫定位

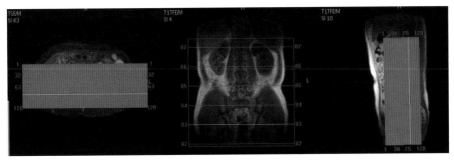

图 2 - 8 - 4 - 17   泌尿系 MRU 定位

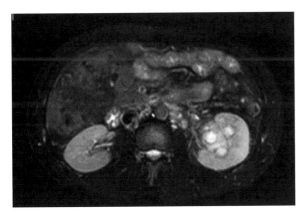

图 2 - 8 - 4 - 18   泌尿系 T2W/SPIR
横断面图像

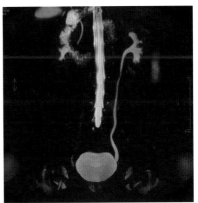

图 2 - 8 - 4 - 19   泌尿系 MRU 图像

（五）MRU 扫描注意事项

1. 屏气厚块 MRU、呼吸触发 2D MRU 应联合使用。

2. 禁食、禁水（空腹 6h 以上），检查前 15min 服用枸橼酸铁铵（胃肠道阴性对比剂）一包。

3. MRU 扫描层面应平行于矢状位上输尿管走行，并保全两侧肾脏及膀胱。

4. 需加脂肪抑制技术。

5. 患者呼吸不理想，可用薄层 SSFSE（5mm 层厚无间距）屏气扫描。

6. 肾盂、输尿管的病变往往与膀胱病变同时发生，必要时行横轴位膀胱扫描（图 2 - 8 - 4 - 18，图 2 - 8 - 4 - 19）。

第五节   盆腔 MR 成像技术

一、前列腺 MR 成像技术

（一）男性盆腔解剖

盆腔是骨盆内的体腔部分，上与腹腔连续，下有由肌肉和筋膜构成的漏斗形盆壁，四面除构成骨盆的各骨（盆壁）外，还有由肌肉和筋膜组成的腔壁。在盆腔内，前面是膀胱，后面是直肠，前列腺位于膀胱下方，围绕着尿道上端。

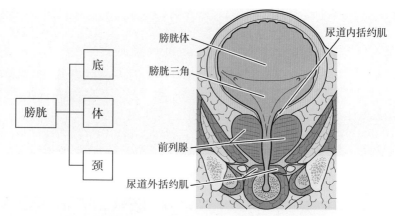

图2-8-5-1　男性盆腔冠状切面模式图（经膀胱）

（二）前列腺常规扫描技术

1. 腹部相控阵表面线圈或直肠内线圈。

2. 仰卧位。

3. 采集中心对准耻骨联合上缘。

4. 冠状位（图2-8-5-2）、矢状位（图2-8-5-3）（冠状位和矢状位显示前列腺尖部和底部比较好）、横轴位（图2-8-5-4）。

5. 既要对前列腺局部 T_1WI、T_2WI 扫描，又最好能包括盆腔大范围扫描。

6. T_2WI、T_1WI、FS T_2WI（不加脂肪抑制对前列腺包膜显示更好）。

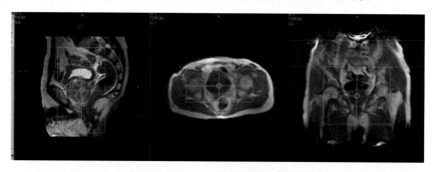

图2-8-5-2　前列腺冠状面定位

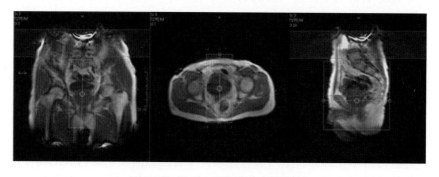

图2-8-5-3　前列腺矢状面定位

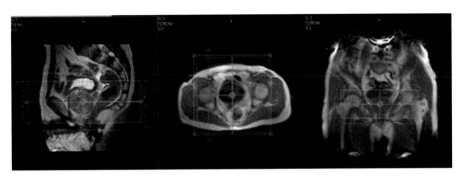

图 2 - 8 - 5 - 4　前列腺横断面定位

（三）男性盆腔扫描注意事项

1. 最好使用前列腺专用线圈。

2. 根据病变大小决定扫描范围、层厚及层间距。

3. MRU 扫描层面应平行于矢状位上输尿管走行，并保全两侧肾脏及膀胱。

4. 做 T_2WI 扫描需加脂肪抑制技术。

5. 前列腺 DWI、MRS 及动态增强扫描可提高肿瘤诊断。

6. 不使用呼吸门控。

7. 精囊炎：T_1WI 加脂肪抑制。

二、女性盆腔 MR 成像技术

（一）女性盆腔解剖

子宫宫体位于膀胱上方，在膀胱顶部形成压迹。宫颈及阴道在膀胱后方。矢状位显示宫颈最佳，同时与宫体、宫腔、膀胱及直肠的关系亦显示清楚。卵巢在横断位及冠状位连续扫描层面可以显示。

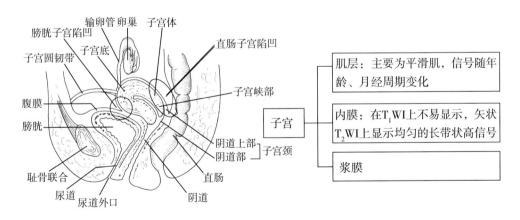

图 2 - 8 - 5 - 5　女性盆腔旁矢状面

（二）女性盆腔常规扫描技术

1. 腹部相控阵表面线圈。

2. 仰卧位。

3. 采集中心对准耻骨联合上缘5cm。

4. 横轴位（图2-8-5-6）：定位线垂直于子宫宫体长轴，主要扫描方位，显示卵巢的最佳方位。

5. 冠状位（图2-8-5-7）：定位线平行于子宫宫体长轴，显示卵巢的最佳方位。

6. 矢状位（图2-8-5-8）：定位线平行于子宫内膜长轴，显示膀胱、子宫、直肠的关系最佳。

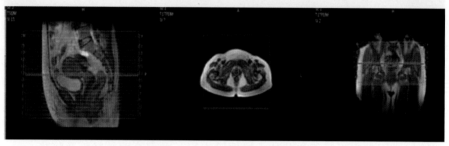

图2-8-5-6　盆腔横断面定位

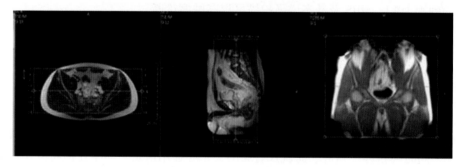

图2-8-5-7　盆腔冠状面定位

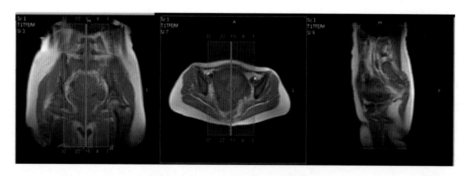

图2-8-5-8　盆腔矢状面定位

7. T_2WI、T_1WI、$FS\ T_2WI$（最主要的扫描序列）。

（三）女性盆腔扫描注意事项

1. T_2WI需加脂肪抑制技术，排除脂肪信号的干扰。

2. 占位性病变需做增强加横断位、矢状位、冠状位扫描，并加脂肪抑制。

3. 膀胱内存储一定量尿液可较好的显示子宫轮廓。

4. 做 T_2WI 扫描需脂肪抑制技术。

5. 流动补偿技术以减少血液搏动伪影的干扰。

6. 不使用呼吸门控。

7. 子宫及卵巢的走向、形态、位置变化较大，需做沿或垂直子宫的长轴行斜矢状位、斜冠状位扫描。

第六节　脊柱脊髓 MR 成像技术

一、颈椎、颈髓 MRI

1. 颈椎解剖　横轴位颈髓呈椭圆形，支配上肢的脊髓段，形成从颈髓第 4 节至胸髓第 1 节的颈膨大。T_1WI 显示脊髓形态最佳，脊髓信号为均匀中等信号，脑脊液为低信号，T_2WI 为高信号。颈髓矢状位 T_1WI 像为中等信号，T_2WI 像为中等或略低信号。血管在常规 SE 序列中几乎无信号，在 GRE 序列为高信号。

2. 线圈　颈线圈、头颈联合或全脊柱阵列线圈。

3. 体表定位标记　下颌角或第 3 颈椎位于线圈中心。

4. 扫描范围　上自鞍顶，下至第 2 胸椎（图 2 - 8 - 6 - 1 至图 2 - 8 - 6 - 4）。

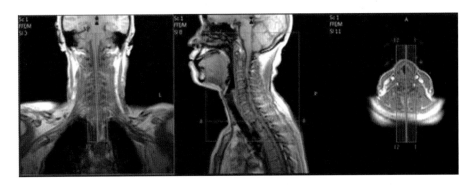

图 2 - 8 - 6 - 1　颈椎矢状面定位

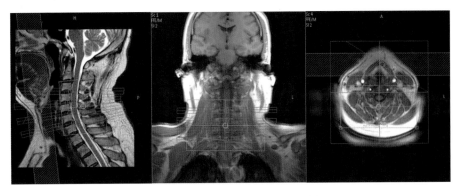

图 2 - 8 - 6 - 2　颈椎横断面椎间盘扫描定位

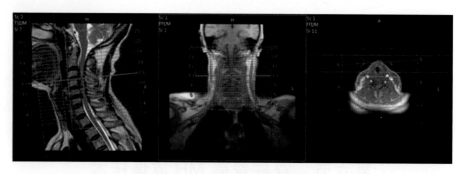

图 2 - 8 - 6 - 3　颈椎横断面扫描定位

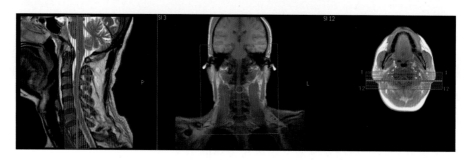

图 2 - 8 - 6 - 4　颈椎冠状面定位

5. 扫描序列

（1）T_1WI：矢状位 TSE/FSE 序列。

（2）T_2WI：矢状位 TSE/FSE 序列。

（3）T_2WI 脂肪抑制序列：矢状位 TIRM/STIR/DIXION 序列。

（4）颈椎和颈髓：T_2WI 或 T_1WI（考虑做增强扫描时）横轴位 TSE/FSE 序列。

（5）颈椎间盘：T_2WI 横轴位 TSE/FSE 序列。

6. 扫描视野（FOV）　20～26cm。

7. 扫描层厚　≤4mm。

8. 扫描间隔　≤1mm。

9. 增强扫描　如需增强，增强后序列与增强前 T_1WI 脂肪抑制序列相同。

10. 注意事项

（1）颈椎骨转移需做矢状位 T_2WI 加脂肪抑制技术或梯度回波脉冲序列。

（2）炎性病变 T_2WI 要用脂肪抑制技术，并需做增强扫描确诊，增强扫描加脂肪抑制。

（3）占位性病变均要做增强扫描，矢状位、冠状位、横轴位均应加脂肪抑制技术。

（4）急性颈椎外伤应加扫 T_2WI 脂肪抑制，以明确病变部位及了解水肿情况。

（5）为减轻脑脊液搏动伪影或流空效应，应施加流动补偿技术。

（6）颈延髓及颅颈联合部畸形除常规扫描外，还需做斜冠状位 T_1WI，注意包括颅底及寰枢椎。横轴位做 T_1WI 显示先天性畸形更满意。

（7）椎间盘病变选用梯度回波脉冲序列。由于梯度回波脉冲序列椎间盘为高信号，更有利于显示椎间盘病变的位置和性质。

（8）臂丛神经损伤病变扫描范围上下包括颈 4 椎体上缘至胸 2 椎体下缘水平，前后包括椎体前缘和椎管后缘。对于臂丛神经节前神经根的观察采用轴位扫描较为理想，对于节后神经部分采用冠状位扫描为佳。使用脊柱相控阵线圈加表面线圈。扫描序列 T_2WI、T_1WI、T_2WI 加脂肪抑制。

二、胸椎、胸髓 MRI

1. 线圈　脊柱相控阵线圈。

2. 体表定位标记　胸骨角或第 6 胸椎。

3. 扫描范围　上界自第 7 颈椎，下界至第 1 腰椎。

4. 扫描序列

（1） T_1WI：矢状位 TSE/FSE 序列。

（2） T_2WI：矢状位 TSE/FSE 序列。

（3） T_2WI 脂肪抑制序列：矢状位 TIRM/STIR/DIXION 序列。

（4）胸椎和胸髓： T_2WI 或 T_1WI（考虑做增强扫描时）横轴位 TSE/FSE 序列。

（5）胸椎间盘： T_2WI 横轴位 TSE/FSE 序列。

5. 扫描视野（FOV）　25～35cm。

6. 扫描层厚　≤4mm。

7. 扫描间隔　≤1mm。

8. 增强扫描　如需增强，增强后序列与增强前 T_1WI 脂肪抑制序列相同。

9. 注意事项　脊柱骨转移需做矢状位 T_2WI 加脂肪抑制技术或梯度回波脉冲序列。炎性病变 T_2WI 要用脂肪抑制技术，并需做增强扫描确诊，增强扫描加脂肪抑制。占位性病变均要做增强扫描，矢状位、冠状位、轴位均应加扫描脂肪抑制技术。急性脊柱外伤应加扫脂肪抑制，以明确病变部位及了解水肿情况。为减轻脑脊液搏动伪影或流空效应，应施加流动补偿技术。压缩性骨折患者应加扫 T_2 脂肪抑制，以助鉴别病理性和外伤性压缩性骨折，以及有无其他椎体的病变。

三、腰椎、腰髓 MRI

1. 腰椎、腰髓解剖　椎间盘由软骨板、纤维环、髓核组成。在 SE 序列 T_2WI 上，正常椎间盘中心部分为高信号，周围部分为低信号，呈"馅饼"状。

2. 线圈　脊柱相控阵线圈。

3. 体表定位标记　第 3 腰椎。

4. 扫描范围　上界至第 12 胸椎，下界至第 1 骶椎（图 2-8-6-5 至图 2-8-6-7）。

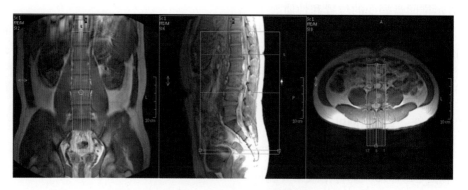

图 2 - 8 - 6 - 5 腰椎矢状面定位

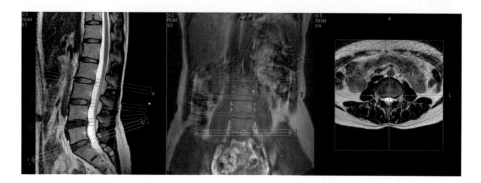

图 2 - 8 - 6 - 6 腰椎椎间盘横断面定位

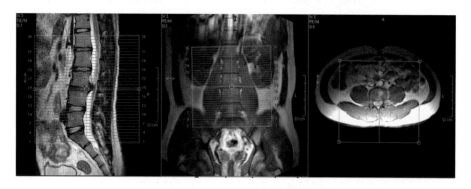

图 2 - 8 - 6 - 7 腰椎横断面扫描定位

5. 扫描序列

（1）T_1WI：矢状位 TSE/FSE 序列。

（2）T_2WI：矢状位 TSE/FSE 序列。

（3）T_2WI 脂肪抑制序列：矢状位 TIRM/STIR/DIXION 序列。

（4）腰椎：T_2WI 或 T_1WI（考虑做增强扫描时）横轴位 TSE/FSE 序列。

（5）腰椎间盘：T_2WI 横轴位 TSE/FSE 序列。

6. 扫描视野（FOV） 25～35cm。

7. 扫描层厚 ≤4mm。

8. 扫描间隔 ≤1mm。

9. 增强扫描 如需增强，增强后序列与增强前 T_1WI 脂肪抑制序列相同。

10. 注意事项

（1）腰骶部是椎间盘病变的好发部位，梯度回波脉冲序列显示椎间盘病变优于 SE 序列。

（2）骨转移性病变扫 FSE 序列 T_2WI 并加脂肪抑制，GRE 序列显示病灶较 SE 序列敏感。

（3）炎性病变如脊柱结核、脊柱骨髓炎及椎间盘感染等，矢状位 T_2WI 要加脂肪抑制技术，并要做增强扫描。增强扫描要做矢状位、冠状位及横轴位扫描，并且至少有一个序列要加脂肪抑制。

（4）先天畸形如脊柱裂、脊膜膨出、脊髓栓系等，扫 FSE T_2WI 加脂肪抑制技术，能更好地显示病变。

（5）占位性病变均做增强扫描，增强扫描要做矢状位、冠状位及横轴位扫描，并且至少有一个序列要加脂肪抑制。

（6）骶髂关节病变或骶椎病变需做冠状位 T_1WI、T_2WI 扫描，T_2WI 加脂肪抑制，冠状位定位线平行于骶骨长轴，横轴位定位线垂直于骶骨长轴。

（7）急性脊柱外伤应加扫 T_2 脂肪抑制，以明确病变部位及了解水肿情况，以免漏诊。

（8）压缩性骨折患者应加扫 T_2 脂肪抑制，以鉴别病理性和外伤性压缩性骨折。

（9）腰骶椎、腰髓扫描时，要注意横轴位扫描定位线应平行于椎间盘。在有椎管占位性病变、骶椎病变、脊柱侧弯及显示马尾神经和神经根时加扫冠状位。当病变位于椎管一侧或观察对称性时应加扫冠状位。增强扫描应加扫冠状位。

四、骶尾椎 MRI

1. 线圈 脊柱相控阵线圈。

2. 体表定位标记 第 2 骶椎。

3. 扫描范围 上界至第 5 腰椎，下界至尾椎末端。

4. 扫描序列

（1）T_1WI：矢状位 TSE/FSE 序列。

（2）T_2WI：矢状位 TSE/FSE 序列。

（3）T_2WI 脂肪抑制序列：矢状位 TIRM/STIR/DIXION 序列。

（4）骶尾椎病变：T_2WI 或 T_1WI（考虑做增强扫描时）横轴位 TSE/FSE 序列。

5. 扫描视野（FOV） 25～35cm。

6. 扫描层厚 ≤4mm。

7. 扫描间隔 ≤1mm。

8. 增强扫描 如需增强，增强后序列与增强前 T_1WI 脂肪抑制序列相同。

五、臂丛神经 MRI

1. 线圈 头颈联合线圈。

2. 体表定位标记　下颌角。

3. 扫描范围　颈椎及上胸段。

4. 扫描序列

（1）T_2WI：矢状位 TSE/FSE 序列，辅助定位；轴位，节后神经根成像。

（2）3D - FIESTA/SPACE/B - FFE：冠状位及轴位，椎管内神经根成像。

（3）STIR：冠状位，节后神经根成像。

5. 扫描视野（FOV）　26～40cm（图2-8-6-8、图2-8-6-9）。

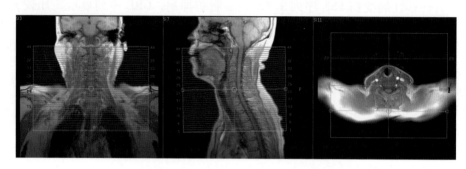

图2-8-6-8　臂丛神经 DWIBS 序列定位

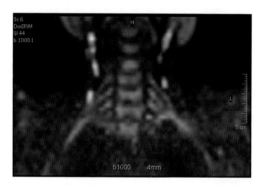

图2-8-6-9　臂丛神经部分容积（Partial MIP）重建图像

6. 扫描层厚　T_2WI 序列 5mm；3D FIESTA/SPACE/B - FFE 序列 1～2mm。

7. 扫描间隔　T_2WI 序列 2 mm；3D FIESTA/SPACE/B - FFE 序列无间隔扫描。

8. 增强扫描　建议增强后行 3D FIESTA/SPACE/B - FFE 序列扫描，减少背景噪声，以突出神经根的显示。

9. 图像后处理　对 3D FIESTA/SPACE/B - FFE 序列所得数据行曲面重组（CPR），显示节前神经根与节后神经根。

六、腰骶丛神经 MRI

1. 线圈　脊柱相控阵线圈。

2. 体表定位标记　腰丛神经以第 3 腰椎平面为准，骶丛神经以第 2 骶椎平面为准。

3. 扫描范围　腰丛神经范围前边界包含腰椎体前缘，后边界包含第 2 骶椎骨后缘，上界至第 12 胸椎上缘，下界至第 2 骶椎；骶丛神经范围前边界包含腰椎体前缘，后边界包含骶骨后缘，上界至第 4 腰椎体上缘，下界至耻骨联合。

4. 扫描序列

（1）T_1WI：矢状位 TSE/FSE 序列。

（2）T_2WI：矢状位 TSE/FSE 序列。

（3）T_2WI：横轴位、矢状位 TIRM/DIXION 序列。

（4）神经根 3D 序列冠状位 T_1WJ VIBE/LAVA 序列，T_2WI 3D FIESTA/SPACE/B – FFE 序列。

5. 扫描视野（FOV） 25～40cm。

6. 扫描层厚 常规扫描≤4mm，3D 扫描层厚 1～2mm。

7. 扫描间隔 常规扫描≤1mm，3D 扫描无间隔。

8. 增强扫描 建议增强后行 3D – FIESTA/SPACE/B – FFE 序列扫描。

9. 图像后处理 对 3D FIESTA/SPACE/B – FFE 序列所得数据行曲面重组（CPR），显示节前神经根与节后神经根。

第七节 关节 MR 成像技术

一、肩关节 MR 成像技术

（一）肩关节解剖

肩关节由肱骨头与肩胛骨的关节盂构成。肱骨头位于相对较浅的肩胛盂窝内，其稳定性依赖于其周围的肌肉、韧带和盂唇的完整性。

（二）肩关节常规扫描技术

1. 包绕式表面线圈。

2. 仰卧位，尽量使患肩置于床中心并靠近床面。

3. 采集中心对准肩关节中心。

4. 横轴位（T_2WI）：有利于关节盂病变的诊断，范围上自肩锁关节，下至肱骨外科颈下缘，定位线与关节盂垂直，相位编码为前后方向（图 2 – 8 – 7 – 1）。

5. 斜冠状位（T_2WI、T_2WI 脂肪抑制、T_1WI）：定位线垂直于关节盂，相位编码为上下方向，并使用"无相位卷褶"技术（图 2 – 8 – 7 – 2）。

6. 矢状位（T_2WI）：定位线平行于关节盂，相位编码为上下方向（图 2 – 8 – 7 – 3）。

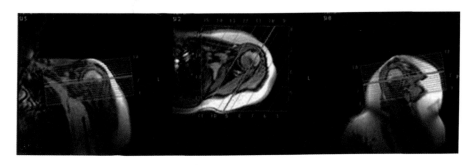

图 2 – 8 – 7 – 1 肩关节横断面定位

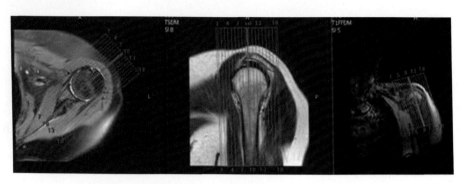

图 2 - 8 - 7 - 2　肩关节斜冠状面定位

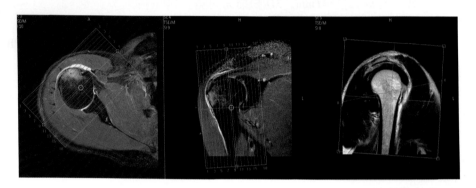

图 2 - 8 - 7 - 3　肩关节斜矢状面定位

（三）肩关节扫描注意事项

1. 做定位像时注意纠正移动数据，使肩关节在中心线上。

2. FOV 应在 18cm 以下，层厚应有 3 ~ 4mm，矩阵至少在 256 × 192 以上。

3. 通过改变相位编码方向及采用预饱和技术消除呼吸运动伪影。

4. 肩关节造影主要应用于肩关节盂唇损伤及肩袖损伤。

二、腕关节 MR 成像技术

（一）腕关节常规扫描技术

1. 包绕式表面线圈。

2. 俯卧位。

3. 采集中心对准腕关节中心。

4. 冠状位（T_2WI、T_2WI 脂肪抑制、T_1WI）：主要扫描方位，定位线平行于尺、桡骨茎突连线（图 2 - 8 - 7 - 4）。

5. 横轴位（T_2WI）：定位线平行于尺桡骨茎突连线（图 2 - 8 - 7 - 5）。

6. 矢状位（T_2WI）：定位线垂直于尺桡骨茎突连线。

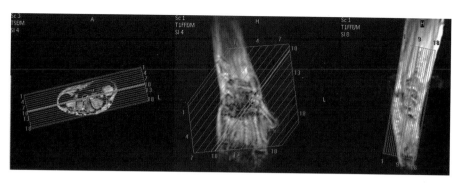

图 2-8-7-4　腕关节冠状面定位

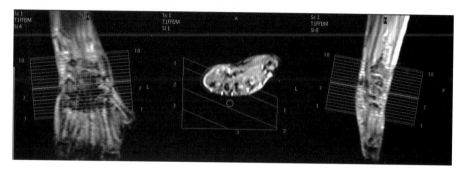

图 2-8-7-5　腕关节横断面定位

（二）腕关节扫描注意事项

1. 在 2D 扫描时，FOV 尽量缩小，层厚 3mm 以下，矩阵 256×256。

2. STIR 序列对骨髓病变及软组织病变有高敏感性，但扫描时间长，信噪比低。

3. 3D GRE 对于显示细小而又复杂的腕关节结构非常有效。

4. 双手同时扫描适用于评价早期类风湿性关节炎。

三、髋关节 MR 成像技术

（一）髋关节常规扫描技术

1. 腹部相控阵表面线圈。

2. 仰卧位。

3. 采集中心对准髂前上棘与耻骨联合连线中点下 2.5cm 水平。

4. 冠状位（T_2WI、T_2WI 脂肪抑制、T_1WI）：前面包括股骨头前缘，后缘包括股骨大转子，加脂肪抑制技术，相位编码为左右方向（图 2-8-7-6）。

5. 横轴位（T_2WI）：范围上自股骨头上缘，下至小转子，相位编码为前后方向（图 2-8-7-7）。

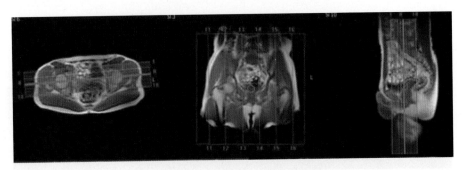

图 2 - 8 - 7 - 6　髋关节冠状面扫描定位

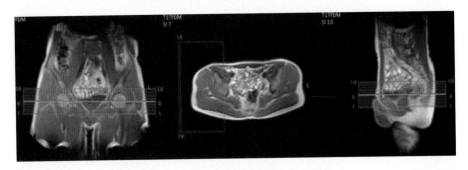

图 2 - 8 - 7 - 7　髋关节横断面扫描定位

（二）髋关节扫描注意事项

1. 双侧同时扫描，以便对比，尤其是股骨头缺血坏死。

2. T_1WI 一般不加脂肪抑制。

四、膝关节 MR 成像技术

（一）膝关节常规扫描技术

1. 膝关节专用线圈或包绕式表面线圈。

2. 仰卧位。

3. 采集中心对准髌骨下缘。

4. 矢状位（T_2WI、T_2WI 脂肪抑制、T_1WI、质子密度加权脂肪抑制）是最重要的扫描方位，显示半月板和交叉韧带，定位方法两种：①垂直于髁间窝底水平线，②垂直于内、外踝后缘的连线，相位编码为上下方向（图 2 - 8 - 7 - 8）。

5. 冠状位（T_2WI）主要显示内、外侧副韧带，辅助诊断半月板和交叉韧带的病变。定位线平行于内、外踝后缘的连线或髁间窝底水平线。相位编码方向为左右方向（图 2 - 8 - 7 - 9）。

6. 横轴位（T_2WI）评价髌骨后缘软骨的最好方位，显示各种肌腱、韧带的病变。定位线平行于关节面，扫描范围上缘包括髌骨上缘，相位编码为左右方向（图 2 - 8 - 7 - 10）。

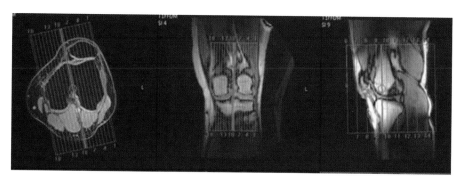

图 2 - 8 - 7 - 8 膝关节斜矢状面定位

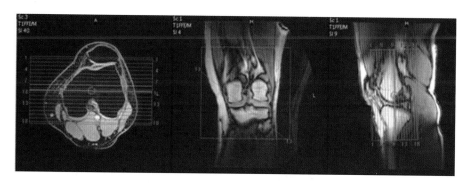

图 2 - 8 - 7 - 9 膝关节冠状面定位

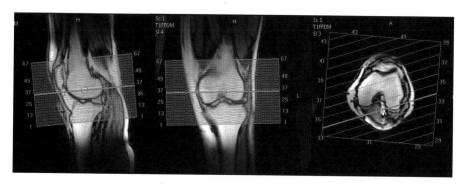

图 2 - 8 - 7 - 10 膝关节横断面定位

（二）膝关节扫描注意事项

1. FSE T_2WI 是诊断膝关节各种韧带断裂的主要序列。

2. FSE T_2WI 一般不采用过长的回波链（7 个以内）。

3. 矢状位 T_2WI 要加脂肪抑制。

4. GRE 序列显示半月板病变及关节软骨病变。

5. 3D 扫描常用序列 3D 扰相 T_1WI GRE、3D 稳态自由进动及 3D 双回波稳态。

6. 矢状位显示十字交叉韧带最佳。

7. 膝关节 MR 造影技术用于半月板部分切除术后或半月板修补术后有残半月板再次撕裂。

8. 显示半月板最好的序列是 T_2WI、T_2^*WI、PDWI。

五、踝关节 MR 成像技术

（一）踝关节常规扫描技术

踝关节能观察损伤的关节韧带、肌腱以及关节软骨等，弥补 X 线在这方面的不足。成为急、慢性踝关节软组织损伤检查的首选。

1. 包绕式表面线圈、鸟笼式膝关节专用线圈。

2. 仰卧，足先进。

3. 采集中心对准内外踝连线中点。

4. 横轴位（T_2WI）：定位线平行于距骨顶，上至胫腓关节，下至跟骨下缘水平（图 2 – 8 – 7 – 11）。

5. 冠状位（T_2WI）：定位线平行于内外踝连线，诊断胫距关节软骨病变最佳（图 2 – 8 – 7 – 12）。

6. 矢状位（T_2WI、T_2WI 脂肪抑制、T_1WI）：定位线垂直于内外踝连线，有助于显示肌腱及关节软骨的病变（图 2 – 8 – 7 – 13）。

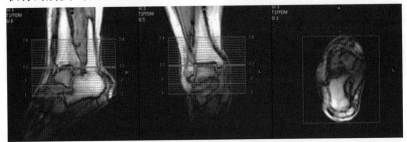

图 2 – 8 – 7 – 11　踝关节横断面定位

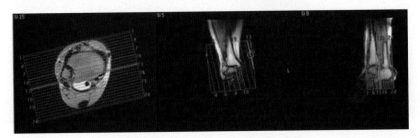

图 2 – 8 – 7 – 12　踝关节冠状面定位

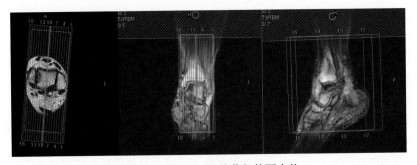

图 2 – 8 – 7 – 13　踝关节矢状面定位

（二）踝关节特殊检查要求

1. 跟腱扫描只需检查横轴位及斜矢状位。
2. 脂肪抑制序列显示骨髓及其他病变比较敏感。
3. 矢状位、冠状位及轴位均使用"无相位卷褶"技术。
4. 踝关节应行高空间分辨力扫描，激励次数 2~4 次。
5. 质子密度加权像对纤维软骨及关节透明软骨的病变有较高的诊断价值，且信噪比高。

第八节 多时相动态增强扫描技术

一、多时相动态增强扫描的优点

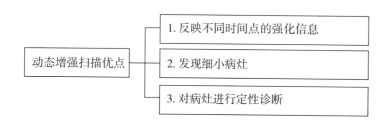

二、多时相动态增强扫描的适应证

1. 腹部脏器、脑垂体、乳腺等。
2. 平时未发现病变或不能明确的病变。
3. 评估肿瘤的治疗疗效。
4. 病变的诊断和鉴别诊断。

三、多时相动态增强扫描的要求

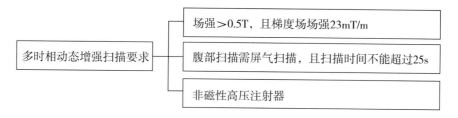

四、多时相动态增强扫描的步骤

1. 了解平扫资料。
2. 确定脉冲序列，一般采用扰相梯度回波脉冲序列 T_1WI 加脂肪抑制。
3. 用选定的动态增强扫描的脉冲序列和扫描参数做预扫描，达要求后锁定层面。
4. 选肘静脉血管做静脉穿刺。
5. 根据不同扫描部位确定注射参数。

6. 按不同部位不同要求选择动脉相、静脉相及延迟扫描。

五、各部位多时相动态增强扫描技术

肝脏、脾脏
◎开始注药计算，延时时间18s 1次，扫描时间18~20s，每次屏气之间间隔15~20s左右

肾及肾上腺
◎横断位为主要扫描方位，期间做一次冠状位扫描 ◎扫描顺序：横断位（皮质期）→横断位（髓质期）→冠状位（髓质期）→横断位（肾盂静脉、延迟期）

胰腺
◎横轴位为主要扫描方位，2D采集方式扫描：层厚5~6mm，层间距1mm。3D扫描：包括整个胰腺。其余扫描方法同肝脏

乳腺
◎乳腺动态增强常用3D。注射对比剂后延迟18s开始做动脉期扫描，在前2min内连续扫描，之后40s扫描1次，共扫6~7次，扫描后做时间–信号强度曲线后处理

【考题举例】

1. 关于磁共振尿路成像检查，以下描述不正确的是
   A. 检查当日早晨，禁食禁水
   B. 屏气较好的患者，可以选用 2D HASTE 序列
   C. MRU 的扫描层面应包括肾脏及输尿管全长，膀胱无需带全
   D. 需要加抑脂技术
   E. 无需注入对比剂

2. 关于男性盆腔内各个脏器的 MR 信号，描述错误的是
   A. 膀胱壁呈长 T_1 短 T_2 信号
   B. 精囊腺呈长 T_1 长 T_2 信号
   C. 盆壁的骨结构呈中等 T_1 中等 T_2 信号
   D. 前列腺包膜呈短 T_1 短 T_2 信号
   E. 前列腺周围叶呈中等 T_1 长 T_2 信号

3. 早期脑梗死最适宜的扫描方式为

    A. T_1 加权成像   B. T_2 加权成像   C. 质子加权成像

    D. 弥散加权成像   E. 灌注成像

4. 在 MRA 技术中，预饱和技术常用于抑制

    A. 吞咽运动伪影   B. 心搏伪影   C. 呼吸运动伪影

    D. 化学位移伪影   E. 逆向流动液体信号

5. 为区分水肿与肿瘤的范围，常采用

    A. T_1 加权成像   B. T_2 加权成像   C. 质子加权成像

    D. Gd – DTPA 增强后 T_1 加权成像   E. Gd – DTPA 增强后 T_2 加权成像

【参考答案】

    1. C   2. D   3. D   4. E   5. D

第九章 磁共振血管成像技术

【考试大纲要求】

1. 血流的基本类型（掌握）
2. 表现为低信号的血流（熟悉）
3. 表现为高信号的血流（熟悉）
4. 磁共振血管成像的基本原理（熟悉）
5. 时间飞跃法（掌握）
6. 磁共振血管成像技术（熟悉）
7. 磁共振血管成像的临床应用（熟悉）

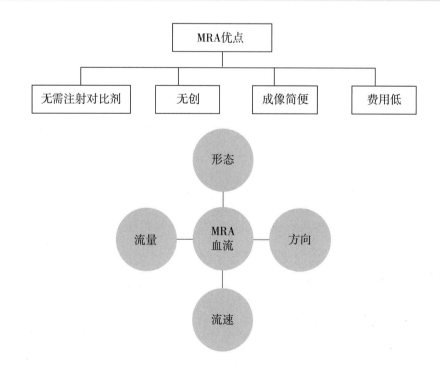

第一节　血流的基本类型

一、血流有三种基本类型

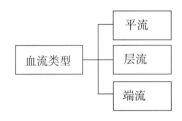

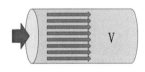

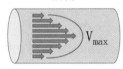

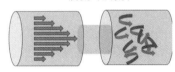

平流

理想化的流动类型，在人体中不存在血流质点的运动方向与血管长轴平行，管腔内不同位置血流速度相同

层流

血流质点的运动方向与血管长轴平行，但速度不同越靠近血管壁血流速度越慢，在血管腔中心位置血流速度最大Vmax，血流速度呈抛物线分布。

湍流（涡流）

血流不规则，不同位置血流质点方向不同，速度差异大。

血管里的血流通常是层流和湍流同时存在或交替出现。

雷诺数：代表惯性力和黏滞度的比率；

$N_R = \rho DV / \eta$；

N_R 为雷诺数，ρ 为血液密度，D 为血管直径，V 为血流平均速度，η 为血液黏滞度；

$N_R < 2000$，血流趋于层流；$N_R > 3000$，血流趋于湍流；$2000 < N_R < 3000$，血流变化比较复杂。

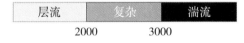

一些血管因素可引起湍流。

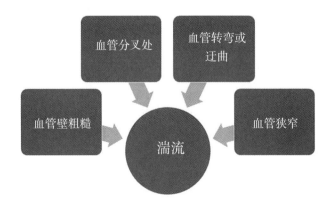

第二节　低信号与高信号的血流

一、血流信号与周围静止组织信号的区别

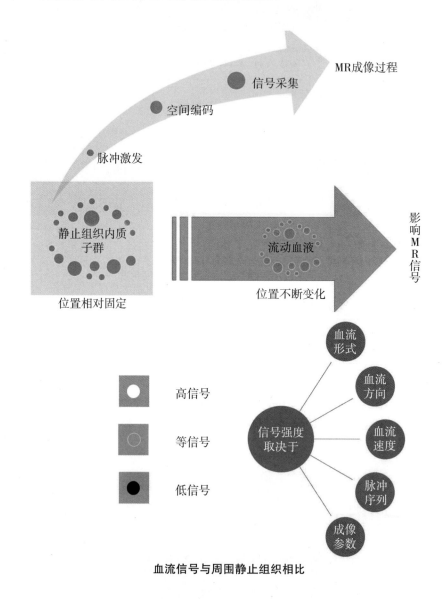

血流信号与周围静止组织相比

二、表面为低信号的血流

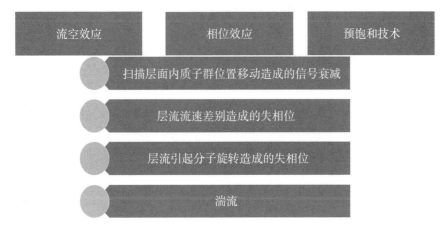

（一）流空效应

血流方向垂直或接近垂直于扫描层面，当施加 90°脉冲时，层面内血管中的血液和周围静止组织同时被激发。当施加 180°复相脉冲时（TE/2），层面内静止组织受到激发导致相位重聚产生回波；被 90°脉冲激发过的血液在 TE/2 时间内已经离开受激发层面，不能接受 180°脉冲，不能产生回波。此时层面内血管中为 TE/2 时间内新流入的血液，没有经过 90°脉冲的激发，仅接受 180°脉冲的激发也不产生回波。血管腔内没有 MR 信号产生而表现为"黑色"。这就是流空效应。在一定范围内，TE/2 越长，流空效应越明显（图 2-9-2-1，图 2-9-2-2）。

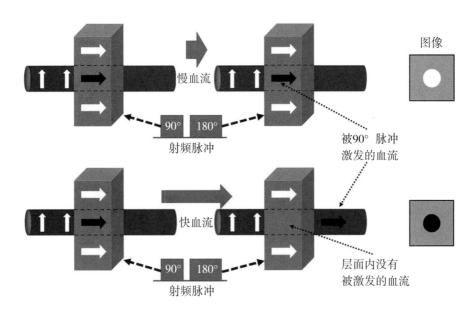

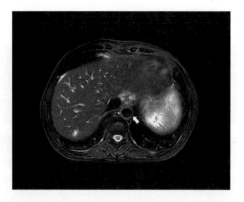

图 2 - 9 - 2 - 1　腹主动脉流空效应（白箭头）

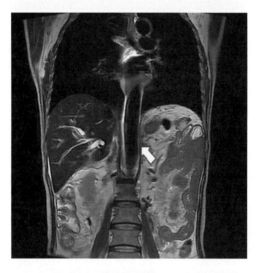

图 2 - 9 - 2 - 2　SE 序列血管平行扫描层面的流空效应（白箭头）

（二）扫描层面内质子群位置移动造成的信号衰减

（三）层流流速差别造成的失相位

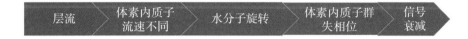

（四）层流引起分子旋转造成的失相位

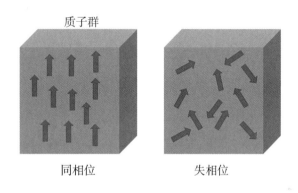

质子群

同相位　　　　　　失相位

流动导致体素内质子群相位效应

（五）湍流

1. 湍流的 MR 信号

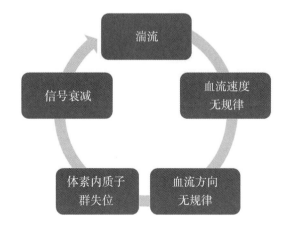

2. 湍流易发生部位

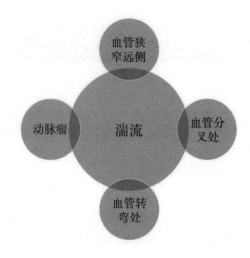

（六）预饱和技术

感兴趣区外施加射频脉冲，使血液流入成像层面之前已被饱和，不能接受新的激励产生 MR 信号。

预饱和脉冲可选择性去除静脉和动脉血液的信号，只突出一种血管影像（图 2 - 9 - 2 - 3）。

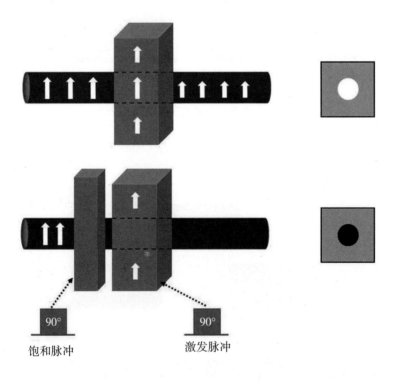

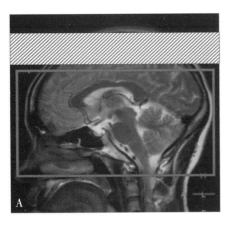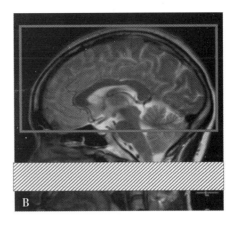

图 2 - 9 - 2 - 3　头颅 MRA 扫描

A. 预饱和脉冲放置在扫描野上方饱和静脉血信号；B. 预饱和脉冲放置在扫描野下方饱和动脉血信号

三、表现为高信号的血流

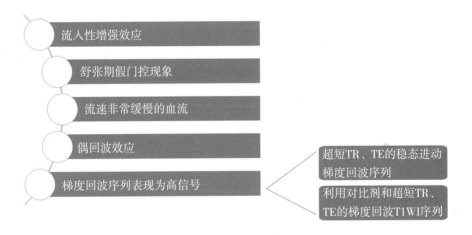

（一）流入性增强效应（表2-9-2-1，表2-9-2-2）

表 2 - 9 - 2 - 1　流入性增强效应的影响

血管内情况	TR 值	纵向磁化矢量/MR 信号				静止组织与血液对比度
		静止组织		血液		
不流动	长 TR	高	高	高	高	差
不流动	短 TR	低	低	低	低	差
流动	短 TR	低	低	高	高	好

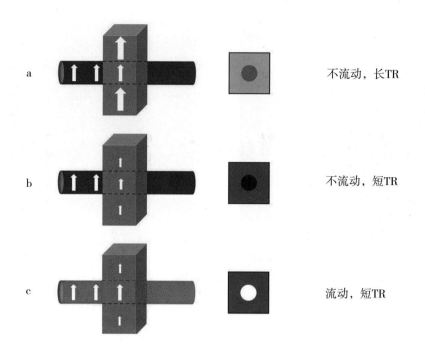

a	不流动，长TR
b	不流动，短TR
c	流动，短TR

表 2 - 9 - 2 - 2   血流垂直于扫描层面，选用短 TR

层面内静止组织的质子群	流动的血液
受到激发后没有足够时间发生纵向弛豫	流入扫描层面之前，未受到激发
不能接受新的脉冲激发	可以接受脉冲激发
不能产生足够大的宏观横向磁化矢量	可以产生宏观磁化矢量
信号低	信号高

流入增强效应常出现在梯度回波序列，有两个原因：

1. 梯度回波序列的特点是短 TR 值。

2. 梯度回波序列没有 180°脉冲，不会出现流空效应。

（二）舒张期假门控现象

利用心电门控技术在舒张中后期激发和采集 MR 信号这时血液信号受流动影响很少。主要受血液 T_1 值和 T_2 值的影响，可表现为高信号。

当 TR 与心动周期刚好相吻合，且激发和采集刚好落在舒张中后期，血液表现为高信号。

在一个 RR 心动周期中，血管的流速是不同的，特别是动脉，变化比较大。收缩期速度最快；舒张期动脉流速变慢；舒张中末期血流速度变得很慢。

如心率为 65 次/分钟，TR = 923ms，计算过程如下：

bpm = 65；

1min = 60s = 60000ms；

60000 ÷ 65 = 923ms。

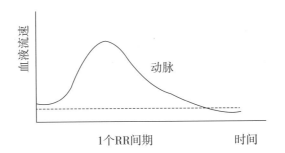

（三）流速非常缓慢的血流

1. 在椎旁静脉丛或盆腔静脉丛等血管内的血流非常缓慢（图 2 - 9 - 2 - 4）。

2. 流动造成的失相位或流空效应表现不明显。

3. 血流信号与流动关系不大，取决于血液 T_1 值和 T_2 值。

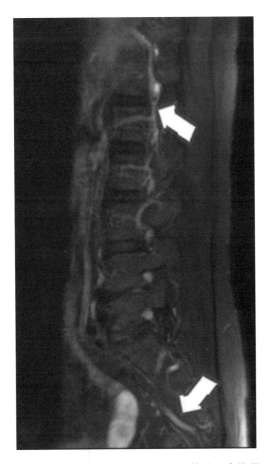

图 2 - 9 - 2 - 4　腰椎 T_2WI 抑脂白箭头示高信号

（四）偶回波效应（偶回波相位重聚）

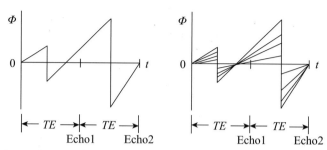

1. 运行多回波 SE 序列，磁场梯度存在时，层流血会产生散相。

2. 在第一回波和其他奇数回波产生信号损失。

3. 因为在一个体素内所有质子以不同速度通过磁场梯度时，它们以不同的频率进动并积累不同的相位，到回波时间（TE）这些质子处于反相位的范围时，信号就会损失掉。

4. 第二回波时，每个质子的相位移动都等于零，偶回波都聚相，这种现象叫偶回波效应。

5. 例如四个回波时间分别为 15ms、30ms、45ms、60ms，则在偶数回波（30ms 和 60ms）的序列中血管表现为高信号，而在奇数回波（15ms 和 45ms）的序列中血管表现为低信号。

（五）梯度回波序列表现为高信号

1. 在 SE 序列中，回波的产生利用层面选择的 180°脉冲激发，在 90°脉冲和 180°脉冲之间（TE/2）被激发的血流离开扫描层面，则不能接受 180°脉冲产生回波（流空效应）。

2. 梯度回波序列是利用梯度场的切换产生回波的，梯度场切换不需要进行层面选择。

3. 小角度激发产生宏观横向磁化矢量的血流，离开扫描层面，不超出采集范围，受梯度场切换产生回波，呈现相对高的信号强度。

（六）利用超短 TR、TE 的稳态进动梯度回波脉冲序列

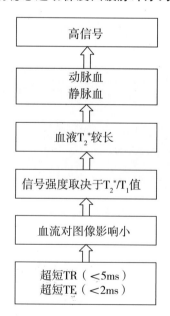

（七）利用对比剂和超短 TR 和 TE 的梯度回波 T_1WI 序列

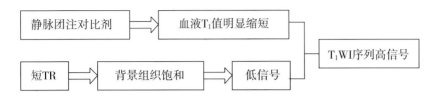

四、影响血管内 MR 信号强度的因素（表 2 - 9 - 2 - 3）

表 2 - 9 - 2 - 3　影响血管内 **MR** 信号强度的因素

降低管腔内信号	增加管腔内信号
高流速血流	慢血流
涡流	层流
预饱和脉冲	流动补偿
奇数回波失相	偶数回波重聚
多层面采集	单层面采集
平行于成像平面内血流	垂直于成像平面的血流
位于成像容积内深的层面	位于成像容积表面的层面
	对比剂

第三节　磁共振血管成像的基本原理与技术

常用磁共振血管成像技术有：

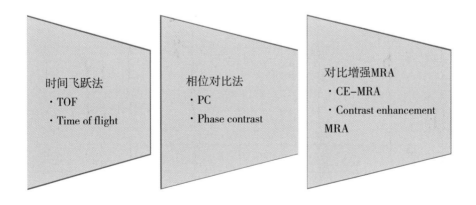

根据是否使用外源性对比剂可分为：

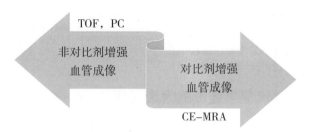

黑血法MRA
· 基于流空效应
· 主要用于心脏扫描
· 充分抑制血液信号
· 减少血流伪影
· 显示动脉斑块

Balance-SSFP（平衡式稳态自由进动）MRA
· 无需对比剂用于冠状动脉MRA
· 极短的TR和TE
· 流动对血液信号影响小
· 信号强度取决于T_2/T_1比值
· 3D采集，多种快速采集技术
· 部分K空间、半回波、并行采集

T_2准备快速GRE MRA
· 主要用于3T冠状动脉MRA
· 准备脉冲为90° -180° -90°
· 形成了组织的T_2对比
· 把T_2对比用负90° 脉冲打回到Z轴
· 用超快速GRE采集来记录T_2对比
· 血液的T_2值大于软组织，形成较好的T_2对比

一、时间飞跃法（TOF – MRA）原理与技术

（一）TOF – MRA 是临床应用最广的 MRA 成像方法

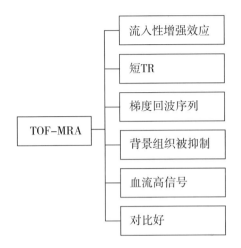

（二）信号采集模式

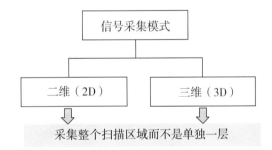

1. 2D – TOF

（1）2D – TOF 层面采集：

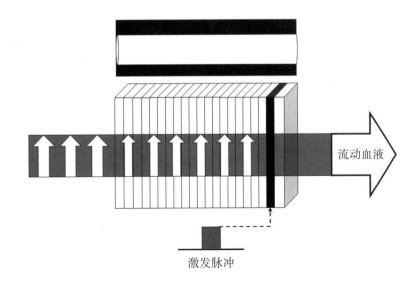

激发脉冲

（2）2D – TOF 原理：

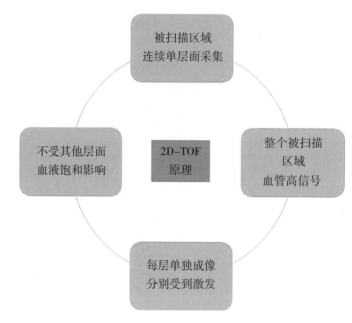

（3）2D – TOF 特点：

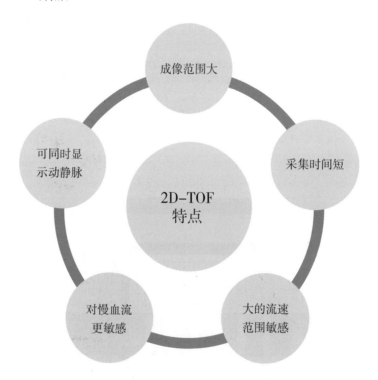

（4）提高 2D – TOF MRA 质量的方法

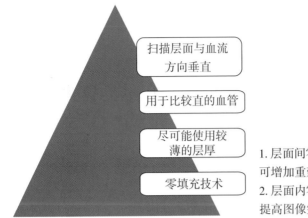

1. 层面间零填充
可增加重建层数，去除阶梯状伪影
2. 层面内零填充
提高图像空间分辨力

2. 3D – TOF

（1）3D – TOF 原理：

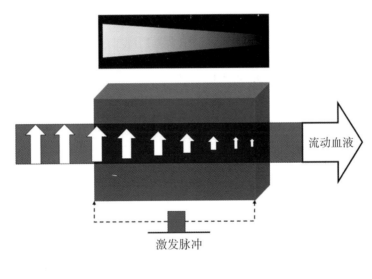

激发脉冲

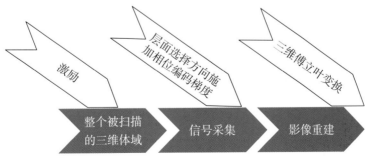

（2）3D – TOF 优势与劣势：

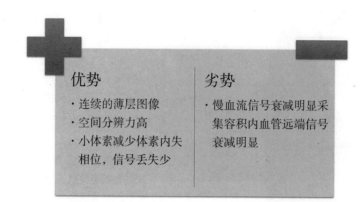

优势
· 连续的薄层图像
· 空间分辨力高
· 小体素减少体素内失相位，信号丢失少

劣势
· 慢血流信号衰减明显采集容积内血管远端信号衰减明显

（3）减少血流饱和对策：

①缩小激发角度

· 但会造成背景组织抑制不佳。

②倾斜优化非饱和激励

· 采用斜坡式激发角，开始层面用小角度，深层面逐渐增大角度；

· 均衡血流近侧和远侧的信号，但会造成背景组织抑制不一致。

③采用多个重叠薄层块采集（MOTSA）（图 2 – 9 – 3 – 1）

· 将一个 3D 容积分成几个层块采集，每个层块厚度减薄，饱和效应减轻。

④逆血流采集（图 2 – 9 – 3 – 2）

· 先采远端信号，再向近端采集，可减少血流饱和。

⑤滑动 K_y 隔行采集技术

· 层面方向 K_z 连续采集；层面内相位编码方向 K_y，隔行扫描；

· 去除信号波动，有利于显示慢血流和小血管。

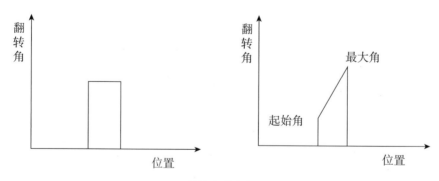

斜坡式激发角

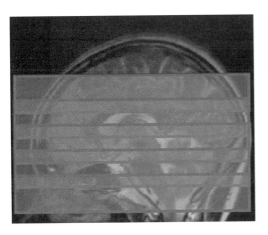

图 2-9-3-1　采用多个重叠薄层块采集，
减轻层块内饱和效应

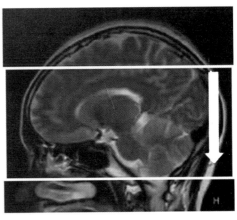

图 2-9-3-2　逆血流采集 MR 定位方法

3. 2D 及 3D TOF MRA 优缺点　见表 2-9-3-1。

表 2-9-3-1　2D 及 3D TOF MRA 优缺点

	2D	3D
扫描时间	短	长
背景组织抑制	好	欠佳
慢血流显示	好	差
层厚	厚	薄
空间分辨力	低	高
受湍流影响	大	小
后处理重建效果	欠佳	好
信噪比	欠佳	高

二、相位对比血管成像（PC-MRA）原理与技术

（一）概念

PC 法 MRA 是以流速为编码，以相位变化作为图像对比的特殊成像技术。

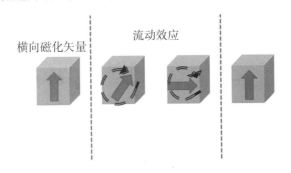

流动导致横向磁化矢量相位偏移

（二）PC 法 MRA 的特点

1. 图像　分为速度图和相位图。

速度图像	相位图像
·信号强度仅与流速有关	·信号性质与流速有关
·无血流方向信息	·有血流方向信息
·流速越快，信号越高	·正向血流-高信号；流速越大，信号越强
	·反向血流-低信号；流速越大，信号越低

2. 减影技术　采用减影技术，背景组织无相位变化，信号被剔除。
3. 体素的亮度　是由它们的相位关系决定的，而不是横向磁化矢量。

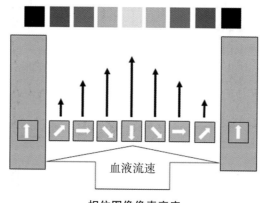

相位图像像素亮度

4. 编码　PC 法采用双极梯度对流动进行编码。

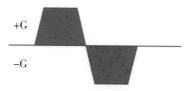

双极梯度：梯度场强相同（梯度强度和持续时间完全相同）梯度效能相反。

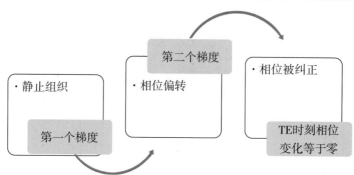

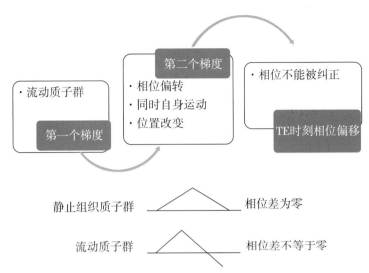

施加双极梯度期间，流动质子群积聚的相位变化与流速有关，流速越快，相位变化越明显。PC – MRA 是相位差图像。

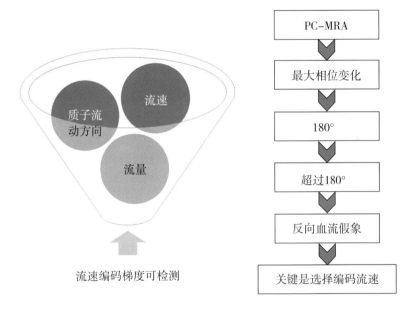

选择合适的流速编码（表 2 – 9 – 3 – 2）：

表 2 – 9 – 3 – 2　流速编码的影响

血液流速	流速编码	相位变化	信号强度
50cm/s	50cm/s	180°	最强
50cm/s	40cm/s	超过 180°	低信号
50cm/s	明显小	很小	弱

血液与流速编码方向平行——有信号；

血液与流速编码方向垂直——无信号。

（三）PC – MRA 三个步骤

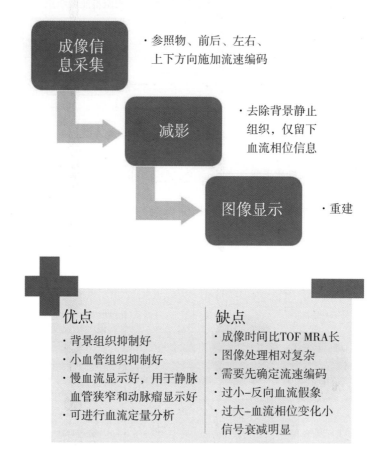

（四）PC 法 MRA 的方法

2D PC MRA
· 层面选择梯度，2D成像方式
· 单个厚层逐个成像

3D PC MRA
· 相位编码梯度，3D采集方式
· 小体素，空间分辨力高

电影PC
· 属于2D PC法
· 用于定量评价血流状态

三、对比增强磁共振血管成像（CE－MRA）的原理与技术

（一）CE－MRA 原理

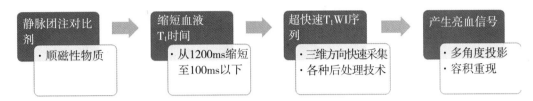

静脉团注对比剂
· 顺磁性物质

缩短血液 T_1 时间
· 从1200ms缩短至100ms以下

超快速 T_1WI 序列
· 三维方向快速采集
· 各种后处理技术

产生亮血信号
· 多角度投影
· 容积重现

团注对比剂后，血液的 T_1 值变化有以下特点：

血液 T_1 值明显缩短	改变流经血管内血液的 T_1 值	持续时间短
· 产生高信号 · 用高权重 T_1WI 序列采集	· 多期扫描显示不同血管	· 需要用超快速序列采集

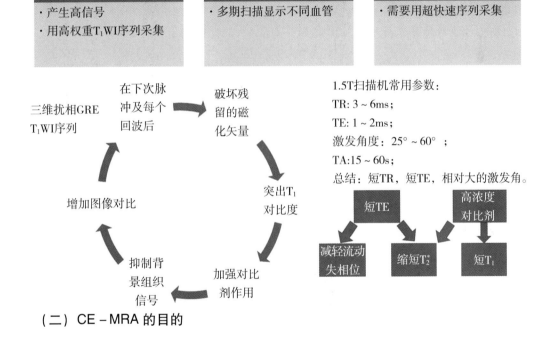

三维扰相GRE T_1WI 序列

在下次脉冲及每个回波后 → 破坏残留的磁化矢量

增加图像对比

突出 T_1 对比度

抑制背景组织信号

加强对比剂作用

1.5T扫描机常用参数：
TR: 3～6ms；
TE: 1～2ms；
激发角度：25°～60°；
TA:15～60s；
总结：短TR，短TE，相对大的激发角。

短TE

高浓度对比剂

减轻流动失相位

缩短 T_2^*

短 T_1

（二）CE－MRA 的目的

高分辨CE-MRA
· 空间分辨力高
· 显示血管细节
· 诊断局部病变
· 如颈动脉、肾动脉血管成像

时间分辨CE-MRA
· 扫描速度快
· 血液循环动态过程
· 单视野内多次采集
· 高的时间分辨力
· 如肺循环的成像

大范围CE-MRA
· 多段CE-MRA
· 随对比剂循环改变采集视野
· 大动脉到四肢动脉
· 多次采集拼接
· 全面评估动脉血管病变

（三）理想的 3D CE－MRA 图像质量

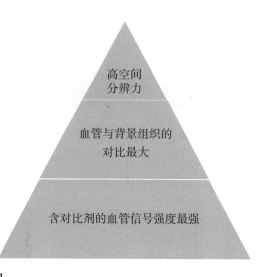

（四）对比剂的应用

1. 细胞外液非特异性离子型对比剂 Gd－DTPA　对比剂用量见表 2－9－3－3。

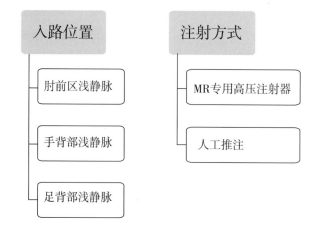

表 2－9－3－3　对比剂用量表

部位	剂量	流速
单部位动脉成像（如肾动脉）	单倍剂量或 1.5 倍	1.5 ~ 3ml
多部位动脉成像	2 ~ 3 倍	1.5 ~ 2ml
肾静脉、门静脉、颈静脉	2 ~ 3 倍	3 ~ 5ml

2. 成像参数的调整

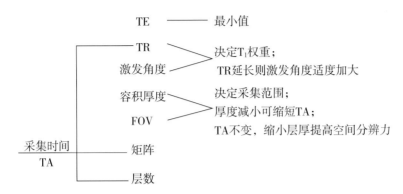

（1）扫描时机的掌握是 CE–MRA 成败的关键。

（2）K 空间中心区域的 MR 信号决定图像对比。

（3）扫描序列启动的原则是：目标血管中对比剂浓度最高的时刻，采集 MR 信号填充到 K 空间中心区域。

3. 决定扫描时刻的关键参数

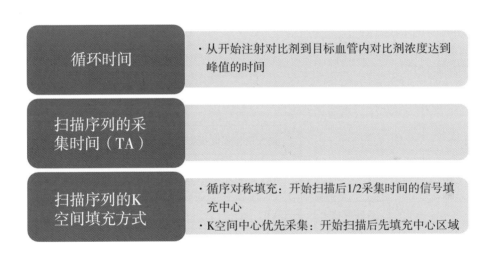

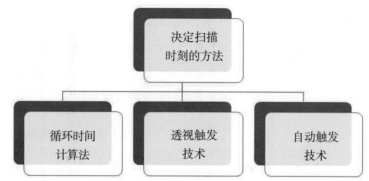

- 经验估计法：一般成人从肘静脉注射，对比剂到达腹主动脉约需12～25s，平均约18s
- 注射对比剂法：从静脉推注小剂量（2ml）测试，同时对目标血管进行监控扫描，获得循环时间
- 从开始注射对比剂到启动扫描的延迟时间（TD）
  ①如果K空间循序对称填充：
  TD=循环时间-1/2TA；
  ②如果K空间中心优先采集：
  TD=循环时间

- 无需考虑循环时间，必须采用K空间中心优先采集技术
- 开始注射对比剂后，同时启动监控扫描，对比剂进入目标血管切换并启动扫描

- 在目标血管中设定一个感兴趣区
- 事先设定信号强度阈值
- 开始注射后启动扫描，当信号强度达到设定阈值时，自动切换并开始扫描

（五）后处理技术

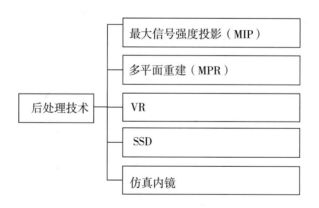

（六）抑制脂肪组织信号的方法

> 脂肪组织的T_1值很短，T_1WI序列并不能很好地抑制脂肪组织的信号，脂肪信号会降低重建图像的质量

频率选择反转脉冲脂肪抑制技术

· 该技术能较好抑制成像容积内脂肪组织的信号，不明显增加采集时间

采用减影技术

· 注射前先扫描一次获得蒙片，注射对比剂后再扫描一次，减影之后去除背景组织和脂肪组织信号

（七）CE－MRA 的优缺点

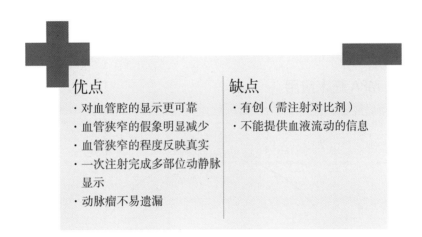

优点
· 对血管腔的显示更可靠
· 血管狭窄的假象明显减少
· 血管狭窄的程度反映真实
· 一次注射完成多部位动静脉显示
· 动脉瘤不易遗漏

缺点
· 有创（需注射对比剂）
· 不能提供血液流动的信息

第四节　磁共振血管成像的临床应用

一、TOF MRA 的临床应用

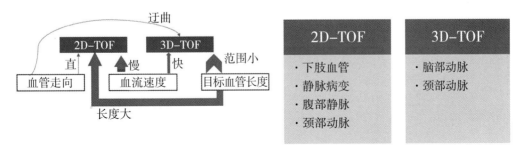

分析 TOF MRA 图像时，需要注意：

TOF MRA 显示血管腔光滑整齐	· 该段血管无狭窄
血管狭窄假象	· 血管转弯处：颈内动脉虹吸处 · 血管分叉处：颈内外动脉分叉
狭窄程度被夸大	· 血管狭窄处容易造成湍流 · 造成血液信号丢失，夸大狭窄程度
动脉瘤可能被遗漏	· 动脉瘤腔内有湍流，造成信号丢失 · 丢失严重者在重建图像上可能整个不显示
分析图像时应重视原始图像	· 避免漏诊
怀疑有假象时应考虑CE-MRA	

二、PC 法 MRA 临床应用

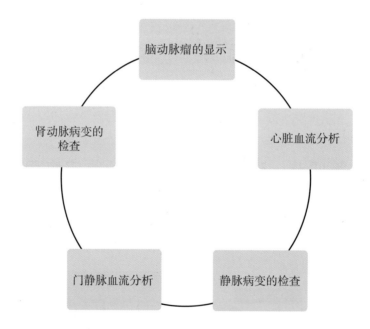

三、CE – MRA 的临床应用

脑、颈部血管
- 作常规MRA
  补充，增加
  可信度
- 用于动脉狭
  窄或闭塞
- 动脉瘤
- 血管畸形

肺动脉
- 肺动脉栓塞
- 肺动脉高压
- 肺动静脉瘘
- 肺动脉栓塞
  可显示到段
  水平

主动脉
- 主动脉瘤
- 主动脉夹层
- 主动脉先天
  发育异常

肾动脉
- 动脉狭窄

**肠系膜血管和
门静脉**
- 狭窄或血栓
- 门静脉高压
  及其侧支循
  环

四肢血管
- 肢体血管狭
  窄
- 动脉瘤
- 血栓性脉管
  炎
- 血管畸形

【考题举例】

1. 若欲对大容积筛选成像，检查非复杂性慢流血管，常先采用
   A. 2D TOF　　　　　B. 3D TOF　　　　　C. 2D PC
   D. 3D PC　　　　　E. 黑血法

2. 若欲较好地显示血管狭窄，宜采用
   A. 2D TOF　　　　　B. 3D TOF　　　　　C. 2D PC
   D. 3D PC　　　　　E. 黑血法

3. 血管成像技术（MRA）不包括
   A. 时间飞跃法 MRA（TOF – MRA）
   B. 相位对比 MRA（PC – MRA）
   C. 对比增强 MRA（CE – MRA）
   D. 相位对比 MRA 需静脉注射对比剂
   E. 对比增强 MRA 需静脉注射对比剂

4. 关于 MRA 与血管造影检查方法相比所具有的优点，说法错误的是
   A. 是一种无损伤的检查技术
   B. 全部患者无需注射对比剂
   C. 可作三维空间成像，也能以不同角度成像，360°旋转观察
   D. 可部分替代有创伤性的血管造影检查
   E. 特别适用于静脉血管弹性差、肝肾功能障碍的老人

5. 下面对 MR 血管成像技术的叙述错误的是

A. 流入相关增强（FRE）是指高速流动的自旋流进被饱和的激发容积内，产生的比静态组织高的 MR 信号

B. 流入相关增强信号的强弱与脉冲序列的 TE、成像容积的厚度及流体的速度密切相关

C. 流出效应：高速流动的流体可产生流出效应，流出效应使流体的信号丢失，称为流空或黑血

D. 如果同一体素内的自旋具有不同的相位漂移，其信号下降，这种现象称为相位弥散

E. 当相位弥散达到或超过 360° 时则完全消失

【参考答案】

1. A   2. E   3. D   4. B   5. B

第十章　磁共振成像新技术

《

【考试大纲要求】

本章节所有内容均为了解。

第一节　磁共振扩散加权成像及扩散张量成像

MR 扩散加权成像（diffusion–weighted imaging，DWI）是 20 世纪 90 年代中期发展起来的 MRI 新技术，与此同时，国内引进该技术并在临床上推广应用。DWI 是目前唯一一个能够检测活体组织内水分子扩散运动的无创性方法。

一、扩散的基本概念

（一）扩散运动

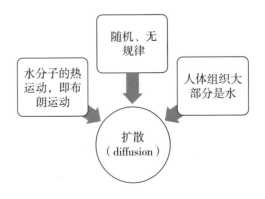

（二）自由扩散与限制性扩散

实际上，DWI 就是通过检测人体组织内水分子扩散运动受限制的方向和程度等信息，间接反映组织微观结构的变化。

自由扩散	• 水分子扩散不受任何约束。如脑脊液、尿液的水分子扩散运动
限制性扩散	• 在生物体中，水分子由于受到周围介质的约束，其扩散运动将会受到一定程度的限制。如人体一般组织中水分子的扩散运动

（三）各向同性扩散与各向异性扩散

各向同性扩散	• 水分子的扩散运动在各方向的限制性扩散是对称的，如脑脊液
各向异性扩散	• 水分子在各方向上的限制性扩散是不对称的。在人体中普遍存在，最典型的是白质神经纤维束

二、DWI 的原理

如果水分子扩散越自由，则组织的信号衰减

在自旋回波 T_2 基础上，在某一方向上施加一对大小相等、方向相反的梯度脉冲

DWI原理

DWI通过测量施加扩散敏感梯度场前后组织发生的信号强度变化，来检测组织中水分子扩散状态（自由度及方向），后者可间接反映组织微观结构特点及其变化

三、常用的 DWI 序列

用于 DWI 的序列很多，如 GRE、SE、FSE 序列等，这里主要介绍临床上最为常用的单次激发 SE – EPI DWI 序列和 SE 线扫描 DWI 序列。

单次激发 SE – EPI DWI 序列	SE – EPI（单次激发多层面自旋回波 – 回波平面加权成像）序列，即在自旋回波序列的基础上，在三个互相垂直的方向上于 180°脉冲前后分别施加成对的弥散敏感梯度脉冲。场强在 1.0T 以上的 MRI 仪目前多采用单次激发 SE – EPI DWI 序列。 优点：①明显减少成像时间；②降低运动伪影，propeller 技术应用；③增加因分子运动而使信号强度变化的敏感性。
自旋回波线扫描 DWI 序列	LS DWI 采用的是 SE 序列，原理与 SE – EPI DWI 相同，仅采用的序列和 MR 信号采集方式有所不同。该技术主要应用于低场强 MRI 机，因为单次激发 SE – EPI 序列在低场强扫描机上效果较差。 优点：①对场强的依赖性低，低场强设备也可以获得较好的效果；②采用 SE 序列，不易产生磁敏感伪影。

四、DWI 的技术要点

（一）b 值及其对 DWI 的影响

DWI 技术中，把施加的扩散敏感梯度场参数称为 b 值，或扩散敏感系数。

> b值越大，对水分子的扩散运动越敏感，对病变的检出率会越高；
> b值越大，其T_2权重越弱，弥散权重越重

> b值不是越大越好，对于每一个扫描部位应根据实际情况选取恰当的b值

> b值越大，信噪比越低；
> b值越大，TE越延长，TE的延长会进一步降低信噪比；
> 出现周围神经的刺激症状限制了太高的b值

（二）DWI 的方向性

DWI 能反映扩散敏感梯度场方向上的扩散运动，为了全面反映组织在各方向上的水分子扩散情况，需要在多个方向上施加扩散敏感梯度场。DWI 可以很好地反映各向扩散异性，如下例：

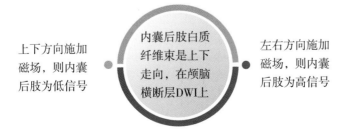

上下方向施加磁场，则内囊后肢为低信号

内囊后肢白质纤维束是上下走向，在颅脑横断层DWI上

左右方向施加磁场，则内囊后肢为高信号

五、扩散系数和表观扩散系数

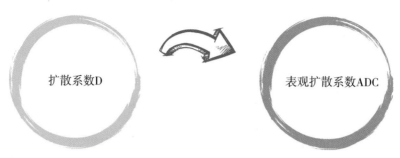

扩散系数D   表观扩散系数ADC

分子布朗运动的方向是随机的，其在一定方向上的弥散距离与相应弥散时间的平方根之比为一个常数，这个常数称为扩散系数D

表观扩散系数（apparent diffusion coeffecient，ADC），反映水分子扩散的自由度，单位为mm²/s。实际工作中用表观扩散系数（ADC）来代替真正的扩散系数，前者常明显大于后者

$$ADC = \ln\left(SI_{低}/SI_{高}\right) / \left(b_{高} - b_{低}\right)$$

式中 $SI_{低}$ 表示低 b 值 DWI 上组织的信号强度（b 值可以是零）；

$SI_{高}$ 表示高 b 值 DWI 上组织的信号强度；

$b_{高}$ 表示高 b 值；

$b_{低}$ 表示低 b 值；

ln 表示自然对数。

六、DWI 的临床应用

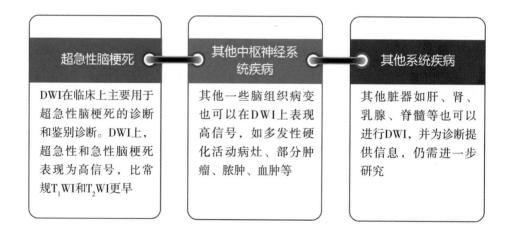

超急性脑梗死

DWI在临床上主要用于超急性脑梗死的诊断和鉴别诊断。DWI上，超急性和急性脑梗死表现为高信号，比常规T_1WI和T_2WI更早

其他中枢神经系统疾病

其他一些脑组织病变也可以在DWI上表现高信号，如多发性硬化活动病灶、部分肿瘤、脓肿、血肿等

其他系统疾病

其他脏器如肝、肾、乳腺、脊髓等也可以进行DWI，并为诊断提供信息，仍需进一步研究

七、全身 DWI 技术

全身 MRI 是近年来 MRI 技术研究的热点之一，还处于临床初步研究阶段。

八、扩散张量成像及白质纤维束示踪技术

（一）扩散张量成像的基本概念

DWI 是反映扩散敏感梯度场方向上的扩散运动，如果在多个方向（6 个以上方向）分别施加扩散敏感梯度场，则可对每个体素水分子扩散的各向异性作出较为准确的检测，这种 MRI 技术称为扩散张量成像（diffusion tensor imaging，DTI）。这是一种描述水分子扩散方向特征的 MR 成像技术。

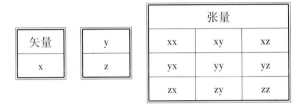

（二）扩散张量成像的基本原理和技术

扩散张量加权成像指在 DWI 的基础上，施加 6～55 个非线性方向的梯度场获取扩散张量图像，则可对每个体素水分子扩散的各向异性作出较为准确的检测，可以计算出组织的扩散各向异性特征，如平均 ADC、FA、RA、VR 等，其中以 FA 最为常用。

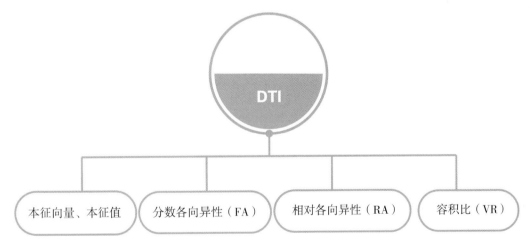

（三）白质纤维束示踪成像

根据 DTI 数据，选择专用的软件可以建立扩散示踪图，来描述白质纤维束的走行形态。

第二节　MR 灌注加权成像

MR 灌注加权成像属于 MR 脑功能成像的一种，反映的主要是组织中微观血流动力学信息。MR PWI 的方法很多，较常采用的主要有两种方法，即对比剂首次通过法和动脉自旋标记法。

一、对比剂首次通过法

（一）原理与技术

血液中的对比剂将使血液的T_1和T_2值降低，在一定的浓度范围内，血液T_1值和T_2^*值的变化率与血液中对比剂的浓度呈线性关系，即：

$$\triangle（1/T_1）=k[Gd], \quad \triangle（1/T_2^*）=k[Gd]$$

k是常数，与对比剂、组织结构、主磁场强度等因素有关

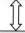

PWI的对比剂多采用目前临床上最常用的离子型非特异性细胞外液对比剂 Gd-DTPA。采用时间分辨力足够高的快速MR成像序列对目标器官进行连续多时相扫描

团注对比剂后，带有对比剂的血液首次流过组织时将引起T_1或T_2弛豫率发生变化，从而引起组织信号强度的变化。通过合适数学模型的计算可得到组织血流灌注的半定量信息，如组织血流量，血容量和平均通过时间等

（二）顺磁性对比剂首次通过法 PWI 的临床应用

最常采用的序列单次激发 GRE-EPI T_2WI 序列。主要用于脑缺血性病变、脑肿瘤的血供研究等。

常用的序列为超快速扰相 GRE T_1WI 序列或多次激发 IR-EPI T_1WI序列。主要用于心肌缺血的研究，在静息状态和负荷状态下分别进行 PWI 可检测心肌灌注储备，有助于心肌缺血的早期发现。

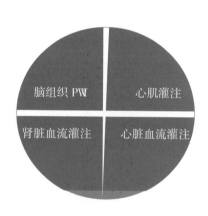

二、非对比剂灌注加权成像

动脉自旋标记（Arterial Spin Labeling，ASL）技术无需引入外源性对比剂，是一种利用血液作为内源性示踪剂的磁共振 PWI 方法。

ASL 方法中，最基本的问题是要区分流入动脉血液中和感兴趣组织中的水。为此，可以用不同方法改变动脉血液的磁化矢量 Ma（t），动脉血液中质子与组织中质子的磁化矢量交换将引起组织磁化矢量 M（t）的改变，其改变程度与磁化矢量交换的量成正比，也就是与血流灌注量成正比。

ASL 技术中把感兴趣的层面称为扫描层面，而扫描层面的血流上游需要进行流入血

液，标记的层面被称为标记层面。流入的动脉血可被连续或间断标记，ASL 根据标记方法不同分为两类，即连续性 ASL（continuous ASL，CASL）和脉冲式 ASL（pulsed ASL，PASL）。不同的 ASL 方法中，根据一定的数学模型可以计算出 CBF。ASL 技术需要测量经过标记和未标记时的基线图像之间的信号改变，这种信号改变的幅度很小，因此需要进行多次采集、信号平均，经计算方可获得定性或定量的 CBF 图。

第三节　脑功能成像

一、BOLD 效应

在其他因素不变的前提下，T_2WI 或 T_2^*WI 上组织的信号强度取决于其血液中氧合血红蛋白与脱氧血红蛋白的比例，该比例越高，则组织的信号强度越高，这就是 BOLD 效应。

二、基于 BOLD 效应 MRI 的基本原理

基于 BOLD 效应的 fMRI 就是利用脑组织中血氧饱和度的变化来制造对比的 MRI 技术，大脑活动时并不是全脑都参与，而是其中的某一个区域或某几个区域参与。我们可以利用 BOLD 技术对大脑活动变化时产生的血流动力学和代谢改变进行测量，从而对功能区进行定位。

三、基于 BOLD 效应 fMRI 的优缺点

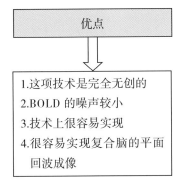
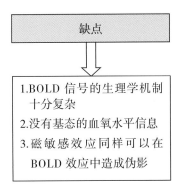

四、基于 BOLD 效应 MRI 任务设计的基本知识

一个实验要能够拒绝一个假设，即推翻一个假设；能够使预期的效应最大化。

第四节　MR 波谱技术

MR 波谱（MR spectroscopy，MRS）是目前能够进行活体组织内化学物质无创性检测的方法。MRI 提供的是正常和病理组织的形态信息，而 MRS 则可提供组织的代谢信息。

一、MRS 的基本原理

（一）化学位移现象

磁性原子核在外磁场中的进动频率取决于两个方面：①磁性原子核的磁旋比；②磁性原子核所感受的外磁场强度。同一种磁性原子核如果处于不同的分子中，由于分子化学结构的不同，电子云对磁性原子核的磁屏蔽作用的大小也存在差别，因而将表现出其进动频率的差别，这种由于所处的分子结构不同造成同一磁性原子核进动频率差异的现象被称为化学位移现象。

（二）MRS 原理

通过对某组织的目标区域施加经过特殊设计的射频脉冲，这种射频脉冲往往带宽较宽，其频率范围必须涵盖所要检测代谢产物中质子的进动频率。然后采集该区域发出的 MR 信号，该 MR 信号来源于多种代谢产物中的质子，由于化学位移效应，不同的代谢产物中质子进动频率有轻微差别，通过傅立叶转换可将不同物质的频率加以区分，以此来检测某种代谢物的浓度。

二、MRS 的谱线

MRS 谱线的横轴代表化学位移，即频率，所能探测到的化合物表现为在一个或几个特定频率上的峰。纵轴是化合物的信号强度，其峰高度或峰下面积与该化合物的浓度成正比。如果原子核之间存在共价键，其自旋磁矩之间的相互作用形成自旋 – 自旋耦联（spin – spin coupling），亦称为 J 耦联，耦联常数为 J，J 值越大，耦合越强，波分离越宽。这种化合物的特定化学结构会造成其表现为特定形态的峰。

三、MRS 的特点

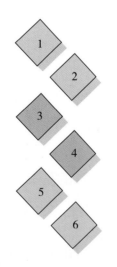

- 得到的是代谢产物的信息，通常以谱线及数值来表示，而非解剖图像

- 对于某一特定的原子核，需要选择一种比较稳定的化学物质作为其相关代谢物的进动频率的参照标准物

- 外加磁场强度升高有助于提高MRS的质量，不仅可提高 SNR，而且由于各种代谢物的化学位移增大，可更好地区分各种代谢物

- 对磁场的强度及磁场均匀度有着更高的要求

- 得到的代谢产物的含量通常是相对的，通常用两种或两种以上的代谢物含量比来反映组织的代谢变化

- 信号较弱，常需要多次平均才能获得足够的SNR，因此检查时间相对较长

四、在体 MRS 空间定位技术

MRS 可以采用的定位和信号产生方式很多，目前临床应用较多的 ^{1}H MRS 常采用激励

回波采集模式（stimulated echo acquisition mode，STEAM）和点解析波谱（point‑resolved ‑spectroscopy，PRESS）技术。

- STEAM 三个 90° 脉冲分别施加在三个相互垂直的层面上，三个平面相交得出一个点状容积的信号。STEAM的优点是简单直接，可采用的 TE 相对较短；缺点是信噪比较低。

- PRESS 技术采用一个 90° 脉冲和两个 180° 复相脉冲，层面选择梯度场的施加与 STEAM 相同。得到的是自旋回波信号。其优点是信噪比较高；缺点是最短TE 相对较长，但目前新型 1.5T 扫描机上 PRESS技术的最短 TE 可达 40ms 以下。

- 目前临床型 MRI 仪上不仅可以进行单体素的 MRS 采集，也可进行二维多体素 MRS 和三维 MRS 采集，并可将 MRS 的信号变化标记到 MRI 图像上，直观显示代谢情况，称为 MRS 成像。

五、MRS 的临床应用

（一）MRS 的临床应用

1.脑肿瘤的诊断和鉴别诊断；

2.代谢性疾病的脑改变；

3.脑肿瘤治疗后复发与肉芽组织的鉴别；

4.脑缺血疾病的诊断和鉴别诊断；

5.前列腺癌的诊断和鉴别诊断等；

6.乳腺癌的诊断与鉴别诊断；

7.弥漫性肝病；

8.肾脏功能分析和肾移植排斥反应等

（二）脑 ¹H MRS 分析的代谢产物

1.NAA	N-乙酰门冬氨酸，主要存在于神经元及其轴突，可作为神经元的内标物，其含量可反映神经元的功能状态，其化学位移在 2.02PPM
2.Cr	肌酸，为能量代谢产物，在脑组织中浓度比较稳定，可作为脑组织 ¹H MRS 的内参物，常用其他代谢产物与 Cr 的比值反映其他代谢产物的变化。Cr 的化学位移在 3.03PPM
3.Cho	胆碱，主要存在于细胞膜，其含量变化反映细胞膜代谢变化，在细胞膜降解或合成旺盛时其含量增加。多发硬化等脱髓鞘病变如果 Cho 升高，往往提示病变活动。Cho 化学位移在 3.22PPM
4.Lac	乳酸，为糖酵解的终产物，一般情况下 ¹HMRS 无明显的 Lac 峰，但在脑缺血或恶性肿瘤时，糖无氧酵解过程加强，Lac 含量增高。Lac 的化学位移在 1.32PPM，有时与脂质（Lipid）重叠，可采用改变 TE 的方法加以区别
5.Lip	脂质，由于脂质 TE 很短，因此一般 ¹H MRS 检测不到，如果出现明显的 Lip 的波峰，往往是感兴趣区接近于脂肪组织而受后者污染所致。在 TE 很短的 ¹H MRS 可以检测 Lip

第五节 磁敏感加权成像

磁敏感加权成像（susceptibility weighted imaging，SWI）是一个较新发展起来的成像技术。实质上，SWI 是一个三维采集，完全流动补偿的，高分辨力的，薄层重建的梯度回波序列，它所形成的影像对比有别于传统的 T_1 加权像、T_2 加权像及质子加权像，可充分显示组织之间内在的磁（敏感）特性的差别。目前主要应用于中枢神经系统。

与传统的梯度回波采集技术不同，SWI 运用了分别采集强度数据（magnitude data）和相位数据（phase data）的方式，并在此基础上进行数据的后处理，可将处理后的相位信息叠加到强度信息上，更加强调组织间的磁敏感性差异，形成最终的 SWI 图像。

一、组织磁感性特点

1. 物质的磁敏感性是物质的基本特性之一，可用磁化率表示，磁化率越大，物质的磁敏感性越大。

2. 血液以其氧合程度的不同，表现出不同的磁特性，这与血红蛋白的结构变化有关。

3. 无论是顺磁性还是反磁性的物质，只要能改变局部磁场，就能产生信号的去相位。

4. 国外研究表明 SWI 上小血管与周围组织间的影像对比主要与血中脱氧血红蛋白的含量明显相关，脱氧血红蛋白含量越高，血氧水平越低，相位变化越大，影像对比越好。

二、采集处理

1. SWI 采用三维梯度回波 T_2WI 序列，空间分辨力明显提高。此后可在工作站上进行数据的进一步后处理，用校正的相位图像作为相位加权因子，亦称为相片蒙片（phase mask）。

2. 3.0T 上所获得的 SWI 的对比好于 1.5T。SWI 在 1.5T 与 3.0T 上所选用的成像参数有所不同，图像的信噪比也会提高。

3. SWI 还可进行定量分析，在其校正的相位图像上，可以进行相位位移化的测量，该值与组织的磁敏感性成正比。

第六节　磁共振弹性成像

一、概述

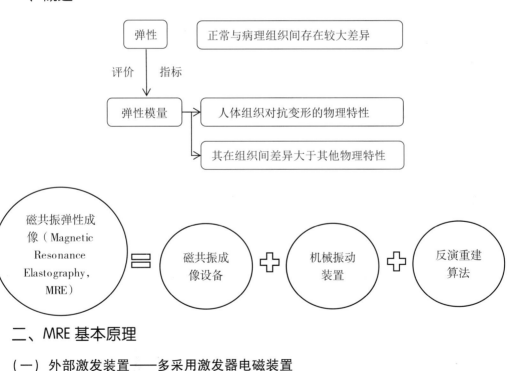

二、MRE 基本原理

（一）外部激发装置——多采用激发器电磁装置

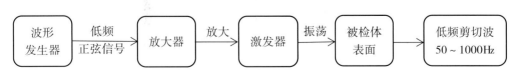

（二）MRI 对位移成像

包括自旋标记法和相位对比法。

1. 自旋标记法 根据不同时间采集的相同成像区域的磁共振标记图像中的纹理变化，对准静态外力引起的组织内部质点位移进行准确测量。

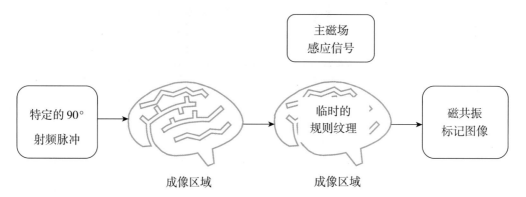

2. 相位对比法 可以对准静态外力或动态周期外力引起的组织内部质点位移进行三维成像，从而获得三维弹性图。

（1）对动态周期外力引起的组织内部质点位移进行三维成像：

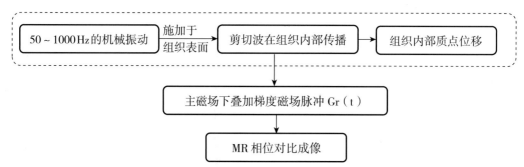

（2）对准静态外力引起的组织内部质点位移进行三维成像：在测量准静态外力引起组织内部位移时，需要对连续交替取反的位移检测梯度磁场进行修改，即使得到邻近的两次取反的梯度脉冲不是连续的，而是有一定的时间间隔，使得组织内部的变形有足够的时间达到平衡，从而在弹性图的重建过程中可以忽略那些使问题复杂化的动态影响。

3. 图像数据的处理及弹性模量的计算

相位图经过图像处理后，估算出局部剪切波的波长，再转换为弹性图。图像处理最早采用局部频率估算法，且依旧是目前最常用的方法。

介质的弹性与在该介质中传播的剪切波的波长相关，所以介质的剪切模量由以下公示表示：

$$\mu = \rho \cdot f^2 \cdot \gamma^2$$

μ 是剪切模量，f 是外加的激发频率，γ 是波长，ρ 是介质的密度，软组织密度假定为 1.0（与水相同），且波长已知。

三、MRE 技术目前的临床研究现状

最早在 1995 年由 Muthupillai 报道。

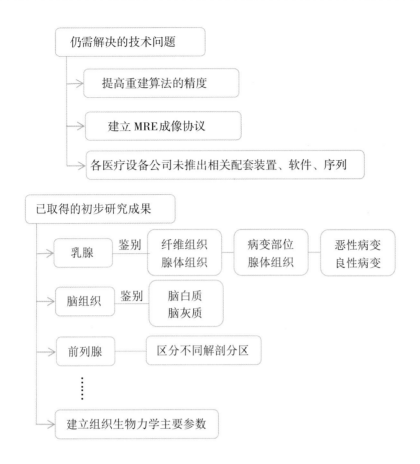

第七节 K 空间螺旋桨采集成像技术

K 空间螺旋桨采集成像技术（Propeller）包括：螺旋桨技术、风车技术和刀锋技术。为了同时解决两种运动伪影而提出（第一种运动伪影：单次采集过程中，人体组织连续运动产生的伪影；第二种运动伪影：多次采集过程中，静态组织所处位置不同形成的伪影）。

一、基本原理

（一）数据采集

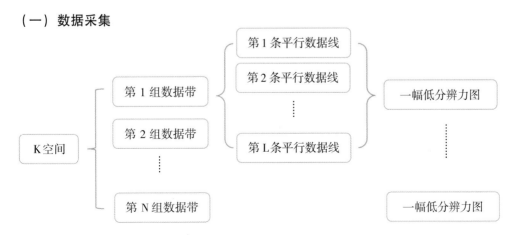

（二） 相位校正

因磁场梯度并非完全线性及涡流干扰，导致数据带的旋转中心不在同一点上，所以需要对每个数据带行 K 空间校准，以抵消其空间位移及运动相关相位。

（三） 旋转校正

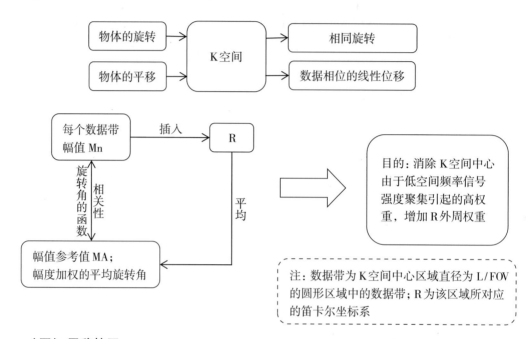

（四） 平移校正

与旋转校正相似，但数据都是综合的。

DA 和 Dn 相乘经傅立叶变换后得到的峰度峰值，幅度坐标系中的顶点是 x 和 y 方向上的平移估计值，以此校正每条数据带内的线性相移。

（五） 相关性加权

对校正后数据进行关联。低相关性数据带代表显著运动等伪影。

根据相关性，对数据区进行排序，再按顺序进行加权，减少低相关性数据对图像的贡献。校正后的数据插入到 R 中，形成 N 个数据组 D'n 和一个新的平均数据 D'A。

（六） 最后重建

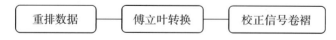

（七） 区域性校正

上述方法适合对整个躯体的刚性运动进行校正，但对呼吸或心跳等非刚性运动，需要选择更加复杂的算法对局部进行校正。

二、临床应用

(一) PROPELLER 在快速自旋回波序列的应用

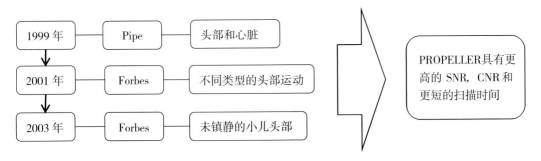

(二) PROPELLER 技术在弥散加权成像中的应用

弥散加权成像（diffusion weighted imaging，DWI）能反映组织结构内水分子水平变化。

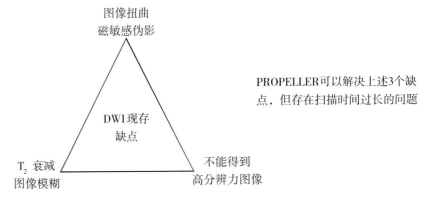

(三) PROPELLER 技术展望

PROPELLER 已成功运用于二维成像，而三维成像采集时间长，易受运动影响，所以对三维成像进行运动伪影校正更为重要，而三维 PROPELLER 可以纠正各方向上的运动伪影，使三维 DWI 成为可能。

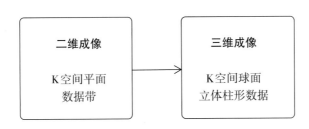

第八节　分子影像学

一、概述

　　分子影像学（Molecular Imaging，MI）是影像学、分子材料、分子生物学、生物化学、药学、基因研究等学科相互交叉所形成的新型交叉学科。分子影像学在分子及细胞水平研究疾病的发生、发展与转归，是分子生物学和医学影像学之间的桥梁学科。分子影像学使影像学从大体形态学成像向微观形态学、生物代谢、基因成像等方面迈出了重要的一步，也是分子和基因水平治疗新科技进入临床所必需的检测手段。

二、分子影像学的概念

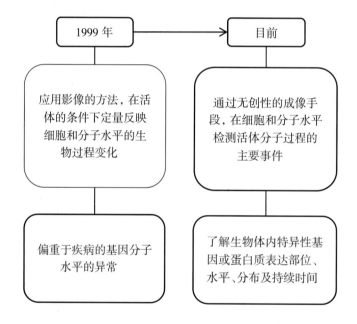

三、分子影像学的基本原理

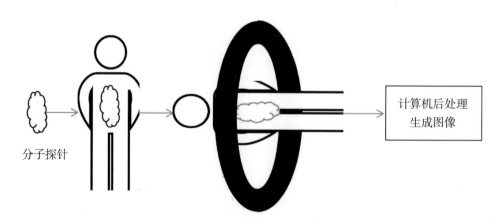

需满足的三个基本条件：

1. 合适的分子影像探针。

2. 生物信号放大系统。

3. 敏感、快速和高分辨力的成像技术和设备。

四、分子探针

（一）概述

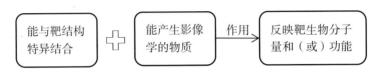

（二）分子探针的分类

1. 根据影像学检测手段分类　核医学探针、MRI 探针、超声探针。

2. 根据对比剂种类分类　靶向性探针和可激活探针。

（三）靶向性探针

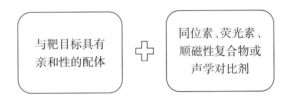

缺点：背景噪声高。

解决方法：探针引入体内后，经过一段时间，使未结合探针代谢清除。

主要应用：显示分子结构及分布。

（四）可激活探针

可激活探针又被称为智能探针，可特异性激活靶分子，其信噪比较高。

（五）分子探针的选择原则

1. 对靶分子具有高度特异性和亲和力。

2. 能反映活体内靶分子含量。

3. 具有较强的通透性，能顺利到达靶分子部位。

4. 无毒副作用。

5. 在活体内相对稳定。

6. 在血液循环中既能与靶分子充分结合又有适当的清除期，以避免"高本底"对显像的影响。

五、分子影像技术

分子影像技术中最常用的方法是 MRI、核医学、超声和光成像等。

（一）核分子成像技术和核医学分子影像学

核医学分子成像主要包括单光子发射计算机体层扫描（single photon emission computed tomography，SPECT）和正电子发射体层摄影（position emission tomography，PET）。其优

点是灵敏度高，缺点为空间分辨力低。

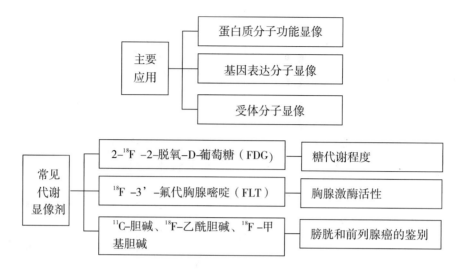

（二）磁共振分子成像技术和磁共振分子影像学

磁共振分子影像学包括普通的 MRI 和 MR 波谱成像（MR spectroscopy，MRS），其与常规的 MRI 技术并无本质差异，关键在于顺磁性分子探针的研究和制备。

超顺磁性探针主要包括顺磁性氧化铁微粒（SPIO）、超微超顺磁性氧化铁微粒（US-PIO）和单晶体氧化铁微粒（MION）等，见表 2 - 10 - 8 - 1。

表 2 - 10 - 8 - 1　常见超顺磁探针

常见超顺磁性探针	直径	主要进入部位
SPIO	40 ~ 400nm	肝、脾网状内皮系统
USPIO	不超过 30nm	淋巴和骨髓
MION	5nm	应用广泛

MRI 示踪剂半衰期长，适用于观察细胞的动态迁徙过程。

MRI 具有无创性、无射线辐射危害和空间分辨力高等优点，可获得三维解剖结构，生理、病理、代谢、血流灌注、器官运动、组织活性和心理学等多种信息，被称为"一站式"检查技术。磁共振检测靶向对比剂的敏感性、特异性均在不断提高，具有巨大潜力。

（三）光学分子成像技术和光学分子影像学

光学分子成像技术主要包括光子、近红外线、荧光和表面共聚集成像。

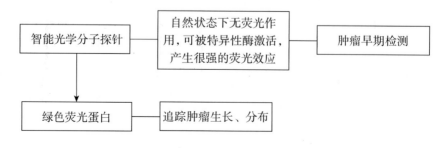

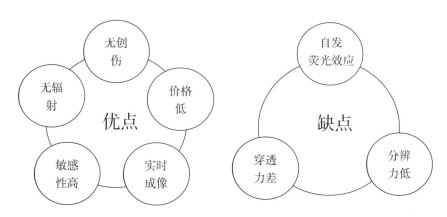

（四）超声分子成像技术和超声分子影像学

超声分子成像借助微泡对比剂显影，常见的显像方法如下：

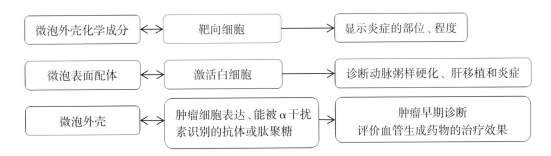

六、小结与展望

分子影像学技术可显示体内特异性基因或蛋白质表达部位、水平、分布及持续时间，有助于在分子水平上理解疾病的发生机制，其主要应用于疾病的早期诊断、早期治疗和监测治疗效果。虽然，分子影像学技术的发展十分迅速，但是仍然有一些问题亟待解决，未来的研究重点集中在以下方面：

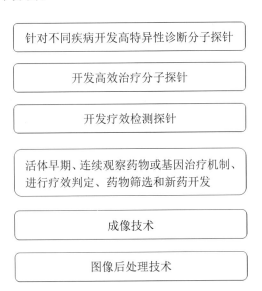

1999 年，在美国召开了首次分子影像学专门会议。2002 年 8 月在波士顿成立了分子影像学学会（Society of Medical Imaging，SMI）并举行了第一次年会。2005 年我国召开了首届全国分子影像学会议，专门就"分子影像学"作了专题讨论，以大力推动国内分子影像学领域的研究。

【考题举例】

1. MRI 扩散加权成像技术的临床应用叙述错误的是

   A. 扩散加权成像在脑梗死检测中具有重要临床价值

   B. 脑组织在超急性梗死期，扩散系数显著下降

   C. 脑组织在超急性梗死期，在扩散加权像上表现为高信号区

   D. 扩散系数在 T_1、T_2 加权成像变化很大

   E. 在脑白质区，水分子的扩散系数在空间各个方向是不相同的

2. 扩散加权成像和灌注加权成像主要的临床应用是

   A. 脑肿瘤　　　　B. 脑出血　　　　C. 急性脑梗死

   D. 脑外伤　　　　E. 脑炎

3. 关于 MRI 灌注加权成像技术的临床应用，叙述错误的是

   A. 用于脑梗死及肝脏病变的早期诊断、肾功能灌注

   B. 对比剂引起的 T_1 增强效应适用于心脏的灌注分析

   C. 对比剂引起的 T_2 增强效应适用于肝脏的灌注分析

   D. 定量研究还需获得供血动脉内的对比剂浓度变化、Gd－DTPA 的组织与血液的分配系数等

   E. 目前，磁共振 Gd－DTPA 灌注成像是半定量分析

4. 关于扩散加权成像技术的叙述，错误的是

   A. 扩散成像，又称弥散成像

   B. 是利用对扩散运动敏感的脉冲序列检测组织的水分子扩散运动状态，并用 MR 图像的方式显示出来

   C. 在均匀介质中，任何方向的 D（扩散系数）值都相等

   D. 物质的扩散特性通常以扩散系数 D 来描述

   E. 在扩散加权图像上，扩散系数越高，MR 信号越高

5. 下面哪项不是脑功能成像

   A. 扩散成像　　　　B. 灌注成像　　　　C. 中枢活动功能成像

   D. 波谱分析　　　　E. 三维重建

【参考答案】

1. D 2. C 3. C 4. E 5. E

第十一章 磁共振后处理技术

【考试大纲要求】

本章节所有内容均为了解。

一、概述

磁共振后处理技术是将磁共振不同成像技术采集得到的原始图像和数据，利用各磁共振成像仪附带的后处理软件或第三方提供的数据处理软件进行的图像重组和数据分析，进而生成的可供临床诊断或科研需要的整体直观图像或曲线图以及某定量数据值。

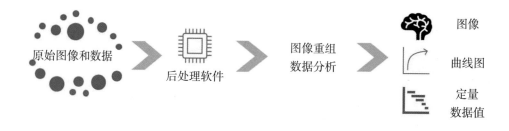

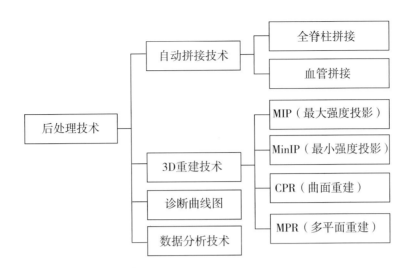

二、自动拼接技术

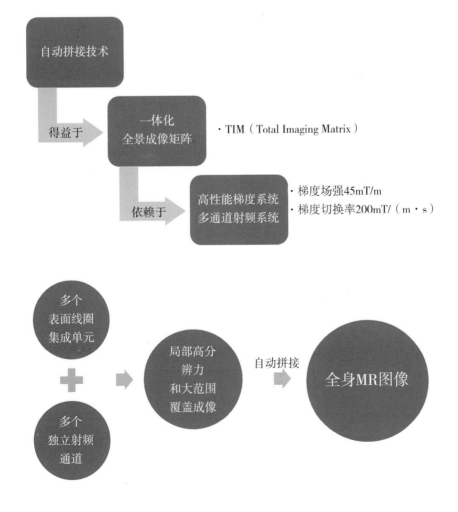

1. 全脊柱拼接 运用自旋回波序列族获得的高分辨大范围；颈、胸、腰、骶、尾椎图像；通过拼接软件而获得的 MR 全景脊柱成像。见图 2-11-1。

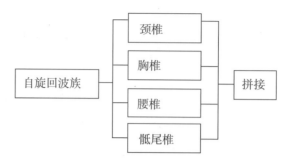

2. 血管拼接 对比剂增强 MRA（CE-MRA），两次注射对比剂；分四段分别获得头颈、胸腹、大腿、小腿高分辨大范围血管图像，通过拼接软件获得 MR 全身全景血管成像；利用自动拼接技术还可获得全身全景 DWI 成像；全身 T_2 STIR 压脂；全身全景周围神经成像等。见图 2-11-2、图 2-11-3、图 2-11-4。

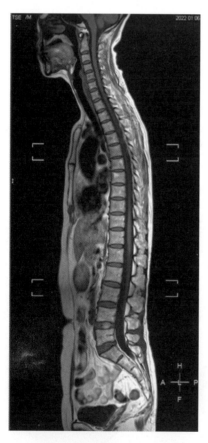

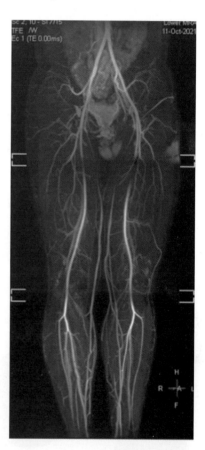

图 2-11-1 自动拼接技术获得 MR 全景脊柱成像

图 2-11-2 自动拼接技术获得 下肢血管成像

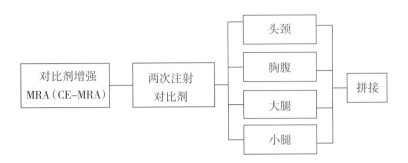

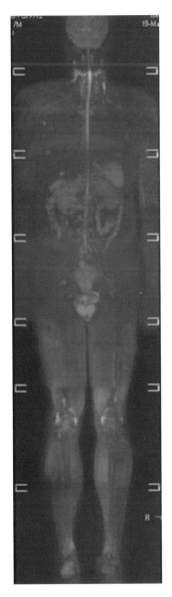

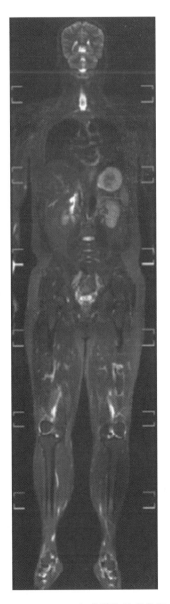

图 -11 -3　自动拼接技术获得
全身全景 DWI 图像

图 2 -11 -4　自动拼接技术获得
全身 T_2 STIR 图像

三、3D 重建技术

借助 3D 序列的超高信号利用率，可获得亚毫米分辨力（层内分辨力和层厚 <1mm）的各向同性 MR 图像。

利用此图像进行三维重组，获得立体直观完整的 MR 图像。

包括 MIP、MinIP、CPR、MPR 等。

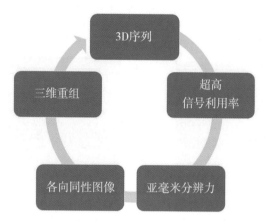

1. MIP（最大强度投影） 3D 数据中具有最大强度的体素被显示在 MIP 图像中，见图 2－11－5 至图 2－11－8。

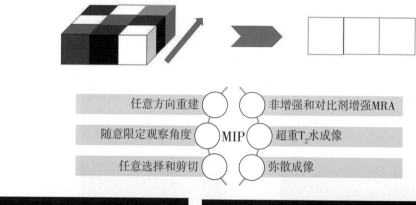

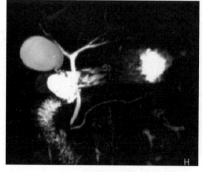

图 2－11－5 MRCP 后处理 MIP 图像

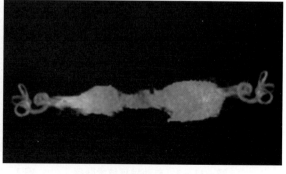

图 2－11－6 内听道水成像后处理 MIP 图像

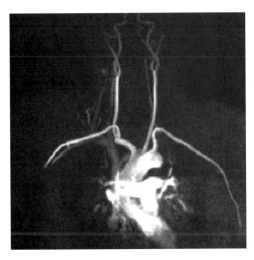 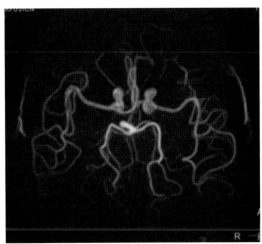

图 2 - 11 - 7　颈部血管后处理 MIP 图像　　　　　图 2 - 11 - 8　脑血管后处理 MIP 图像

2. MinIP（最小强度投影）　与 MIP 相反，3D 数据中具有最小强度的体素被显示在 MinIP 图像中。主要用于 SWI、支气管成像等，见图 2 - 11 - 9。

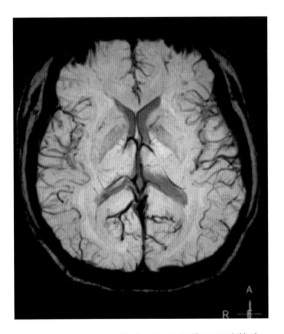

图 2 - 11 - 9　SWI 静脉 MinIP 图像显示脑静脉

3. CPR（曲面重建）　对 3D 数据所需观察结构进行曲面重建。多用于结构复杂且弯曲又需显示在同一平面内的图像。如周围神经的显示、脊柱侧弯的显示等，见图 2 - 11 - 1，图 2 - 11 - 11。

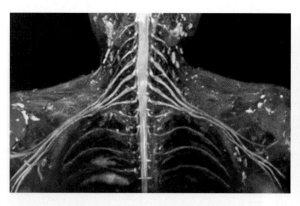

图 2 – 11 – 10　臂丛神经图像

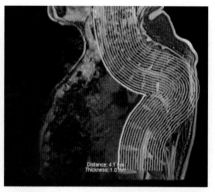

图 2 – 11 – 11 脊柱侧弯重建定位图

4. MPR（多平面重建）

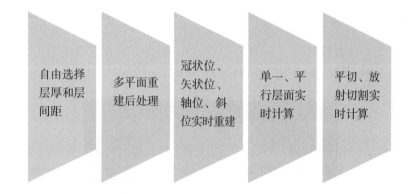

四、数据分析技术

利用各 MR 提供的软件或第三方软件对成像数据进行大量函数计算，如加减乘除四则运算、T_1 和 T_2 值、标准差的计算；以及脑功能成像的原始数据分析（图 2 – 11 – 12）、铁沉积的量化分析、斑块的风险因子评估、对比剂的动态强化曲线分析（图 2 – 11 – 13）、波谱成像化合物曲线数据分析、心功能量化指标分析等。

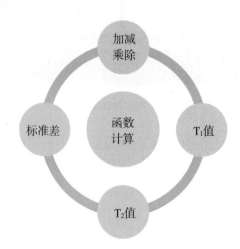

数据分析

脑功能成像 原始数据分析	铁沉积量化 分析	斑块风险因 子评估	对比剂动态强 化曲线分析	波谱成像化 合物曲线数 据分析	心功能量化 指标分析

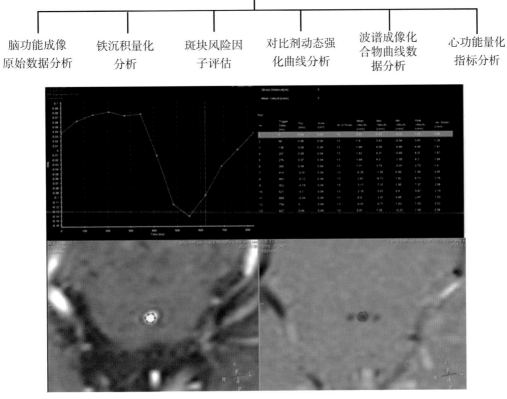

图 2 - 11 - 12　中脑导水管流速测定

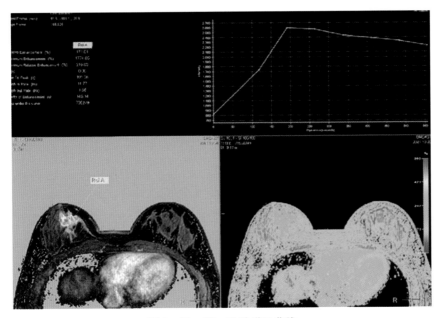

图 2 - 11 - 13　乳腺增强曲线

【考题举例】

1. 伪彩色编码由哪三种基本颜色组成
   A. 红、蓝、黑
   B. 红、蓝、绿
   C. 红、黑、绿
   D. 蓝、绿、黑
   E. 黄、绿、黑

2. 实施影像后处理功能的设备是
   A. 显示器
   B. 探测器
   C. 阅读器
   D. 工作站
   E. 打印机

【参考答案】

1. B 2. D

第三篇 DSA 成像技术

第一章 DSA 的发展与成像设备

【考试大纲要求】

1. DSA 的发展（掌握）
2. DSA 的临床应用特点（掌握）
3. DSA 设备的构成（熟悉）
4. 高压注射器（掌握）

第一节 DSA 的发展与临床应用特点

一、DSA 的历史

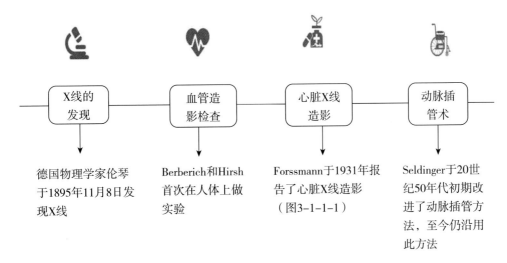

X线的发现	血管造影检查	心脏X线造影	动脉插管术
德国物理学家伦琴于1895年11月8日发现X线	Berberich和Hirsh首次在人体上做实验	Forssmann于1931年报告了心脏X线造影（图3-1-1-1）	Seldinger于20世纪50年代初期改进了动脉插管方法，至今仍沿用此方法

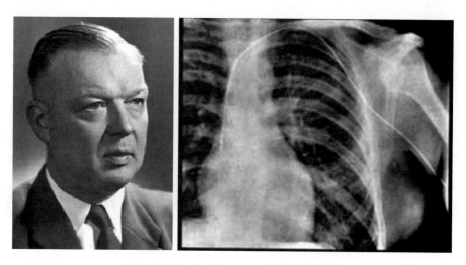

图 3 - 1 - 1 - 1 Forssmann 及其造影检查

二、DSA 的技术基础

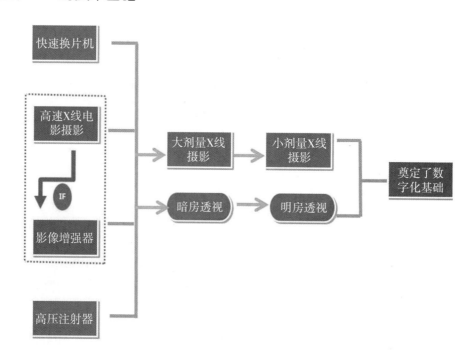

减影：

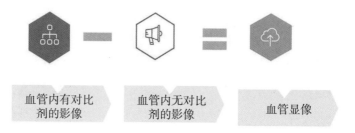

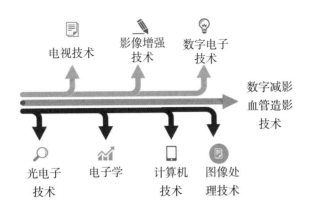

三、DSA 的临床应用特点

1. 外周静脉注射法

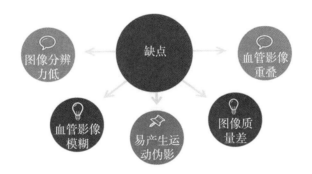

2. DSA 的发展

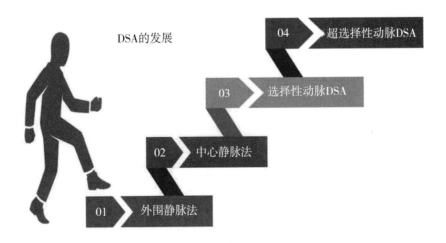

1、2 基本废弃，目前常用 3、4 两种方法。

3. 动脉 DSA 弥补静脉 DSA 的缺陷

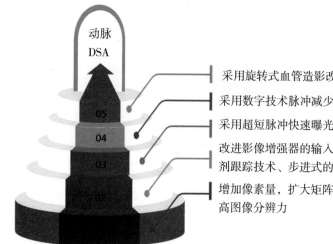

采用旋转式血管造影改善血管重叠问题

采用数字技术脉冲减少辐射剂量

采用超短脉冲快速曝光改善运动伪影

改进影像增强器的输入野，采用遥控对比剂跟踪技术、步进式的曝光摄影扩大增强器的视野

增加像素量，扩大矩阵、图像加权、积分和滤波提高图像分辨力

4. DSA 成像优点

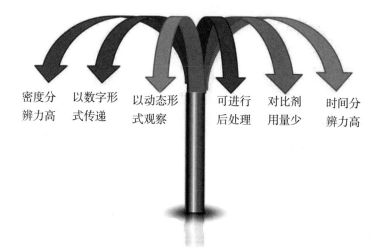

密度分辨力高　以数字形式传递　以动态形式观察　可进行后处理　对比剂用量少　时间分辨力高

5. 动脉 DSA 的优点

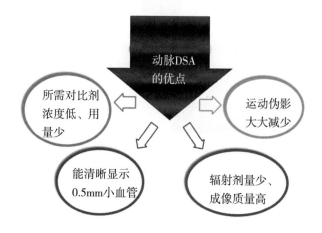

动脉DSA的优点

所需对比剂浓度低、用量少

运动伪影大大减少

能清晰显示0.5mm小血管

辐射剂量少、成像质量高

6. 选择性 IV – DSA

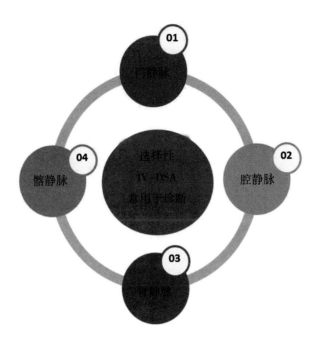

第二节　DSA 的基本设备构成

一、DSA 系统的组成

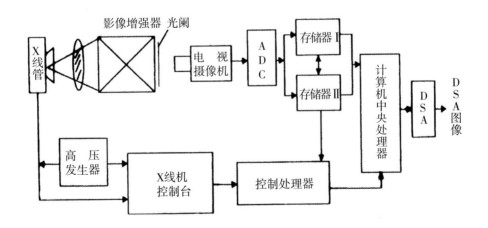

二、逆变高压

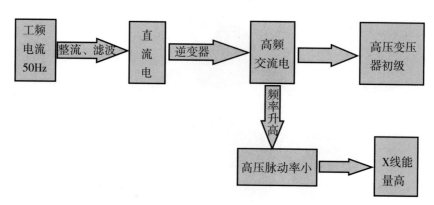

三、X线高压发生装置性能

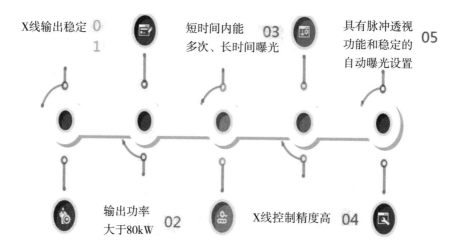

（一）X线管的应用

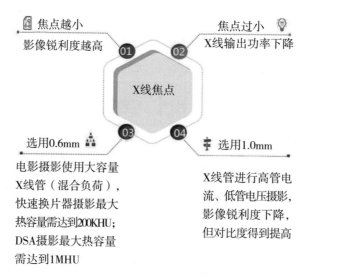

（二）X 线管的冷却系统

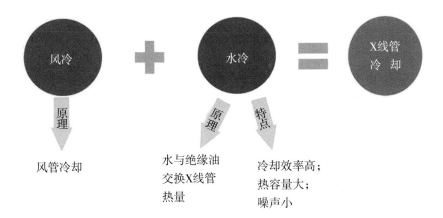

四、影像增强器

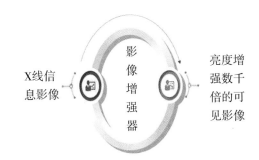

（一）影像增强器的构造

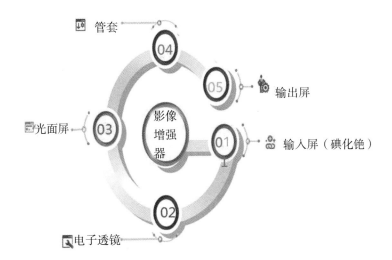

1. 影像增强器结构

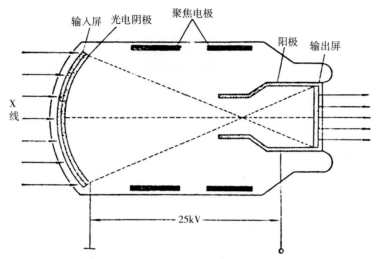

2. 可变视野影像增强器

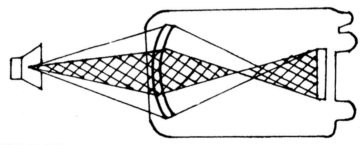

（二）影像增强器功能

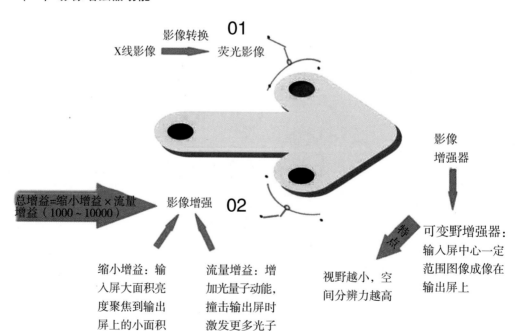

（三）影像增强器主要性能参数

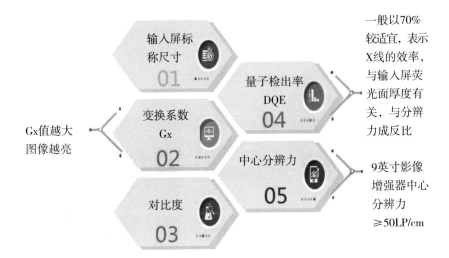

五、自动曝光控制

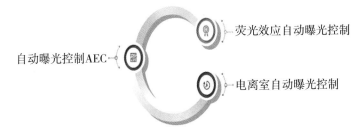

自动曝光控制工作原理：

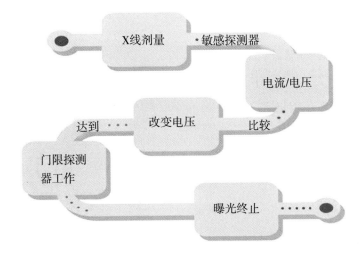

六、数字脉冲

（一）数字脉冲特点

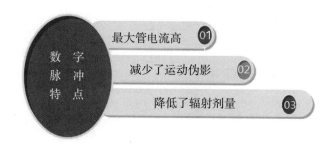

数字脉冲特点
- 最大管电流高 01
- 减少了运动伪影 02
- 降低了辐射剂量 03

（二）脉冲式透视

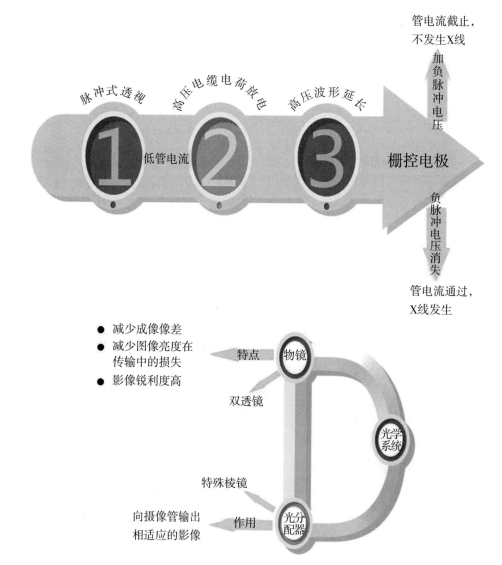

七、电视摄像机

（一）电视摄像机的作用

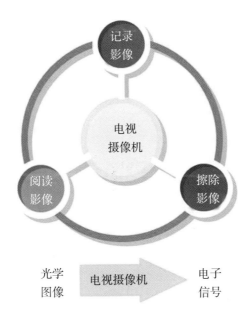

（二）电视显示器

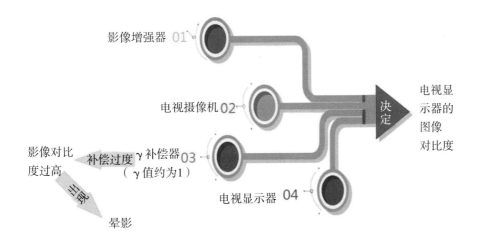

八、准直器

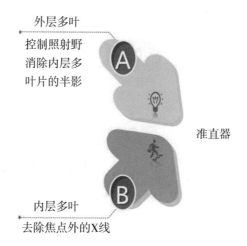

外层多叶

控制照射野
消除内层多
叶片的半影

A

准直器

B

内层多叶

去除焦点外的X线

九、附加滤过特点

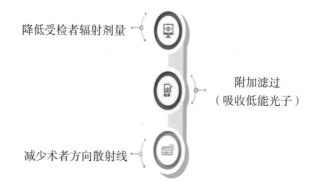

降低受检者辐射剂量

附加滤过
（吸收低能光子）

减少术者方向散射线

十、导管床应具备的条件

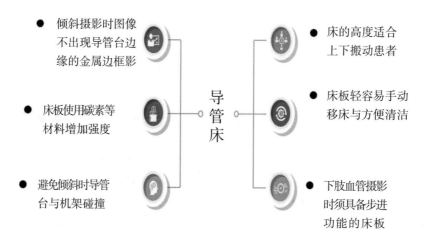

倾斜摄影时图像
不出现导管台边
缘的金属边框影

床的高度适合
上下搬动患者

床板使用碳素等
材料增加强度

导
管
床

床板轻容易手动
移床与方便清洁

避免倾斜时导管
台与机架碰撞

下肢血管摄影
时须具备步进
功能的床板

十一、DSA 装置机架具备的条件

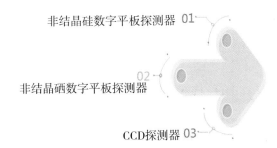

各个方向操作不受机架干扰

机架与导管台无冲突

须有自动复位功能和安全保护传感器

须有机械或数字防撞传感器避免碰撞

第三节　平板探测器系统

一、平板探测器分类

非结晶硅数字平板探测器 01

02 非结晶硒数字平板探测器

CCD探测器 03

二、非晶硅平板探测器

（一）结构

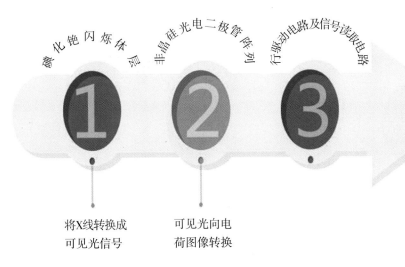

碘化铯闪烁体层　1　将X线转换成可见光信号

非晶硅光电二极管阵列　2　可见光向电荷图像转换

行驱动电路及信号读取电路　3

（二）原理

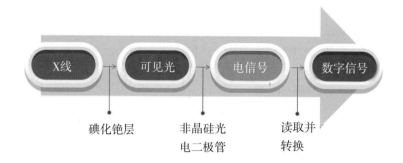

碘化铯层　　　非晶硅光　　　读取并
　　　　　　　电二极管　　　转换

（三）评价

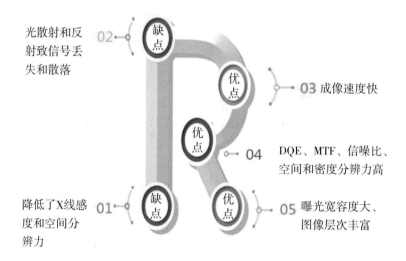

光散射和反射致信号丢失和散落　02 缺点

优点 03 成像速度快

优点 04 DQE、MTF、信噪比、空间和密度分辨力高

降低了X线感度和空间分辨力　01 缺点

优点 05 曝光宽容度大、图像层次丰富

三、非晶硒平板探测器

（一）结构

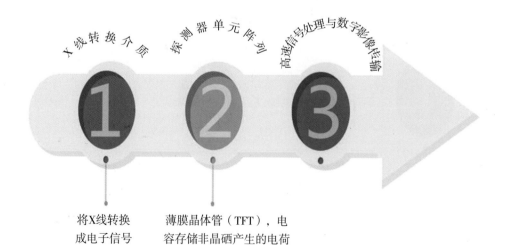

将X线转换成电子信号　　　薄膜晶体管（TFT），电容存储非晶硒产生的电荷

（二）原理

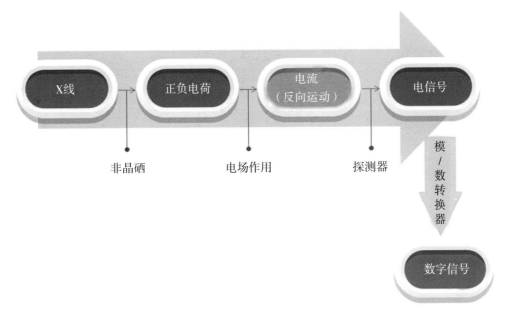

（三）评价

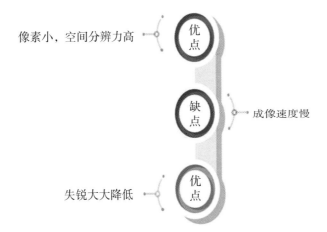

四、CCD 探测器

（一）结构

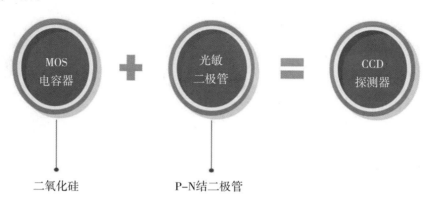

二氧化硅　　　　　　　　P-N结二极管

（二）原理

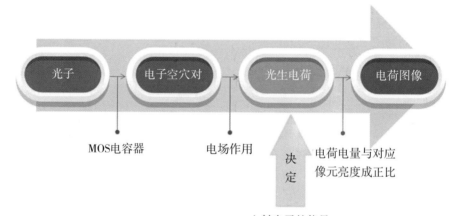

MOS电容器　　　电场作用　　　决定　　　电荷电量与对应
　　　　　　　　　　　　　　　　　　　　像元亮度成正比

入射光子的能量
（波长）、光子数量

（三）评价

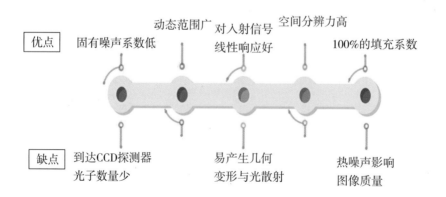

第四节 高压注射器

一、高压注射器的组成

高压注射器的组成见图 3 - 1 - 4 - 1 和图 3 - 1 - 4 - 2。

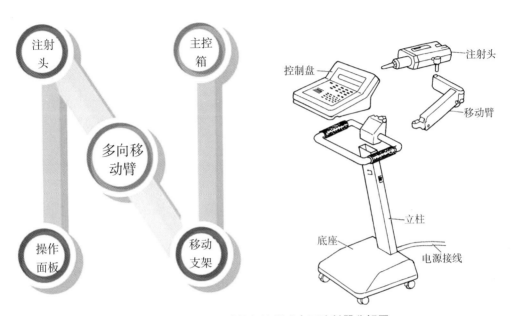

图 3 - 1 - 4 - 1 计算机控制式高压注射器分解图

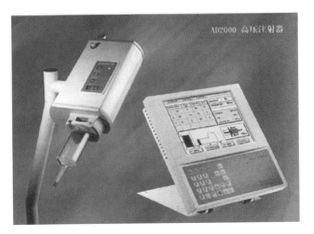

图 3 - 1 - 4 - 2 计算机控制式高压注射器实物图

二、高压注射器参数设置

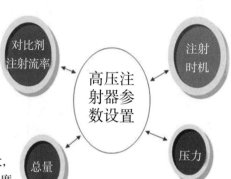

对比剂注射流率
1. 选择流率≤血流速度。
2. 流率过低，对比剂被血液稀释较多。
3. 流率过高，血管压力增加，容易破裂。
4. 对比剂流率大小与导管半径4次方成正比、与导管长度成反比。

注射时机
1. IA-DSA选择或超选择性造影，采用注射延迟方式，可得到满意蒙片像。
2. IV-DSA或导管头端距兴趣区较远时应选摄影延迟。
3. 对比剂上升时间设定0.5s较合适。

总量
1. IV-DSA所需对比剂剂量较大，浓度较高，约40~50ml，浓度采用76%或350~370mgI/ml。
2. IA-DSA所需对比剂用量显著低于IV-DSA。
3. 血管直径大的检查时，增加对比剂量与浓度无助于血管显示。
4. 血管直径小的检查时，增加对比剂浓度及剂量可改善血管显示。

压力
导管越长或越细，产生阻力越大，高压注射剂所需压力也就越大。

【考题举例】

1. 静脉 DSA 造影时，与动脉内碘浓度无关的因素是
   A. 注射速率　　　　　　B. 对比剂浓度　　　　　　C. 对比剂剂量
   D. 注射时间　　　　　　E. 静脉 DSA 成像方式

2. 在外周静脉法 DSA 中，对比剂离开左心室的时间需要8s，对比剂的注射速度是2ml/s，注射时间是4s，假设心轴输出量为100ml/s，则对比剂从外周到达动脉系统时，其原来的平均碘浓度被稀释为
   A. 1/100　　　　　　　B. 1/200　　　　　　　C. 1/300
   D. 1/400　　　　　　　E. 1/500

3. 下列关于 IA-DSA 优点的描述，错误的是
   A. 对比剂用量多　　　　B. 对比剂浓度低　　　　C. 血管互相重叠少
   D. 小血管显影较好　　　E. 可相对减少移动性伪影

4. 关于 DSA 影像增强器主要性能参数的叙述，错误的是
   A. 输入屏标称尺寸表示影像增强器输入屏大小
   B. 量子检出效率 DQE 在 70% 以上较为适宜
   C. 变换系数 Gx 越大则图像越暗
   D. 对比度是指在影像增强器视野中心放置和移去不透 X 线物质时的输出灰度比
   E. 9 英寸影像增强器的中心分辨力应 ≥50 LP/cm

5. 高压注射器注射头的电加热器应使对比剂温度保持在
   A. 33℃   B. 34℃   C. 35℃
   D. 36℃   E. 37℃

【参考答案】
   1. A   2. A   3. A   4. C   5. E

第二章　DSA 的辐射防护

【考试大纲要求】

1. DSA 实践中的辐射（熟悉）	2. DSA 实践中的辐射防护（熟悉）

DSA的辐射防护（一）— 辐射生物效应阶段

- 物理阶段 - 初期能量被物体吸收，构成物质的原子，分子产生电离或激发
- 物理化学阶段 - 物理阶段的生成物是不稳定的，与邻近的分子作用，产生二次生成物
- 化学阶段 - 像自由电子和原子团这些反应性强的生成物互相作用，引发与周围物质的反应，其所生成的分子发生变化
- 生物化学阶段 - 由于分子的变化会引起DNA和蛋白质生物构造的变化
- 生物学阶段 - 可观察到细胞坏死、癌变、遗传效应等生物学变化

DSA 的辐射防护（二）

原发作用与继发作用

- 原发作用 — 机体受到射线的照射后，吸收射线的能量，其分子和原子（如蛋白质、核酸等生物大分子及水等）很快发生电离和激发

  - 电离是具有一定能量的射线作用于生物基质的分子和原子，将能量传递给核外电子，使之脱离该原子而形成带正电的阳离子和带负电的电子

  - 激发是物质的核外电子吸收了射线的能量，但尚不足以使电子脱离该原子，只能使电子从低能级轨道跃迁到高能级轨道（从内层轨道跳到外层轨道），此时的原子具有多余的能量，而处于"激发态"。

- 继发作用 — 包括原发作用进一步引起的生物化学变化、代谢紊乱、功能障碍、病理形态改变，以及临床症状和发展，重者机体死亡，其产生的机制

  1. 细胞膜和血管壁通透性的改变
  2. 神经体液失调
  3. 毒血症

直接作用与间接作用

- 直接作用 — 射线的能量直接作用在生物大分子上，引起生物大分子的电离和激发，破坏机体蛋白质、核酸、酶等，使之发生单链断裂、双链断裂及碱基损伤等，这称为直接作用。

- 间接作用 — 射线对水的直接作用引起水分子的电离和激发，被电离的水产生许多自由基，自由基再作用于生物大分子，造成正常结构的破坏，这就是电离辐射的间接作用。

电离辐射致生物效应的分类（1）

- 躯体效应与遗传效应

  1. 躯体效应发生于体细胞，产生的机体生物效应显示在受照者本人机体上。可以是确定效应，也可以是随机效应。

  2. 遗传效应发生于胚胎细胞，影响受照者的后代，诱发各种遗传疾病。此类胚胎细胞的功能是将遗传信息传递给新的个体，使遗传信息在受照者的第一代或更晚的后代中显现出来。遗传效应属随机效应。

- 早期效应、晚期效应与迟发效应

  1. 早期效应：发生在大剂量的 X 线、γ 射线全身照射（一般 2Gy 以上）后，受照者 3 个月内出现全身躯体效应，如一般造血系统、消化系统及中枢神经系统的效应等。可分为急性效应和慢性效应。

  2. 晚期效应：辐射造成的潜伏性损伤经过几年或数十年才显露出辐射的损伤。如白内障、永久绝育、青少年生长发育迟缓以及诱发恶性肿瘤和白血病等。

  3. 迟发效应：在一次大剂量照射后引起急性损伤未恢复，或照射后一段时间才出现的效应为迟发效应。迟发效应和晚期效应统称远后效应。

```
                                                    ┌─────────────────────────────────────────────┐
                                                    │ 1.确定性效应：辐射损伤的严重程度与所受剂量有关，有 │
                                                    │ 明显的阈值。剂量未超过阈值不会发生有害效应。一旦达 │
                                                    │ 到阈值。这种效应就一定会发生。                     │
                                  ┌─────────────┐   └─────────────────────────────────────────────┘
                  ┌─电离辐射      │确定性效应    │   ┌─────────────────────────────────────────────┐
                  │ 致生物效应 ───│与随机性效应  │   │ 2.随机性效应：当机体受到辐射照射后，一些细胞受损而死 │
                  │ 的分类（2）   └─────────────┘   │ 亡，另一些细胞发生了变异而不死亡，有可能形成一个变异 │
                  │                                 │ 了的子细胞克隆。当机体防御机制不健全时，经过不同的潜 │
                  │                                 │ 伏期，由一个变异的但仍存活的体细胞生成的这个细胞克隆 │
                  │                                 │ 可能导致恶性病变。这种效应发生概率（不是严重程度）随 │
                  │                                 │ 照射剂量增加而增大，辐射损伤的严重程度与照射剂量无关 │
                  │                                 │ 这种不存在具体的阈剂量的效应称为随机效应。           │
                  │                                 └─────────────────────────────────────────────┘
```

DSA的辐射防护（三）

- **电离辐射致生物效应的分类（2）** — **确定性效应与随机性效应**
  1. 确定性效应：辐射损伤的严重程度与所受剂量有关，有明显的阈值。剂量未超过阈值不会发生有害效应。一旦达到阈值。这种效应就一定会发生。
  2. 随机性效应：当机体受到辐射照射后，一些细胞受损而死亡，另一些细胞发生了变异而不死亡，有可能形成一个变异了的子细胞克隆。当机体防御机制不健全时，经过不同的潜伏期，由一个变异的但仍存活的体细胞生成的这个细胞克隆可能导致恶性病变。这种效应发生概率（不是严重程度）随照射剂量增加而增大，辐射损伤的严重程度与照射剂量无关，这种不存在具体的阈剂量的效应称为随机效应。

- **生物效应的电离辐射因素**
  - **辐射类型与剂量率**
    1. 辐射类型：在相同照射剂量情况下，不同类型的射线，机体产生的生物效应有所不同，同种类型的辐射，射线剂量不同，产生的生物效应也不同。
    2. 剂量率：是单位时间内机体所受的吸收量。一般总剂量相同时，高的剂量率比低的剂量率损伤效应明显。
  - **照射类型**
    - **分次照射**：在照射总剂量相同的条件下，一次照射与分次照射以及分次照射间隔时间不同产生的效应也有差别，一次照射的损伤大于分次照射。分次越多，各照射的间隔越长其生物效应越小，这与机体的代偿和修复过程有关。
    - **照射部位**：由于身体各部位对射线的敏感性不同，吸收剂量和剂量率相同时，被照部位不同，发生的生物效用也不同。
    - **照射面积**：同样的剂量，受照面积越大，损伤越严重。相同剂量照射全身会引起全身急性放射病，而照射局部则一般不会出现症状。
    - **照射方式**：
      - 内照射是放射性核素由体外进入体内，作用于机体不同部位。
      - 外照射指辐射来源于体外。射线由体外（食入、吸入、接触皮肤破口、注射等）作用于机体的不同部位或全身。
      - 多向照射指生物效应大于单向照射，均匀照射大于不均匀照射。
      - 内照射出现生物效应的严重程度与放射物质在体内的吸收、分布、代谢、物理和生物的半衰期及核素的射线类型、能量等多种因素有关。

个体的敏感性——个体的放射敏感性变动范围很大。这种敏感性与被照机体本身的年龄、性别、生理状况、遗传特征等有关。

放射敏感随发育过程而逐渐降低，胚胎最为敏感，幼年、少年、青年至成年敏感性依次降低，老年人由于各种功能衰退，其放射敏感性又高于成年；

营养状况好、身体健康抵御放射线能力强；

胎儿及幼年较成年者敏感，老年较中青年敏感，雄性较雌性敏感；

缺氧、高空锻炼、注射雌性激素、低温环境可使耐受性增高；营养不良、蛋白质和维生素缺乏、饥饿、剧烈运动、过劳、噪音、妊娠或月经期可使机体对射线的耐受性降低。

生物效应的机体因素

组织器官对辐射的敏感性——
1.凡自身繁殖较活跃的细胞、代谢率高的细胞，以及要求更多营养的细胞，对辐射更为敏感；
2.处在某种分裂周期的细胞对辐射较为敏感；
3.没有完全成熟的细胞比成熟细胞更容易产生辐射损伤；
4.代谢旺盛的细胞较不旺盛的细胞敏感，胚胎及幼稚的细胞较成熟的细胞敏感。

高敏感组织：淋巴组织（淋巴细胞）、胸腺组织（胸腺细胞）、骨髓组织（幼稚的红、粒和巨核细胞）、胃肠上皮，尤其小肠隐窝上皮细胞；性腺（精原细胞、卵细胞）、胚胎组织。

中度敏感组织：感觉器官（角膜、晶状体、结膜）、内皮细胞（血管、血窦和淋巴管内皮细胞）、皮肤上皮（包括毛囊上皮细胞）、唾液腺和肾、肝、肺组织上皮细胞。

低敏感组织：中枢神经系统、内分泌腺（包括性腺）、心脏。

不敏感组织：肌肉组织、软骨和骨组织、结缔组织。

DSA的辐射防护（四）

防护的基本原则

1.实践正当化——为了防止不必要的照射，在引进任何伴有电离辐射的实践都必须经过论证，通过代价与利益分析，确认这种实践对人体健康或环境可能产生的危害远小于个人和社会，从中获得的利益。

2.防护的最优化——为了使任何必要的照射应保持在可以合理达到的最低水平，用最小的代价获得最大的净利益，不是盲目追求无限地降低剂量，否则所增加的防护费用经济投入将是得不偿失，不能认为是合理的。

3.个人剂量限制——在实施上述两项原则时，要同时保证个人所受剂量当量不应超过规定的限值，剂量限值是职业性工作人员或公众成员允许接受的年剂量极限，保证放射工作人员不致接受过高的照射水平。

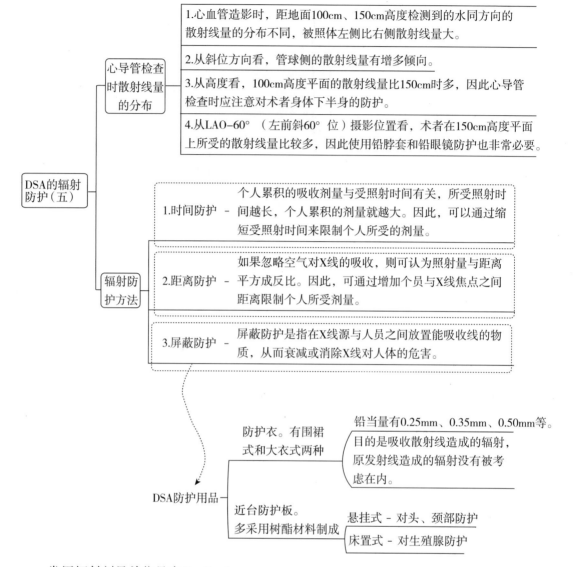

常用辐射剂量单位见表 3 – 2 – 1。

表 3 – 2 – 1　常用辐射剂量单位

	定义	国际单位	常用单位	换算关系
照射量	指在射线照射下当空气中释放出来的所有次级电子，完全被空气阻止时，在单位质量空气中由于电离而产生的任何一种符号的离子总电荷量的绝对值	库仑·千克$^{-1}$（D·kg^{-1}）	伦琴，用符号 R 表示	1R = 2.58 × 10^{-4} C·kg^{-1}

续表

	定义	国际单位	常用单位	换算关系
照射量率	单位时间内照射量的增量	库仑·千克$^{-1}$·秒$^{-1}$（C·kg^{-1}·s^{-1}）	伦·秒$^{-1}$（R·s^{-1}）	
吸收剂量	表征单位质量被照射物质吸收电离辐射能量大小的物理量	焦耳·千克$^{-1}$（J·kg^{-1}）	"戈瑞"，简称"戈"，以"Gy"标记沿用的专用单位是"rad"（拉德）	1Gy = 100rad
吸收剂量率	单位时间内吸收剂量的剂量	戈瑞·秒$^{-1}$（Gy·s^{-1}）		
比释动能	指非带电粒子（如 X、γ 射线或中子）在单位质量物质中释放出来的全部带电粒子的初始动能之和	焦耳·千克$^{-1}$（J·kg^{-1}）又名"戈瑞"，以"Gy"记之		
比释动能率	单位时间内比释动能的增量	戈瑞·秒$^{-1}$（Gy·s^{-1}）		
当量剂量	在辐射防护中，将个人或集体实际接受的或可能接受的吸收剂量根据组织生物效应加权修正，经修正后的吸收剂量在放射防护中称为当量剂量	焦耳·千克$^{-1}$（J·kg^{-1}）	希沃特（Sv）旧的专用单位为雷姆（rem）	1Sv = 100rem
当量剂量率	单位时间内组织或器官 T 所接受的当量剂量	希沃特·秒$^{-1}$（Sv·s^{-1}）		

【考题举例】

1. 辐射防护用品或装置使用不当的是
   A. 对头、颈部防护时使用悬挂防护板效果好
   B. 对生殖腺防护时使用床置防护板效果好
   C. 上 X 线管组件使用悬挂防护板效果好
   D. 下线管组件使用床置防护板效果好
   E. 只要用穿戴铅防护用具就可有效防护

2. 关于随机效应的说法，正确的是
   A. 是辐射损伤的主要形式　　　　　B. 造成随机效应有阈值剂量
   C. 指的是致癌效应和遗传效应　　　D. 红斑烧伤属于随机效应
   E. 眼睛晶体浑浊是随机效应

3. 床置式近台防护板对术者的主要防护部位是

   A. 生殖腺   B. 甲状腺   C. 背部

   D. 上肢部位   E. 下肢部位

4. 关于 X 线工作者的防护措施，错误的是

   A. 工作期间必须接受辐射剂量的监控与监测

   B. 定期进行健康检查

   C. X 线设备的操作必须在屏蔽防护合格下进行

   D. 严格进行剂量限制控制，一年内不超过 5mSv

   E. X 线设备的防护监测必须由国家指定部门进行

5. 与被检者防护无关的是

   A. 避免操作失误   B. 选择恰当毫安秒   C. 严格控制照射野

   D. 提高铅玻璃亮度   E. 正确选择适应证

【参考答案】

   1. E   2. C   3. A   4. D   5. D

第三章　对比剂与手术感染控制

【考试大纲要求】

1. 对比剂分类（熟悉） 　　　　　　　　　　　悉）
2. 对比剂不良反应及其作用机制（熟　　　3. 手术感染控制（了解）

第一节　对比剂的特性与分类

将某些特定物质引入人体内以改变机体局部组织的影像对比，这种特定物质称为对比剂。目前，对比剂已成为医学影像检查和介入放射学操作中最常用的药物之一，主要用于血管、体腔的显示。

一、X线对比剂的条件

与人体组织产生吸收差；无毒、刺激性小，在嗅觉、视觉、味觉上无特别感受；在检查时间内，受检器官内对比剂的蓄积有充分的浓度；检查完毕能迅速排出体外；理化性能稳定，久贮不变质；使用方便，成本低廉。

二、X线对比剂的分类

通常分为阴性对比剂与阳性对比剂两大类。

1. 阴性对比剂　与软组织相比，X线衰减系数小的对比剂。称为阴性对比剂。其特点：密度低、原子序数小、比重小、吸收X线少（如：空气、氧气、二氧化碳、氮气等），在X线照片上显示为密度低或黑色影像。

2. 阳性对比剂　与软组织相比，X线衰减系数大的对比剂，称为阳性对比剂。其特点：密度高、原子序数大、比重大、吸收 X 线多（如：硫酸钡、碘剂），在 X 线照片上显示为密度高或白色影像。

碘剂可分为碘油和碘水两类。碘油类对比剂有碘化油和碘苯酯等。碘水类对比剂指含碘的水溶性对比剂，它又分为无机碘剂和有机碘剂。无机碘剂以碘化钠为代表，可用于逆行肾盂造影、膀胱造影和尿道造影等，因其对人体组织刺激性大，现已被有机碘水溶性对比剂取代。有机碘水溶性对比剂又分为离子型和非离子型两大类。依结构又分为单体和二聚体两种类型。单体是指含有一个三碘苯环结构；二聚体是指含有两个三碘苯环结构。

离子型对比剂（ionic contrast media）的主要成分是三碘苯甲酸盐，以泛影葡胺（angiografin）为代表，由于是盐类，对比剂溶液中带有阴阳离子，因此被称为离子型对比剂，分子中有 1 个羧基（–COOH），0~1 个羟基（–OH），离子型单体渗透压高达 1500mOsm/kg 以上，二聚体的渗透压为 600mOsm/kg；非离子型对比剂（non–ionic contrast media）的主要成分也是三碘苯环结构，有单体或二聚体之分，不属于盐类，分子中没有羧基，有 4~8 个羟基，临床常用的单体非离子型对比剂有：碘海醇、碘普罗胺，渗透压为 500~700mOsm/kg；临床常用的二聚体非离子型对比剂有：碘曲仑（iotrolan），渗透压为 300mOsm/kg，它们都是经肾脏排泄的对比剂。而经肝脏排泄的对比剂按引入途径可分为口服型和静脉注射型，主要用于胆系造影检查，如：口服对比剂以碘番酸为代表，静脉注射对比剂以胆影葡胺为代表。

根据渗透压分为高渗对比剂，指离子单体对比剂，如甲基泛影葡胺，不良反应发生率高；低渗对比剂，主要是非离子单体对比剂和离子二聚体对比剂；等渗对比剂，主要是非离子二聚体对比剂。

第二节 碘不良反应的作用机制

1. 离子浓度越高，则渗透压越高（图 3–3–2–1）。注射高渗透压性对比剂可以引起血管内皮损伤、红细胞损害、血容量增加、疼痛、血脑屏障损害、心肾毒性等（图 3–3–2–2）。注射的水溶性碘对比剂大约有 99% 经肾脏排出。

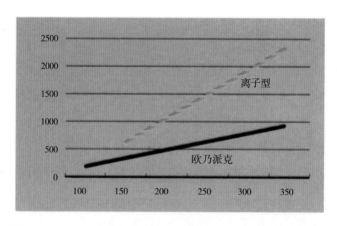

图 3–3–2–1 离子型对比剂与非离子型对比剂渗透压的比较

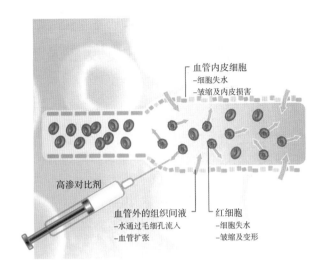

图 3 - 3 - 2 - 2 　 高渗对比剂对血管生理的即刻效应

2. 非离子型对比剂分子中不含羧基，为提高其亲水性，常在其侧链上结合羟基（图 3 - 3 - 2 - 3）。常用药物有碘异酞醇（碘必乐）、碘海醇（欧乃派克）、碘普罗胺（优维显）等。

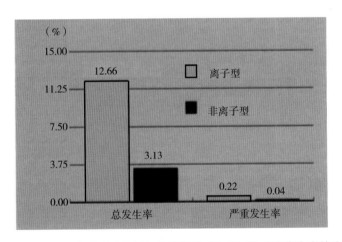

图 3 - 3 - 2 - 3 　 离子型对比剂与非离子型对比剂不良反应发生率的比较

3. 二聚体对比剂存在于离子型、非离子型对比剂中。离子型二聚体对比剂如胆影葡胺，作为经静脉注射的胆系对比剂使用。非离子型二聚体对比剂的代表性药物是伊索显。

4. 发生反应的轻重与使用的对比剂剂量无关。对比剂的分配系数越小，则其亲水性越高，水溶性越好。温度高则黏稠度低。

总之，对比剂不良反应的性质、程度和发生率一方面取决于对比剂本身的内在因素，如对比剂的渗透性、电荷、分子结构等；另一方面是外在因素，如注入对比剂的剂量、部位、受检者的高危因素及状况、造影方法等。不良反应一般可分为特异反应（细胞介质释放、抗原抗体反应、激活系统、胆碱能作用、精神性反应）和物理 - 化学反应（渗透压、水溶性、电荷、分子结构、黏稠度、化学毒性）两类。

第三节　碘对比剂的不良反应及其处理

一、碘对比剂的高危人群

下列情况之一者属于使用碘对比剂的高危人群：年龄＜1岁或＞60岁；以前有对比剂不良反应者；过敏和/或哮喘患者；肝肾功能不良患者，重症甲状腺病患者，糖尿病患者，心脏病患者；焦虑症患者；体质极度衰竭的患者等。

对属于高危人群的患者，最好不要注射碘对比剂，若必须使用时，一定要提高警惕，加强预防措施。需要造影前4h禁食，要求家人陪同，并由患者及家人同时签订造影同意书。

二、碘对比剂使用方法

1. 绝对禁忌证　有明确严重甲状腺功能亢进表现的患者不能使用含碘对比剂。

2. 慎用碘对比剂

（1）肺动脉高压、支气管哮喘、心力衰竭等患者要避免短期内重复使用，对比剂应选用次高渗或等渗性。

（2）疑为嗜铬细胞瘤的患者，在注射碘对比剂前需口服肾上腺受体阻滞剂。

（3）妊娠和哺乳期妇女可使用含碘对比剂，但不宜行X线、CT检查，据资料报道碘对比剂极少进入到乳汁中，因此使用对比剂不影响哺乳。

（4）骨髓瘤和副球蛋白血症：此类患者易发生肾功能不全，必须使用时应充分水化。

（5）重症肌无力：碘对比剂可能使重症肌无力症状加重。

（6）高胱氨酸尿：碘对比剂可引发高胱氨酸尿患者形成血栓和栓塞。

3. 碘对比剂血管外使用　由于碘对比剂血管外应用可能被吸收，产生与血管内相同的不良反应。

（1）用途：窦道或瘘管造影、关节腔造影、子宫输卵管造影、胆道T管造影、逆行胰胆管造影。

（2）禁忌证：既往对碘对比剂有严重不良反应者；明显的甲状腺功能亢进，严重的局部感染或全身感染可能形成菌血症患者以及急性胰腺炎的患者禁止使用碘对比剂。

4. 准备工作

（1）碘过敏试验：非离子型碘对比剂一般无需碘过敏试验，除非产品说明书注明特别要求。

（2）签署知情同意书：

①告知适应证、禁忌证和可能发生的不良反应。

②询问是否有使用碘对比剂后出现重度不良反应的历史，以及哮喘、糖尿病、肾脏疾病、蛋白尿等病史，应和相关医师联系。

5. 肾功能正常受检者血管内使用碘对比剂原则

（1）使用剂量和适应证，按说明书中确定的剂量和适应范围。

（2）受检者水化，建议在使用碘对比剂前 4h 至使用后 24h 给予水化，输液量最大 100ml/h，可口服或静脉滴注。

6. 具有对比剂肾病高危因素患者注意事项

（1）对比剂肾病概念：在排除其他原因的情况下，应用对比剂后 3d 内，血清肌酐升高至少 44μmol/L 或超过基础值的 25%。

（2）对比剂肾病高危因素：肾功能不全有慢性肾病史、糖尿病肾病、血容量不足、心力衰竭、使用肾毒性药物、低蛋白症、低血红蛋白症、高龄（>70 岁）、低钾血症、副球蛋白症。

（3）具有高危因素患者碘对比剂肾病的预防：补足液体，给患者水化，有心力衰竭的情况应根据临床医师决定；停用肾毒性药物至少 24h 后，才能使用对比剂；尽量选择其他不用碘的影像检查，确实需要则使用能达到诊断的最小剂量，避免重复使用，两次间隔至少≥14d；不使用高渗或离子型对比剂；应择期检查，检查前 7d 内检查肌酐，若为急诊情况，可不进行肌酐检查；糖尿病肾病患者在造影前 48h 必须停用双胍类药物，造影后至少 48h 且肾功能恢复正常才能再次使用。

三、碘对比剂不良反应及处理

1. 不良反应分类　对比剂不良反应是机体对异体物质进入所产生的免疫性反应，释放组胺、缓激肽及 5 - 羟色胺等，引起荨麻疹、哮喘、恶心呕吐等临床症状，严重的可发生过敏性休克，临床上通常分为四类：

（1）一般反应：头疼、恶心、呕吐、发热、皮肤痒、荨麻疹等。一般为暂时性的，平卧休息即可恢复。

（2）轻度反应：出现喷嚏、结膜充血、面部红肿。须卧床休息、吸氧，观察血压、脉搏、呼吸。必要时肌内注射扑尔敏 10mg 或静脉注射地塞米松 10mg，或肌内注射异丙嗪（非那根）25mg。

（3）中度反应：面色苍白、呕吐、出汗、胸闷气急、眩晕、喉干痒并有轻度水肿。须立即静脉注射地塞米松 10mg 或静脉滴注氢化可的松 50~100mg，同时吸氧。密切观察血压、脉搏、呼吸，对症处理。

（4）重度反应：呼吸困难、意识不清、休克、心律不齐、心搏骤停、严重喉头水肿、大小便失禁。应立即测血压、脉搏、呼吸、瞳孔对光反应，并立即组织有关科室抢救，可给予 0.01% 肾上腺素 0.5~1ml 皮下注射，必要时气管插管；在神经系统损害出现全身抽搐、惊厥等症状时，可静脉给予安定 10mg，必要时可重复给药；出现循环衰竭、血压下降时，给予升压药间羟胺（阿拉明）、多巴胺等；严重者出现心脏停搏、呼吸衰竭时，采用心肺复苏术。

（5）死亡：上述病理反应不可逆的结局，导致呼吸、心跳停止，死亡。

以上不良反应一般可在注射对比剂后立即出现，也可在几小时后出现，发病急促者往往都较严重。根据统计，60%~70% 的严重反应在开始注射后 5min 内出现；80%~90% 在 10min 内出现；而非离子型对比剂不良反应发生时间有所延缓，29% 的不良反应发生于 15min 以内，71% 发生于 25min 至 72h。因此，对于需要静脉注射对比剂进行检查的患者来说，其检查完毕后，还需留观 15~30min 方能离开。为此，医学影像科应事先准备好必要的急救药品，氧气吸入装置，吸引器、除颤器等药械装置。

2. 对比剂血管外渗

（1）原因：高压注射器压力和流率过高；化疗、老年、糖尿病患者血管硬化；使用下肢和远端小静脉或血管引流受阻。

（2）处理：

①首先是预防，要选择与靶静脉匹配的高压注射流率，针头恰当固定，和受检者沟通，以取得配合。

②轻度外渗，无需处理，若外渗加重疼痛明显，局部可普通冷湿敷。

③中、重度外渗，表现为局部组织肿胀、皮肤溃破、软组织坏死和间隔水肿等，抬高患肢，促进血液回流，早期可使用50%硫酸镁保湿冷敷，24h后改为保湿热敷或用0.05%地塞米松局部湿敷。

④外渗严重者，在外用药物的基础上口服地塞米松5mg/次，连用3天。

3. 碘对比剂全身不良反应

（1）机制和相关因素：

①剂量依赖性反应：物理化学反应和渗透性、亲水性、电荷性、黏滞度和化学毒性等。

②非剂量特异性反应：过敏类免疫反应，如介质释放、抗体抗原反应、补体系统的激活和精神因素。

（2）临床表现：

①过敏反应型：荨麻疹、支气管痉挛、黏膜水肿，甚至呼吸困难、窒息。

②神经系统障碍型：表现为抽搐、癫痫。

③心血管系统：血压下降、心动过速（为过敏反应）、心动过缓（迷走神经反应），休克或心搏骤停。

（3）预防和处理：

①使用非离子型对比剂，特别是动脉内必须是次高渗和等渗对比剂。

②注意高危因素和药物过敏史、哮喘病史、糖尿病肾功能不良等，询问病史并有知情同意书签字备案。

③注意延迟反应，检查结束后留观30min，并大量饮水。

④科室必须制定应急预案，科内必备抢救设备，如氧气、血压计，专线急诊以及必备的相关药物（肾上腺素、地塞米松）等。

⑤现场急救措施：对于严重危及生命的不良反应，在当场抢救的同时，急邀有关科室共同抢救，抢救原则为：复苏心肺，立即维持基础生命体征。操作顺序为 C-A-B-D，即 C（circulation）：有效的心外按压100~120次/分；A（airway）：保持气道通畅，防止舌后坠，防止呕吐物造成窒息，具体方法有头后仰、气管插管；B（breathing）：口对口进行人工呼吸，按压与呼吸比为30:2；D（drugs）：用肾上腺素1mg/10ml，静脉、气管内或心内注射。

在以上急救复苏的基础上，采取立即给氧；使用肾上腺素，抑制反应介质组胺的继续释放，用量5μg/kg，肌内、皮下或静脉注射；输液，补充血容量；用组胺拮抗剂苯海拉明（抗组胺 H_1 受体阻滞剂）、甲氰咪胍（抗组胺 H_2 受体阻滞剂）；升压药使用血管收缩剂，如麻黄素、多巴胺、阿拉明等；对症处理；应用糖皮质激素，加泼尼松、地塞米松等。

不仅是静脉注射对比剂有不良反应，口服大量对比剂也同样会产生不良反应。对于心力衰竭患者，为防范心脏负担增加，禁服大量低渗溶液；腹泻患者如服用大量等渗溶液，亦应谨慎小心。

第四节　手术感染控制

一、患者感染的途径及对策

1. 心血管造影时，感染引起的并发症有感染性心内膜炎、败血症、穿刺部位皮肤感染以及人工血管感染等，感染率总计不到 1%。感染的菌群大多来自口腔、鼻腔、消化道以及呼吸系统。

2. 非血管系统的各种造影（胆道、脓肿引流）发生感染的概率更高。

3. 预防患者感染的对策中，最常用的方法就是无菌操作，要充分消毒伤口和穿刺部位，检查室内不直接参与手术操作的工作人员也要戴帽子和口罩，以保持清洁。合理安排手术顺序，本着先无菌、后有菌手术原则。

二、医护人员感染的途径及对策

1. 医护人员被患者感染的主要原因是被针刺。要注意以下 3 个原则：防止被针刺伤；不让有伤口的皮肤暴露在外；防止黏膜被感染源污染。

2. 发生针刺事故或者黏膜处有被污染的可能时，首先应快速清洗。如果接触的患者都是 HIV 阴性，要在 48h 内接种免疫制剂。如果被 HIV 阳性患者的血液或体液感染后，最迟要在 1h 内使用治疗艾滋病的药物。

【考题举例】

1. 表示肝脏排泄对比剂能力的指标是
   A. 血中胆红素的含量　　　B. 尿胆原的含量　　　C. 尿内胆红素的含量
   D. 粪便内胆红素的含量　　E. 粪胆原的含量

2. 高浓度对比剂对肾脏的损伤作用不包括
   A. 肾小管损伤　　　　　　B. 肾小管闭塞　　　　C. 肾缺血变化
   D. 肾功能不全　　　　　　E. 肾盂积水扩张

3. 患者使用对比剂时出现喉头水肿，首要进行的处理是
   A. 抬高患者下肢　　　　　　B. 静脉注射阿托品
   C. 肌内注射 1:1000 肾上腺素 0.5mg
   D. 应用利尿剂　　　　　　　E. 静脉补液

4. 使用碘对比剂时，应注意（多选）

    A. 了解患者有无禁忌证   B. 做好解释工作   C. 行对比剂过敏试验

    D. 备好抢救药品与器械   E. 遇到严重反应应快速检查完毕

5. 下列关于对比剂的表述，哪项是错误的

    A. 分高、低密度对比剂两类   B. 钡剂为常用对比剂

    C. 碘剂为常用对比剂   D. 水溶性碘对比剂只有离子型

    E. 低密度对比剂多为气体，如二氧化碳

【参考答案】

    1. A 2. E 3. C 4. ABCD 5. D

第四章 DSA 的成像原理、方法与处理方式

【考试大纲要求】

1. DSA 的成像原理（掌握）

2. DSA 的减影程序（掌握）

3. DSA 的信号与幅度（熟悉）

4. DSA 图像的形成（熟悉）

5. DSA 的成像链及减影方式（掌握）

6. IV – DSA 的成像技术（掌握）

7. IA – DSA 的成像技术（掌握）

8. 动态 DSA 的成像技术（掌握）

9. DSA 类 CT 的成像技术（掌握）

10. 各种成像方法的选择原则（熟悉）

11. DSA 的图像处理（掌握）

第一节　DSA 成像原理

一、影像增强器型 DSA 的成像原理

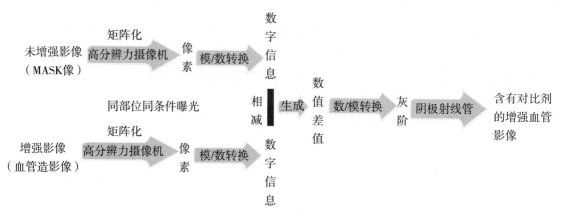

DSA 减影过程：

MASK片与普通平片完全相同，但密度相反，相当于透视影像的正像（图3-4-1-1）

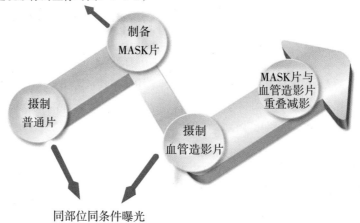

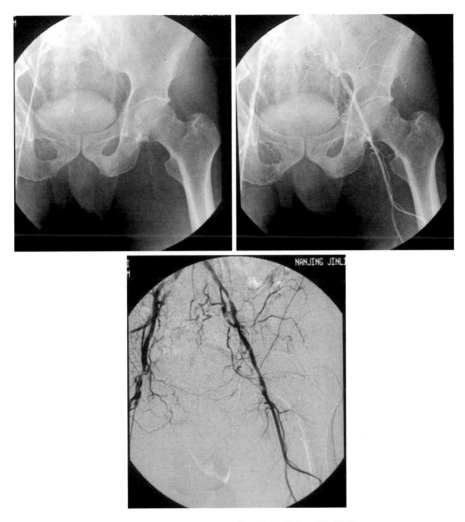

图 3-4-1-1　MASK 像、充盈像与 DSA 图像

二、非晶硅平板探测器的 DSA 成像原理

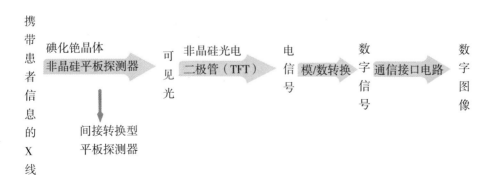

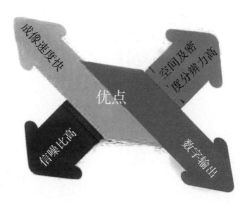

三、非晶硒平板探测器的 DSA 成像原理

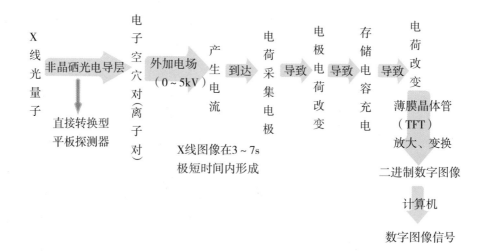

四、DSA 信号

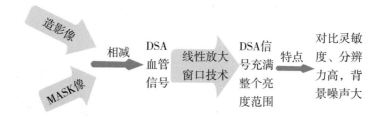

第二节　DSA 信号与图像形成

一、DSA 图像对比度

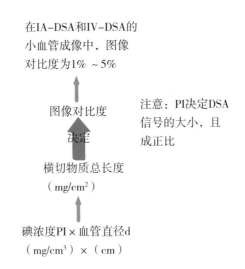

二、DSA 信号幅度

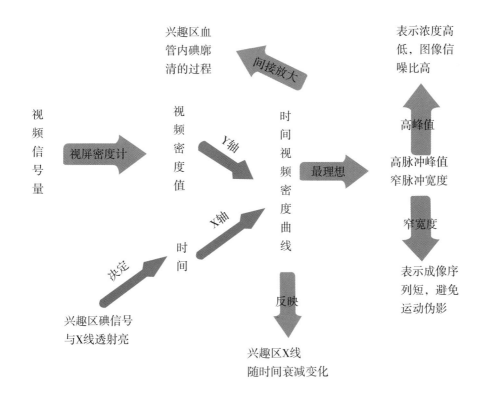

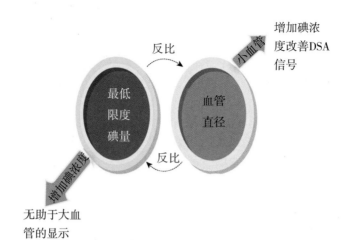

增加碘浓
度改善DSA
信号

小血管

反比

最低
限度
碘量

血管
直径

反比

增加碘浓度

无助于大血
管的显示

三、DSA 图像采集

将MASK像叠加进行积分，提高图像信噪比

特点

MASK像：选在对比剂出现前或对比剂消失后
充盈像：选在对比剂达兴趣区血管内充盈最佳时
既要考虑图像质量，又要考虑受检者的X线剂量、
对比剂用量和流率的耐受性

MASK像选择与
充盈像相组合

选择相关
技术参数

DSA图像采集

采集时机
及帧率

确定DSA
方式

一般资
料输入

采
集

采集延迟：先注射对比剂，
然后再曝光采集图像

曝光延迟：先曝光
采集图像，然后再
注射对比剂

取决于

造影方法和导
管顶端至造影
部位的距离

IV-DSA或导管顶
端距兴趣区远选
用采集延迟；
选择或超选择的
IA-DSA选用注射
延迟

帧
率

不易移动部位：2帧/s
较易移动部位：6帧/s
不易配合患者：12.5帧/s
运动大的部位：25帧/s

选择与造影部位和受检者状
态相适应的减影方式

四、对比剂浓度及用量

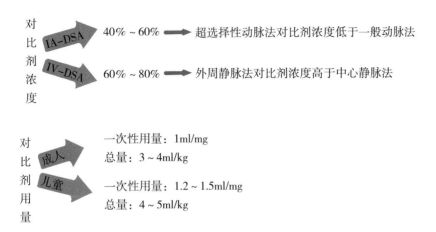

五、注射流率与斜率

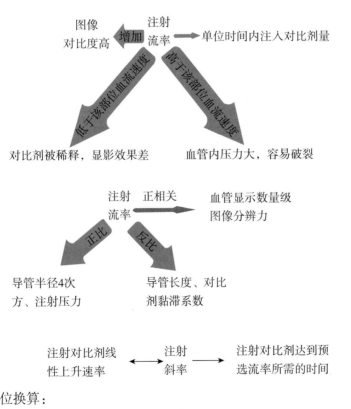

注射压力单位换算：

$1bar/in^2$（PSI）$= 6.895kPa = 0.073kgf/cm^2$；

$1kPa = 0.145PSI = 0.0102kgf/cm^2 = 0.1198$ 大气压（atm）；

$1mmHg = 133.222Pa$。

六、导管头端位置

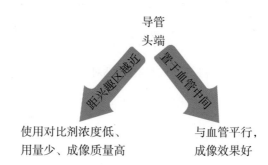

七、影像增强器用于 DSA 检测

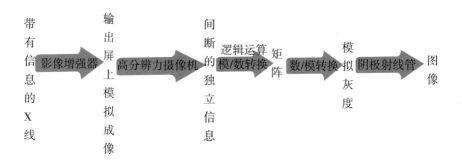

第三节　DSA 成像方式与减影方式

一、DSA 成像方式

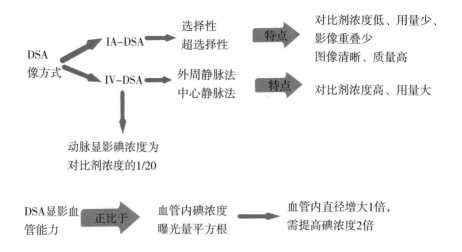

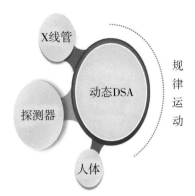

二、DSA 减影方式

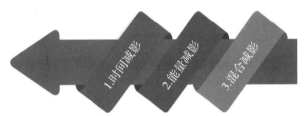

1. 对比剂达到兴趣区前，将一帧或多帧图像作MASK像储存，并按时间顺序与含对比剂充盈像一一相减

2. 也称双能量减影（K-缘减影），在兴趣区血管造影时用两个不同管电压进行曝光采集图像，产生的两帧图像进行减影，可有效去除组织影，保留含碘血管影与少量骨骼影

3. 能量减影同时间减影相结合。先用双能量K-缘减影去除软组织影，再用时间减影去除骨组织影，得到纯含碘血管图像

- 每秒进行数帧摄影，采用间隙X线脉冲曝光，持续时间为几毫秒到几百毫秒（图3-4-3-1）
- 特点：间隙一连串单一曝光，X线剂量强，图像信噪比高，质量好，用于活动较少部位

- 每秒6～30帧X线摄影，后高速逐帧重复摄影（图3-4-3-2）
- 特点：频率高，脉宽窄，噪声大，对比分辨力低，X线管负荷大，用于快速运动的器官

- 与透视方式一样，以电视视频速度观察连续的血管造影过程
- 特点：单位时间内图像帧数多，时间分辨力高，用于快速运动部位

- 顺次随机抽取帧间图像，与之后一定时间间隔的图像进行减影，获得差值图像
- 特点：MASK像实时变化，边更新边重复减影

1.脉冲方式　2.超脉冲方式　时间减影　3.连续方式　4.时间间隔方式（TID）　5.路标方式　6.心电图触发脉冲方式

- 是一种实时的时间减影技术，用含对比剂的充盈像作为实际MASK像，与随后不含对比剂的透视像相减，获得只含血管的影像
- 特点：操作者清晰的了解导管走向与头端具体位置

- 心电触发X线脉冲与心脏大血管搏动节律相匹配，以便掌握最小的心血管运动时机
- 特点：避免心电搏动产生运动伪影，可获得高对比度和高分辨力的图像，用于心脏大血管的DSA检查

第四节　DSA 图像处理

一、窗口技术

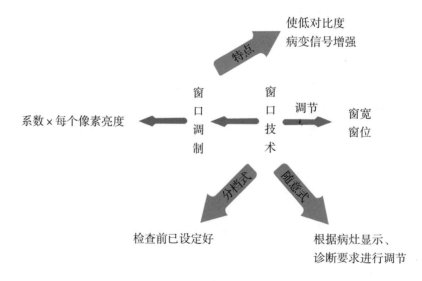

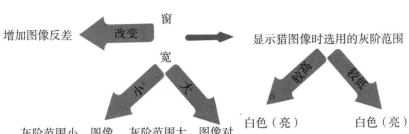

增加图像反差 ← 改变 窗宽 → 显示猎图像时选用的灰阶范围

小 → 灰阶范围小，图像对比度强，适合显示密度差比较大的组织结构

大 → 灰阶范围大，图像对比度差，影像轮廓光滑，密度均匀，层次丰富，适合显示密度近的组织结构

较高 → 白色（亮）

较低 → 白色（亮）

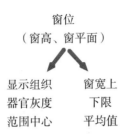

窗位
（窗高、窗平面）

显示组织器官灰度范围中心

窗宽上下限平均值

二、再蒙片

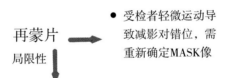

再蒙片
局限性

● 受检者轻微运动导致减影对错位，需重新确定MASK像

● 替换的MASK像内含有一些对比剂，减影后血管信号差值降低

三、像素移位

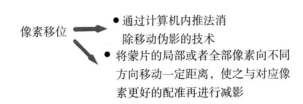

像素移位

● 通过计算机内推法消除移动伪影的技术

● 将蒙片的局部或者全部像素向不同方向移动一定距离，使之与对应像素更好的配准再进行减影

四、图像合成或积分

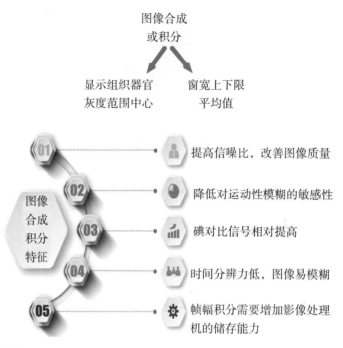

五、补偿滤过

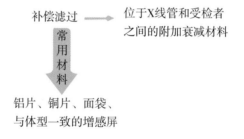

六、影像增强器

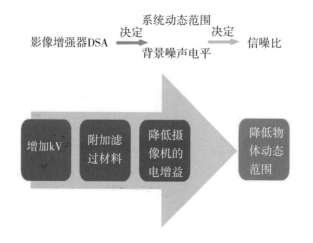

七、界标技术

界标技术 ⟶ 为DSA减影图像提供一个解剖学标志，对病变区域或血管准确定位

八、对病变部位的处理方法

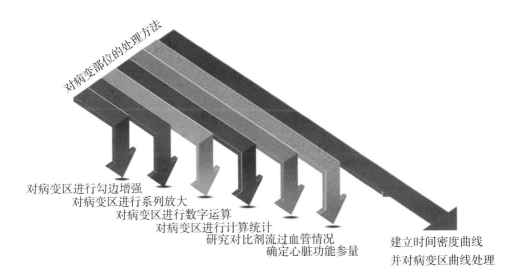

对病变部位的处理方法

对病变区进行勾边增强
对病变区进行系列放大
对病变区进行数字运算
对病变区进行计算统计
研究对比剂流过血管情况
确定心脏功能参量
建立时间密度曲线并对病变区曲线处理

【考题举例】

1. 下列哪项不是基于 3D–DSA 三维工作站平台实现的功能
   A. 血管重建　　　　　　B. 血管内镜　　　　　　C. 虚拟支架
   D. 智能定位　　　　　　E. 血管造影的跟踪摄影

2. 动态 DSA，按照 C 形臂和导管床的运动方式分类，下列说法错误的是
   A. 旋转运动　　　　　　B. 岁差运动　　　　　　C. 钟摆运动
   D. 步进运动　　　　　　E. 类 CT 运动

3. 没有注入对比剂的数字图像矩阵存于存储器内作为
   A. IV – DSA　　　　　　B. IA – DSA　　　　　　C. 动态 DSA
   D. 时间减影　　　　　　E. 蒙片

4. 造影像和 MASK 像两者获得的时间先后不同的减影方式是
   A. IV – DSA　　　　　　B. IA – DSA　　　　　　C. 动态 DSA
   D. 时间减影　　　　　　E. 蒙片

5. DSA 成像方式不包括

    A. 脉冲成像　　　　　　B. 超脉冲成像　　　　　　C. 连续成像

    D. 时间间隔差成像　　　E. 逐帧成像

【参考答案】

    1. E　2. E　3. E　4. D　5. E

第五章　DSA 特殊成像技术与图像质量控制

【考试大纲要求】

1. DSA 图像存储（了解）　　　4. 噪声特性（熟悉）

2. 对比度（熟悉）　　　　　　5. 伪影（掌握）

3. 分辨力特性（熟悉）　　　　6. 影响注射参数的因素（掌握）

第一节　DSA 特殊成像技术

一、旋转 DSA 技术

（一）原理

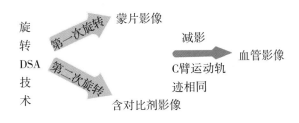

411

（二）优点

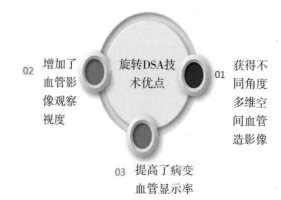

（三）应用

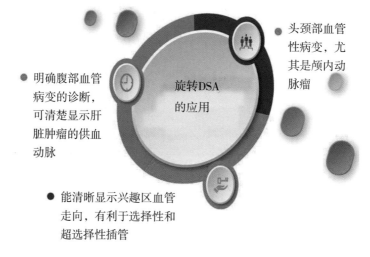

二、3D-DSA 技术

（一）原理

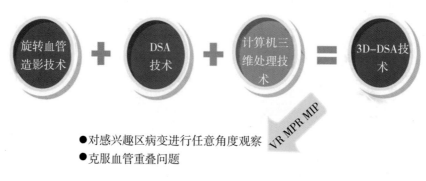

（二）临床应用

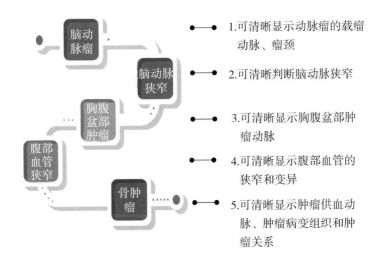

三、岁差运动 DSA 技术

（一）原理

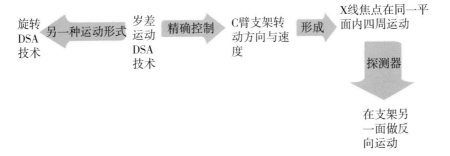

（二）应用

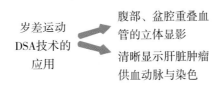

四、实时模糊蒙片 DSA 技术（RSM）

（一）原理

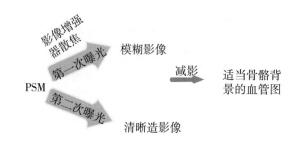

（二）特点

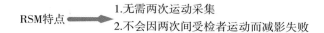

RSM特点 → 1.无需两次运动采集
2.不会因两次间受检者运动而减影失败

（三）应用

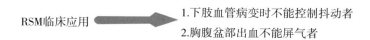

RSM临床应用 → 1.下肢血管病变时不能控制抖动者
2.胸腹盆部出血不能屏气者

五、步进 DSA 技术

（一）原理

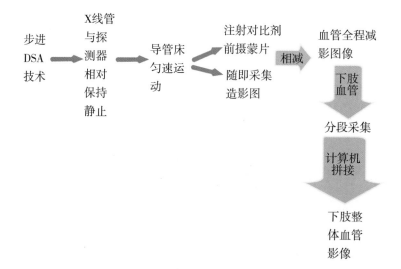

（二）特点

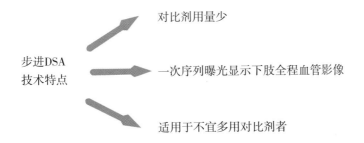

六、自动最佳角度定位 DSA 技术

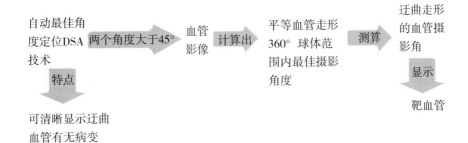

七、C 形臂 CT 的 DSA 技术

（一）原理

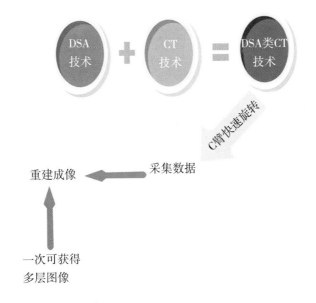

（二）特点

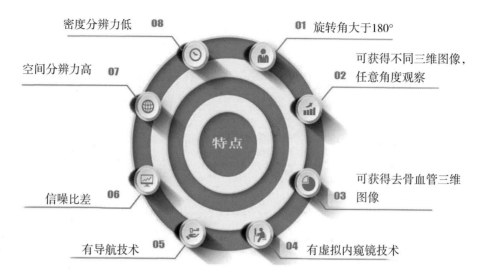

八、3D 路径图 DSA 技术

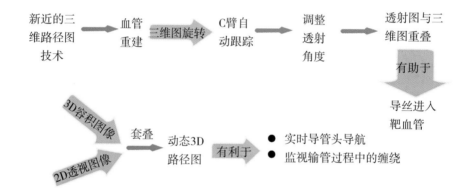

九、虚拟支架置入术

血管内介入再通 → 血管狭窄与闭塞

优势

1.适用于大动脉瘤的治疗

2.创伤小

3.恢复快

4.并发症少

5.死亡率低

6.治疗效果好

7.可清晰模拟显示支架置入后的情况

8.利用图像工作站可清晰显示瘤腔大小，以此确定弹簧圈大小

9.快速有效、可观性强

第二节　DSA 图像质量控制

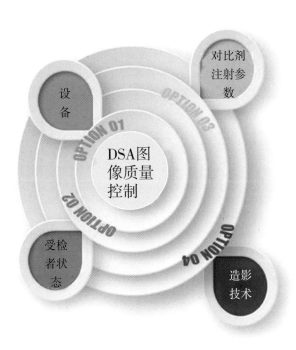

一、设备因素

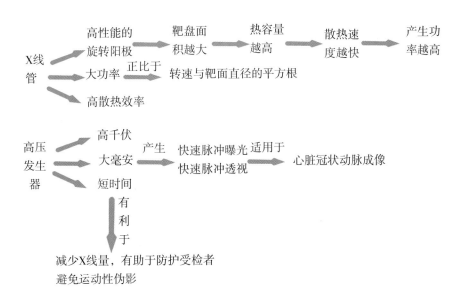

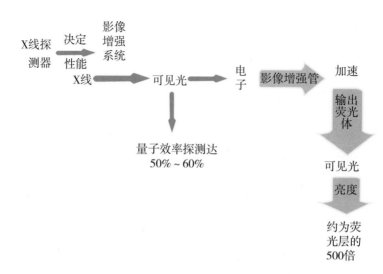

二、DSA 成像链

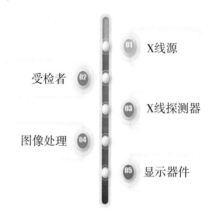

三、注射参数

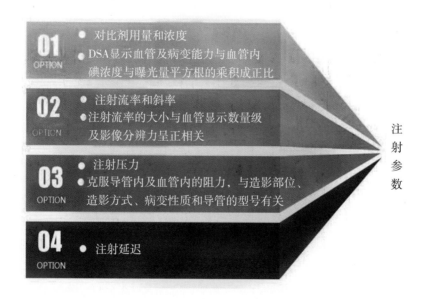

四、伪影

（一）运动性伪影

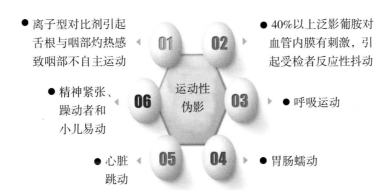

- 离子型对比剂引起舌根与咽部灼热感致咽部不自主运动
- 40%以上泛影葡胺对血管内膜有刺激，引起受检者反应性抖动
- 精神紧张、躁动者和小儿易动
- 呼吸运动
- 心脏跳动
- 胃肠蠕动

运动性伪影

01 02 06 03 05 04

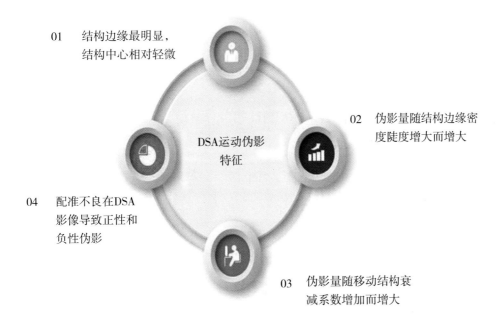

01　结构边缘最明显，结构中心相对轻微

02　伪影量随结构边缘密度陡度增大而增大

DSA运动伪影特征

04　配准不良在DSA影像导致正性和负性伪影

03　伪影量随移动结构衰减系数增加而增大

（二）饱和伪影

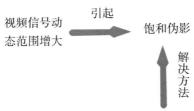

视频信号动态范围增大　——引起→　饱和伪影

↑ 解决方法

1.在密度低的解剖部位附加滤过物质
2.调整摄像机光圈大小

五、造影方式的选择

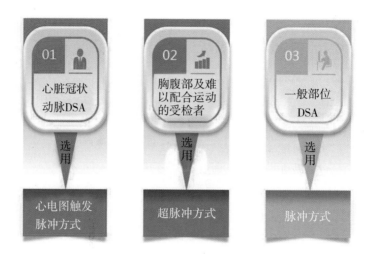

六、提高 DSA 图像质量

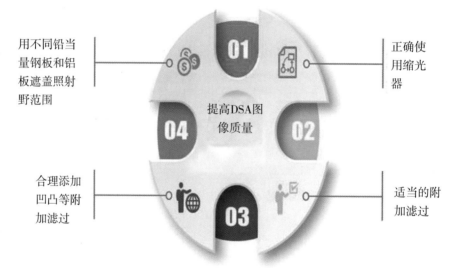

【考题举例】

1. DSA 检查时注射流率的选择原则
   A. 根据导管的长度
   B. 根据导管尖端所在部位血流速度相适应
   C. 根据导管的直径
   D. 根据导管尖端所在的位置
   E. 血管内血流速度

2. 影响 DSA 成像链的设备因素，不包括
   A. X 线源　　　　　　　B. 自稳压器　　　　　　C. 影像增强器
   D. 平板探测器　　　　　E. 电视摄像系统

3. 影响 DSA 系统图像质量的因素，不包括
   A. 密度　　　　　　　　B. 对比度　　　　　　　C. 分辨力特性
   D. 噪声特性　　　　　　E. 图像伪影

4. 关于影响 I.I. -TV 系统分辨力特性的叙述，错误的是
   A. X 线管焦点尺寸和几何放大率　　　　　　B. I.I. 的 MTF
   C. 光学系统的 MTF　　　　　　　　　　　　D. TV 系统的 MTF
   E. X 线量

5. 改善 DSA 图像质量措施不包括
   A. 减少运动性伪影的产生
   B. 定期做好设备质控检测，保证设备处于良好状态
   C. 选择最佳摄影体位
   D. 选择造影检查时间点
   E. 正确使用遮线器、密度补偿器

【参考答案】

1. B　2. B　3. A　4. E　5. D

第六章　DSA 的临床应用概要

【考试大纲要求】

1. DSA 适应证、禁忌证与并发症（了解）
2. DSA 术前准备（熟悉）
3. 介入放射学概述（熟悉）
4. 血管介入（掌握）
5. 非血管介入（掌握）
6. 介入放射学的相关技术（掌握）

第一节　DSA 临床应用范围

一、适应证

1. 血管性疾病：血管瘤、血管畸形、血管狭窄、血管闭塞、血栓形成等。
2. 血管疾病的介入治疗、血管手术后随访。
3. 肿瘤性疾病：了解肿瘤的血供、范围及肿瘤的介入治疗；肿瘤治疗后的随访。
4. 心脏冠状动脉疾病：冠心病和心肌缺血的诊断、冠状动脉疾病的介入治疗、心脏疾病的诊断与介入治疗等。
5. 血管外伤的诊断与介入治疗。

二、禁忌证

1. 碘过敏。
2. 严重的心、肝、肾功能不全。

3. 严重的凝血功能障碍，有明显出血倾向。严重的动脉血管硬化。

4. 高热、急性感染及穿刺部位感染。

5. 恶性甲状腺功能亢进、骨髓瘤。

6. 女性月经期及妊娠 3 个月以内者。

三、DSA 的并发症

1. 穿刺插管所致并发症　暂时性动脉痉挛；局部血肿；假性动脉瘤、夹层动脉瘤、动静脉瘘；动脉切割、血管破裂；气栓、血栓形成、动脉粥样硬化斑块脱落、动脉栓塞；严重心律失常；导管在动脉内折断。

2. 对比剂过敏所致严重并发症　休克、惊厥、喉头水肿、急性肺水肿、急性肾衰竭、横断性脊髓炎、癫痫和脑水肿等。

3. 其他　还包括疼痛、出血、感染和诱发肿瘤转移。

四、术前准备

1. 患者准备　碘过敏试验；检测心、肝、肾功能及出凝血时间、血小板计数；术前 4h 禁食；术前半小时肌内注射镇静剂；穿刺部位备皮；向患者和家属简述造影的目的、手术过程，消除其顾虑及紧张心理；同时告知术中、术后可能发生的意外情况和并发症，争取患者和家属理解与配合，并签署手术知情同意书；儿童及不合作者施行全身麻醉；建立静脉通道，便于术中给药和急救。

2. 器械准备

（1）手术器械准备：包括消毒手术包，造影用穿刺针、扩张器、导管、导丝，注射器若干个。

（2）造影设备准备：DSA 设备、高压注射器，术前检查运行状况，确保手术正常进行，备好抢救设备。

3. 药物准备

（1）常规药物：配备肝素、利多卡因、生理盐水及各类抢救药。

（2）对比剂：浓度为 60% ~76% 离子型或 300 ~370mgI/ml 非离子型对比剂。

五、手术操作

静脉造影一般也采用 Seldinger 技术穿刺插管，穿刺部位为股静脉或肘部静脉、颈静脉。操作方式与动脉相似，手术结束后压迫止血所需时间较动脉造影略短。造影结束，穿刺部位需压迫止血至少 15min，待观察穿刺点无渗血后加压包扎，并在平卧 24h 后方可下床走动；如行股动脉穿刺还可采用血管闭合设备封堵穿刺点的方法，可使制动时间缩短，仅需平卧 2 ~4h。

六、DSA 造影器械

1. DSA 造影器械　包括影像导向设备和造影用导管等器材，常用器械有穿刺针、导管鞘、导丝、造影导管等。肝动脉造影一般选用头端呈"RH"形状的导管，肾动脉一般选用头端呈"C"字形的 Corbra 导管等。导管粗细，以"F"标称，如 5F 较 4F 粗。导管的尖端除了形状不同外，开孔也有端孔、侧孔和端侧孔之别，以适应不同部位的造影和引流需要。

2. 微导管系列　适用于超选择性造影、治疗。微导管的特点是导管纤细，一般直径小于 3F，神经介入所用的微导管直径仅为 1.3F。

3. 支架系列

（1）自膨式支架：主要用于较大血管，如颈动脉、锁骨下动脉和腹主动脉、食管、胆道等部位。

（2）球囊扩张支架：用于颅内的小动脉、椎动脉、冠状动脉、肾动脉等。

（3）栓塞材料：弹簧圈已逐渐取代球囊成为介入治疗的主要栓塞材料，特别对动脉瘤的介入治疗起着重要的作用。

七、介入放射学的应用

1. 概述　介入放射学（interventional radiology，IVR）是由现代医学发展起来的一门新兴的临床医学，它是以影像诊断技术为基础，在影像设备引导下，通过导管等介入器材，对疾病进行治疗，采集组织或其他标本进行医学诊断的科学。介入放射学可分为经血管介入和非血管介入两部分。

1953 年 Seldinger 首创了经皮股动脉穿刺。1976 年 Wallace 在《Cancer》杂志上以"Interventional Radiology"为题，系统地阐述介入放射学概念，1979 年欧洲放射学会召开了第 1 次介入放射学会议并作了专题介绍，此命名才逐步在国际学术界形成共识。

2. 血管介入主要应用范围

（1）血管性疾病介入治疗：经皮腔内血管成形术、心脏瓣膜成形术、血管内支架植入术、房或室间隔缺损封堵术，溶栓治疗，动脉导管未闭封堵术，血管畸形，以及动静脉瘘与血管瘤栓塞治疗，下腔静脉滤器植入，TIPSS，血管重建。

（2）肿瘤行介入治疗：包括肿瘤的供血动脉栓塞与药物灌注，动脉内照射，术前栓塞肿瘤血管等。

3. 非血管介入主要应用范围

（1）经皮活检：包括肿块或病理组织，四肢软组织或骨骼。

（2）抽吸引流：脓肿、囊肿，胆道引流，肾造口等。

（3）其他：泌尿道、胆道取石，取异物，肠套叠的压力整复等。

经皮非血管介入诊疗所用的医学影像设备有 X 线机、CT、MR、B 超，属于介入放射学非血管介入的相关技术有穿刺切割术、穿刺活检术、穿刺引流术等，用细针的并发症甚少。

八、介入放射学的相关技术

1. 灌注技术　一次冲击性灌注，常用 30min 或几个小时将药物注完；长期药物灌注，多指 48h 以上持续或间断性灌注。临床用于治疗恶性实体肿瘤，动脉痉挛或闭塞导致的缺血性病变，动脉内新鲜血栓形成的溶栓治疗等。

2. 栓塞术　经导管血管栓塞术对病变治疗作用的机制是阻塞靶血管使肿瘤或靶器官缺血坏死；阻塞或破坏异常血管床、腔隙或通道；阻塞血管，使远端压力下降或直接从血管内封堵破裂的血管以利于止血。

3. 成形术与支架术　支架植入人体后，一般需持续服用 1 年左右的抗凝药。

4. 穿刺（抽吸）活检术　目前常用弹射式组织"活检枪"，进针速度极快，能最大限度地避免被切割组织的副损伤。

5. 灭能术　指将灭能剂经皮或导管直接注入肿瘤、囊肿、血管或神经内，使肿瘤坏死、囊壁破坏、血管闭塞和神经节功能丧失，以达到局部治疗的方法。目前常用于肿瘤和血管瘤治疗，是实体肿瘤介入治疗的一项重要内容。直径小于 2cm 的瘤体于瘤体中心注药即可弥散至整个病灶；较大的肿瘤行多点分次注药，将药物均匀弥散至瘤体外 0.5cm 范围。

6. 引流术　在临床常用于胆道及尿路梗阻，肝、脾及肾脓肿，肝及肾囊性病变等。

九、介入治疗的常见并发症

介入诊疗的常见并发症有：穿刺部位出血、急性动脉内血栓形成和栓塞、动脉痉挛、栓塞后综合征（发热、疼痛、恶心、呕吐、乏力）、异位栓塞、动脉夹层形成、感染、化疗药物不良反应、皮肤硬结、导管打结或折断等。

第二节　介入诊疗

一、恶性肿瘤经导管化疗和栓塞

（一）适应证

1. 失去手术指征的恶性实体肿瘤，如肺癌、肝癌、胰腺癌、胃癌、肠癌、肾癌、骨骼肿瘤、头颈部肿瘤和盆腔肿瘤等。

2. 病灶可手术切除，但有手术禁忌证或患者拒绝手术。

3. 手术前的介入治疗使病灶缩小，为进一步手术做准备。

4. 手术切除后复发及预防复发。

5. 术前辅助化疗。

（二）禁忌证

1. 恶病质或严重肝、肾功能衰竭。

2. 高热，严重感染，血白细胞计数明显低于正常值。

3. 严重出血倾向。

4. 不能平卧者。

5. 凝血功能障碍。

6. 碘对比剂的禁忌证。

（三）术前检查

1. 心电图检查，胸部正侧位片，CT 或 MRI 等相关影像检查。

2. 实验室检查：血、尿、粪三大常规、肝肾功能、出凝血时间及肿瘤标志物检测等。

3. 有病理诊断或有典型影像表现及临床表现。

（四）术前准备

1. 备皮。

2. 禁食 4h 以上。

3. 器械准备：穿刺针、导丝、导管鞘和合适的导管等。

4. 药物准备

（1）对比剂，建议用非离子型对比剂。

（2）化疗药物：铂类、MMC、Vp－16、5－Fu 或 FUDR、MTX 和健泽等，根据肿瘤病理类型选择敏感药物。

（3）中枢性止吐药：枢丹或康泉。

（4）鲁米那（苯巴比妥）、地西泮、地塞米松和抗生素等。

（5）抢救药品：肾上腺素和呼吸兴奋剂等。

5. 术前和患者及家属谈话并签订手术知情同意书。

（五）操作方法

1. 常规消毒铺巾和局部麻醉。

2. 采用 Seldinger 技术插入导丝导管，寻找靶血管。要考虑存在多支动脉供血的可能，必要时更换导管，寻找可能变异的血管。

3. 找到靶血管后造影，分析肿瘤供血情况。

4. 抗癌药物一般采用三联用药，药物分别溶于 50ml 生理盐水或注射用水或 5% 葡萄糖溶液，在靶血管内缓慢注入。根据供血动脉情况可行栓塞治疗，栓塞前必须有导管造影定位影像，栓塞过程必须在透视监视下进行，以免误栓。栓塞完成后再次造影，了解血管栓塞情况。

5. 拔除导管，穿刺点局部压迫 15~20min，无出血后加压包扎。详见图 3－6－2－1。

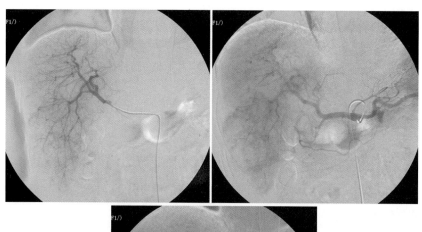

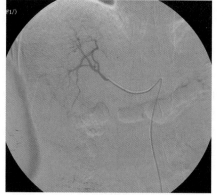

图 3－6－2－1　原发性肝癌栓塞治疗前后

（六）术后处理原则

1. 2kg 重的沙袋压迫穿刺点 4~6h，卧床 24h。

2. 注意下肢血液循环及呼吸、脉搏和血压等生命体征。

3. 输液及对症处理。

4. 间隔 3~4 周后可行第 2 次治疗。

（七）并发症

1. 穿刺点局部血肿、股动脉血栓形成。

2. 异位栓塞致重要脏器功能障碍。

3. 栓塞后综合征。

4. 肝功能损伤及肝功能衰竭。

5. 诱发消化道大出血。

6. 继发感染、栓塞器官坏死。

7. 骨髓抑制、血象低下和脱发等。

二、血管性病变的栓塞治疗

（一）适应证

1. 动静脉畸形、动脉瘤、血管瘤、血管结构不良和动静脉瘘等血管性病变。

2. 各种原因引起的出血，如大咯血、肝癌破裂出血、胆道出血和消化道出血等。

3. 外伤性实质脏器出血，如肝破裂、脾破裂、肾破裂和盆腔内血管破裂出血等。

4. 医源性损伤出血。

5. 富血管肿瘤手术前栓塞，如鼻咽部纤维血管瘤、脑膜瘤、肾癌和盆腔肿瘤等以减少术中出血。

6. 作为"内科性脏器切除"的手段，如部分性脾栓塞、子宫肌瘤栓塞等。

（二）禁忌证

1. 栓塞动脉的远端有重要器官，可能会影响该器官功能。

2. 血管扭曲明显，导管无法插至靶血管。

3. 凝血功能障碍。

4. 严重肝肾功能衰竭。

5. 碘对比剂的禁忌证。

（三）术前检查

1. 心电图检查，胸部正侧位片。

2. 实验室检查：血、尿、粪三大常规、肝肾功能和出凝血时间等。

3. 病变部位相关的超声、CT 和 MR 等影像学检查。

4. CTA 或 MRA，必要时进行 DSA 检查。

（四）术前准备

1. 备皮。

2. 器械：穿刺针、导丝、导管鞘和合适的导管。

3. 栓塞材料：自体血凝块、明胶海绵颗粒、丝线、冻干硬脑膜、碘油、PVA、弹簧栓子、可脱离球囊和无水乙醇等。

4. 术前和患者及家属谈话并签订手术知情同意书。

（五）操作方法

1. 常规消毒铺巾和局部麻醉。

2. 采用 Seldinger 技术送入导丝和导管，导管（必要时用微导管）超选择插入相应的靶血管后造影，了解供血情况，选择合适的栓塞材料。

3. 调整导管至适当位置后固定导管，注入或释放栓塞材料，整个过程应在 X 线透视监视下进行。

4. 栓塞后应再次血管造影，了解栓塞后情况，栓塞不完全时可再行栓塞。

5. 栓塞结束，拔除导管，穿刺点局部压迫 15～20min，无出血后加压包扎。详见图 3 -6 -2 -2 至图 3 -6 -2 -4。

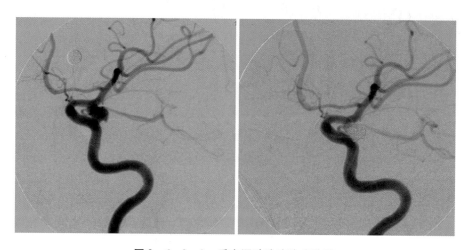

图 3 -6 -2 -2　后交通动脉瘤治疗前后

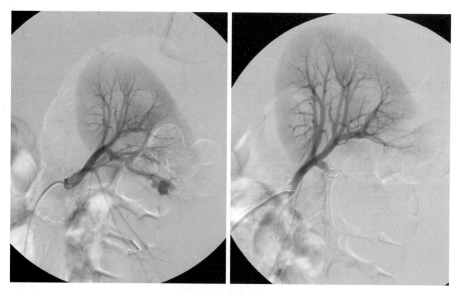

图 3 -6 -2 -3　左肾外伤后出血治疗前后

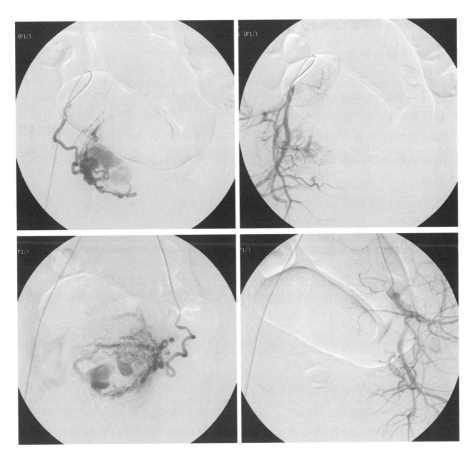

图 3 - 6 - 2 - 4　产后大出血治疗前后

（六）术后处理

1. 2kg 重的沙袋压迫穿刺点 4~6h，卧床 24h。

2. 严密观察栓塞部位有无出血及血液循环情况。

3. 观察呼吸、血压和脉搏等生命体征。

（七）并发症

1. 异位栓塞。

2. 相应器官功能减退，组织坏死。

3. 继发感染。

4. 再次出血。

5. 穿刺点血肿、血管栓塞。

6. 栓塞材料移位。

7. 穿刺部位血肿形成。

8. 栓塞后综合征。

三、经皮血管腔内成形术

（一）经皮球囊血管成形术

1. 适应证

（1）血管狭窄或闭塞性病变。

（2）动脉狭窄远端有缺血症状。

（3）静脉狭窄或闭塞近端有淤血症状。

（4）血液透析通道的狭窄或闭塞。

2. 禁忌证

（1）狭窄段有严重钙化。

（2）有严重感染、发热和出血倾向。

（3）凝血功能障碍。

（4）碘对比剂的禁忌证。

（5）血管内新鲜血栓形成和大动脉炎的活动期为相对禁忌证。

3. 术前检查

（1）血、尿、粪三大常规、出凝血时间、凝血酶原时间和肝肾功能检查等。

（2）相应部位的超声血管成像、CTA 或 MRA，必要时进行 DSA 检查。

4. 术前准备

（1）备皮。

（2）术前 1~3 天用阿司匹林 0.1g，每日 1 次，手术当天停用。

（3）器械：穿刺针、导管鞘、普通造影导管、导丝、超长导丝和超硬导丝等，根据术前检查准备合适的球囊导管和压力泵。

（4）术前和患者及家属谈话，签订手术知情同意书。

5. 操作方法

（1）常规消毒铺巾，局部麻醉，用 Seldinger 技术插入导丝导管，经导管注入肝素 5000U，达到全身肝素化。

（2）行病变部位血管造影，测量狭窄程度及范围，选择合适球囊导管，一般球囊直径大于狭窄两端正常血管直径的 1~2mm 或大于狭窄两端正常血管直径的 10%~20%。

（3）导丝通过狭窄段，引入球囊导管扩张，球囊扩张一般不超过 3 次。

（4）球囊扩张后再次血管造影，观察血管开通情况。

（5）拔除导管，穿刺点局部压迫 15~30min，无出血后加压包扎。详见图 3-6-2-5。

6. 术后处理

（1）术后 1~2d 继续全身肝素化，口服阿司匹林 3~6 个月。

（2）观察呼吸、血压和脉搏等生命体征，注意穿刺点有无出血和血肿。

7. 并发症

（1）血管损伤及穿孔。

（2）急性血管闭塞。

（3）动脉痉挛。

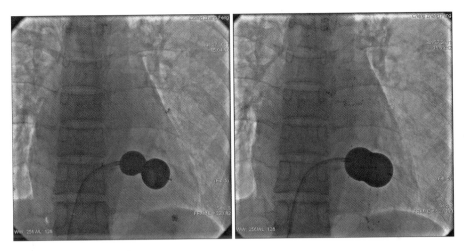

图 3 - 6 - 2 - 5　二尖瓣狭窄治疗前后

（4）血管再狭窄。

（二）经皮血管支架植入术

1. 适应证

（1）大中血管的狭窄或球囊成形术后复发。

（2）偏心性血管狭窄，不适合做单纯球囊成形术者。

（3）球囊扩张术中经连续 3 次扩张，狭窄仍然大于 30%。

（4）动静脉瘤可用带膜支架。

2. 禁忌证

（1）导管未能通过狭窄段。

（2）广泛血管狭窄。

（3）有严重感染、发热和出血倾向。

（4）大动脉炎活动期。

（5）凝血功能障碍。

（6）碘对比剂的禁忌证。

3. 术前检查同球囊成形术。

4. 术前准备同球囊成形术，另准备不同规格支架。

5. 操作方法基本同球囊导管扩张术。在球囊导管扩张后，选择合适的支架，在透视监视下缓慢释放支架，小心退出导管导丝。

6. 术后处理

（1）3 天内继续全身肝素化治疗，口服阿司匹林、波力维等维持 3～6 个月。

（2）观察呼吸、血压和脉搏等生命体征，注意穿刺点有无出血及血肿。

7. 并发症

（1）血管损伤、穿孔。

（2）动脉痉挛和/或血栓形成造成急性血管闭塞。

（3）支架移位。

（4）支架植入后再狭窄。

四、其他血管性介入治疗

（一）周围血管溶栓治疗

1. 适应证　由于动脉粥样硬化、感染、外伤及心脏疾病的血栓脱落，血管手术后和血管插管后引起肺动脉，腹主动脉，肾动脉，肠系膜上动脉及四肢动脉、静脉的血栓性栓塞。

2. 禁忌证

（1）有活动性出血，如消化道溃疡活动性出血，外伤性出血，月经期及脑出血性梗死等。

（2）近期实施外科手术。

（3）严重高血压。

（4）碘对比剂的禁忌证。

3. 术前检查

（1）胸片、心电图、血、尿、粪三大常规、肝肾功能和凝血酶原时间检测等。

（2）超声血管成像、CT 或 MR 血管成像。

4. 术前准备

（1）备皮。

（2）应用链激酶者应做过敏试验。

（3）药物：链激酶、尿激酶、组织纤溶酶原激活剂和肝素等。

（4）器械：穿刺针、导丝、导管鞘和合适的导管。

（5）术前和患者及家属谈话，签订手术知情同意书。

5. 操作方法

（1）常规消毒铺巾，局部麻醉。

（2）采用 Seldinger 技术插入导丝导管，导管插至病变处，造影显示栓塞部位。下肢静脉溶栓治疗需要植入临时腔静脉滤器。

（3）将导管插入血栓内或靠近血栓处灌注溶栓药物或经导管抽吸血栓后灌注溶栓药物。

（4）当造影证实血栓完全溶解或大部分溶解时可减少溶栓药物剂量。

（5）可以保留溶栓导管 3~5 天并用微泵注入溶栓药物。及时监测出凝血时间，调整药物剂量。

6. 术后处理

（1）停用溶栓药物后 12~24h 拔除导管鞘，压迫止血后加压包扎。卧床 24h。

（2）口服阿司匹林 1~3 个月。

（3）注意出血情况。

7. 并发症

（1）重要器官出血。

（2）再灌注损伤。

（3）血肿形成。

（4）继发感染。

（二）经皮锁骨下动脉导管药盒系统植入术

1. 适应证

（1）中晚期原发性肝癌和肝转移癌。

（2）无法手术切除的胃癌及胰腺癌等。

（3）妇科恶性肿瘤。

（4）恶性骨肿瘤。

2. 禁忌证

（1）同肿瘤介入治疗的禁忌证。

（2）严重高血压、动脉硬化。

（3）局部皮肤感染。

（4）凝血功能障碍。

（5）碘对比剂的禁忌证。

3. 术前检查　同相应肿瘤介入治疗术前检查。

4. 术前准备

（1）备皮。

（2）器械：穿刺针、手术刀片、注射器、静脉切开包、引导导管（常用长度为 60 ~ 80cm，5F Cobra 导管）及 150 ~ 180cm 超滑导丝等。导管药盒系统，内含药盒、连接装置、留置导管和隧道针。

（3）术前和患者及家属谈话，签订手术知情同意书。

5. 操作方法

（1）局部消毒铺巾，在左锁骨中外 1/3 下方 2.5 ~ 3cm 处局麻，做 0.5cm 小切口。

（2）穿刺针向切口内上方穿刺锁骨下动脉，亦可在透视下对准左侧第 1 肋骨外缘中点进行穿刺。若穿刺十分困难，可经股动脉插入导丝至左锁骨下动脉，透视下直接对准导丝穿刺。

（3）引入导丝至腹主动脉，沿导丝送入引导导管至腹腔动脉或肝动脉或髂内动脉等部位，造影了解血供情况，选择留置导管位置，必要时行血流再分配技术。

（4）将导管留置于理想的部位，必要时在留置导管上开 1 ~ 2 个侧孔以利于药物扩散。

（5）在穿刺点内下方，局部麻醉后钝性分离皮下组织，做皮下囊腔以容纳药盒。

（6）用隧道针将留置导管经穿刺点引入囊腔，剪去多余留置管，用连接装置将导管与药盒紧密连接。经药盒试注生理盐水，观察接口是否有外渗及导管是否通畅，透视观察留置管位置满意后缝合皮肤，肝素封闭导管。

（7）确认创口无渗血，用酒精纱布覆盖后包扎创口。必要时创口放置橡皮引流条。

6. 术后处理

（1）卧床休息 12h，局部沙袋压迫 4h，置引流条者 24h 后拔除，注意观察局部有无血肿。

（2）避免左上肢大幅度活动。

（3）7 ~ 9 天后拆线。

（4）每 2 周用肝素冲洗封管以免堵塞。

7. 并发症

（1）气胸及血气胸。

（2）臂丛神经损伤。

（3）感染及菌血症。

（4）切口开裂或不愈合

（5）留置管移位及堵塞。

（6）留置管与药盒脱开。

（7）药盒植入部位严重异物感。

五、非血管性介入治疗

（一）经皮穿刺活检术

1. 适应证 胸部、腹部和体内深部非血管性病变，需明确诊断，决定治疗方案。

2. 禁忌证

（1）出凝血功能异常，有严重出血倾向者。

（2）肺穿活检病例有呼吸困难、肺气肿、肺动脉高压、一侧肺已切除或有严重气胸者。

（3）穿刺部位皮肤有严重感染未控制者。

（4）肿块紧贴大血管无法区分者。

（5）接近包膜的较大肝癌患者应慎重进行。

3. 术前检查

（1）血常规、出凝血时间检测。

（2）不同部位的影像学资料（X 线片、B 超、CT 和 MR 等）。

4. 术前准备

（1）穿刺部位皮肤清洁。

（2）术前禁食 4h，必要时给镇静剂。

（3）选用合适的穿刺活检针。

（4）术前知情告知，包括穿刺结果可能假阴性、穿刺可能出现的并发症等。

5. 操作方法

（1）常规消毒铺巾和局部麻醉。

（2）除体表可触及的肿块外，对深部肿块需在 X 线透视、超声或 CT 等设备引导下定位穿刺。

（3）标本送病理及其他检验检查。

6. 术后处理

（1）静卧 4～12h，观察血压、脉搏和呼吸生命体征，以及早发现气胸、内出血和腹膜炎等。

（2）视情况给予抗生素。

（3）对症处理。

7. 并发症

（1）出现气胸、血气胸、大咯血及胸膜反应性休克等。

（2）出现疼痛。

（3）腹、盆腔出血及腹膜炎等。

（4）穿刺针道种植转移。

（5）穿刺部位假性动脉瘤形成。

（二）经皮穿刺脓肿引流术

1. 适应证　直径 > 5cm，通过穿刺抽吸不能治愈的胸、腹、盆腔或其他脏器的脓肿。

2. 禁忌证

（1）严重出血倾向。

（2）囊状肿瘤。

（3）未成熟的脓肿。

（4）无合适穿刺入路。

3. 术前检查

（1）血、尿、粪三大常规、出凝血时间和肝肾功能等常规检验检查。

（2）相应部位 X 线、超声、CT 或 MRI 等影像资料。

4. 术前准备

（1）穿刺部位皮肤清洁。

（2）器械：穿刺针（或一步穿刺法引流套装）、手术刀片、导丝、扩张管和带侧孔
8 ~ 10F 引流管等。

（3）术前知情告知，包括引流术的优缺点和可能出现的并发症等。

5. 操作方法

（1）常规消毒铺巾，局部麻醉，做 3 ~ 5mm 小切口。

（2）在 X 线透视、超声或 CT 等引导下定位穿刺及置引流管。

（3）脓液做细菌培养及其他检查，脓腔冲洗，注入敏感抗生素。

（4）将引流管与皮肤固定，接引流袋。

6. 术后处理

（1）观察呼吸、血压和脉搏等生命体征。

（2）注意引流管位置及是否通畅，必要时调整或换管。

（3）对脓肿应每日进行冲洗，注入抗生素等药物。

（4）在体温下降、脓腔明显缩小和无脓液流出时可考虑拔管。

7. 并发症

（1）穿刺部位脓液外渗，感染扩散。

（2）局部出血疼痛。

（3）引流管脱出、堵塞等。

（4）引流管断裂。

（5）窦道形成。

（三）经皮穿刺软组织囊肿硬化术

1. 适应证　较大的肝囊肿、肾囊肿及其他部位的软组织囊肿产生压迫症状时。

2. 禁忌证

（1）严重出血倾向。

（2）无合适穿刺入路。

3. 术前检查

（1）血常规和出凝血时间等。

（2）相应部位的超声、CT 或 MR 等影像资料。

4. 术前准备

（1）穿刺部位皮肤清洁。

（2）器械：穿刺针，或带套管穿刺针及无水乙醇等。

（3）术前知情告知，包括硬化术的优缺点、可能出现的并发症等。

5. 操作方法

（1）常规消毒铺巾，局部麻醉。

（2）在 X 线透视、超声或 CT 等引导下定位穿刺。

（3）抽出囊液。

（4）注入对比剂，确认囊腔与其他正常器官无交通存在后抽出对比剂。

（5）注入适量无水乙醇，留置数分钟后再抽出。

（6）如囊肿较大，可置引流管，数日后拔管。

6. 术后处理

（1）卧床休息 4h。

（2）注意穿刺部位有无出血和疼痛等。

（3）注意观察血压和脉搏等生命体征。

7. 并发症

（1）穿刺部位出血。

（2）操作过程中可能出现疼痛。

（3）囊肿继发感染。

（4）穿刺针及套管断裂。

（5）无水乙醇对周围正常组织的损伤。

（6）囊肿复发。

（四）经皮肝胆道内外引流术

1. 适应证

（1）由胆道及其周围组织恶性肿瘤引起的梗阻性黄疸。

（2）由结石、炎症和手术引起的胆道狭窄并有梗阻性黄疸。

（3）先天性胆管囊肿和化脓性胆管炎。

2. 禁忌证　以下为相对禁忌证，可根据情况和需要酌情考虑。

（1）明显出血倾向。

（2）大量腹水。

（3）肝功能衰竭。

3. 术前检查

（1）血、尿、粪三大常规、出凝血时间、肝功能和胸片等常规检查。

（2）腹部 B 超、CT 或 MR 等影像检查。

4. 术前准备

（1）穿刺部位皮肤清洁。

（2）器械准备：PTCD 针（细针或套管针）、6～9F 带侧孔引流管、导丝、引流袋和静脉切开包等。

（3）术前知情告知，包括 PTCD 的优缺点、可能出现的并发症等。

5. 操作方法

（1）选择在 X 线透视下和/或 B 超引导下进行。

（2）根据阻塞部位选择腋中线入路或剑突下入路。

（3）常规消毒铺巾，局部麻醉，做 5mm 小切口。

（4）用 PTCD 针穿刺扩张的胆管，成功后行胆管造影并引入导丝和引流管。

（5）将引流管置于合适位置，并造影确认后固定引流管，接引流袋，局部包扎。

6. 术后处理

（1）卧床 24h，观察呼吸、血压和脉搏等生命体征，注意观察有无腹腔内出血及胆汁性腹膜炎。

（2）注意引流管通畅，如为长期留置，视情况更换引流管。

（3）术后给予抗生素。

7. 并发症

（1）腹腔出血。

（2）胆汁性腹膜炎。

（3）胆道出血。

（4）胆道及创口感染。

（5）气胸。

（6）胆道门静脉瘘、动脉门静脉瘘。

（7）引流管堵塞、脱出和断裂。

（五）食管支架植入术

1. 适应证

（1）晚期食管癌，食管狭窄，有明显吞咽困难者。

（2）年老体弱及不愿手术的食管癌，有明显吞咽困难者。

（3）食管气管瘘和食管纵隔瘘。

（4）食管癌术后复发及放疗后引起食管严重狭窄。

（5）肺部及其他部位恶性肿瘤引起纵隔淋巴结肿大，严重压迫食管，引起吞咽困难。

（6）食管良性狭窄，原则上不行金属支架植入，确因治疗需要，可植入可回收支架。

2. 禁忌证

（1）有严重出血倾向。

（2）食管上段病变超过第 7 颈椎。

3. 术前检查与准备

（1）血常规及其他必要的化验检查。

（2）胸片、食管吞钡造影、胸部 CT 或 MR 检查。

（3）根据食管造影片，选择合适的支架。

（4）器械准备：喉部麻醉剂、牙托、导管、交换导丝、推送器、金属定位标记和碘水对比剂。

（5）术前知情告知，包括植入术的优缺点和可能出现的并发症等。

4. 操作方法

（1）透视下行狭窄段上端和下端定位。

（2）经口腔送入导管和导丝，通过狭窄段，确认导丝在胃腔内。

（3）沿导丝送入推送器，在合适部位置放支架，缓慢撤出推送器及导丝。

（4）整个操作过程在透视下进行。

5. 术后处理

（1）4h 后可进流质，禁食冰水、冷饮及粗纤维食物。

（2）卧床休息 2 天。

（3）如有胸骨后疼痛可给予止痛药。

（4）定期检查，观察支架情况。

6. 并发症

（1）支架移位甚至陷入胃内。

（2）严重异物感、胸部不适和疼痛等。

（3）出血。

（4）残腔感染。

（5）支架断裂。

（6）操作过程中心搏骤停。

（7）食管支架术后再狭窄。

（六）胆道支架植入术

1. 适应证

（1）胆道及其周围恶性肿瘤引起的阻塞性黄疸。

（2）炎症和手术后引起胆道狭窄且无手术指征者可以作为相对适应证。

2. 禁忌证

（1）明显出血倾向。

（2）大量腹水。

（3）肝功能衰竭。

3. 术前检查　同经皮肝、胆道内外引流术。

4. 术前准备　同经皮肝、胆道内外引流术。

5. 操作方法

（1）先行胆道穿刺造影，了解梗阻情况。

（2）已行胆道穿刺引流者在 1 周后行支架植入。

（3）将导丝通过狭窄段送至十二指肠或胃腔内。

（4）选择适当的胆道支架，沿导丝送入，通过狭窄段，定位释放，再造影了解支架位置。

（5）视梗阻情况选择留置引流管或不留置引流管，如不留置引流管需应用明胶海绵封堵穿刺通道以防胆瘘。

（6）留置引流管者 8~10 天后造影，确认支架已撑开，造影显示胆道通畅后可拔除引流管。

6. 术后处理　见经皮肝胆道内外引流术部分。

7. 并发症　除经皮肝胆道内外引流术部分中出现的并发症外，尚可出现：

（1）支架移位。

（2）胆道再狭窄。

（3）胆道出血。

（七）输卵管再通术

1. 适应证　单侧或双侧输卵管非结核性炎症粘连或发育异常引起的阻塞。

2. 禁忌证

（1）内、外生殖器的炎症活动期。

（2）月经期或子宫出血者。

（3）输卵管伞端完全阻塞。

（4）碘对比剂的禁忌证。

3. 术前检查

（1）胸片及盆腔 B 超。

（2）血、尿、粪三大常规和肝功能检查。

（3）其他必要的化验检查。

4. 术前准备

（1）器械：同轴导管、0.018~0.032 英寸软导丝、窥阴器和宫颈钳等。

（2）药物：疏通液（庆大霉素、地塞米松和 α-糜蛋白酶）。

（3）在月经干净后 3~5 天进行。

（4）术前知情告知，包括输卵管再通术的优缺点、可能出现的并发症等。

5. 操作方法

（1）术前半小时肌注阿托品 0.5mg。取膀胱截石位，常规消毒铺巾。

（2）经宫颈置入导管行宫腔造影，了解子宫角的位置、形态和输卵管阻塞的部位及程度。

（3）轻加压注射行输卵管再通，在疏通液灌注后拔管。

（4）必要时重复治疗。

6. 术后处理　口服抗生素 3~5 天，防感染。

7. 并发症

（1）输卵管穿孔。

（2）感染。

（3）出血。

（八）经皮椎间盘髓核摘除术

1. 适应证

（1）经 CT 或 MRI 检查诊断为包容性腰椎间盘突出症，临床症状明显，经 6~8 周以上的保守治疗无效。

（2）神经系统损伤，如感觉异常、肌力下降等。

（3）直腿抬高试验阳性。

（4）无骨性椎管狭窄。

（5）不伴有黄韧带肥厚及严重椎间关节退变。

2. 禁忌证

（1）曾用木瓜凝乳蛋白酶或胶原酶溶解法治疗。

（2）伴有脊髓肿瘤、黄韧带肥厚、骨性椎管狭窄和侧隐窝狭窄等病变。

（3）腰椎间隙明显狭窄、突出椎间盘钙化、游离骨片和游离碎片。

（4）髂嵴超过第 4 腰椎椎体下缘和病变腰椎间盘曾经有外科手术史为相对禁忌证。

3. 术前检查与准备

（1）胸片，心电图，血、尿、粪三大常规和出凝血时间检查。

（2）术前必须做 CT 或 MRI 检查，以明确诊断，排除禁忌证。

（3）术前谈话及签订有创检查和治疗知情同意书。

（4）手术区皮肤准备。

（5）手术器械准备：定位穿刺针、扩张器、套管和切割器等。

（6）术中用药准备：生理盐水及抗生素。

4. 操作方法

（1）下腰部皮肤消毒、铺巾。

（2）根据 CT/MRI 检查，确定皮肤穿刺点。

（3）局部麻醉，在 CT 或 DSA 引导下行椎间盘穿刺。

（4）确认穿刺针在椎间盘中心后行通道扩张，将切割器送入椎间盘内进行切割，负压抽吸椎间盘髓核。

（5）切割完毕后，在负压条件下抽出切割器，拔出套管，穿刺点压迫 5min 左右。

（6）吸出物送病理检查。

5. 术后处理

（1）卧床休息 1 个月，生活自理。

（2）常规给予预防感染及止血药物。

6. 并发症

（1）神经损伤。

（2）大血管损伤。

（3）腰肌内血肿。

（4）腰椎间盘感染及局部感染。

（5）异位结肠及输尿管损伤。

（6）术后出现腰肌痉挛。

（九）经皮椎体成形术

1. 适应证

（1）各种良恶性病变引起的椎体压缩性骨折。

（2）骨质疏松引起椎体压缩性骨折，经保守治疗 4 周后疼痛症状仍不能缓解或为防止长期卧床可能引发的并发症。

（3）椎体骨髓瘤或淋巴瘤，疼痛症状明显者。

（4）椎体转移瘤，疼痛症状明显，化疗或放疗后不能缓解者或椎体不稳者。

（5）侵袭性椎体血管瘤，疼痛症状明显者。

2. 禁忌证　无绝对禁忌证，下列情况可视为相对禁忌证。

（1）椎体骨折线越过椎体后缘、椎体后缘骨质破坏或椎体不完整者。

（2）椎体压缩程度超过 75%。

（3）出凝血功能障碍，有出血倾向。

（4）体质极度虚弱，不能耐受手术者。

（5）成骨性转移性肿瘤者。

3. 术前检查与准备

（1）胸片，心电图，血、尿、粪三大常规，出凝血时间检查。

（2）术前必须做 CT 或 MRI 检查，以明确诊断，排除禁忌证。

（3）对成骨性转移性肿瘤患者，为了准确选择适应证，术前检查至少包括 X 线平片和 CT，必要时应包括 MRI 和核素扫描。

（4）术前谈话及签订有创检查和治疗知情同意书。

（5）手术区皮肤准备。

（6）手术器械：骨穿刺针和骨水泥等。

（7）术中用药：生理盐水和对比剂等。

4. 操作方法

（1）下腰部皮肤消毒铺巾。

（2）CT 或 DSA 引导下确定穿刺部位，局部麻醉，行病变椎体穿刺。

（3）确认穿刺针在椎体中央，在 X 线透视下先行骨髓造影，确定穿刺针不在静脉内。

（4）在将骨水泥注入椎体时，密切观察骨水泥弥散情况，一旦发现骨水泥进入椎旁静脉，应立即停止注入。

（5）注入骨水泥的量一般控制在骨水泥弥散至椎体体积的 1/2 左右。

（6）手术完毕，穿刺点压迫 5min 左右后包扎创口。

5. 术后处理

（1）术后卧床 24h 后，可以下床正常活动。

（2）术后常规给予预防感染及止血药物。

6. 并发症

（1）神经损伤。

（2）大血管损伤。

（3）腰肌内血肿。

（4）骨水泥过敏反应。

（5）骨水泥异位栓塞。

（6）骨水泥外漏可压迫神经根或脊髓。

（7）异位结肠及输尿管损伤。

（8）术后出现腰肌痉挛。

（9）感染。

（十）经皮穿刺肿瘤冷冻治疗术

1. 适应证　胸、腹部及体内深部的良、恶性肿瘤。

2. 禁忌证

（1）出凝血功能异常，有严重出血倾向者。

（2）肝、肺和肾等重要器官功能不良者。

（3）穿刺部位皮肤及伴有严重感染未控制者。

（4）肿块紧贴大血管无法区分者。

（5）肿瘤位置接近皮肤的应慎重。

（6）空腔脏器如消化管、胆囊、胆管、尿道和膀胱病变。

（7）肺部肿瘤，一侧肺已被切除者。

（8）邻近膈面及膈下病变，无合适的穿刺通道，术中可能损伤膈肌。

（9）肺部和肝脏弥漫性病变。

3. 术前检查

（1）血常规和出凝血时间。

（2）不同部位的影像学资料（X 线片、B 超、CT 或 MR 等）。

（3）肝肾功能及肿瘤标志物检测。

4. 术前准备

（1）穿刺部位皮肤清洁。

（2）术前禁食 4h，必要时给镇静剂。

（3）选用合适的冷冻针及冷冻仪器。

（4）术前 30min 给予适量镇静剂和止痛剂。

（5）术前告知，包括冷冻治疗术的优缺点、可能出现的并发症等。

5. 操作方法

（1）根据病变部位选择超声、CT 或 MR 影像导引设备，常用 CT。根据病灶位置取合适的体位。特殊患者在全麻下进行。

（2）给予心电和血压动态监护，对于肺部手术要给予吸氧。冷冻范围较大者予以保暖。

（3）常规消毒铺巾，局部麻醉。

（4）根据肿瘤大小确定使用冷冻针数量，较大病灶应遵循多针组合和适形布针的原则。对多个病灶可以一次同时冷冻，对巨大病灶应分次冷冻。

（5）CT 等设备引导下定位穿刺，冷冻针头到达病变中央并适当固定。

（6）冷冻过程中监控冰球大小和温度变化，必要时调整氩气输出功率控制冰球大小，注意保护正常组织器官，观察全身情况。

（7）原则上实施两个循环的冷冻治疗以巩固治疗效果。

（8）冷冻结束升温到 25° 以上方能拔出冷冻针，以避免器官撕裂，拔针后压迫止血。必要时可用止血纱或明胶海绵条堵塞穿刺通道。

（9）标本送病理及其他化验检查。

6. 术后处理

（1）静卧 4～12h，观察血压、脉搏和呼吸等生命体征，以及早发现气胸、内出血等。

7

（2）视情况给予抗生素。

（3）对症处理。

7. 并发症

（1）术后发冷、发热、局部疼痛和皮肤冻伤甚至休克。

（2）肺部及胸腔肿瘤冷冻后出现咯血、气胸、胸腔积液、皮下气肿及皮下瘀斑。

（3）肝脏肿瘤冷冻后出现肝破裂出血、胆囊胆管肠管损伤、膈肌损伤及一过性肝功能影响等。

（4）肾脏及肾上腺肿瘤冷冻后出现肾盂损伤、尿液外渗、血尿、局部血肿、肾上腺功能减退和高血压危象等。

（5）前列腺肿瘤冷冻后出现尿失禁、直肠膀胱损伤和阳痿。

（6）胰腺癌冷冻后出现胰瘘、胰腺炎和肠管损伤等。

（7）穿刺针道种植转移。

（十一）经皮穿刺无水乙醇消融术

1. 适应证

（1）原发性肝癌、转移性肝癌和肝癌术后复发。病灶一般直径 <4cm，数目 <3 个。

（2）肝癌栓塞化疗后残留病灶及栓塞化疗后为巩固疗效。

（3）其他部位的实体肿瘤及腹膜后淋巴结转移。

（4）腹部恶性肿瘤晚期，引起顽固性癌性疼痛做腹腔神经丛阻滞术。

2. 禁忌证

（1）对乙醇过敏。

（2）严重的心、肺、肝和肾功能不全。

（3）凝血功能明显异常。

（4）肝癌伴有大量腹水。

3. 术前检查

（1）血常规和出凝血时间检测。

（2）不同部位的影像学资料（X 线片、B 超、CT 或 MR）。

（3）肝肾功能和肿瘤标志物检测。

4. 术前准备　21～22G 细针或注射乙醇专用针、无水乙醇、碘化油和利多卡因。术前 30min 肌内注射止痛针。

5. 操作方法

（1）在超声、CT 或 X 线透视下进行。

（2）常规消毒铺巾局部麻醉。

（3）在影像导引下穿刺肿瘤，对较大病灶可以多点和多针穿刺。根据病灶大小、乙醇弥散情况及患者耐受情况决定乙醇用量，一般一次用量不超过 30ml，缓慢注入。加入少量碘化油有利于弥散范围的观察。

6. 术后处理　部分患者术中即有疼痛，可注入少量利多卡因镇痛。

7. 并发症

（1）发热、疼痛和醉酒感常为一过性。

（2）无水乙醇进入正常组织可导致组织坏死。

（3）穿刺器官出血。

（4）肺部穿刺可致气胸。

（十二）经皮穿刺射频消融术

1. 适应证

（1）肝癌：不宜手术及不愿手术的原发性肝癌，不能手术的中晚期肝癌的姑息治疗，肝癌术后复发病灶较局限，栓塞化疗术后病灶残留及转移性肝癌肿瘤数目 3~4 个。

（2）肺癌：不宜或不能手术的非小细胞周围型肺癌，化疗和放疗后疗效不佳者，转移性肺癌，单侧肺内病灶 4 个以内。

（3）肾及肾上腺肿瘤：各种原因不宜手术的肾癌，单发转移性肾癌及肾上腺肿瘤。

（4）其他原发性及转移性肿瘤：各种软组织肿瘤、胰腺癌、乳腺癌和盆腔肿瘤；病灶部位和大小合适的肿瘤均可进行射频消融治疗。

2. 禁忌证

（1）装有心脏起搏器者。

（2）肝脏和肺部弥漫性病变。

（3）全身情况差、心肺肝肾功能严重不良及大量胸腹腔积液。

（4）凝血功能明显异常者。

（5）全身感染活动期。

（6）病灶靠近大血管、胆囊、膈肌和肠腔为相对禁忌证。

3. 术前检查

（1）血常规、出凝血时间。

（2）不同部位的影像学资料（X 线片、B 超、CT 或 MR 等）。

（3）肝肾功能和肿瘤标志物检测。

4. 术前准备

（1）禁食 4h，局部皮肤清洁消毒。

（2）如有糖尿病、高血压和水电解质紊乱等应于术前纠正。

（3）各类射频针和射频消融仪等设备。

（4）术前 30min 给予适量镇静剂和止痛剂。

5. 操作方法

（1）根据病变部位选择超声或 CT 影像导引，根据病变部位取合适的治疗体位。特殊患者在全麻下进行。

（2）选择针具：以肿瘤大小、位置、形状及与邻近结构的关系选择合适的射频针。

（3）穿刺部位皮肤消毒铺巾，穿刺点以 1% 利多卡因局部浸润麻醉，做皮肤小切口，射频针在超声引导下精确进入肿瘤内。如采用 CT 引导，选择合适的路径和角度进针，重复扫描确认针尖位置。注意呼吸运动对针尖位置的影响。

（4）确认射频针位置满意后与射频仪连接，按照设定的消融方案消融肿瘤，对较大肿瘤应以先深后浅，先上后下的原则消融病灶。肿瘤消融范围应完全覆盖肿瘤并至少超越肿瘤边缘 0.5cm。最后消融针道。

6. 术后处理

（1）卧床休息 24h。可应用止血剂 3 天。

（2）有疼痛和发热者对症处理。

7. 并发症

（1）术后疼痛和发热。

（2）感染。

（3）皮肤灼伤。

（4）气胸、胸腔积液和咯血。

（5）腹腔出血和脏器破裂出血等。

（6）周围器官损伤。

（7）针道种植转移。

六、神经介入治疗

（一）颅内动脉瘤栓塞术

1. 适应证

（1）破裂动脉瘤：如患者全身情况可耐受麻醉，介入技术可以达到治疗目的，可以行介入治疗。Hunt－Hess 分级 Ⅰ～Ⅲ级应积极治疗，Ⅳ～Ⅴ级应酌情处理。

（2）未破裂动脉瘤：患者全身情况可耐受麻醉，且介入技术可以达到治疗目的，可以行介入治疗。

2. 禁忌证

（1）全身情况不能耐受麻醉。

（2）目前介入技术不能达到治疗目的。

（3）患者和/或家属拒绝介入治疗。

（4）凝血功能障碍。

（5）同碘对比剂的禁忌证。

3. 术前准备

（1）血尿常规、出凝血时间、肝肾功能和心电图等常规检查。

（2）CT、CTA、MRI、MRA 或 DSA 检查。

4. 操作方法

（1）动脉瘤囊内栓塞：尽可能采用全身麻醉，全身肝素化（蛛网膜下腔出血后 4h 之内除外）。造影后根据动脉瘤的位置及形态进行微导管塑形。微导管的操作要缓慢平滑地进行。弹簧圈的选择要根据测量动脉瘤的结果。对于新近出血的小动脉瘤，应尽可能选择柔软的弹簧圈。弹簧圈的位置放置合适后要进行造影证实，确认无正常血管闭塞再行解脱。

（2）球囊再塑形保护技术：适用于宽颈动脉瘤，应尽可能缩短球囊闭塞载瘤动脉的时间，一般每次不超过 5min。

（3）支架辅助技术：适用于宽颈动脉瘤、梭形动脉瘤和夹层动脉瘤的病例。术前和术后应充分给予抗血小板聚集药物。

（4）载瘤动脉闭塞技术：适用于颈内动脉及后循环动脉的梭形、宽颈和巨大动脉瘤。

（二）颅内动静脉畸形栓塞术

1. 适应证

（1）不能手术的颅内动静脉畸形，患者有明显的临床症状。

（2）深部颅内动静脉畸形。

（3）功能区和巨大的脑动静脉畸形。

（4）伴有动脉瘤或巨大动静脉瘘等。

2. 禁忌证

（1）全身情况不能耐受麻醉者。

（2）目前介入技术不能达到治疗目的。

（3）患者和家属拒绝介入治疗。

（4）凝血功能障碍。

（5）同碘对比剂的禁忌证。

3. 术前准备

（1）血尿常规、出凝血时间、肝肾功能和心电图等常规检查。

（2）CT、CTA、MRI、MRA 或 DSA 检查。

（3）对病变位于功能区皮质并有癫痫发病者，建议给予抗癫痫治疗。

4. 操作方法

（1）使用气管插管全身麻醉。

（2）根据血管走向选择漂浮导管或导丝导引导管。

（3）使用导丝导引微导管时，要防止导丝或导管刺破血管。微导管要尽可能进入畸形团内进行栓塞。

（4）微导管到位后，要反复多角度超选择性造影，尽量避免栓塞正常血管。

（5）根据超选择造影显示的血管畸形团结构和血流速度，选择注胶的浓度和速度。

（6）栓塞应该在路径图、减影或高清晰的透视下进行。

5. 注意事项

（1）术前有癫痫病史患者，术后继续服用抗癫痫药物。

（2）术中闭塞大的动静脉瘘、高血流病变及巨大动静脉畸形、一次栓塞超过30%者，应该控制性降低血压24～48h。

（3）微导管到位后，行超选择造影时，应该反复多角度观察，确认被栓塞区域内无正常供血动脉方可栓塞。

6. 并发症　颅内出血、脑缺血和脑水肿。

（三）硬脑膜动静脉瘘栓塞术

1. 适应证

（1）有以下情况需要积极治疗：

①有脑出血史。

②难以忍受的颅内杂音。

③进行性神经功能障碍。

④有局部压迫症状。

⑤颅内压增高。

⑥有潜在的颅内出血和神经功能障碍风险

（2）急诊处理适应证：

①有皮质静脉引流伴出血。

②伴有多发静脉和静脉窦血栓形成或明显扩张。

③海绵窦、颅中窝和颅前窝病变，引起视力恶化。

④颅内压增高或渐进性神经功能障碍。

2. 禁忌证

（1）全身情况不能耐受麻醉。

（2）目前介入技术不能达到治疗目的。

（3）患者和家属拒绝介入治疗。

（4）凝血功能障碍。

（5）同碘对比剂的禁忌证。

3. 术前准备

（1）充分了解症状、体征及与病变的关系，包括意识状况、颅内压和脑积水程度。海绵窦区的病变要检查眼部体征。

（2）行 CT、CTA、MRI 和 MRA 检查，必要时行全脑血管造影（包括颈外动脉造影）。

4. 操作方法

（1）经动脉途径栓塞：微导管尽可能靠近瘘口，彻底栓塞瘘口达到解剖学治愈；注意危险吻合及血管变异。

（2）经静脉途径栓塞：靶区要致密和充分填塞，防止有残余引流。尽量保持正常引流静脉通畅。经颈静脉途径无法到位者，可以采用切开眼上静脉，上矢状窦钻孔，经横窦直接穿刺技术。

5. 并发症

（1）眼静脉血栓形成及血栓延续使眼部症状加重。

（2）脑出血。

（3）脑缺血。

（4）颅神经麻痹。

（5）脑肿胀或静脉性脑梗死。

（6）颈外动脉栓塞后局部疼痛。

（四）头颈部动静脉瘘栓塞术

1. 适应证

（1）颈部动静脉瘘。

（2）急诊适应证：

①视力在短时间内急剧下降、眼部症状逐渐加重和眼内压 >40mmHg。

②急性脑缺血造成偏瘫和意识障碍。

③颅内血肿。

④海绵窦假性动脉瘤。

⑤伴有皮质引流。

2. 禁忌证

（1）全身情况不能耐受治疗者或患者和家属拒绝介入治疗。

（2）凝血功能障碍。

（3）同碘对比剂的禁忌证。

3. 术前准备

（1）常规全面体格检查，特别强调眼部症状与体征。

（2）行 CT 、MRI 和 MRA 检查。必要时进行全脑血管造影。

4. 操作方法

（1）经动脉途径：

①全身肝素化，根据瘘口大小及海绵窦状况，选择适当型号的球囊。

②必须确认球囊位于海绵窦内，方可解脱。

③瘘口过大需选用多个球囊闭塞瘘口时，采用双导引导管和双球囊交替解脱技术。

④若瘘口过小可选择微弹簧圈栓塞。

（2）经静脉途径：

①适合瘘口小或多发，经动脉途径导管无法到位者。

②栓塞途径：颈内静脉→岩下窦→海绵窦；眼静脉→海绵窦。

（3）动静脉联合治疗：对于复杂的病变，可能要联合两种方法才能达到治疗目的。

5. 注意事项

（1）球囊解脱后应立即正、侧位摄片，记录球囊大小和位置，作为术后复查的参照标准。

（2）卧床 24～36h，避免头部剧烈转动以防球囊移位。

（3）术后 1 周适当使用镇痛和镇静药物，防止由于球囊占位引起的剧烈头痛。

（4）"全盗血"者闭塞瘘口后，应该绝对保持镇静，给予控制性低血压和扩容。

6. 并发症

（1）脑神经瘫痪。

（2）假性动脉瘤。

（3）球囊早脱。

（4）过度灌注。

（5）球囊移位。

（五）颈动脉狭窄支架植入术

1. 适应证

（1）无症状者，血管管径狭窄程度 >80%。有症状者（短暂脑缺血或卒中发作），血管管径狭窄程度 >50%。

（2）血管管径狭窄程度 <50%，但有溃疡性斑块形成。

（3）肌纤维发育不良者，在大动脉炎稳定期并有局限性狭窄。

（4）放疗术后狭窄或内膜剥脱术后及支架置入术后再狭窄。

（5）急性动脉溶栓后残余狭窄。

（6）由于颈部肿瘤等压迫而导致的狭窄。

2. 禁忌证

（1）3 个月内有颅内出血，2 周内有新鲜脑梗死灶者。

（2）不能控制的高血压者。

（3）对肝素、阿司匹林或其他抗血小板聚集类药物禁忌者。

（4）颈内动脉完全闭塞者。

（5）伴有颅内动脉瘤，且不能提前或同时处理者。

（6）在 30 天内，预计有其他部位外科手术者。

（7）2 周内曾发生心肌梗死者。

（8）严重心、肝和肾疾病患者。

（9）凝血功能障碍。

（10）同碘对比剂的禁忌证。

3. 术前准备

（1）术前评价，包括颈部血管超声、CTA、MR 和 MRA 检查，必要时行全脑血管造影。

（2）术前 3～5 天口服抗血小板聚集药物。

（3）术前 6h 禁食。

4. 操作方法

（1）经股动脉采用 Seldinger 技术穿刺，一般放置 8F 导管鞘，加压等渗盐水经导管鞘持续滴注冲洗。

（2）8F 导引导管后面接 Y 形阀或止血阀，并与加压等渗盐水连接，在泥鳅导丝导引下，导管置于患侧颈总动脉，头端位置距离狭窄 3～5cm。

（3）通过导引导管血管造影，测量狭窄长度和直径，选择合适支架。

（4）通过导引导管将保护装置小心穿过狭窄段，并释放在狭窄远端 4～5cm 的位置，撤出保护装置外套后，选择合适的球囊行预扩张，扩张后造影。

（5）撤出扩张球囊后置入支架，造影检查置入支架后残余狭窄管径，酌情做支架内扩张。

（6）撤出保护装置后再次行颈部及患侧颅内动脉造影。

5. 注意事项

（1）动脉狭窄段过度迂曲或高度狭窄，保护装置到位困难时，可以选择导丝交换保护装置或使用直径较小的冠状动脉球囊，行扩张后置入保护装置。

（2）术前心率 <50 次/分或伴有慢性心功能不全者，可以预先放置临时起搏器。

（3）尽量选择全身麻醉。

（4）高度狭窄病变，狭窄远端无任何侧支循环者，扩张后要适当控制血压。

（5）尽量使用保护装置。

（6）3～6h 后拔除导管鞘。

（7）围手术期 3 天口服抗血小板聚集药物，同时给予低分子量肝素，持续口服抗血小板聚集药物 3～6 个月，3 个月后酌情减量。

6. 并发症

（1）心律失常。

（2）血压下降。

（3）栓子脱落。

（4）血栓形成。

（5）过度灌注。

（6）血管痉挛。

（7）支架内再狭窄。

【考题举例】

1. DSA 检查常用的器械不包括

 A. 消毒手术包   B. 皮肤缝合针   C. 扩张器

 D. 导管   E. 导丝

2. 适合做 DSA 检查的情况是

 A. 碘过敏

 B. 严重的心、肝、肾功能不全

 C. 严重的凝血功能障碍，有明显出血倾向

 D. 血管手术后随访

 E. 恶性甲状腺功能亢进、骨髓瘤

3. DSA 检查术前准备不包括

 A. 碘过敏和麻醉药过敏试验

 B. 穿刺部位备皮

 C. 术前 4h 禁食

 D. 儿童及昏迷者施行全身麻醉

 E. 建立静脉通道，便于术中给药和急救

4. 不适合做 DSA 检查的疾病是

 A. 血管瘤、血管畸形等血管性疾病

 B. 血管疾病的介入治疗

 C. 血管手术后随访

 D. 高热、急性感染及穿刺部位感染

 E. 肿瘤性疾病了解肿瘤的血供

5. DSA 检查常用的药物准备不包括

 A. 肝素   B. 利多卡因   C. 葡萄糖水

 D. 离子型或非离子型对比剂 E. 各类抢救药

【参考答案】

 1. B 2. D 3. D 4. D 5. C

第七章 DSA 临床应用各论

【考试大纲要求】

一、头颈部 DSA

（一）重要解剖

1. 主动脉弓的凸侧发出的 3 条较大的动脉，自右向左为头臂干、左颈总动脉和左锁骨下动脉。头臂干又称无名动脉，分为右颈总动脉和右锁骨下动脉。

2. 颈外动脉分支：甲状腺上动脉、舌动脉、面动脉、颞浅动脉、上颌动脉、枕动脉、耳后动脉、咽升动脉。

3. 颈内动脉颅内段从下至上依次为 5 段：岩骨段、海绵窦段、膝段、床突上段、终段。

（二）摄影体位

颅内动脉造影常规是正位和水平侧位。椎动脉造影常规是 25°～30°汤氏位和水平侧位。侧位可较好地分辨颈内动脉虹吸部。基底动脉可摄前后位、侧位。颈部血管常规是正位，左、右 45°斜位。为了使主动脉弓、颈动脉及椎动脉根部清晰显示并彼此分离，可摄一侧或两侧 60°~65° 斜位像。

（三）摄影技术

1. 双向摄影系统可以缩短检查时间和减少造影次数，也可减少并发症的发生。

2. 立体摄影和旋转 DSA 利于动脉瘤存在的确认。

3. 放大摄影可以提高细小血管的空间分辨能力，显示出 100μm 的血管。

4. 造影参数及图像见表 3-7-1，图 3-7-1 至图 3-7-3。

表 3-7-1 头颈部血管造影参数

检查部位	造影参数			摄影程序		
	流率（ml/s）	量/次（ml）	压力（PSI）	帧数（fp/s）	成像方式	延迟方式
颈内动脉	6~8	8~10	150~300	3~6	IA-DSA	注射延迟
颈外动脉	3~4	6~8	150~300	3~6	IA-DSA	注射延迟
颈总动脉	8~12	10~15	150~300	3~6	IA-DSA	注射延迟
椎动脉	3~4	6~8	150~300	3~6	IA-DSA	注射延迟

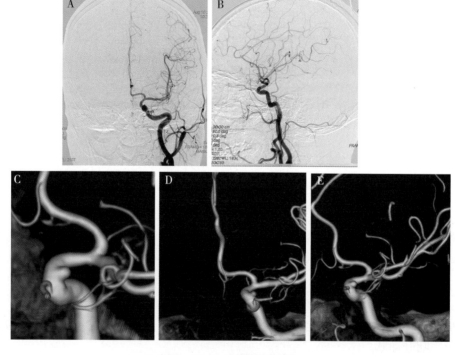

图 3-7-1 左颈内动脉瘤

A. 左颈内动脉正位造影；B. 左颈内动脉侧位造影；C~E. 3D-DSA 显示

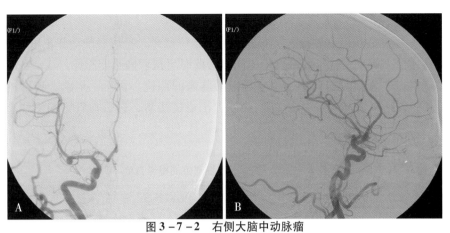

图 3 - 7 - 2　右侧大脑中动脉瘤

A. 右颈内动脉正位造影；B. 右颈内动脉侧位造影

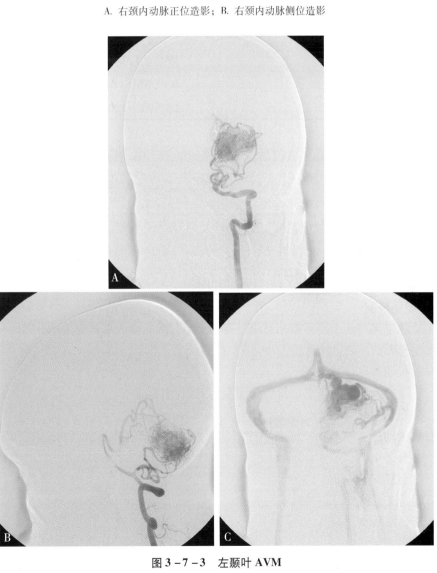

图 3 - 7 - 3　左颞叶 AVM

A. 左椎动脉正位造影；B. 左椎动脉侧位造影；C. 左椎动脉正位造影 - 静脉窦期

（四）临床病例

1. 颅脑肿瘤　后颅窝有肿瘤时，颈外动脉需正位造影，采用与椎动脉正位（Towne 摄影）同样的体位。确定肿瘤染色的持续时间，必要时可摄取静脉期影像。

2. 脑动脉瘤　在血管造影中，要求显示动脉瘤的部位、大小、形状、狭窄的位置及与周围动脉的关系（表3－7－2）。蛛网膜下腔出血的患者，造影血管为两侧颈总动脉和椎动脉。

表3－7－2　动脉瘤好发部位的摄影角度

动脉瘤的位置	摄影角度
前交通动脉	RAO or LAO 20° + CAU 15°
	RAO 90° + CAU 20°（RTICA）
颈内动脉 – 后交通动脉	LAO 90° + CAU 20°（LTICA）
	RAO or LAO 10° + CAO 15°
大脑中动脉分叉部	RAO 90° + CAU 20°（RTICA）
	LAO 90° + CAU 20°（LTICA）

头颈部的 DSA 对应的介入放射学包括动静脉畸形、脑动脉瘤、硬脑膜动静脉瘘、颈内动脉海绵窦瘘。

（五）图像优化的措施

补偿过滤器应具备的条件：①有若干个滤过器可更换；②可单独左右运动；③形状为楔形；④是易加工的材质。

二、心脏与冠状动脉 DSA

（一）重要解剖

1. 主动脉根部与3个半月瓣相对应，有3个半月球状膨大部称为主动脉窦，分别是左冠状窦、右冠状窦、无冠状窦。

2. 左冠状动脉

（1）前降支：前室间隔支、斜角支（左室支）、右室支。

（2）回旋支：心室支、心房支。

3. 右冠状动脉

（1）右圆锥支。

（2）右心室支。

（3）后降支，此支又称为后室间隔支。

（4）左心室后支。

（5）房室结支。

（6）心房支。

4. 房间隔缺损根据缺损的解剖部位，主要分为中央型、上腔型、静脉窦型、混合型。

（二）摄影体位

1. 左心室造影 通常取右前斜位30°或加向头斜20°~30°位，及左前斜位60°或加向头倾斜30°位摄影，后者对室间隔和侧后壁显示较好。可观察左心室功能、心室壁病变及二尖瓣功能等。这些图像对冠心病患者术前评价具有重要意义。

2. 左冠状动脉造影 右肩位、肝位、左肩位、蜘蛛位。正位、侧位可作为补充体位。

（1）右前斜+头位（右肩位）：探测器置右前斜（RAO）30°~50°并向头侧倾斜（CRA）15°~30°，显示左前降支中、远段及左主干，抬高并重叠回旋支影像。

（2）右前斜+足位（肝位）：探测器置右前斜（RAO）30°~50°并向足侧倾斜（CAU）15°~30°，能较好显示左主干、前降支和回旋支关系，展示左主干及回旋支较好。

（3）左前斜+头位（左肩位）：探测器置左前斜（LAO）20°~45°并向头侧倾斜（CRA）20°~30°，显示前降支与回旋支夹角、分支走向及其中、远段为主。

（4）左前斜+足位（蜘蛛位）：探测器置左前斜（LAO）45°~60°并向足侧倾斜（CAU）15°~30°，显示左主干、中间支、前降支及回旋支分叉部及其各支近段为主。

（5）头位：探测器向头侧倾斜（CRA）30°~45°，显示前降支（近、中、远段）、间隔支、对角支。

（6）尾位：探测器向足侧倾斜（CAU）30°~45°，显示左主干、前降支近段、回旋支（近、中、远段）、钝缘支。

3. 右冠状动脉造影 一般取两个相互垂直的即可，常用左前斜30°~50°，右冠状动脉呈"C"形；右前斜30°~45°，右冠状动脉呈"L"形。

（三）摄影程序和对比剂注入量

目前应用最广的是Judkins法，采用Judlins导管。对比剂选用非离子型，浓度为300~370mgI/ml优维显或碘必乐等非离子型对比剂。左室造影，每次对比剂的量为25~30ml/s，每次注射35~40ml，曝光采像至左心室对比剂流空为止；左冠状动脉造影每次对比剂的量为5~7ml。手推入2s内连续推完，曝光采像至冠状动脉回流；右冠状动脉造影每次对比剂的量为4~6ml，1~2s内连续注射完，曝光采像至冠状静脉回流。详见表3-7-3，图3-7-4，图3-7-5。

表3-7-3 心血管造影参数

检查部位	造影参数				摄影程序	
	流率（ml/s）	量/次（ml）	压力（PSI）	帧数（fp/s）	成像方式	延迟方式
心脏、大血管	18~20	35~40	800~1200	25	IA-DSA	注射延迟
左冠状动脉	2~3s内注射完	5~7	手推	25	IA-DSA	注射延迟
右冠状动脉	2~3s内注射完	4~6	手推	25	IA-DSA	注射延迟

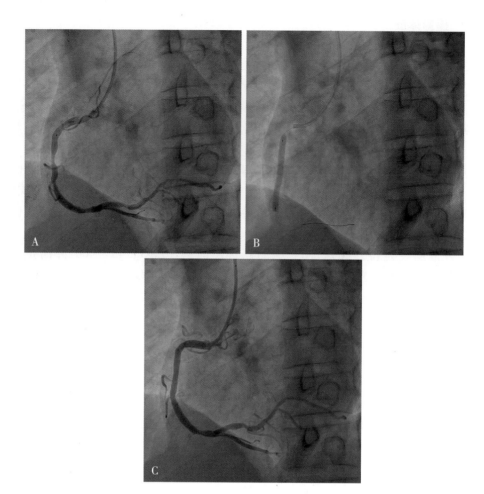

图 3 – 7 – 4　右冠状动脉造影
A. 右冠状动脉狭窄；**B.** 右冠状动脉球囊扩张；**C.** 扩张术后

三、胸部 DSA

（一）重要解剖

正常支气管动脉管径 1～2mm，一般有 2～4 支，右侧 1 支多见，开口相当于胸椎 5、6 椎体处，有的与脊髓动脉相交通。

（二）摄影体位

肺动脉造影常规正侧位像，肺栓塞者加斜位投射。支气管动脉造影常规取正位像，必要时加摄侧位或斜位，锁骨下动脉、腋动脉、胸廓内动脉常规正位即可，必要时加照 15°～30°的斜位。

（三）摄影程序和对比剂注入量

1. 肺动脉造影　因心脏的运动选用超脉冲方式采集，25 帧/秒，曝光采像至静脉回流左心房。对比剂用浓度 60% 的复方泛影葡胺或相应浓度的非离子对比剂。肺动脉主干注药时，对比剂用量 30～40ml/次，流率 15～20ml/s，注射压力 400～600 磅；一侧肺动脉选择

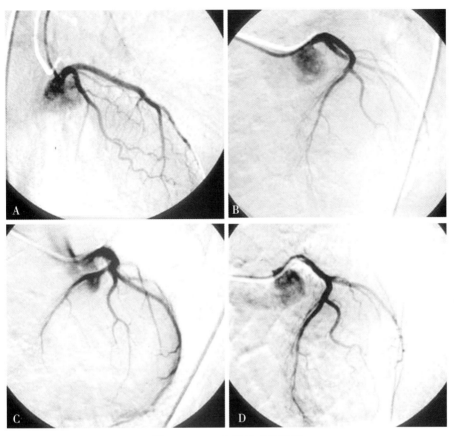

图 3 - 7 - 5 左冠状动脉造影

性造影时，对比剂用量每次 20～30ml/次，流率 15～20ml/s。严重肺动脉高压者对比剂量
与流率须酌减。

2. 支气管动脉造影 可选用脉冲方式采集，屏气曝光，6 帧/秒，直接显示实质期。
对比剂用非离子型，碘浓度为 200～300mg/ml 的碘必乐或优维显。用量 5～10ml，流率 2
～3ml/s，或手推对比剂行 DSA 采集。详见表 3 - 7 - 4，图 3 - 7 - 6，图 3 - 7 - 7。

表 3 - 7 - 4 胸部血管造影常用参数

检查部位	造影参数				摄影程序	
	流率（ml/s）	量/次（ml）	压力（PSI）	帧数（fp/s）	成像方式	延迟方式
主动脉	18～20	35～40	450～600	25	IA - DSA	注射延迟
肺动脉	15～20	30～40	400～600	25	IA - DSA	注射延迟
肺动脉（单）	15～20	20～30	150～300	25	IA - DSA	注射延迟
支气管动脉	2～3	5～10	150 或手推	3～6	IA - DSA	注射延迟
锁骨下动脉	3～4	8～10	150	3～6	IA - DSA	注射延迟
肋间动脉	1～2	3～4	150 或手推	3～6	IA - DSA	注射延迟
上腔静脉（插管法）	8～10	15～25	300～400	2～4	IA - DSA	注射延迟

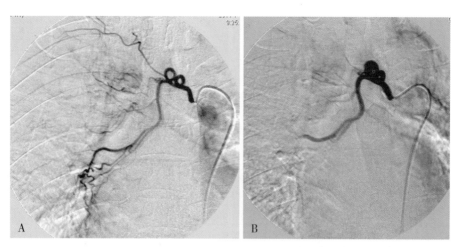

图 3 - 7 - 6 支气管动脉造影

A. 支气管动脉栓塞前;B. 支气管动脉栓塞后

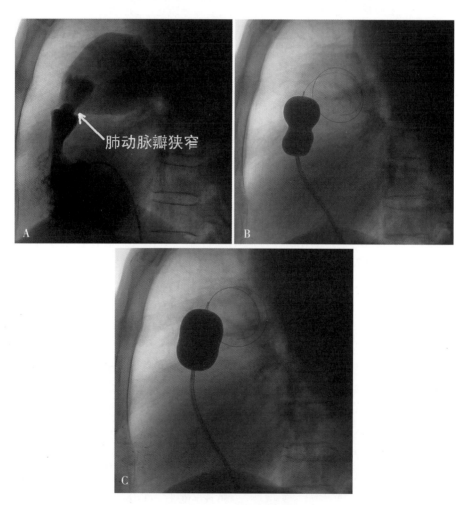

肺动脉瓣狭窄

图 3 - 7 - 7 肺动脉造影

A. 肺动脉瓣狭窄;B. 球囊卡于肺动脉瓣处;C. 球囊扩开

咯血的常见疾病有支气管扩张、肺结核、肺癌、肺脓肿、真菌感染等。对于支气管动脉栓塞术通常采用的栓塞物质是：明胶海绵、金属 Coil。

四、腹部 DSA

（一）重要解剖

1. 腹部大动脉下行于腰椎的左前方，于第 4 腰椎水平处分左右髂总动脉，其间脏支分为腹腔动脉、肠系膜上动脉、肾动脉、肠系膜下动脉。腹腔动脉于第 12 胸椎至第 1 腰椎水平处，从腹部大动脉向前分叉，立即分为向右的肝总动脉、向左的脾动脉以及向左上方的胃左动脉 3 支。

2. 肝的血管：Couinaud 根据肝内门脉的走行将肝分为 8 个区域，分割的标准有右、中、左肝静脉。

3. 胰的周围走行着肠系膜上动脉、脾动脉、肠系膜下动脉、脾静脉等许多血管。

4. 骨盆血管：在第 4 腰椎前分左右髂总动脉，于骶髂关节前分为髂内动脉、髂外动脉。

（二）腹部 DSA 的目的

腹部 DSA 的目的是用于血管性病变的诊断和治疗，肿瘤性病变的诊断和治疗，了解血管的走行异常、狭窄，新生血管的有无，实质期显像的异常，血管直径的变化，血管的边缘走行，分支的异常，侧支循环等。

（三）摄影体位

腹腔动脉和肝动脉造影均采用正位；对于动脉瘤或血管主干相互重叠者，可选用不同角度的左或右前斜位，以使病变充分显示；选择性肾动脉造影在正位的基础上，加摄向同侧倾斜影像增强器 10°～15°的斜位，以使肾动脉完全显示；肾上腺动脉造影取正位，必要时加摄同侧倾斜 10°～20°的斜位，以利于显示该侧肾上腺动脉；胰腺供养动脉造影、脾动脉造影及胆系供养动脉造影一般用正位；对于血管性病变，如动脉瘤、动静脉瘘、动静脉畸形，需要显示病变全貌，则加摄不同角度斜位；下腔静脉造影常规正位，根据病变显示情况加摄左右斜位和侧位。

（四）摄影程序和对比剂注入量

1. 肝脏血管造影的 DSA 程序，一般选用脉冲方式，4～6 帧/秒，腹腔动脉造影观察门静脉者，曝光时间达 15～20s，直至门静脉显示满意。肝动脉造影，应曝光至肝内毛细血管期显示。

2. 在腹主动脉造影，腹腔动脉造影，肾动脉，肠系膜上动脉，肠系膜下动脉，胰、脾、胆血管造影，一般选用脉冲方式采集，4～6 帧/秒，曝光至毛细血管期显示满意为止。对于昏迷及不配合的患者，DSA 曝光采像期间不能屏气，腹式呼吸和肠蠕动明显不能保证清晰成像，此时应选用 DSA 的超脉冲方式，采像帧率为 15～20 帧/秒。

3. 对比剂浓度为 40%～60%，胃左或胃右动脉、胰十二指肠动脉及肠系膜上动脉、肠系膜下动脉分支造影的对比剂量每次 6～8ml，注射流率 2～4ml/s；肾内动脉超选择性造影时，每次对比剂量 6～8ml，注射流率 4～6ml/s，压限 150 磅；选择性肾上腺动脉造影时，每次对比剂量 4～6ml，注射流率 2～3ml/s，压限 150 磅；膈动脉造影时，每次对比剂量 6～8ml，注射流率 3～4ml/s，压限 150 磅。其他腹部血管造影参数详见表 3－7－5，图

3 – 7 – 8 ~ 图 3 – 7 –13。

表 3 – 7 – 5　腹部血管造影参数

检查部位	造影参数				摄影程序	
	流率（ml/s）	量/次（ml）	压力（PSI）	帧数（fp/s）	成像方式	延迟方式
腹主动脉	15 ~ 20	25 ~ 40	600 ~ 1000	4 ~ 6	IA – DSA	注射延迟
腹腔动脉	5 ~ 7	18 ~ 24	300 ~ 600	3 ~ 6	IA – DSA	注射延迟
肝动脉	5 ~ 6	15 ~ 18	300 ~ 600	4 ~ 6	IV – DSA	注射延迟
脾动脉	5 ~ 7	15 ~ 21	300 ~ 600	3 ~ 6	IV – DSA	注射延迟
肾动脉	5 ~ 7	15 ~ 21	300 ~ 600	3 ~ 6	IV – DSA	注射延迟
肾上腺动脉	2 ~ 3	4 ~ 6	150 ~ 300	3 ~ 6	IV – DSA	注射延迟
胃十二指肠动脉	3 ~ 5	8 ~ 10	300 ~ 600	3 ~ 6	IV – DSA	注射延迟
肠系膜上动脉	5 ~ 7	15 ~ 21	300 ~ 600	3 ~ 6	IV – DSA	注射延迟
肠系膜下动脉	2 ~ 4	9 ~ 12	300 ~ 600	3 ~ 6	IV – DSA	注射延迟
髂总动脉	8 ~ 10	15 ~ 18	300 ~ 600	3 ~ 6	IV – DSA	注射延迟
髂内动脉	5 ~ 7	10 ~ 15	300 ~ 600	3 ~ 6	IV – DSA	注射延迟
髂外动脉	5 ~ 7	10 ~ 15	300 ~ 600	3 ~ 6	IV – DSA	注射延迟
下腔静脉（直接法）	10 ~ 15	20 ~ 30	300 ~ 600	3 ~ 6	IV – DSA	注射延迟
门静脉（直接法）	8 ~ 10	15 ~ 20	150 ~ 300	3 ~ 6	IV – DSA	注射延迟
门静脉（间接法）	7 ~ 8	18 ~ 24	300 ~ 600	3 ~ 6	IV – DSA	曝光延迟

药理学的血管造影法利用血管收缩剂及血管扩张剂，提高成像区域的动脉像、静脉像的质量，增强病变部位的显示效果。

（五）DSA 与影像的组合

DSA 检查的组合包括 CTA、CTAP、碘油 – CT、DSA 和超声检查的组合。

1. CTAP（门脉造影下 CT）注入 30 ~ 40s 后开始扫描全肝。

2. DSA 和超声检查的组合持续注入扩散速度快的 CO_2 对比剂。

（六）临床病例

腹部介入治疗包括经导管动脉栓塞术（TAE）、肝动脉化疗（TAC）、经皮肝内门静脉短路术（TIPSS）、部分脾动脉栓塞术（PSE）、经皮腔内肾动脉成形术（PTRA）等。

1. 肝动脉栓塞术　肝的血流受门静脉和肝动脉的双重支配，正常肝脏门静脉与肝动脉血流比为 3:1，而肝肿瘤的血供 90% 来自肝动脉。栓塞物质以混合抗癌药和油性对比剂的碘油为首选。

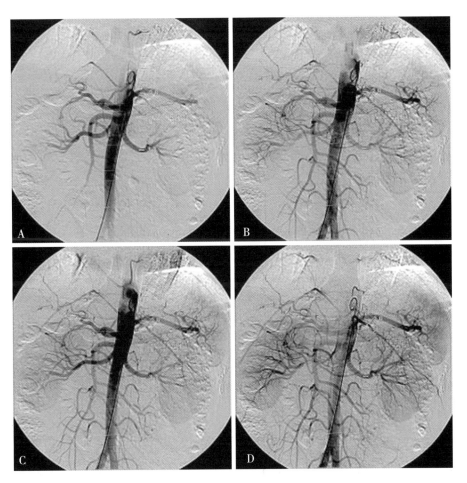

图 3 - 7 - 8　腹主动脉 DSA

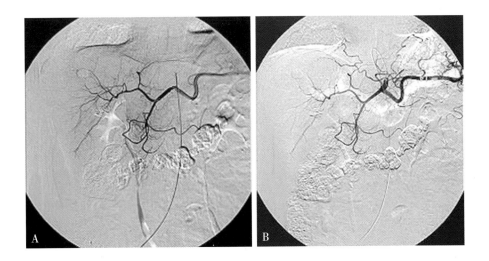

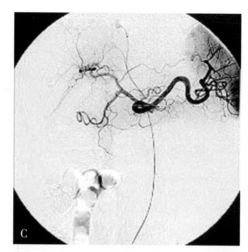

图 3 - 7 - 9　腹腔动脉 DSA

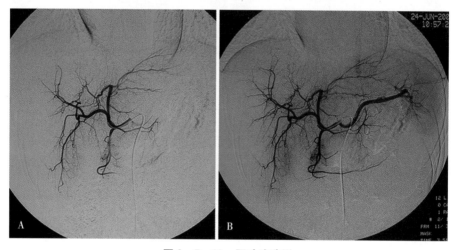

图 3 - 7 - 10　肝动脉造影

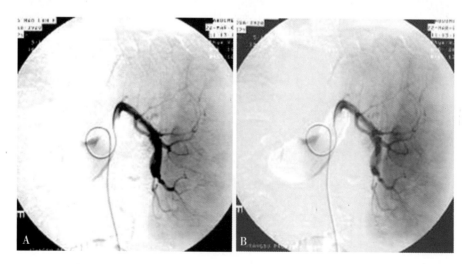

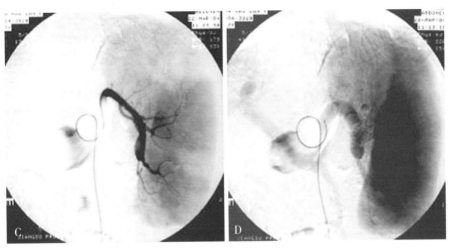

图 3 – 7 – 11　脾动脉造影

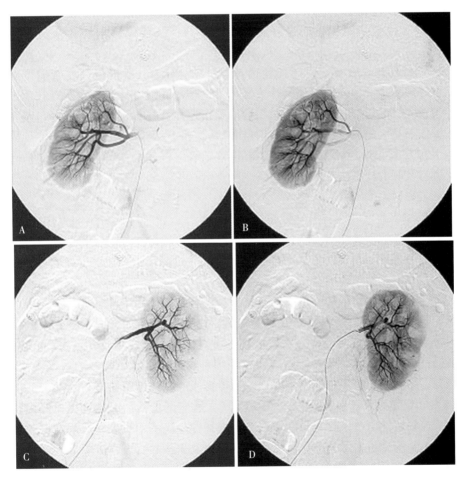

图 3 – 7 – 12　肾动脉造影

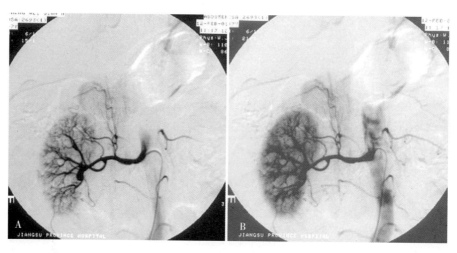

图 3 - 7 - 13 肾上腺动脉造影

2. 肝脏多发转移癌介入治疗　适应证包括：原发肿瘤虽已切除，但肝内转移灶波及一叶以上或余肝代偿功能较差；合并肝外多处转移；肝转移瘤术前栓塞；转移瘤破裂出血。

3. 介入治疗肝脏血管瘤　应选择超选择性肝动脉栓塞，既能保证血管瘤得到彻底治疗，又能更好地保护肝功能，其他治疗方法均不适合。肝脏血管瘤介入治疗技术的适应证包括：肿瘤较大，邻近器官受压移位，引起明显压迫症；肿瘤较大，引起肝包膜紧张导致疼痛者；肿瘤破裂、出血者；手术切除前准备。

4. 经皮肝穿直接门静脉系造影　更能准确显示出胃底与门静脉系之间的异常交通，并可同时进行及时的栓塞治疗。

5. 消化道出血

（1）胃肠道出血活动期，每分钟超过 0.5ml 者，造影时可见对比剂直接外溢的征象。对比剂外溢是胃肠道动脉性出血在血管造影中的典型表现，并可以使肠管铸型。

（2）选择性腹腔动脉造影和肠系膜上动脉造影，可满足上消化道出血的诊断。超选择性胃左动脉和胃十二指肠动脉造影分别用于胃窦及十二指肠的出血。下消化道出血，可采用肠系膜上动脉及肠系膜下动脉造影，超选择性动脉造影适用于活动性出血，并同时进行栓塞治疗。小肠动脉造影是下消化道出血首选的检查方法，并可及时进行介入治疗。

6. 外伤损伤腹部血管时　DSA 造影表现：①对比剂外溢；②血管阻塞；③血管移位；④充盈缺损；⑤动静脉瘘以及脏器破裂，在毛细血管期可见实质脏器的边缘失去连续性。外伤性患者，诊断性腹腔穿刺抽出不凝血，应考虑腹腔实质性脏器破裂。

7. 经皮肝穿胃底曲张静脉栓塞术（PTVE）　适应证包括：消化道出血经内科保守治疗无效者；控制急性出血，改善患者情况，为选择性分流手术做准备；出血已暂被控制但拒绝手术或无法耐受手术者；分流术后或内镜硬化及套扎术后再出血者。

8. 部分脾栓塞术（partial splenic embolization，PSE）　超选择部分性脾动脉栓塞介入治疗的适应证包括门静脉高压合并脾功能亢进；门静脉高压合并胃底食管静脉曲张破裂出血，为降低门脉压，提高血小板水平；自身免疫性（特发性）血小板减少性紫癜，内科治疗无效；肾移植术前、肝癌化疗后白细胞减少者。栓塞剂使用明胶海绵颗粒。

五、四肢 DSA

（一）重要解剖

1. 上肢静脉的深、浅静脉均有静脉瓣。

2. 下肢静脉主要有浅静脉、深静脉、交通静脉。

3. 腋动脉的主要分支有胸肩峰动脉、胸外侧动脉、肩胛下动脉。

4. 腘动脉的主要分支有膝上、中、下动脉，胫前和胫后动脉。

（1）胫前动脉下行延续为足背动脉，末端形成足背动脉弓和足底深支。

（2）胫后动脉为腘动脉的直接延续，主要分支有腓动脉、胫骨滋养动脉、足底外侧动脉。其中，足底外侧动脉与胫前动脉的足底深支吻合成足底动脉弓。

（二）目的与适应证

1. 四肢动脉造影　适用于血管闭塞性疾病，动脉瘤，血管畸形，功能性疾病，骨、软组织肿瘤。

2. 骨、软组织肿瘤　大多可以通过 CT、MRI 诊断，血管造影可以鉴别良恶性肿瘤和肿瘤的大小、范围、血管的形状，以及支配肿瘤血管的确定和评价手术的治疗效果或介入放射学（IVR）的治疗方案的确定。

3. 四肢静脉造影　用于闭塞性疾病、血栓症、静脉瘤等。静脉血栓一般多发于下肢深部静脉，静脉造影是发现静脉血栓非常有效的方法。静脉造影用于静脉瘤检查的目的在于了解静脉瘤的形态，深静脉瘤的形状，静脉瘤形成的异常，评价深处及交通静脉瓣的功能。

（三）摄影体位

1. 上肢动脉和静脉造影　常规体位是正侧位。由于显影血管相互重叠，可根据正侧血管的显影情况，加照不同角度的斜位，以明确病变的形态、范围、狭窄程度，以及动脉瘤的根部、动静脉瘘的分流处、静脉瓣功能等。

2. 下肢血管造影　正常用正位即可。对于狭窄或闭塞的血管病变或动脉瘤，或病变血管相重叠，则应多方位观察而增加摄左或右前斜位，必要时摄侧位以明确病变范围、程度和形态。

（四）摄影程序和对比剂注入量

1. 上肢动脉造影　对比剂浓度不超过 70%，因为肢体血管对对比剂的敏感性极高，高浓度的刺激可引起患者剧烈疼痛。对比剂流率 3～5ml/s，总量 8～12ml，压限 100～200 磅。对于血管阻塞或狭窄性病变而需观察前臂或手掌时，应先注射对比剂后再曝光，以免有限的曝光时间不能满足手端血管的显示，或出现运动性伪影，使减影图像模糊不清。

2. 上肢静脉造影　对比剂浓度 50%～70%，手背穿刺时流速 1～2ml/s，肘正中静脉或贵要静脉穿刺或插管时，注射流率 3～6ml/s，总量 8～12ml。对于静脉栓塞性病变，观察前臂或上臂时，应先注药后曝光。

3. 下肢 IA-DSA　对比剂浓度不超过 70%。髂总动脉造影，对比剂总量 8～12ml，注射流率 3～5ml/s，压限 200 磅。髂外动脉造影，对比剂总量 6～9ml，注射流率 3～5ml/s，压限 200 磅。若将造影导管前端置于股动脉上段行小腿动脉和足背动脉造影，则对比剂总量 10～15ml，注射流率 3～5ml/s，压限 150 磅。对于狭窄或闭塞性动脉病变，对比剂量可增加到20ml。

4. IV - DSA 的逆行性静脉造影　造影导管前端置于患者髂外静脉远端内或股总静脉，对比剂浓度50%～70%，对比剂总量25～30ml，注射流率1～3ml/s，压限150磅。

5. IV - DSA 的顺行下肢静脉造影　对比剂浓度50%～70%，对比剂总量20～30ml，注射流率1ml/s，或30～40ml/min，压限150磅。

6. 上、下肢动静脉造影　均可选用DSA脉冲方式成像，2帧/秒。曝光采集至毛细血管期显示为止。正常对比剂在下肢动脉内流动速度每秒5～15cm。具体血管造型参数详见表3－7－6，图3－7－14，图3－7－15。

表3－7－6　四肢血管造影参数

检查部位	造影参数				摄影程序	
	流率（ml/s）	量/次（ml）	压力（PSI）	帧数（fp/s）	成像方式	延迟方式
上肢动脉	3～5	8～12	100～200	3～6	IADSA	注射延迟
下肢动脉	3～5	8～12	200	3～6	IADSA	注射延迟
四肢静脉（顺行）	1	20～30	150	3～6	IVDSA	曝光延迟
四肢静脉（逆行）	1～3	25～30	150	3～6	IVDSA	注射延迟

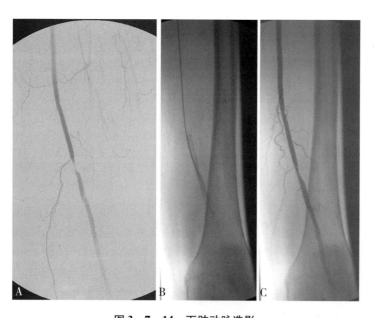

图3－7－14　下肢动脉造影

A. 下肢动脉狭窄；B. 下肢动脉狭窄支架置入；C. 下肢动脉狭窄支架置入后狭窄改善

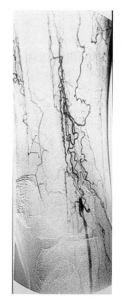

图3－7－15　下肢静脉造影

（五）图像优化措施

1. 四肢血管摄影　最需要补偿的部位是腕部、小腿、手部、足部。

2. 下肢静脉造影　为使深静脉流入充分的对比剂，对比剂注入前在下肢的踝部上方加止血带。不加止血带进行摄影时，对比剂流入一部分浅静脉而不能显示深静脉。为使深静脉和浅静脉同时显影，对比剂在约注入 2/3 程度时，解开止血带，在注入剩余对比剂后摄影。摄下肢全长的深静脉时，也要在下肢的踝部上方扎止血带。

【考题举例】

1. 腹主动脉分出的脏支，不包括
   A. 左右髂总动脉　　　　　　B. 腹腔动脉　　　　　　C. 肠系膜上动脉
   D. 肾动脉　　　　　　　　　E. 肠系膜下动脉

2. 胰腺周围的血管，不包括
   A. 肠系膜上动脉　　　　　　B. 脾动脉　　　　　　　C. 肾动脉
   D. 肠系膜下动脉　　　　　　E. 脾静脉

3. 正常情况下肾及肠系膜循环的时间是
   A. 4s　　　　　　　　　　　B. 8s　　　　　　　　　C. 12s
   D. 16s　　　　　　　　　　E. 20s

4. 关于采集帧率的描述，错误的是
   A. 超脉冲式采集帧率可达 50 帧/秒
   B. 头颅、四肢、盆腔等部位 2～3 帧/秒
   C. 腹部、肺部、颈部 6 帧/秒
   D. 心脏和冠状动脉 15 帧/秒
   E. 对不易配合者可取 25 帧/秒

5. 在头、腹部或四肢 DSA 中，图像采集速度采用
   A. 1～3 帧/秒　　　　　　　B. 3～8 帧/秒　　　　　C. 8～12 帧/秒
   D. 12～15 帧/秒　　　　　　E. 15～30 帧/秒

【参考答案】

1. A　2. C　3. C　4. D　5. B

第四篇　乳腺及数字 X 线
成像技术

第一章 X线物理学基础

【考试大纲要求】

【考试大纲要求】

1. X线的发现与产生（掌握）
2. X线产生的原理（掌握）
3. X线的本质与特性（掌握）
4. X线强度（掌握）

5. X线与物质的相互作用（掌握）
6. X线的吸收与衰减（熟悉）
7. X线诊断能量中的X线衰减（掌握）

第一节 X线的发现与产生

一、X线的发现

1895年11月8日，德国物理学家威廉·康拉德·伦琴（Wilhelm Conrad Rontgen）（图4-1-1-1）用一个高真空玻璃管和一台能产生高压的小型机器做实验时，发现了X线。第1张X线照片是伦琴说服其夫人作为志愿者，于1895年11月22日拍摄的手的照片（图4-1-1-2），伦琴于1901年被授予诺贝尔物理学奖。

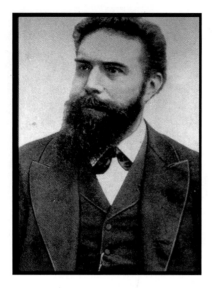

图 4 - 1 - 1 - 1　德国物理学家
伦琴 （Rontgen）

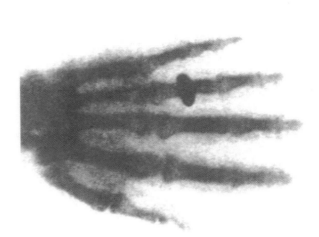

图 4 - 1 - 1 - 2　第 1 张 X 线照片
（伦琴夫人的手）

二、X 线的产生

X 线产生的三个条件：①电子源；②高速电子的产生。产生的条件：一是在 X 线管的阴极和阳极之间施以高电压，两极间的电位差使电子向阳极加速，二是为防止电子与空间分子冲击而衰减，X 线管必须是高真空；③电子的骤然减速（是阳极阻止的结果，电子撞击阳极的范围称靶面，为高原子序数、高熔点的钨制成靶面，有两个作用，一是阻止高速电子产生 X 线，二是形成高压电路的回路）。

第二节　X 线产生的原理

一、连续辐射

见图 4 - 1 - 2 - 1。

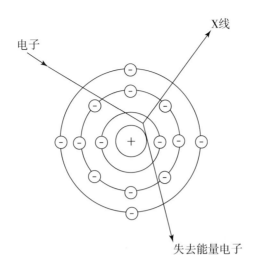

图 4 - 1 - 2 - 1　连续辐射

二、特征辐射

见图 4 - 1 - 2 - 2。

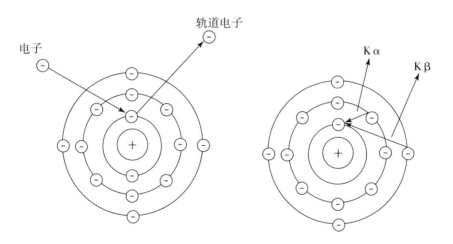

图 4 - 1 - 2 - 2　特征辐射

三、连续辐射与特征辐射的比较

见表 4 - 1 - 2 - 1。

表 4 - 1 - 2 - 1　连续辐射与特征辐射的比较

X 线产生的方式	原理	影响因素
连续辐射（轫致辐射）	高速电子与靶物质原子核作用	与靶原子序数成正比 与管电流大小成正比 与管电压 2 次方成正比
特征辐射（标识辐射）	高速电子击脱靶物质原子的内层轨道电子	靶物质的原子序数越高，产生的光子能量越高

$$\lambda_{min} = 1.24 / kVp\ (nm)$$

第三节　X 线的本质与特性

一、X 线的本质

$$\text{电磁波（本质）} \begin{cases} \text{微粒性：与物质作用} \\ \text{波动性：干涉、衍射、反射、折射} \end{cases}$$

二、X 线的特性

X 线特性及作用见表 4 - 1 - 3 - 1。

表 4 - 1 - 3 - 1　X 线特性及其作用

X 线特性	作用
物理效应	穿透，荧光，电离，干涉、衍射、反射和折射
化学效应	感光作用，着色作用
生物效应	电离辐射

三、X 射射线的产生效率

产生 X 线的效率极低，高速电子 99% 以上的动能产生热量，不到 1% 动能转换为 X 线。

第四节　X 线强度

一、定义

垂直于 X 线束的单位面积上，光子数乘以每个光子的能量。

二、影响 X 线强度的因素

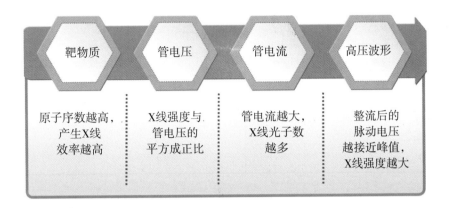

靶物质	管电压	管电流	高压波形
原子序数越高，产生X线效率越高	X线强度与管电压的平方成正比	管电流越大，X线光子数越多	整流后的脉动电压越接近峰值，X线强度越大

三、X 射线质的表示方法

半值层（HVL）：X 线强度衰减到初始值一半时，所需的标准吸收物质的厚度，它反映了 X 线束的穿透力，表示 X 射线质的软硬程度。

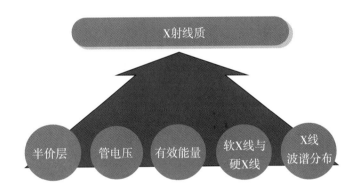

第五节　X 线与物质的相互作用

X 线与物质相互作用的形式之间的区别见表 4 - 1 - 5 - 1。

表 4 - 1 - 5 - 1　X 线与物质相互作用的形式之间的区别

作用形式	原理	产物	影响因素	意义	概率
相干散射	电子吸收光子能量	散射光子	—	—	5%
光电效应（图 4 - 1 - 5 - 1）	光子击脱内层轨道电子	特征辐射光电子正离子	1. 与光子能量的 3 次方成反比 2. 与原子序数的 3 次方成正比	1. 不产生灰雾 2. 增加射线对比度 3. 增加患者照射量	70%

续表

作用形式	原理	产物	影响因素	意义	概率
康普顿散射（图4-1-5-2）	光子击脱外层轨道电子	散射光子反冲电子	1. 低原子序数物质以散射作用为主 2. 高原子序数物质在高能量时以散射为主	产生灰雾，使影像质量下降	25%
电子对效应与光核反应（图4-1-5-3）	—	—	—	—	0%

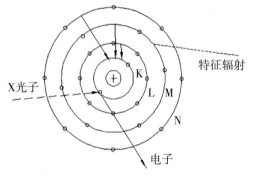

图4-1-5-1 光电效应

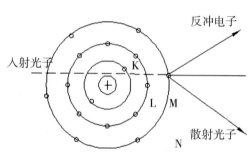

图4-1-5-2 散射效应

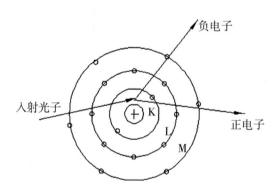

图4-1-5-3 电子对产生

第六节 X 线的吸收与衰减

一、X 线的吸收与衰减

距离衰减：以与距离的平方成反比的规律衰减。

物质衰减：光电效应和康普顿效应。

二、连续 X 线在物质中的衰减特点

1. 低能量光子比高能量光子更多地被吸收，射线平均能量提高。

2. 绝大部分能量被吸收，较少能量透过。

3. 是屏蔽防护设计的依据。

三、X 线的滤过

固有滤过：包括 X 线管的管壁，绝缘油层，窗口的滤过板。用铝当量表示。

附加滤过：X 线管窗口到被检体之间附加的滤过板。低能射线采用铝过滤板，高能射线采用铜与铝的复合滤过板。铜面朝向 X 线管。

四、X 线在物质中的指数衰减规律

$$I = BI_0 e^{-\mu X}$$

I_0：X 线到达物质表面的强度；

I：X 线到达厚度为 X 时的强度；

X：物质厚度（m）；

B：积累系数。

μ：线性衰减系数。

五、衰减系数

线性衰减系数：X 线透过单位厚度（m）的物质层时，其强度减少的分数值，单位为 m^{-1}。

质量衰减系数：X 线透过质量厚度为 1 千克·米$^{-2}$ 的物质层厚，其强度减少的分数值，单位为（kg/m^2）。

$$\mu_m = K\lambda^3 Z^4$$

（波长越长，原子序数越高，衰减越快）

总衰减系数：为光电衰减系数、相干散射衰减系数、康普顿衰减系数和电子对衰减系数之和。

六、影像 X 线衰减的因素

1. 射线能量和原子序数对衰减的影响　见表 4-1-6-1。

表 4 - 1 - 6 - 1　X 线光子能量对与物质相互作用形式的影响

X 线光子能量（keV）	光电效应（吸收%）	康普顿效应（吸收%）	康普顿效应（散射%）	透过 X 线
10	95	0	5	0
20	75	0	25	0
30	55	2.5	40	2.5
50	21	9	60	10
100	6	13	63	18

2. 密度对衰减的影响　一定厚度中，组织密度越高，对 X 线的衰减越大。

3. 每克电子数对衰减的影响　电子数多的物质比电子数少的物质更容易衰减射线。

七、X 线诊断能量中的 X 线衰减

人体各组织对 X 线的衰减按骨、肌肉、脂肪、空气的顺序由大变小。对于密度差很小的软组织摄影，必须采用低电压技术，用以扩大光电作用所产生的对比度。人体组织密度差异和 X 线吸收关系见表 4 - 1 - 6 - 2。

表 4 - 1 - 6 - 2　人体组织密度差异和 X 线吸收关系

组织	密度	吸收 X 线量	X 线影像	
			透视	照片
骨	高	多	暗	白
软组织	稍低	稍少	较暗	灰
脂肪	更低	更少	较亮	深灰
气体	最低	最少	最亮	黑

【考题举例】

1. 下列关于 X 线性质的叙述，错误的是

　A. X 线为电磁波

　B. X 线具有波动和微粒的二象性

　C. X 线具有干涉与衍射现象

　D. 光电效应证明了它的波动性

　E. X 线不具有质量和电荷

2. 又被称为"散射效应"的是

　A. 相干散射　　　　　B. 光电效应　　　　　C. 康普顿效应

　D. 电子对效应　　　　E. 光核反应

3. 决定 X 线性质的是

    A. 管电压   B. 管电流   C. 毫安秒

    D. 曝光时间   E. 摄影距离

4. 关于 X 线强度的叙述，错误的是

    A. X 线管电压增高，X 线波长变短

    B. 高压波形不影响 X 线强度

    C. X 线质是由管电压决定的

    D. X 线量用管电流量 mAs 表示

    E. X 线质也可用 HVL 表示

5. 关于 X 线的叙述，错误的是

    A. X 线是一种电离辐射

    B. X 线本质是一种电磁波

    C. X 线有静止质量

    D. X 线具有波粒二重性

    E. X 线具有频率和波长

【参考答案】

    1. D   2. C   3. A   4. B   5. C

第二章　X线信息影像的形成及影像质量分析

【考试大纲要求】

1.X线信息影像的形成与传递（熟悉）	2.X线照片影像质量的分析基础（掌握）

第一节　X线信息影像的形成与传递

一、摄影的基本概念

摄影：是应用光或其他能量来表现被照体信息状态，并以可见的光学影像加以记录的一种技术。

影像：是用能量或物性量，把被照体信息表现出来的图案。在此把能量或物性量，称作信息载体。

信息信号：由载体表现出来的单位信息量。

成像系统：将载体表现出来的信息信号加以配列，就形成了表现信息的影像。此配列称为成像系统。

摄影程序：光或能量→信号→检测→图像形成。

二、X线信息影像的形成与传递

X线诊断的过程就是一个信息传递与转换的过程，分为五个阶段。

第一阶段：X线对三维空间的被照体进行照射，取得载有被照体信息成分的强度不均匀分布。此阶段信息形成的质与量，取决于被照体因素（原子序数、密度、厚度）和射线因素（线质、线量、散射线）等。

第二阶段：将不均匀的 X 线强度分布，通过接受介质（屏/片系统、CR、DR 系统等）转换为二维的光强度分布。此阶段把不可见的 X 线信息影像转换成可见密度影像的中心环节。

第三阶段：借助观片灯（或显示器），将密度分布转换成可见光的空间分布，然后投影到人的视网膜。此阶段信息的质量取决于观片灯（或显示器）亮度、色光、观察环境以及视力。

第四阶段：通过视网膜上明暗相间的图案，形成视觉的影像。

第五阶段：最后通过识别、判断做出评价或诊断。此阶段信息传递取决于医师的知识、经验、记忆和鉴别能力。

三、X 线照片影像的形成

概括地讲，影像细节的表现主要取决于构成照片影像的五大要素：密度、对比度、锐利度、颗粒度及失真度。前四者为构成照片影像的物理因素，后者为构成照片影像的几何因素（表 4 - 2 - 1 - 1）。

表 4 - 2 - 1 - 1　人体组织密度差异和 X 线吸收关系

组织	密度	吸收 X 线量	X 线影像	
			透视	照片
骨	高	多	暗	白
软组织	稍低	稍少	较暗	灰
脂肪	更低	更多	较亮	深灰
气体	最低	最少	最亮	黑

第二节　X 线照片影像质量的分析基础

一、影响影像质量的基本因素

（一）X 线影像质量的评价

X 线影像质量的评价经历了一个逐渐完善的过程，从主观评价到客观评价，目前又进入了一个新的领域——综合评价阶段。

1. 主观评价　通过人的视觉在检出识别过程中根据心理学规律，以心理学水平进行的评价，称为主观评价或视觉评价。以往，主观评价方法主要有金属网法、Burger 法、并列细线法等。目前，主要应用 ROC 曲线（receiver operating characteristic curve），它是一种以信号检出概率方式，对成像系统在背景噪声中微小信号的检出能力进行解析与评价的方法，也称观测者操作特性曲线。

2. 客观评价　对导致 X 线照片影像形成的密度、模糊度、对比度、颗粒度以及信息传递功能，以物理量水平进行的评价，称为客观评价。主要通过特性曲线、响应函数等方法予以测定、评价。

3. 综合评价　它是以诊断学要求为依据，以物理参数为客观手段，再以能满足诊断要求的技术条件为保证，同时充分考虑减少辐射量的评价方法。

无论是主观评价、客观评价还是综合评价，其评价的前提是必须了解影响影像质量的基本因素。

（二）影响 X 线影像质量的基本因素

从医疗角度讲，评价影像质量的第一要素，是看影像质量是否符合诊断学要求。

二、对比度

（一）对比度的概念

对比度是形成 X 线照片影像的基础，其涉及射线对比度、胶片对比度和 X 线照片对比度。

1. 射线对比度　均匀的一束射线透过被照体，由于被照体对 X 线的吸收、散射而衰减，透射线形成强度的不均匀分布，这种强度的差异称为射线对比度，形成了 X 线信息影像。

2. 胶片对比度　射线对比度所表示的 X 线信息影像不能为肉眼识别，X 线胶片对射线对比度的放大能力为胶片对比度。它取决于胶片的最大斜率或平均斜率。

3. X 线照片对比度　X 线照片上相邻组织影像的密度差为照片对比度。照片对比度依存于被照体不同组织吸收所产生的射线对比度，以及胶片射线对比度的放大结果。

（二）影响影像对比度的因素

X 线照片影像形成的物理因素为密度、对比度、锐利度、颗粒度。其几何因素为失真度（影像的放大与变形）。所有这些因素的基础是密度的存在，而对比度是密度影像形成的根本。

三、清晰度

从摄影学意义上讲，清晰度是在不同密度区域内对"线对"的分辨能力，以及胶片重建组织影像细节的能力。

四、颗粒度

当靠近照片观看时，人们会发现整幅图像是由许许多多的小的密度区域（颗粒）组成的。由于它们的组合便形成了影像。这种粗糙或沙砾状效果叫颗粒度。

（一）影响颗粒性的因素

影响影像颗粒性最重要的因素：X 线量子斑点（噪声）；胶片卤化银颗粒的尺寸和分布；胶片对比度；增感屏荧光体尺寸和分布。

（二）斑点（噪声）

当人们用肉眼观察 X 线照片时，会看到一定量的颗粒，它们不是乳剂中单个银颗粒或增感屏荧光体颗粒组成，而是一些在一定区域内大量集中的不规则的颗粒。这些有颗粒聚集的区域，称为斑点（噪声）。

【考题举例】

1. X 线信息影像的形成是在哪一阶段

　　A. X 线到达被照体之前

　　B. X 线照片冲洗之后

　　C. X 线透过被照体之后

　　D. 视觉影像就是 X 线信息影像

　　E. 在大脑判断之前

2. 应用 X 线能量表现被照体信息状态，并以可见光学影像记录的技术称为

　　A. 影像　　　　　　　　B. 信息信号　　　　　　　　C. 成像系统

　　D. 摄影程序　　　　　　E. X 线摄影

3. 关于 X 线信息影像的形成与传递过程的叙述，错误的是

　　A. 自 X 线管发射出来的 X 线强度分布是不均匀的

　　B. X 线透过被照体之后就已形成了 X 线信息影像

　　C. 被照体是信息源，X 线是信息载体

　　D. 不均匀分布的 X 线强度照射到探测器上，经处理形成光学密度影像

　　E. 照片密度影像在显示器上显示，在视网膜形成视觉影像，再经大脑判断，最后

　　　　形成诊断

4. 关于 X 线照片影像形成的叙述，错误的是

　　A. X 线透过被照体之后的透射线和散射线，照射到胶片上形成照片影像

　　B. X 线照片影像是 X 线被被照体吸收与散射后形成的

　　C. X 线照片影像是利用了 X 线透射线的直进性

　　D. 照片接受的散射线不形成影像

　　E. 常规 X 线照片与 CT 片的影像均利用了 X 线的穿透性

5. X 线照片影像的形成要素，不包括

　　A. 照片密度　　　　　　B. 照片的感度　　　　　　C. 照片的对比度

　　D. 照片的锐利度　　　　E. 照片的放大与变形

【参考答案】

　　1. C　2. E　3. A　4. A　5. B

第三章 X线影像质量的评价及其标准

【考试大纲要求】

1. 影像质量的主观评价（了解）
2. 影像质量的客观评价（熟悉）
3. 影像质量的综合评价（掌握）

第一节 影像质量的主观评价与客观评价

ROC 曲线（receiver operating characteristic curve）是一种以信号检出概率方式，对成像系统在背景噪声中微小信号的检出能力进行解析与评价的方法。

客观评价包括：摄影条件 [X线摄影三参量管电压（kV）、管电流（mA）、曝光时间（s）的输出]、特性曲线、响应函数（MTF）、颗粒度的 RMS、维纳频谱（Ws），量子检出率（DQE）和等效噪声量子数（NEQ）。

MTF 以空间频率（LP/mm）为变量。DQE 为输出信号（信噪比平方）与输入信号（信噪比平方）之比。NEQ 为输出侧的信噪比的平方，NEQ 越大，信噪比就越大。同一空间频率，单峰比双峰信息传递功能高。在焦点线量分布形状相同的情况下，焦点越小，成像质量越高。

X线中心线垂直射入屏－片系统的影像质量，以缩小物－片距，从而获得一个几何模糊度很小的清晰影像。为使病变和目的部位显示出来，常常采取中心线倾斜角度的方法。胶片越厚、中心线倾斜角度越大，影像模糊度越大。

第二节 影像质量的综合评价

影像质量综合评价：以诊断学要求为依据，以物理参数为客观评价手段，以满足诊断要求所需的摄影技术条件为保证，同时充分考虑减少辐射剂量。下面以胸部后前位影像质量的综合评价标准为例进行说明。

一、诊断学要求的标准

肺野的评价重点是对血管（肺纹理）向肺野外带末梢连续追踪的评价。纵隔的评价重点是对低密度区、低对比影像分辨力的评价。

1. 肺野末梢侧 右（或左）肺野末梢血管的追踪：清晰可见直径为2mm程度的血管影像；能明显追踪到直径为1mm以下的末梢血管影；肺野外带密度标准1.76±0.04。

右下肺末梢血管分支：重点对右上肋膈角处末梢血管分辨力的评价。清晰可见直径为2mm程度的血管影像；明显可见直径为1mm以下的末梢血管影；下肺野外带密度标准1.13±0.04。

2. 肺野纵隔侧 重点对左上肺动脉分辨力进行评估。

左上肺动脉分支：清晰可见直径为5mm程度的血管影像；明显可见左上肺动脉分支与主动脉弓的边缘；左上肺动脉分支密度处于可分辨程度1.13±0.04。

右下肺动脉重叠影像：重点对重叠的大血管、支气管透亮阴影的评价。清晰可见直径为5mm程度的血管影像；明显可见右下肺动脉边缘与重叠影像；似可见与肺静脉的交叉、支气管透亮区；密度标准0.98±0.02。

3. 纵隔部 主气管：明显可见主气管边界；可见与主气管和交叉的奇静脉上区凹陷的边界；主气管密度标准为0.62±0.03。

左右主支气管追踪：重点对低密度区中略高密度影像（支气管分叉）分辨力的评价。明显可见气管旁线、气管分叉；可见奇静脉弓部；左右主支气管下缘可追踪；密度标准0.44±0.02。

心脏、横膈部相重叠的血管影：重点对低密度区、低密度影像分辨力的评价。与心脏阴影相重叠的血管影。可追踪到与横膈相重叠的血管影；心影密度标准0.37±0.02；膈下密度标准0.33±0.22。

二、体位显示标准

肺门阴影结构可辨；锁骨下密度易于肺纹理的追踪；乳腺阴影内可追踪到肺纹理；左心影内可分辨出肺纹理；肝肺重叠可追踪到肺纹理；可显示纵隔阴影；肺尖充分显示；肩胛骨投影于肺野之外；两侧胸锁关节对称；膈肌包括完全且边缘锐利；心脏、纵隔边缘清晰锐利。

三、成像技术标准

摄影装置：带有静止或活动滤线栅的立位摄影架；
标称焦点值：≤1.3；

总滤过：≥3.0mm AI 当量；

滤线栅：栅比 12∶1，栅密度 40 线/cm；

屏/片体系：相对感度 400；

FFD：180cm；

摄影管电压：125kVp；

自动曝光控制：选择三野电离室；

曝光时间：<20ms；

防护屏蔽：标准防护。

四、受检者剂量标准

成年人标准体型受检者的体表入射剂量≤0.3mGy。

第三节　医学图像质量控制标准

医学图像的质量，无论是软阅读显示屏上的图像质量，还是硬拷贝照片上的图像质量，都能够反映图像获取的检查技术是否符合操作规范，是否能满足临床医学影像诊断的需要。因此，图像的质量控制是医学影像科日常质控管理工作的主要内容之一。

传统的 X 线检查，多数以照片形式记录检查结果。而 X 线照片图像的质量控制管理，通常是由科室组织有经验的质控人员进行 X 线照片图像质量等级评价。图像质量等级评价一般以主观目测方式，对图像的摄影位置、对比度、灰度、清晰度等方面进行评价，以划分甲级图像、乙级图像、丙级图像、丁级图像（需废弃并重新检查）等 4 个等级。由于现代医学影像技术发展，传统的感光图像为数字化图像所替代，按照传统的评价方法和评价标准对 X 线图像质量评价在很多情况下已失去了它的实际意义。CT、MRI、DSA 等数字化图像质量评价更是如此。因此，我们需要适应技术发展要求，增加评价内容，改变评价标准，在对照片图像质量进行等级评价的基础上，增加医学影像检查技术参数、条件等内容的评价；对不同医学影像技术，采取不同方法，从不同角度进行技术质量监控和评价；另外，还要从受检者接受 X 线辐射水平、图像特定点的密度范围以及标准图像必须遵守的一般准则等方面进行评价，以更好地促进医学影像检查技术质量提升，为提高医学影像诊断提供可靠保证。

这里还要提及一点，就是 CT、MRI、DSA 图像等级评价的含意不同于 X 线图像的等级评价，前三者的图像质量水平是由低到高排序，依次分为 0～3 四个等级。

不同的医学影像检查技术通过不同的设备来完成。同一类设备，不同型号、不同厂家制造所得到的医学图像可能存在差别；即使同一型号设备，所用的检查条件、参数不同，也会得到不同质量的图像。因此，具体的检查技术就不大可能有统一的标准。然而，总体上讲，医学图像质量的评价主要有两方面内容：一方面，观察所得到的人体各部位的图像是否达到诊断质量标准；另一方面，观察图像的获取是否遵守医学影像检查的一般准则。下面分别叙述其具体内容及指标。

一、优质片的条件

一张优质的 X 线摄影图像，能给医师带来正确的诊断。如果 X 线影像质量较差，医师的诊断水平再高，也难以作出正确的判断。对于不同等级的医院，国家给予相应的标准。如：三级甲等医院，采用屏 – 片系统，优片率应 >75%，数字化摄影优片率应 > 95%。优质 X 线影像应具备以下几个条件。

1. **符合诊断要求**　能清晰显示诊断需要的病灶及相邻的其他组织与器官的细微结构。

2. **符合摄影技术要求**　摄影技术所要求的内容为适当的密度、良好的对比度、鲜明的锐利度和无斑点及伪影。

（1）适当的密度：阻光率的常用对数值，为无量纲单位。照片上的密度是观察 X 线照片影像的先决条件。过高，影像失去对比；过低或无密度，照片将是一张无信息的透明胶片。只有合适的密度，人眼才能分辨影像的细节，才能满足诊断要求。一般来说，低于 0.15 的密度，人眼不能辨认，高于 2.0 的密度，人眼不能区分。良好的照片密度值范围应在 0.2～2.0 之间，在这一范围内人眼对照片的反差感最好。

（2）良好的对比度：X 线照片对比度为相邻两点之间的密度差，是形成 X 线影像的基础，而密度是对比度形成的基础。一张照片虽然有适当的密度，如果缺乏对比即无密度的差异，也无法分清组织或器官的层次，将严重影响人们对影像的诊断。照片对比度依存于被照体不同组织吸收 X 线所产生的 X 线对比度，组织密度差异大，形成的照片对比度高；组织密度差异小，形成的照片对比度低。组织或器官缺乏天然对比，需要引入对比剂，改变组织或器官的对比，或采用适当的方式，如乳腺摄影采用软 X 线的摄影，达到提高对比度的目的。因此，在 X 线的摄影中，尽量使照片产生明显的、恰当的对比度，显示出人眼容易识别的组织间密度差异，观察组织内部的异常变化，满足影像诊断需要。

（3）鲜明的锐利度：两种相邻的组织或器官影像边界清晰的程度称锐利度。设两种组织的密度为 D_1 和 D_2，则其对比度 K 为 $D_1 - D_2$。由于 X 线的影像是通过几何投影产生的，影像边界存在模糊值 H，则锐利度 S 为：

$$S = (D_1 - D_2) / H = K/H$$

从公式来分析，当密度差大，模糊值小时，锐利度高；当密度差小，模糊值大时，锐利度很低。实际上人眼观测的情况并不与之一致，也就是说，当 K 增大，H 也增大，虽然 S 基本保持不变，但人眼感觉的锐利度却变差了。从公式还可以看出，锐利度是建立在对比度的基础上的。没有对比度，也就没有锐利度。

（4）照片斑点：人眼观测 X 线照片时，在一定的区域内发现有密度不均匀、分布不规则的颗粒，这些小密度点称为照片斑点。形成斑点的原因有以下几个因素。

①屏斑点：因增感屏结构引起的斑点。分为荧光物质的加工因素导致分布不均、厚度不一导致的斑点，和荧光物质量子吸收、转换导致的斑点。CR 的 IP 也存在这种斑点。

②胶片斑点：感光物质（溴化银）分布和感光效率的发生引起的斑点。

③量子斑点：X 线的发生与吸收是一个无规则的现象，遵循概率法则，也就是说，X 线量子作用于某种介质时，会像雨点一样随机下落，不可能均匀分布。当 X 线量子无限多时，单位面积内的 X 线量子数可以认为处处相等；当 X 线量子很少时，单位面积内的 X 线量子数分布因位置的不同而有所不同。这种量子密度的不均匀性，称为 X 线量子的统计涨落。这种主要由量子分布不同导致的斑点称为量子斑点。照片上的斑点越多，一些微小的病变就越容易被淹没，照片质量就越差。

（5）伪影：伪影是指被照体本身没有的异常阴影，比如项链、耳环等金属物体在 X

线照片上形成的影像，还有一些半透性物体如玻璃、硬塑料等。采用屏 – 片系统其增感屏的荧光体的损坏、胶片脱膜等都会产生伪影，影响照片的质量。在 X 线摄影中尽量去除被照体上的异物，定期检查各项影像设备，严把质量关。

二、医学图像质量的基本要求

医学图像质量的基本要求包括：图像上的各种检查信息记录、影像清晰和无外来的伪影等。具体要求如下。

1. 图像能够满足临床诊断要求。

2. 图像上文字信息清晰、完整、齐全、无误，包括受检者姓名、年龄、性别、检查日期、时间、检查 ID 号、检查参数、单位名称、左右标识等。

3. 图像无任何技术操作缺陷，包括无划伤、无污染、无静电及伪影等。

4. 图像分格规范、合理，束光器的照射野大小适当。

5. 图像整体画面布局合理，图像无失真变形。

6. 图像上可反映出对检查范围之外的辐射敏感的组织和器官已经采取了屏蔽措施。

7. 图像中诊断密度范围控制在 0.25 ~ 2.0 之间。

8. 软读片显示屏一般要求：PACS 显示屏现多采用医用液晶显示器（LCD），其尺寸常用有 20 寸（50cm）、21 寸（53cm）；分辨力可分为 1MP（million pixel）、2MP、3MP、4MP、5MP；影像诊断专用显示屏分辨力要求 2MP 及以上；亮度以每平方米烛光（cd/m^2）为测量单位，医用显示器一般要达到 400cd/m^2 以上亮度（目前新型的 LED 背光式医用显示器亮度可达 1000cd/m^2 以上）；灰阶要求一般应 ≥10 ~ 12 bit（1024 ~ 4096 灰阶）。以上参数应根据不同厂家显示屏推荐参数为主。

三、医学图像质量的评价指标

1. 图像的解剖结构及细节评价 观察标准是通过目测，评价图像是否能显示一些主要解剖结构及细节，并且用可见程度等级来评价质量。可见程度通常分为三级：①隐约可见，是指观察的解剖结构可见，但细节不能很好显示，即为总体可见；②可见，是观察的解剖结构的细节能够显示，但不能清晰辨认，即为细节可见；③清晰可见，观察的解剖结构细节能清晰辨认，即为细节清晰。图像上的解剖结构和细节显示可受到一些其他因素的影响，如摄影体位设计或扫描部位不正确，或受检者不配合检查等都可能影响图像上解剖结构和细节的可见程度。当然，影像设备的技术性能也影响着图像质量。在进行图像质量评价时，要根据造成图像质量不达标的可能原因加以分析。同时，由于这种评价都是检查者根据主观视觉进行判断，因此，有必要由多位检查者共同观察、分析和讨论，以减少评价误差。

图像要求能显示某一具体细节，这些可能是正常的解剖结构的细节，也可能是病理性结构的细节。影像设备对不同部位解剖结构影像细节的显示，有最小可辨认的极限。在图像评价时，如果这些细节能够清晰显示，则该部位的其他结构也同样能够很好地显示。例如，如果颅脑 CT 图像上能够清楚显示和分辨脑灰质、脑白质以及基底节结构，那么颅脑的其他结构显示也应该没有问题。因此，这些结构的细节显示和分辨可作为图像质量评价的指标之一。

2. 图像的检查体位评价　图像上检查体位的评价是根据各部位影像检查要求的体位标准，进行质量评价，即通过对相关检查部位的充分显示程度，图像内应能观察到的结构，以及对称性解剖结构的显示情况等进行评价。

3. 图像的检查技术条件评价　图像的检查技术条件评价，主要是分析成像的技术参数是否符合要求。这些参数在不同的设备可能并不完全一致，可以参考标准参数，按实际应用需要进行适当修改，重要的是评价该参数所获得的图像是否已达到满意的诊断要求。

4. 图像所采用的 X 线剂量评价　对于普通 X 线检查、CT 检查等，受检者都不可避免地接受一定剂量的 X 线辐射。在这些检查中，当过于强调图像质量时，就可能会增加 X 线辐射，而降低检查条件，则图像有可能达不到诊断要求。所谓每一种选定摄影部位和体位的受检者剂量水平的规定，是以成年健康人标准型所需的体表入射剂量作为参考值，可供应用中参考。在实际评价中，要鼓励在不影响诊断需求的情况下，多采用一些低 X 线剂量的检查技术。

5. 图像特定点密度范围的评价　每个图像都设定有不同部位特定点〔包括基础灰雾区、诊断区和空曝区或空扫描区（无结构区）〕的密度范围，可作为图像质量的定量评价标准。

四、X 线图像质量的等级评价标准

1. 甲级图像标准

（1）X 线摄影体位正确：①感兴趣部位（包括上、下、左、右边缘的）摄影准确；②摄影图像无失真变形。

（2）影像密度适当：①基础灰雾密度值：D≤0.3；②诊断区域的密度值：D = 0.25 ～ 2.0；③空曝区（无结构）区密度值：D > 2.4；④X 线摄影参数、剂量应用合理。

（3）影像层次分明：检查部位显示完整，组织层次清楚，符合诊断要求。

（4）无技术操作缺陷：①有关受检者检查的相关信息按规定置放和显示；②无体外伪影；③无 DR 探测器等影像设备原因的伪影。

（5）权重评分≥99 分。

2. 乙级图像标准　按甲级图像评分标准，80 分≤权重评分 < 99 分，但不影响诊断。

3. 丙级图像标准　按甲级图像评分标准，60 分≤权重评分 < 80 分，但基本不影响诊断。

4. 丁级图像（需废弃，并重新检查）标准　权重评分 < 60 分，无法做出影像诊断。

第四节　乳腺 X 线摄影质量控制与标准

一、质量控制的分工

质量控制的定义为设备性能的检测及其校准的日常工作和解释。质量控制的意义在于将一些与设备有关的故障在对影像产生有害影响之前将其检测出来，并予以纠正。

乳腺 X 线摄影，目的是提供一种有效的，一致性的检测和识别影像质量的方法，使得在放射医师，医学物理师及专门的设备维修人员的协助下，放射技师能够在这些故障对患者产生影响之前将其排除，通过一系列独立的技术步骤以确保产出高质量的乳腺 X 线影像。在乳腺摄影检查中，主要质量控制人员包括：登记员、放射诊断医师、摄影技师和质控技师。

1. 登记员的职责　登记员是乳腺摄影检查流程中患者接触到的第一个人，登记员要向患者提供即将检查的有关指导，告知患者检查前的准备，消除患者紧张心理。登记员的另一项工作是填写统计学调查表，主要信息有：人口统计学、体重、身高、生育史、月经史、哺乳史、用药史、化妆品，曾经做过的活检或者外科手术（包括隆胸手术），乳腺癌家族史，乳腺异常情况或者临床症状，上次乳腺摄影检查的时间及医院。完备的患者信息有利于技师按患者的实际情况进行检查，也有利于诊断医师理解图像，同时为乳腺摄影普查数据库的建立打下基础。

2. 放射技师的职责　从事乳腺摄影检查工作的放射技师必须有国家专门机构的特许或者注册证明。摄影技师的职责是，围绕患者管理和影像质量为中心，包括患者体位，乳腺压迫，影像产生和后处理。同时执行 QC 检测程序：模体影像、设备可视性检查、重拍片分析、背景噪声、压迫等。

3. 质控技师的职责　质控技师的职责与设备性能相关，包括影像质量评估、患者剂量评价和操作者安全。特殊检测包括：乳腺设备的配置评价、准直评估、系统分辨力评价、自动曝光控制系统性能评估、伪影评价、kVp 准确度和重复率、线束质量的评估（半价值的测量）、乳腺边缘曝光量和平均腺体剂量、显示器亮度和室内杂散光线。安装新设备，重装现有设备，置换 X 线球管或对乳腺设备进行大型维修后，应当重复进行适当的测试。

4. 放射医师的职责　放射医师督促乳腺摄影质量控制的所有方面。放射医师在乳腺摄影检查中的质量控制职责主要包括：乳腺摄影影像的质量评估、乳腺摄影影像的阅读和诊断报告的书写、乳腺癌发病信息的记录和患者随访、乳腺摄影检查结果的评估（包括影像解释精确度的评估和医学审计两方面）。

二、质量控制的内涵

定期的质量控制检测，对于检查系统的性能稳定和最优化的影像质量维持是必需的。每天、每周、每年推荐的检测步骤都是执行 QC 程序的一部分。除此之外，当机器进行大型维修后或者更换了新的机器时，检测频率都应该增加。

1. 每天质量控制的实施项目　清洁机房灰尘，用防静电抹布拭擦机器；观察系统的运行情况，确定运行状态；观察阅读面板，确定运行正常；在影像中寻找是否存在灰尘微粒，刮擦痕迹以及其他伪影。

2. 每周质量控制的实施项目　擦除很少使用或者没有流通的成像板；检测平板探测器的背景噪声；验证软拷贝观察工作站的显示器校准（对比度/亮度设定在 0～5% 和 95%～100% 小斑块都可见）；采集 QC 测试模体影像，并在计算机数据库中编入目录。当超出预设定的界限时，核查系统性能并采取措施。

3. 每季度质量控制的实施项目　观察探测器或者成像板，必要时按照生产商的指导进行清洁或者视具体情况而定；对平板探测器进行校准程序；执行量化 QC 模体分析（如低对比，空间对比，信噪比等的抽查）；几何畸变和高宽比的检测；检查照片重拍率，曝光指数，确定产生不可接受的影响原因；检查 QC 曝光指示器数据，确定曝光不足或过度的原因并执行校正措施，书写季度报告。

4. 每年质量控制的项目 观察评估影像质量；抽查影像处理算法的适用性；执行验收检测步骤以确定或者重新建立基准值；检查重拍现象，患者曝光量趋势，设备维修史，进行总结；参与质控项目制定的 QC 技师、维修人员都应该参与到质量控制管理中。除了定期测试外，所有的检测都应该在有需要的情况下进行，尤其是在设备大修时或者硬件、软件发生变化时。

三、质量控制的方法

1. 模体影像检测 乳腺模体的 X 线照片用于评估影像密度，对比度和一致性。当遇到校准，维修成像设备或者任何怀疑影像质量发生变化的情况时，应该进行模体影像检测试验。

乳腺模体相当于 50% 腺体，50% 脂肪，且在压迫后为 4.2cm 厚度的乳房。乳腺模体中应该含有团块，微粒群和纤维等模拟组织。QC 技术人员评估模体影像，并记录可见目标的数量。同时，与以前的模体影像对照，要特别检查伪影及不一致的区域。美国放射测量协会的 RMI－156 型乳腺模体为 ACR 推荐的模体。在模体影像检测中，还需要一块厚 4mm，直径为 1cm 的丙烯酸圆盘，置于模体上方，用来检测背景光密度。

（1）模体影像检测的目的：
①确定乳腺 X 线光机是否正常。
②确定胶片及 cassette 是否搭配正常。
③确定胶片的解像能力。
④确定影像在胶片的表现是否均匀。
（2）检测频率：每周一次。
（3）检测步骤：
①将模体放在探测器上，模体与探测器胸壁边缘对齐，并左右居中。
②压迫器与模体正好接触。
③选择摄影参数，使得背景光密度的操作标准至少为 1.40，且变化在 0.20 之内，记录 mAs 值。
④打印胶片，并测量三个位置的密度值。
⑤把背景光密度和密度差值记录在控制表上。
⑥把每次测试不可见的纤维、斑点及团块数记录在控制表上。
（4）结果评价及分析：ACR 建议执行的标准：①至少可见 4 条最大的纤维，3 个最大的斑点群，3 个最大的肿块物，而且数目的减少不能超过一半；②模体影像背景密度标准 1.40，且变化在 0.20 之内；③对直径 1cm，厚度 4mm 的丙烯酸圆盘而言，其圆盘内外密度差（DD 值）标准至少是 0.40，变化范围在 0.2 之间。

2. 压迫检测
（1）目的是确保乳腺摄影系统在手动和电动的模式下，都能够提供足够的压力，且不会压力过大。适当的压迫对保证高质量的乳腺摄影是很重要的。压迫减少了射线穿透的组织厚度，这样在减少乳腺所受曝光量的同时，也减少了散射线，提高了对比度。同时也使患者移动引起的组织模糊降到最低。

（2）检测频率：此检测应该在机器最初安装时进行，以后每六个月一次，并当出现问题时立即减少压力。

（3）检测步骤：

①放一块毛巾在探测器上（保护探测器），然后把磅秤放在上面，并把刻度盘置于容易观察的地方，锁定磅秤中心使之位于压迫器的正下方。

②放一块毛巾在磅秤上，以防损害压迫器。

③用初始的电力驱动，使压迫器运行直到它自然停止为止。

④读取压力数据，并进行记录。

⑤松开压迫器。

（4）结果评价与分析：压迫器所提供的压力至少为25磅，初始驱动压力必须到25~45磅之间。压迫器的显示精度为20N。压迫厚度的显示精度为5mm。

3. 探测器的背景噪声检测　所有的成像板闲置24h以上时必须首先进行擦除处理，以确保消除由于背景辐射或其他原因造成的所有残留信号。擦除装置的子系统是由高压钠或荧光灯组成。擦除后，用固定算法扫描成像板，应该产生清洁、一致、无伪影的影像。对于DR乳腺摄影系统，可在乳腺放置平台上覆盖1mm的铅板，手动选择远低于临床摄影的条件进行曝光，进一步观察系统重建出来的影像。系统自动计算处理的曝光指示器数值应该指示为无入射曝光的基准值。任何输出影像中出现的明显伪影，区域阴影或不一致性，都应该进一步评估。当测试的成像板超过两块出现问题时，所有的成像板都应该立即进行测试。极限值要在验收检测时所得背景噪声的指示器数值的10%以内。

4. 系统线性和自动动态范围控制检测　此测试可以确定超过三个数量级的曝光变化时探测器和读出系统的响应。建议的技术参数为28kVp和0.3mmMo滤过，线束准直在整个接收器区域内。设定摄影技术，0.1mGy、1.0mGy、10mGy的IP接收器表面剂量。每种一次曝光，采集3种独立的影像，在曝光和处理之间使用10min的固定延迟时间。曝光值的校准使用生产商指定的读出算法，并确定每个接收器适当的入射曝光量，对整个过程重复3次（共9幅图像）。对于任何一个接收器，根据曝光指数的换算公式计算出到达IP的剂量值，在实际测试入射曝光量的20%偏差范围内，在平均值的10%范围内。

5. 金属网测试和探测器分辨力一致性　此测试利用屏－片密着测试工具验证接收器整体视野的聚焦状况。金属网测试工具置于乳腺摄影平台上，用28kVp约5mGy的入射剂量曝光，这样量子斑点较低。使用增强影像对比度的处理算法，结果影像应该在整个视野内无畸变且清晰。如果在某一成像板上金属网存在畸变或模糊区域，说明成像板应该清洁或维修。平板探测器上出现重复畸变或模糊则说明扫描装置出现故障。

6. 剂量检测　使用专用的乳腺摄影剂量检测装置（如IBA DOSIMAX plus A），记录每个被检者每次曝光时的皮肤入射剂量，进而计算出平均腺体剂量（AGD）。同时记录加压后乳房的厚度，管电压值，以用于AGD的计算。极限值为每次曝光的平均腺体剂量≤3mGy。

7. 伪影评估　伪影可以产生于硬件、软件和成像体。硬件伪影主要产生于CR系统的成像板和影像阅读仪，DR系统的平板探测器。最普遍的是IP的暂时性缺陷，诸如灰尘、污物和幻影（擦除不完全），这些伪影可以通过对屏和成像板的擦除进行矫正，持久的伪影可以追踪到刮擦痕或屏的使用寿命，必要时可进行更换。影像阅读仪故障可以导致缺损扫描线和影像畸变，激光功率也会随时间推移而减弱至校正范围外，这时就需要更换激光子系统，柱状反光镜或激光装置的尘粒可以显示为影像衰减伪影。平板探测器存在的残影一致性差，坏像素点等可以通过校准程序得以消除。如果出现严重的不可修复的图像伪影，应更换平板探测器。

处理菜单的不当选择会导致不正确的直方图标准化，动态范围定标和输出影像像素值是软件伪影的主要原因。被照体的伪影的产生通常是由于被照体体位设计错误，扫描线与滤线栅形成的明显干涉图，偶然信息丢失，或高通频率处理引起的。如果调整不正确，模糊覆盖技术会使得被照体边缘出现"晕影"效果。

四、乳腺 X 线摄影质量标准

1. 图像获取符合操作规范　乳腺钼靶 X 线检查常规包括头尾位（craniocaudal，C）和内外斜位（mediolateral obligue，MLO）。

（1）CC 位图像要求：

①需显示内侧乳腺组织及乳腺实质后的脂肪组织；

②包含乳腺的基底部，尽量显示部分胸肌前缘，且尽量包括胸壁（胸大肌）深处；

③乳腺无皱褶；

④乳头轮廓可见，乳头位于切线位，不与纤维腺体组织重叠。

（2）MLO 位图像要求：

①胸大肌显示充分，其下缘能延续到乳头后线或以下，包含腋下淋巴结；

②应包括乳腺后脂肪组织，尤其要包括乳腺组织的内下角；

③乳腺无皱褶；

④乳头轮廓可见，呈切线位显示。

摄影条件掌握适当，曝光时应嘱受检者屏气，图像清晰。

2. 图像处理得当

（1）合适的窗宽、窗位。

（2）CC 位图像要求：左右乳腺影像对称，双侧乳腺图像相对，呈球形。

（3）MLO 位图像要求：左右乳腺影像对称，左、右乳腺影像背靠背对称放置呈菱形。

3. 图像能满足影像诊断的需要　影像层次分明，能显示 0.1mm 细小钙化，能最大程度显示乳腺组织，可清晰分辨乳头、皮肤、脂肪、腺体、胸大肌及淋巴结等，乳腺小梁清晰可见。

4. 图像上的信息准确

（1）图像上文字信息：文字信息完整，包括年、月、日、左或右及摄影方位、管电压（kV）、管电流（mAs）值、检查号、医院名称、受检者姓名、性别及年龄（或出生日期）。

（2）图像上影像信息：影像布局合理，无运动伪影、体外伪影或成像板等设备原因的伪影。

【考题举例】

1. X 线照片影像的形成要素不包括
   A. 照片密度　　　　　　　B. 照片的感度　　　　　　C. 照片的对比度
   D. 照片的锐利度　　　　　E. 照片的变形

2. 关于被照体本身因素影响照片对比度的叙述，错误的是
   A. 原子序数越高，射线对比度越高
   B. 组织密度越大，造成的对比越明显
   C. 原子序数、密度相同，对比度受厚度支配
   D. 被照体组织的形状与对比度相关
   E. 具有生命力的肺有很好的对比度

3. 关于照片锐利度的叙述，错误的是
   A. 相邻组织影像界限的清楚程度为锐利度
   B. 是照片上相邻两点密度的转变过程
   C. 锐利度公式为 $S = (D_1 - D_2)/H$
   D. 不锐利的照片有漏掉病灶的危险
   E. 照片锐利度与照片的模糊度无关

4. 关于 MTF 的理解，不正确的是
   A. 是描述成像系统分辨力特性的重要参数
   B. 对于复杂系统的总调制函数可由它的各个分系统 MTF 的乘积来确定
   C. MTF 的值可以直接测量和计算机处理
   D. 整体成像系统的 MTF 高于每个子系统的 MTF
   E. 可以从 MTF 曲线和阈值反差函数曲线来确定影像的分辨力

5. 欧共体提出的关于 X 线影像质量综合评价概念中不包括
   A. 以诊断学要求为依据
   B. 以心理学指标为参考
   C. 以物理参数为客观评价手段
   D. 以满足诊断要求的摄影技术条件为保证
   E. 充分考虑减少受检者辐射剂量

【参考答案】

　　1. B　2. D　3. E　4. C　5. B

第四章 数字 X 线摄影

【考试大纲要求】

1. 数字成像技术概述（熟悉）
2. 计算机 X 线摄影（熟悉）
3. 数字 X 线摄影（掌握）

第一节 数字成像技术概述

一、模拟与数字

1. 模拟是以某种范畴的表达方式如实地反映另一种范畴。随时间和距离的改变连续变化的信号称为模拟信号和模拟量，由模拟量构成的图像称模拟图像。

2. 模/数转换器把模拟量通过采样转换成离散的数字量，该过程称为数字化。数字信号送入计算机图像处理器进行处理，重建出图像，由数字量组成的图像称为数字图像。

3. 数字图像的优势：对器件参数变化不敏感；可预先决定精度；较大的动态范围；更适合于非线性控制；对环境、温度变换敏感性低；可靠性高；系统依据时间划分进行多路传输时，有较大灵活性；纯数字系统是由大量简单通断开关组成，基本不随时间和温度产生漂移，系统性能始终一致。总之，数字方法的最大特点是抗干扰能力强。

从应用角度看，数字图像的密度分辨力高，可达到 $2^{10\sim12}$ 灰阶；数字图像可进行后处理；数字图像可以存储、调阅、传输或拷贝。医学影像数字化发展是医疗体制改革的需求，医疗信息一体化的需求，以及数字医疗设备市场的需求。

二、数字影像获取的方式

1. 胶片数字化仪 价格低、图像质量受限、信息会丢失、网络连接能力低。

2. 计算机X线摄影（CR） 开拓X线摄影数字化先河，不能动态采集。

3. 电荷耦合器（CCD）技术 有光学透镜式、狭缝扫描式、光纤圆锥式。X线量子检出率及噪声等效量子数低，采集速度慢（20s左右）。

4. 数字X线摄影（DR） 核心是平板探测器，分为直接平板探测器和间接平板探测器。

（1）量子检出率（DQE）：比屏/片系统高1倍，动态范围大、线性好，采集速度快，可进行动态检查，可立即进行网络传输或远程会诊，低剂量高影像质量；缺点是成本高。

（2）直接平板探测器（非晶硒）：调制传递函数（MTF）及噪声等效量子数（NEQ）高，结构简单，制造费用略低。

（3）间接平板探测器（碘化铯/非晶硅）量子检出率（DQE）高，开发成本及制造费高；占全球平板探测器市场的90%以上。

三、数字成像基本用语

1. 矩阵（matrix） 表示一个横成行、纵成列的数字方阵。

2. 采集矩阵 每幅画面观察视野所含像素的数目。

3. 显示矩阵 显示器上显示的图像像素数目，显示矩阵一般 ≥采集矩阵。

4. 像素与体素（pixel、voxel） 像素又称像元，指组成图像矩阵中的基本单元。体素为一定厚度的三维空间的体积单元。像素是一个二维的概念，体素是一个三维概念。

5. 原始数据（raw data） 探测器直接接收的信号，经放大后通过模数转换得到的数据。

6. 采集时间 又称成像时间或扫描时间，指获取1幅图像所花费的时间。

7. 重建与重建时间 用原始数据计算而得到显示数据的过程称为重建。重建时间指阵列处理器（array processor，AP）用原始数据重建成显示数据矩阵所需的时间。

8. 滤波函数 又称重建算法，指图像重建时所采用的一种数学计算程序。算法不同得到的图像效果不同。

9. 噪声（noise） 影像上观察到的亮度水平中随机出现的波动称为噪声。

10. 信噪比（SNR） 指信号与噪声的比值。信噪比越大，噪声对信号的影响越小，信息传递质量越高。

11. 灰阶 图像上所呈现的黑白图像上的各点表现出不同深度灰色，表现出亮度（或灰度）信号的等级差别称为灰阶。

12. 比特（bit） 是信息量的单位。二进制中，一位二进制所包含的信息量称为1比特。

13. 伪影（artifact） 指在成像过程中产生的错误图像的特征。

14. 动态范围 对光电转换器而言，其响应的有用的最大与最小亮度值之比称为动态范围。

15. 窗口技术（window technology） 指分析数字化图像的一种重要方法。即选择适当的窗宽和窗位来观察图像，使所需的组织或病变部位明显地显示出来。窗宽（window width，WW）表示所显示信号强度值的范围。窗位（window level）是图像显示过程中的代表图像灰阶的中心位置。

16. 尼奎斯特频率　是数字化图像的专用术语，等于 2 倍像素尺寸的倒数。

17. 模拟信号　不能计数的连续量。

18. 数字信号　能够计数的离散量。

19. 模/数转换器（ADC）与数/模转换器（DAC）　模/数转换是把模拟信号转换为数字信号的形式。数/模转换把二进制数字影像转换为模拟影像。

20. 硬件与软件　硬件是指成像设备的机械部件和计算机以及电子部分的元器件。软件是用于控制计算机运算过程的程序。

四、数字图像的形成

1. 数字图像采样　通过曝光或扫描等形式将收集的模拟信号转换成数字形式，与此同时将图像分割成若干小单元，这种处理称为空间采样。对原始图像信息进行等间隔采样时，所用的采样频率必须为原始图像信息中所包含的最高频率的 2 倍以上，称为采样定理。

2. 图像重建　计算机接受数据采集系统的数字信号后，立即进行数据处理重建出一幅图像，再经计算机输出显示在显示器屏幕上。

3. 图像处理　根据诊断的需要将重建图像通过不同算法加以处理的过程称为图像处理。基本方法是改变像素的强度值。三种最基本的方法：点阵处理（最常用，最简单）、局部处理 、框架处理。

五、影响数字成像质量的因素

1. 空间分辨力　又称高对比度分辨力，指对物体空间大小（几何尺寸）的鉴别能力，由像素的大小决定。构成图像矩阵的像素数量多，像素尺寸就小，图像的空间分辨力高，观察到的原始图像细节就多；反之，像素尺寸越大，图像空间分辨力就越低。

$$重建像素大小 = 重建视野大小/矩阵大小$$

2. 密度分辨力　又称低对比度分辨力，指在低对比情况下分辨最小密度差别的能力，以百分数表示。决定密度分辨力的主要因素是位深。比特值也决定图像的密度分辨力，比特值越大，信息量越大，量化的精度越高，密度分辨力越好；反之越差。

3. 噪声（noise）　是影响图像质量的不利因素，且无处不有，不能完全消除。主要有量子噪声、电子元件形成的噪声以及重建方法所致的噪声。图像上两种典型的图像噪声，一类是幅值大小相同位置分布随机的椒盐噪声；另一类是幅值大小不同位置分布相同的高斯噪声。通常当曝光量增加 4 倍时，噪声水平减少 2 倍。

第二节　计算机 X 线摄影（CR）

一、CR 概述

成像板的研发为计算机 X 线摄影的实现奠定了基础，从而真正完成了医学影像的数字链。

1. 光激励发光效应是把存储的高能射线通过光激励后以可见光的形式释放。

2. CR 系统主要由成像板（IP）、影像阅读器、影像处理工作站、影像存储系统组成。IP 由表面保护层、光激励发光（PSL）物质层、基板层和背面保护层组成，其核心成分为 BaFX：Eu^{2+}。

二、CR 的成像原理

1. 采集与显示过程可分为 5 个步骤 X 线曝光，图像阅读，图像灰度处理，图像记录和 CR 图像显示。

2. CR 图像的生成 成像板上涂有一层"光激励存储荧光体（PSP）"，曝光后的成像板由于吸收 X 线发生电离，在晶体中产生电子/空穴对（陷阱），一个电子/空穴对将一个 Eu^{2+} 跃迁到激发态 Eu^{3+}，以俘获电子的形式存储的能量形成潜影。当 Eu^{3+} 在适当波长附加的可见光能量激励下，再返回基态 Eu^{2+} 时，俘获的能量以可见光的方式释放出来。

曝光后的成像板在阅读器内经过红色激光扫描，释放出高能量低强度的蓝色光激励发光信号，导入光电倍增管将光信号转换成电压，经模/数转换器转换成数字信号。最常用的激光是 $He-Ne$（$\lambda=633nm$）激光和"二极管"（$\lambda=680nm$）激光，光激励发光的波长为 390～490nm 范围，恰好与光电倍增管（PMT）光电阴极探测敏感度的波长（400nm）相匹配。

影像读取过程完成后，IP 的影像数据可通过强光照射消除，使得 IP 可重复利用。

第三节 数字 X 线摄影 （DR）

一、平板探测器

X 线探测器是 DR 的核心组件，它的作用是采集 X 线信息，将透过人体的 X 线转换为相应的数字信号。依据 X 线探测器能量装换方式分为直接和间接转换方式。

直接平板探测器最常用的光导材料为非晶硒；间接平板探测器最常用的光导材料为非晶硅和电耦合器件，用于间接转换的发光晶体物质主要有碘化铯和氧化钆。

非晶硅探测器的工作原理：碘化铯（CsI）闪烁晶体受到 X 线照射后，将入射的 X 线光子转换为可见光。可见光激发非晶硅光电二极管阵列产生电流，从而将可见光转换为电信号。其针状 CsI（Tl）不产生太多光散射。

非晶硒探测器的工作原理：透过被照体的 X 线照射到平板探测器的非晶硒层时，由于非晶硒的导电特性被激发出电子－空穴对，即一对正负电子。该电子－空穴对在外加偏置电压形成的电场作用下被分离并反向运动形成电流。

二、平板探测器的主要性能指标

1. 调制传递函数（MTF） 可测量空间分辨力，是在一个空间频率范围内信号传递的度量标准。直接转换硒探测器的 MTF 优于屏－片和间接转换探测器的 MTF。

2. 量子检出效率（DQE） 是信噪比、对比分辨力和剂量效率的测量单位。数字平板探测器的 DQE 明显高于屏 – 片、CR 系统。DQE 与影像质量成正比，与辐射剂量成反比。

3. 动态范围　屏 – 片系统的动态范围是有限的，数字摄影技术动态范围有所提高，数字探测器可提供大为改善的动态性能。

三、DR 的特殊功能及应用

1. 双能量减影　高 kV 和低 kV 能量影像相减，提供三种图像：标准影像、软组织、骨组织影像。从骨骼和钙化中分离软组织，在胸部、乳腺摄影中，有助于识别肺结节中的钙化；有助于识别微小的钙化灶；消除由肋骨覆盖产生的模糊；鉴别钙化的结节（良性）。

2. 组织均衡化　多重分解后加权处理得到全视野均衡影像，无需调整窗宽窗位，使整个视野内高密度和低密度组织同时得到良好的显示。可从对 X 线的最低反应阈值到 X 线最高饱和阈值在 $\leq 60\mu R$ 与 $\geq 13000\mu R$ 之间。

3. 计算机辅助诊断（CAD）　为了改善诊断准确率和重复性的同时，缩短读片时间，提高诊断效率。主要应用于乳腺、胸部。CAD 技术对乳腺微小化的检测灵敏度为 100%，肿瘤检测灵敏度为 58%。胸部主要在肺结节、气胸、肺间质病变、关节炎、骨质疏松症、异物的检测上有很高的灵敏度。

4. 图像无缝拼接　两种方法：床体自动移动和图像通过计算机自动拼接。可精确测量脊柱侧弯的角度和长度，减少对儿科患者的 X 线辐射，有助于急诊外科对多发性骨折的快速检查。

5. 骨密度测量　通常测量椎、股骨或尺桡骨前端 1/3 的骨骼密度，可进行骨质分析、骨折危险性评估、形态学测量。

6. 体层合成　8 幅乳腺体层合成的影像剂量与 1 幅屏/片乳腺摄影的剂量相同。目前，体层合成技术不仅可显示分层影像，甚至达到容积（三维）显示。

7. 时间减影　同一患者不同时间的图像经过计算机处理，显示不同时间段的图像差异或异常病灶可追踪病变的进展，增强肺癌结节在解剖背景中的显示，提高气胸、肺炎、间质性肺病和充血性心衰的检出。

8. 数字减影血管造影　包括时间减影、能量减影和混合减影。

【考题举例】

1. 非晶硒与非晶硅平板探测器本质区别是

    A. 信号输出方式不同　　　B. 图像重建方法不同　　　C. 图像矩阵大小不同

    D. 光电转换过程不同　　　E. 模/数转换过程不同

2. DR 系统的核心部件是

    A. X 线探测器　　　　　　B. 激光相机　　　　　　　C. X 线源

    D. 影像处理工作站　　　　E. 影像存储系统

3. 直接转换式平板探测器的描述错误的是

　　A. 直接将接收到的 X 线光子转换成电信号

　　B. 利用的光导半导体材料是非晶硒

　　C. 多丝正比电离室探测器属直接转换式探测器

　　D. 探测器的单元阵列采用的是 TFT 技术

　　E. 多丝正比电离室探测器属于平板探测器

4. 关于非晶硒平板探测器的成像原理叙述，错误的是

　　A. X 线照射后非晶硒被激发出电子 – 空穴对

　　B. 在外加偏置电场作用下电子空穴对被分离做反向运动

　　C. TFT 内有一个场效应管

　　D. 电流信号被存储在 TFT 的极间电容上

　　E. 电子 – 空穴对中，负电子跑向负极，正电子跑向正极

5. CCD 摄像机型 DR 的结构不包括

　　A. 荧光板　　　　　　　B. 反光板　　　　　　　C. CCD 摄像机

　　D. 计算机控制系统　　　E. 打印系统

【参考答案】

　　1. D　2. A　3. E　4. E　5. E

第五章 激光打印技术

【考试大纲要求】

1. 激光打印机的工作原理（掌握）
2. 激光打印机的构成（熟悉）
3. 激光胶片的分类（掌握）
4. 激光胶片的结构与特性（熟悉）

5. 激光打印机与激光胶片的匹配（掌握）
6. 激光热成像（熟悉）
7. 直热式热敏成像（了解）

一、激光打印机构成与原理

激光打印机分为湿式激光打印和干式激光打印。激光打印机的优点：①影像打印质量好；②多接口性；③连续打印；④高效性；⑤具有质量控制系统；⑥文字注释；⑦网络化。

激光打印系统主要由激光打印、胶片传送、信息传递与存储、控制系统等部分组成。激光打印机互联网见图 4-5-1。激光打印由激光发生器、调节器、透镜、驱动电机及传输滚筒等组成，主要作用是完成激光对胶片扫描，形成潜影。激光打印机系统框图见图 4-5-2。

激光打印机的工作原理：光束通过发散透镜透射到多角光镜或电流计镜时，产生反射，再通过聚焦透镜系统，按"行式打印"在胶片上，获得了一个二维的图像潜影，经冲洗加工后，获得一个二维模拟图像。激光成像原理见图 4-5-3。

按激光光源的不同分为氦氖激光打印机和半导体激光打印机。氦氖激光打印机充有氦氖气体，波长为 632.8nm。半导体激光打印机，670nm 波长的半导体红外激光电注入，有调制速率高、寿命长、体积小、使用方便等优点。

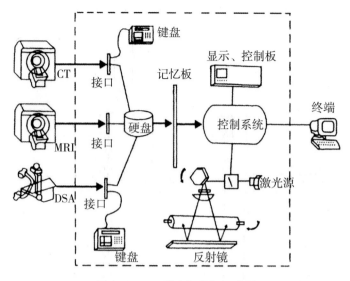

图 4 – 5 – 1　激光打印机互联网

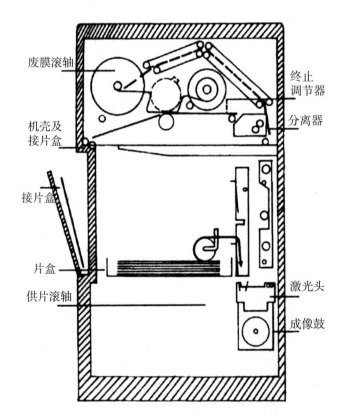

图 4 – 5 – 2　激光打印机系统框图

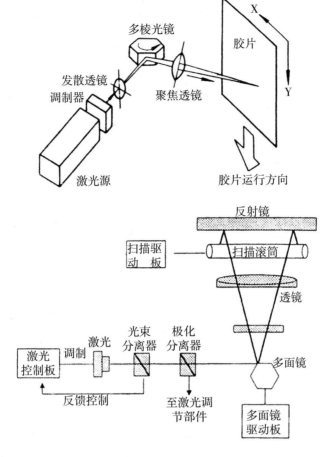

图 4 – 5 – 3　激光成像原理

二、激光胶片

激光胶片为单面卤化银感光胶片，包括：保护层、AgX 感光层、聚酯片基、防光晕层。感光乳剂层胶片的核心物质：卤化银微细颗粒。

激光胶片使用注意事项：应注意防额外的"热源"，包括太阳光、室内光、辐射源等，避免胶片增加灰雾度。胶片在仓库存放时要注意有效期，在通风阴凉干燥室内片盒应立式储存，注意胶片不能折弯，否则会卡片。温度以 20℃为宜，最低不能低于 5℃，相对湿度为 30% ~ 50%。避免潮湿、高温、日照、放射源、不良气体等。激光胶片记录信息后图像如接触酸、碱、溶剂、可塑剂等，或长时间烈日曝晒就会变质，特别是可塑剂。

三、激光热成像

医疗干式成像技术主要分激光成像与非激光成像两大类，激光成像又分为激光热成像和激光诱导成像。非激光成像分为喷墨打印成像、染料升华成像、直热式成像（含羧酸银或者含微胶囊）热敏成像。激光热成像胶片包括：基层、光敏成像层、保护层、背层。光敏成像层包括：卤化银（例如溴化银）晶体、银源（例如山嵛酸银）、显影剂（例如对苯二酚），稳定剂（如邻苯二甲酸，多溴化物），调色剂（例如肽嗪＋邻苯二甲酸）等化学成分分散在高分子黏结剂（例如聚乙醇缩丁醛）中的涂层。

卤化银晶体曝光（810nm 激光曝光）后生成潜影；热敏性银源（山嵛酸银）在加热及潜影的催化下，还原成金属银沉积在潜影上，还原银的多少与潜影的大小（曝光多少）成正比；稳定剂保证了影像的稳定性；调色剂使显影银影像能获得黑色的色调；黏结剂（例如聚乙二醇缩丁醛）的作用是将各种化学成分均匀分散并黏结于片基表面形成成像层。传统胶片中，卤化银是光敏主体，提供银离子还原成银原子。PTG 胶片中，卤化银只是感光主体，含量很少，只负责形成潜影。

激光热成像的优势在于：顺应环保趋势、降低医院运营成本、提高医院工作效率、强大的接驳能力、稳定的影像质量、自动影像质量控制体系。

四、直热式热敏成像

微胶囊式直热热敏成像的热敏干式胶片结构包括：保护层、热敏层、支持体（聚酯片基）。热敏层中含有许多微胶囊，胶囊壁是热敏性高分子材料，胶囊内含有无色的可发色材料（成色剂），胶囊周围含有无色的显色剂。微细的加热头对胶片表面加热，微胶囊壁软化，渗透性增加，胶囊外的显色剂渗到胶囊内，与成色剂结合生成黑色染料，加热停止胶囊壁硬化，发色反应停止。见图 4 - 5 - 4。

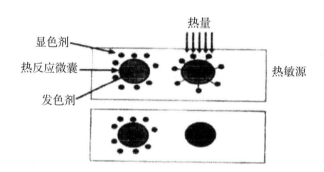

图 4 - 5 - 4 直热式成像微囊技术介质

热敏头直接接触胶片加热、热敏头温度变化由电脑数据控制。医疗干式胶片的发色起始温度大约为 100℃。热力头由放热部分、控制电路部分和散热片组成。放热部分，在抛光膜密度为 11.8 条/cm 的直线上配置了 3072 个放热电阻和电极，通过放热电阻进行放热，以获得图像。

有机羧酸银式直热热敏成像（TG 成像）与激光热成像技术（PTG）的成像原理相同之处是基于有机羧酸银的热敏作用。TG 和 PTG 成分大致相同。不同的是，PTG 中含有光敏性卤化银，它既是对激光感光的光敏材料，也是热显影成像的热敏材料；而 TG 材料不含有光敏性卤化银，它完全是靠有机羧酸银的热敏作用成像。也就是通过微细的加热头直接对胶片表面加热，热敏性有机羧酸银分解并还原成黑色银影像。

五、照片自助打印设备

自助打印机将胶片和诊断报告打印集成起来，消除时空障碍，实现按需打印，这样可让被检者快速地在任意时间任意服务地点获取结果，给被检者就诊带来极大方便。

（一）自助打印机工作原理

胶片及纸质报告自助打印功能的实现，主要分为以下几个步骤：

1. 接受电子胶片打印信息　首先建立 1 个虚拟胶片集中打印服务器，用来接收从不同检查设备发送来的经过排版调窗等后处理操作的待打印胶片，生成"电子胶片"，其中收到的医学数字成像和通信（DICOM）的打印信息仅含胶片打印信息和胶片内容，DICOM 胶片打印信息以数据库形式存放。

2. 电子胶片信息与被检者检查匹配　对接收到的"电子胶片"进行 OCR 文本识别，将电子胶片中的被检者身份信息，如 ID 号、检查号、Accession 号等信息识别出来，并从 RIS 系统中获取被检者检查信息，软件自动或人工比较，建立关联关系。

3. 电子胶片上传　通过接口从 RIS 中对识别出的关键字段检索匹配，提取对应被检者的检查信息，将其与"电子胶片"合成新的 DICOM 图像并发送到 PACS 服务器储存。

4. 电子胶片取回　待被检者前来取结果时，在自助取片机上读取被检者电子就诊卡，打印服务器将对应该条码的检查结果（胶片和报告）取回至本地磁盘。

5. 结果打印　发送指令至胶片打印机和报告进行实物打印。

（二）自助打印机基本结构

自助打印机整合了胶片打印和报告打印的功能，在本地计算机控制下工作，用特殊材料包装起来，形成一个整体，主要包含以下几个部分：

1. 存储服务器　使用 PACS 服务器，也可单独设立服务器，用以存储电子胶片信息和打印数据库信息。

2. 胶片打印机　为医用胶片打印机，干式打印。

3. 报告打印机　普通激光或喷墨打印机。

4. 读卡器或扫描枪　读取被检者就诊卡或检查信息条码。

5. 本地计算机控制硬件设备　包括胶片打印机、报告打印机、读卡器等。

【考题举例】

1. 激光相机中用来执行激光打印程序及幅式选择的系统是

　　A. 控制系统　　　　　　　B. 激光打印系统　　　　　C. 胶片传送系统

　　D. 信息传递系统　　　　　E. 信息存储系统

2. 医用直热式热敏相机的核心部件是

　　A. 聚集透镜　　　　　　　B. 热敏电阻　　　　　　　C. 热敏胶片

　　D. 热敏打印头　　　　　　E. 原料物质膜

3. 医用激光相机的构成除了打印系统，还包括
   A. 打印接口、信息系统、控制系统、X 线发生系统
   B. 传输系统、打印接口、信息传输及存储系统、控制系统
   C. 胶片系统、信息系统、控制系统
   D. 胶片传输系统、打印接口、信息传输及存储系统、辅助系统
   E. 胶片传输系统、打印接口、信息传输及存储系统、控制系统

4. 直接热敏打印的热敏电阻的温度控制在
   A. 80 ~ 200℃   B. 100 ~ 180℃   C. 100 ~ 200℃
   D. 120 ~ 180℃   E. 120 ~ 200℃

5. 自助打印机基本结构不包括
   A. 存储服务器   B. 胶片打印机   C. 读卡器或扫描枪
   D. 本地计算机   E. 显定影液

【参考答案】

1. A   2. D   3. E   4. C   5. E

第六章 放射卫生防护

【考试大纲要求】

1. 电离辐射的生物效应（掌握）
2. 辐射量和单位（了解）

3. 辐射防护原则与标准（掌握）

第一节 电离辐射的生物效应

电离辐射产生多种类型的生物效应，如辐射致癌反应、辐射遗传效应、组织反应、非癌症疾病、出生前照射的效应等。组织反应过去称之为非随机效应和确定性效应，它是由大剂量照射引起的，并且存在阈值。随机效应包括癌症以及遗传疾患没有阈值剂量，其发生率与剂量成正比。所有组织反应都是躯体效应（发生在受照个体身上的效应），而随机效应可以是躯体效应（辐射在受照者体内诱发的癌症），也可以是发生在受照者后代身上的遗传效应。

一、确定性效应

确定性效应由大剂量照射引起，存在阈值，严重程度与剂量有关。

不同器官或组织对电离辐射的反应各不同。卵巢、睾丸及眼晶体属最敏感的组织。

穿透力较低的 β 射线和 X 线外照射时，对皮肤辐射损伤高；穿透力较高的 X 线和 γ 射线照射时，更严重的损伤发生在深部器官而非体表。

二、随机性效应

随机性效应包括致癌效应和遗传效应，没有阈值，发生率与剂量成正比。

电离辐射能量的沉积是一个随机过程，甚至在非常小剂量的情况下也可以引起细胞的变化或细胞死亡。

致癌过程分 4 个阶段：肿瘤形成的始动、肿瘤形成的促成、肿瘤转化和肿瘤形成的进展。

遗传效应是通过对生殖细胞遗传物质的损害使受照者后代发生的遗传性异常。传统上将遗传性疾病分为：单基因遗传病、染色体畸变病和多因素病。

三、影响辐射损伤的因素

（一）与电离辐射有关的因素

1. 辐射种类　受照相同剂量，辐射种类不同，机体产生的生物效应不同。

2. 吸收剂量　辐射损伤主要与之有关。一定范围内，吸收剂量愈大，生物效应愈显著。

3. 剂量率　剂量率愈大，生物效应愈显著。

4. 分次照射　总剂量相同时，分次越多，分次照射时间间隔越长，生物效应越小。

5. 照射部位　吸收剂量和剂量率相同时，受照部位不同，生物效应不同。

6. 照射面积　其他照射条件相同，受照面积愈大损伤愈严重。以同样的剂量照射全身，可能引起急性放射病，而照射局部一般不会出现全身症状。

7. 照射方式　分为外照射、内照射和混合照射。外照射多向照射引起的效应大于单向。

（二）与机体有关的因素

在相同的照射条件下，机体不同，对辐射的反应也不同，即敏感性不同。

1. 种系　种系演化愈高，组织结构愈复杂，辐射敏感性愈高。

2. 个体及个体发育过程　随着个体发育过程的进行，辐射敏感性降低，但老年又比成年敏感。

3. 不同组织和细胞　同一个体不同组织和细胞辐射敏感性有很大差异。

（1）对辐射高度敏感的组织和细胞有：淋巴细胞、胸腺、骨髓、胃肠上皮、性腺和胚胎组织等。

（2）中度敏感组织和细胞有：感觉器官、内皮细胞、皮肤上皮、唾液腺和肾、肝、肺的上皮细胞等。

（3）轻度敏感组织有：中枢神经系统、内分泌腺、心脏等。

（4）不敏感组织有：肌肉组织、软骨和骨组织、结缔组织。

四、辐射权重因子与组织权重因子

1. 辐射权重因子　对某一组织或器官的吸收剂量的平均值进行加权。与辐射种类和能量有关，与组织或器官无关。

在 X 线摄影的能量范围内，其辐射权重因子（W_R）为 1。

2. 组织权重因子　对组织或器官的当量剂量加权的因子，反映了不同组织或器官对发生辐射随机效应的敏感性。与组织或器官有关，与辐射种类和能量无关。

第二节　辐射量和单位

1. 照射量　X 线在单位质量（dm）空气中释放出的所有正负电子被阻止在空气中时，所释放的离子的总电荷量（dQ）的绝对值（X），即 X = dQ/dm。是 X 线在空气中产生电离能力的量度。

SI 单位为 C·kg^{-1}（库伦每千克），原有单位 R（伦琴）。

$$1R = 2.58 \times 10^{-4} C \cdot kg^{-1}$$

照射量率：单位时间内照射量的增值。SI 单位为 C·kg^{-1}·s^{-1}。

2. 吸收剂量（D）　单位质量物质（dm）（或被单位质量物质吸收）的任何电离辐射的平均能量（dE），即 D = dE/dm。吸收剂量用来说明各种介质的物质受到辐射照射时吸收能量的多少。

SI 单位为 J·kg^{-1}（焦耳每千克），专用单位为戈瑞（Gy）。

$$1Gy = 1 J \cdot kg^{-1}$$

原有单位拉德（rad），1rad = 10^{-2}J·kg^{-1} = 10^{-2}Gy，1Gy = 100rad。

适用于任何类型的电离辐射、任何被辐射照射的物质，适用于内、外照射。

吸收剂量率：单位时间内吸收剂量的增量，SI 单位为 J·kg^{-1}·s^{-1}。

3. 比释动能（K）　间接电离粒子与物质相互作用时，在单位质量（dm）的物质中，由不带电的间接辐射粒子释放出来的全部带电粒子的初始动能之和（dE$_{tr}$），即 K = dE$_{tr}$/dm。

SI 单位为 Gy（戈瑞），曾用单位为 rad（拉德），与吸收剂量单位相同。

比释动能的大小反映不带电的致电离粒子交给带电致电离粒子能量的多少，适用于任何物质。

比释动能率：时间间隔（dt）内的比释动能的增量（dk），K = dk/dt。

SI 单位为 Gy·s^{-1}（戈瑞每秒），专用单位同吸收剂量率。

4. 当量剂量（H$_{T,R}$）　H$_{T,R}$ = D$_{T,R}$·W$_R$。

D$_{T,R}$是辐射 R 在组织或器官 T 内产生的平均吸收剂量。

W$_R$ 为辐射 R 的辐射权重因子，无量纲。

SI 单位是 J·kg^{-1}，称为希沃特（Sv），曾用单位雷姆（rem），1Sv = 1 J·kg^{-1} = 100rem，1Sv = 1000mSv。

当量剂量用来描述人体受辐射时的危害程度，反映不同种类、不同能量以及不同照射条件所导致生物效应的差异。

当量剂量率：单位时间内组织或器官 T 所接受的当量剂量，SI 单位是 Sv/s。

5. 有效剂量（E）　人体各组织或器官的当量剂量乘以相应的组织权重因子后的和。

SI 单位为焦耳每千克（J·kg^{-1}），专门名称为希沃特（Sv）。

有效剂量是用于定量描述各种辐射对人体产生的随机效应的唯一的量。

第三节　辐射防护原则与标准

1. 辐射防护三原则　实践的正当性、防护水平最优化、个人剂量限值。

2. 建立防护外照射的基本方法 缩短照射时间、增大与射线源的距离、屏蔽防护（主防护 2mm 铅当量，副防护 1mm 铅当量）。此外，固有防护为主与个人防护为辅的原则，X 线工作者与被检者防护兼顾，合理降低个人受照剂量与全民检查频率。

3. 我国放射卫生防护标准

（1）放射工作人员的剂量限值：

防止确定性效应的剂量限值：眼晶状体 150mSv/年（15rem/年）、其他组织 500mSv/年（50rem/年）。

防止随机性效应的剂量限值：全身均匀照射 50mSv/年（5rem/年）、连续 3 个月内一次或多次接受的总当量剂量不超过一半（25mSv）。

（2）放射工作条件分类：

年照射有效剂量超过 15mSv/年为甲种工作条件；

年照射有效剂量为 5～15mSv/年为乙种工作条件；

年照射有效剂量 <5mSv/年为丙种工作条件；

未满 16 周岁不得参与放射工作。

特殊意外情况下，一次事件中有效剂量不得 >100mSv，一生不得超过 250mSv。

教学期间，放射专业学生受照射剂量当量限值遵循放射工作人员的防护条款；非放射专业学生受照射，有效剂量当量 <0.5mSv/年，单个组织或器官剂量当量 <5mSv/年。

4. 公众 对被检者的防护包括：提高国民对放射防护的知识水平；正确选用 X 线检查的适应证；采用恰当的 X 线质与量；严格控制照射野；非摄影部位的屏蔽防护；提高影像转换介质的射线灵敏度；避免操作失误，减少废片率和重拍片率；严格执行防护安全操作规则。被检者接触电离辐射时的剂量限值：

全身 5mSv/年（0.5rem/年）；单个组织或器官 50mSv/年（5rem/年）。

【考题举例】

1. X 线的放射防护和放疗是利用 X 线的哪个特征

   A. 折射作用   B. 感光作用   C. 着色作用

   D. 电离效应   E. 生物效应

2. 诊断用线机房的主防护厚度

   A. 0.5mm   B. 1.0mm   C. 1.5mm

   D. 2.0mm   E. 2.5mm

3. 在诊断 X 线能量范围内，使患者接受照射量最多的是

   A. 相干散射   B. 光电效应   C. 光核反应

   D. 电子对效应   E. 康普顿效应

4. 影响 X 线管附加滤过辐射防护效果的因素是

 A. 大小   B. 形状   C. 位置

 D. 厚度   E. 重量

5. 公众个人（全身）剂量当量限值，下列选项正确的是

 A. 5mSv/年   B. 15mSv/年   C. 20mSv/年

 D. 30mSv/年   E. 50mSv/年

【参考答案】

 1. D 2. D 3. B 4. D 5. A

《 第七章　乳腺临床基础

【考试大纲要求】

1. 乳腺组成（掌握）　　　　　　　　3. 乳腺癌（掌握）
2. 乳腺相关病史及检查（掌握）

第一节　乳腺组成

一、乳腺解剖

1. 乳腺是人类和哺乳动物特有的结构，男性乳腺不发达，乳头较为恒定，多位于第4肋间间隙或第4肋骨水平，常以此作为定位标志。

2. 女性乳腺于青春期开始发育，妊娠和哺乳期有分泌活动。

3. 乳腺解剖

（1）形态。成年未婚女性呈半球形或悬垂形，重150～200g；妊娠和哺乳期受激素影响乳房呈球形；停止哺乳乳房变小下垂；更年期后，乳房显著缩小下垂。乳头，位于第4肋间间隙或第5肋与锁骨中线相交处。乳头表面有许多小窝，内有输乳孔，其周围颜色较深环形皮肤区，为乳晕。乳晕表面隆起的乳晕腺，分泌脂性物质润滑乳头，防止皮肤破损感染。妊娠及哺乳期乳头乳晕色素沉着颜色深。

（2）位置。乳房位于胸部正前面，胸大肌和胸肌筋膜表面，上起第 2 ~ 3 肋，向下至第 6 ~ 7 肋，内侧至胸骨旁线，外可达腋中线。乳房与胸肌筋膜之间隙，为乳房后间隙，内有结缔组织和淋巴管，无大血管，使乳房可轻度移动。乳腺癌时，乳房被固定在胸大肌。

（3）结构。乳房由皮肤、脂肪组织、纤维组织和乳腺构成。乳腺被分割为 15 ~ 20 个乳腺叶，内有放射状输乳管（近乳头膨大为输乳管窦，末端细，开口于乳头），其又被分为若干乳腺小叶。小叶由许多腺泡构成，各叶的导管向乳头集中形成一条输乳管开口于乳头。

二、乳腺组织分型

根据乳腺组织结构间的密度差异可将其分为：腺体型、纤维或结缔型、脂肪型。

三、乳腺的淋巴网

乳腺的淋巴网甚为丰富，其淋巴液的主要引流途径有：

1. 乳腺大部分淋巴液经胸大肌外侧缘淋巴管引流至腋窝淋巴结，再引流入锁骨下淋巴结。

2. 乳腺上部淋巴液直接穿过胸大肌的淋巴管流入锁骨下淋巴结，继而汇入锁骨上淋巴结。

3. 一部分乳腺内侧淋巴液，经肋间淋巴管流向胸骨旁淋巴结（主要在第 2、3 肋间，沿胸廓动脉、静脉分布），继而引流至锁骨上淋巴结。

4. 经两侧乳腺间皮下的一些交通淋巴管，一侧的乳腺淋巴液可流向对侧。

5. 乳腺深部淋巴网可与腹直肌鞘和肝镰状韧带的淋巴管相通，从而可使乳腺深部的淋巴液引流向肝脏。

四、乳腺的静脉与淋巴管走行

乳腺的静脉与淋巴管伴行，在乳腺癌的血行转移中有重要意义。乳腺的静脉分深、浅两组。浅静脉分横行和纵行两类。横行静脉向胸骨旁穿过胸肌，汇入内乳静脉；纵行静脉向锁骨上窝走行，注入颈下部浅静脉，而后汇入颈前静脉。深静脉分为：

1. 经内乳静脉的穿支注入同侧无名静脉，是乳腺癌经血行肺转移的一条重要途径。

2. 直接注入肋间静脉，再经肋间静脉与椎静脉的交通支，引入奇静脉、上腔静脉，此为乳腺癌经血行转移至脊柱、骨盆、颅骨等的途径。

3. 直接汇入腋静脉，而后进入锁骨下静脉及无名静脉，此为乳腺癌血行肺转移的又一途径。

五、乳腺的生理活动

乳腺自青春前期开始发育，受多种内分泌激素的影响。乳腺的生理活动又受腺垂体激素、肾上腺皮质激素和性激素的影响和制约。腺垂体产生的催乳素直接影响乳腺，同时又通过卵巢和肾上腺皮质间接地影响乳腺。在促卵泡激素和促肾上腺皮质激素的作用下，卵巢和肾上腺皮质均分泌雌激素，促使乳腺导管发育和生长及脂肪纤维组织增生。孕激素主要是使腺泡生长。在妊娠和哺乳期，胎盘分泌大量的雌激素和脑垂体分泌的催乳素，使乳腺明显增生，腺管延长，腺泡分泌乳汁。妊娠后期和哺乳期乳腺腺泡和导管显著扩张，充满液体。哺乳期后，乳腺恢复而处于相对静止状态。平时，在月经周期的不同阶段，乳腺的生理状态也在各种激素的影响下呈周期性变化。生育期女性乳腺随月经周期有增殖期、分泌期和月经期的变化。绝经期及以后，乳腺实质逐渐退化、萎缩。乳腺的变化实质上是下丘脑—垂体—卵巢轴的周期性功能变化的一种外在表现。

六、乳腺组织结构与 X 线影像密度

女性乳腺 X 线摄影和自我乳腺体检最好选择在乳腺组织复旧后或再次增生的初期，即月经来潮后 7~10 天。在月经前分泌期行乳腺 X 线检查可能因乳腺组织含水量增加而出现实质密度增高，降低自然对比，从而遗漏病变。优质乳腺 X 线照片应正确显示：

①乳头；

②乳晕为 1~5mm；

③皮肤，在切线位厚 0.5~1.5mm，密度中等；

④皮下脂肪；

⑤乳腺悬韧带；

⑥乳腺导管；

⑦乳腺实质（纤维腺体组织）；

⑧乳后脂肪层及胸肌；

⑨乳腺血管；

⑩腋前及乳腺内淋巴结：腋前淋巴结有时较大，甚至直径 >2cm。

第二节　乳腺相关病史及检查

一、溢液

异常分泌可分为生理性和病理性溢液两类。病理性溢液有：①乳腺外形，如垂体腺瘤或增生，分泌催乳激素，发生于双侧乳腺；②乳腺内型。

二、既往史

既往史包括月经史、婚史、妊娠史、哺乳史、乳腺创伤（外伤或手术）史、妇科病史、家庭肿瘤史。

1. 大龄未婚的女性为乳腺癌的高危人群。30 岁以后妊娠分娩或婚后不孕、不育的妇女属乳腺癌高危人群；多次流产尤其是药物流产，或产前引产为乳腺良性疾病的原因之一。哺乳可降低卵巢功能，减少雌激素的分泌，从而降低乳腺癌的发生率，对乳腺起保护作用，一般哺乳期为 6~10 个月。

2. 性激素替代治疗，不恰当的含激素的养颜保健药品、营养品的应用，都可能改变乳腺生理状态，甚至诱发某些乳腺疾病。乳腺癌有一定的遗传倾向，特别是母系家族中如母亲、外祖母、姨妈或表姐妹等患有乳腺癌，其危险性增加 2~4 倍。

3. 直接影响乳腺的激素主要是雌激素、孕激素和催乳素。雌激素和孕激素都可刺激乳腺组织的发育。垂体激素主要起调节作用，腺垂体分泌的催乳素对妊娠哺乳期乳腺进一步发育和分泌都有促进作用。性激素分泌紊乱，初潮早，绝经晚，行经时间长也可能使乳腺癌的发病机会增加。

三、扪诊

扪诊时，从乳腺内上侧开始，自内上到内下，再由外下到外上至腋部，然后到乳头乳晕中央区，最后到锁骨上区。手法为手指并拢，用第 2 ~ 5 指平行方向逐一触摸。触摸应轻柔，切忌重按，利用指端最敏感的指腹轻轻地接触。

四、实验室检查

实验室检查项目有：微血管密度（MVD）、激素受体检测、乳腺基因检测、乳腺癌肿瘤标志物。

五、被检者须填写的卡片内容

被检者须填写的卡片内容包括：一般资料、月经史、生育史、激素使用史、乳腺治疗史、乳腺感染史、家族史。

第三节　乳腺癌的 X 线检查技术

一、乳腺癌概述

乳腺癌是多在普查或无意中自检发现的无痛性乳腺肿块，快速进行性长大（以月计），质地坚硬，表面不平，与周围组织有不同程度粘连，活动差，或与乳腺实质一起整体推动，有时伴乳头出血，呈鲜红、暗红或咖啡色，外侧可扪到腋下或锁骨上淋巴肿块，皮肤水肿增厚，橘皮样变或乳头凹陷或退缩等。乳腺肉瘤来源于纤维组织、上皮细胞、组织细胞、脂肪、平滑肌、骨骼。乳腺恶性淋巴瘤多继发于全身恶性淋巴瘤。乳腺肉瘤和淋巴瘤均较少见，特点是恶性程度高，生长迅速（以日月计），患者年轻，多发结节或巨块型，皮肤表面凹凸明显，治疗效果不佳和预后差。

二、乳腺癌的发病原因

乳腺癌的发病和体内雌激素和孕激素水平有关系（如初潮及绝经年龄、生育情况、避孕药等），有些和家族的遗传有一定关系，另外，乳腺癌的发病和生活方式也有关。

1. **遗传因素**　一级亲属（母亲、姐妹等）中如果有乳腺癌发病，那么这个家族就属于高危人群。有 BRCA – 1 基因突变的家族具有较高的乳腺癌发病率，70% ~ 80% 发病年龄比较早，50 岁以前同时患有卵巢癌；绝经后患病人数比普通人群多 20%，绝经前多 2 倍，单侧发病多 1 倍，绝经前双侧发病多 7 ~ 8 倍。

2. **内分泌因素**　工作紧张、身体劳累、饮食等因素可使内分泌不规律，很多女性由此发生乳腺纤维囊性改变。如果有上皮不典型增生，则称之为"癌前期病变"。

三、乳腺癌的高危人群

1. 月经初潮年龄 <12 岁或绝经年龄 >55 岁者。

2. 第 1 胎的生育年龄 >35 岁，或未生育、产后未哺乳者。孕激素、胎盘分泌的雌激素对乳腺有一定保护作用，但只有经过正常的生育和哺乳，孕激素及胎盘分泌的雌激素才能起正常的保护作用。

3. 月经周期短者，说明雌激素作用时间长。

4. 绝经后雌激素水平高或采用雌激素替代治疗者。

5. 有乳腺癌家族史者。

以上人群发生乳腺癌的危险性是正常人群的 1.3 ~ 3 倍。

四、乳腺正常影像学数据

1. X 线　乳腺皮肤厚度因不同的人、不同的乳腺部位差异较大：正常人厚度 0.5 ~ 5mm，乳晕区皮肤较薄；青春期乳腺周围有光滑的薄层皮肤包绕，厚 0.5 ~ 1.5mm。乳腺后脂肪 X 线表现为线状低密度影，厚度 0.5 ~ 2mm。乳腺内淋巴结一般不显影，偶尔可以看到，直径多 <10mm。腋前或腋窝淋巴结大小变异非常大，当淋巴结内含有大量脂肪（脂肪化）时可达数厘米。

2. CT　平扫可显示乳腺的皮肤呈均匀一致的弧形致密影，厚 0.5 ~ 1.5mm。皮下脂肪位于皮肤与腺体之间，密度较低，CT 值约为 −50HU。腺体组织呈小片状或团块状软组织密度，CT 值为 10 ~ 20HU。乳腺含脂肪的肿块 CT 表现为均匀或不均匀低密度，CT 值为 −100 ~ −80HU。囊肿为水样密度，CT 值为 10 ~ 15HU。

五、乳腺病变的基本 X 线征象

1. 肿块（mass）　观察肿块时要注意其所在的解剖部位、大小、数量、形状、边缘、密度、对邻近结构的影响、伴发征象及其动态变化。透明晕圈征（halo sign），出现此征的肿块几乎均考虑为良性。黑星（black star）多见于脂肪坏死、硬化性乳腺病、放射状瘢痕等，但是，少部分乳腺癌也可能表现为黑星状影。彗尾征，常常代表恶性肿瘤的浸润。白星状影常见于乳腺癌，尤其是浸润性导管癌中的硬癌，小叶癌也可出现此征象，提示肿瘤周围有较多结缔组织增生、浸润等。酒窝征、漏斗征通常是恶性征象。帐篷征大部分是乳腺癌所致。孤立性扩张导管征可以是导管原位癌的一种表现。

2. 钙化

（1）良性钙化常常表现为边缘清楚，密度较均一，形态规则或具有特定形状。恶性钙化则边缘模糊，密度不均一且差异较大，多较小，形态不规则。典型良性钙化：皮脂腺钙化、纤维腺瘤钙化、血管钙化、分泌性钙化、腺体钙化（散在圆点状）、脂肪坏死环状钙化、钙乳沉积、缝线钙化、营养不良性钙化。

（2）高度怀疑恶性的钙化：细小多形性钙化（直径通常 <0.5mm）、细小线样或分支状钙化。

六、乳腺常见病变

1. 乳腺增生性疾病　X 线多表现为乳腺内局限性或弥漫性片状、棉絮状或大小不一的结节状影，边界不清。小乳管高度扩张形成囊肿时，表现为圆形或卵圆形密度略淡的阴影，直径多＜1cm。

2. 乳腺纤维腺瘤 CT 表现为：①平扫肿块密度较低，CT 值一般为 15～20HU。②增强扫描可见腺瘤呈均匀性强化，强化后 CT 值常增高 30～40HU。乳腺 CT 增强扫描肿块明显强化，CT 值升高 50HU 以上多为恶性肿瘤；中等度强化，CT 值升高 30～40HU 多为良性肿瘤。

七、几种乳腺癌的概念

1. 微小乳腺癌 指在 X 线片上显示较小的乳腺癌，它可能是导管内癌或导管内癌伴微浸润，也可能是体积尚小的浸润性导管癌、浸润性小叶癌或其他类型的乳腺癌。其中，约 2/3 的病例不能被临床体检扪及。微小乳腺癌并不保证没有肿瘤转移。

2. 隐匿性乳腺癌 指临床不能扪及的乳腺肿块，主要因为身体其他部位（如骨骼、肝脏、肺、颅内）首先确诊转移肿瘤，然后使用仪器检查而发现的乳腺癌。

3. 早期乳腺癌 指乳腺导管原位癌，以及伴有微浸润的乳腺导管癌、临床一期的乳腺癌。

八、乳腺癌的临床分期（TNM 分期）

0 期：临床没有肿块的导管内癌或称原位癌，在这个阶段治愈率高，达 99%。

1 期：肿瘤 ＜2cm，腋窝淋巴结阴性，没有远处转移。

2 期：肿瘤为 2～5cm，腋窝淋巴结可以无或有肿大；或肿瘤虽＜2cm，但腋窝淋巴结有肿大。

3 期：肿瘤 ＞5cm，或区域淋巴结有多个转移，肿瘤可能浸润到胸肌或乳腺的皮肤，但没有远处转移。

4 期：不考虑肿瘤大小和腋窝阳性淋巴结数目，只要有远处其他器官转移。

九、BI－RADS 分类

0 类（Category 0）：不定类别。

1 类（Category 1）：乳腺摄影显示乳腺结构清楚无病变。

2 类（Category 2）：肯定的乳腺良性肿块、良性钙化均属此类。

3 类（Category 3）：3 类（可能良性）被保乳，其发现几乎为良性。

4 类（Category 4）：恶性度在 30% 左右。

5 类（Category 5）：用来表述几乎肯定是乳腺癌的病变。

3 类（可能良性）或 2 类（良性）或许残留有恶性可疑的钙化。4 类（可疑恶性）或 5 类（高度提示恶性）建议活检或手术。

十、乳腺癌 X 线摄影筛查的有效性分析

乳腺癌的危险因素包括：乳腺癌的个人史或家族史；无子女或生育第 1 个孩子时超过 35 岁；治疗其他疾病时对胸部或上身进行放疗；乳腺活检史或良性乳腺疾病史。另一个增加乳腺癌发病概率的因素是绝经后超重或肥胖。因此保持适当的体重可以降低乳腺癌的

发病概率，同时应该少食脂肪，生活规律，不吸烟、喝酒。

【考题举例】

1. 每个乳腺含有
   A. 2～5 个腺叶、腺小叶
   B. 5～10 个腺叶、腺小叶
   C. 10～15 个腺叶、腺小叶
   D. 15～20 个腺叶、腺小叶
   E. 20～25 个腺叶、腺小叶

2. 平片上正常淋巴结的诊断指标是
   A. 淋巴结的短轴 <0.5cm
   B. 淋巴结的短轴 <1.0cm
   C. 淋巴结的短轴 <1.5cm
   D. 淋巴结的短轴 <2.0cm
   E. 淋巴结的短轴 <2.5cm

3. 正常乳腺 BI-RADS Ⅰ型的 X 线特征是
   A. 脂肪组织占 50%～75%、腺体组织占 25%～50%
   B. 脂肪组织占 25%～50%、腺体组织占 50%～75%
   C. 脂肪组织占 25% 以下、腺体组织占 75% 以上
   D. 脂肪组织占 75% 以上、腺体组织占 25% 以下
   E. 脂肪组织占 50% 以下、腺体组织占 50% 以上

4. 不属于乳腺癌高危人群的是
   A. 月经初潮年龄 <12 岁
   B. 子女生育过多者
   C. 绝经年龄 >55 岁者
   D. 第 1 胎的生育年龄 >35 岁者
   E. 绝经后雌激素水平高或采用雌激素替代治疗

5. 临床没有肿块的导管内癌或称原位癌，临床分期为
   A. 0 期
   B. 1 期
   C. 2 期
   D. 3 期
   E. 4 期

【参考答案】

   1. D   2. B   3. D   4. B   5. A

第八章　乳腺数字 X 线摄影技术

【考试大纲要求】

1. 乳腺 X 线摄影基础（掌握）　　3. 乳腺 X 线检查技术（掌握）
2. 数字乳腺 X 线成像（掌握）

第一节　乳腺 X 线摄影基础

一、乳腺 X 线摄影的产生及发展

乳腺 X 线摄影的发展历程分为 4 步：乳腺 X 线摄影专用钼靶 X 线机的开发—数字探测系统的发展—乳腺 X 线摄影质量控制规范化的普及—以数字乳腺 X 线摄影为平台的高级临床应用的开发（表 4 - 8 - 1 - 1）。

表 4 - 8 - 1 - 1　乳腺 X 线摄影进展

时间	事件
1913 年	德国医生 Saloman 开始研究乳腺 X 线摄影（mammography，MG）
1930 ~ 1960 年	采用工业 X 线胶片（无增感屏）摄取乳腺影像。直到 20 世纪 60 年代末，乳腺摄影均是用钨靶摄影，限制了组织结构分辨力
1967 年	乳腺专用钼靶 X 线管和圆锥形压迫器的出现和使用
1972 年	乳腺专用增感屏 - 胶片系统诞生
1973 年	法国 Gros 将旋转阳极钼靶 X 线应用到乳腺 X 线机

时间	事件
1976 年	乳腺摄影专用稀土增感屏－胶片系统及暗盒诞生
1978 年	乳腺摄影技术使用滤线栅
1981 年	0.1mm 焦点 X 线管启用
1994 年	美国颁布了乳腺摄影质量法案（MQSA），为国际公认最严格乳腺摄影质量控制标准
1996 年	CCD 应用于乳腺摄影机
1998 年	计算机辅助诊断（CAD）应用于乳腺摄影
2000 年	全数字化乳腺摄影系统（FFDM）投入使用
2001 年	FFDM 三维穿刺装置被开发
2002 年	数字合成体层成像技术用于乳腺 X 线检查
2003 年	数字乳腺时间减影血管造影技术和能量减影技术诞生
2006 年	CR 乳腺摄影和双面读取 CR 乳腺摄影得到应用。第 92 届北美放射学年会正式展出相位对比乳腺摄影（PCM）系统

二、乳腺 X 线摄影系统的构成

乳腺 X 线摄影系统由高压发生器、X 线管（铍窗、附加滤过）、X 线摄影机架、操作控制台、辐射防护屏等构成。X 线摄影机架包括 C 形臂或球形臂、准直器、影像接收器、滤线器、自动曝光控制系统（automatic exposure control，AEC）、压迫器等。

低能的软 X 线（15～25keV），对于扩大腺体、脂肪、皮肤之间及其与病灶组织之间的 X 线吸收差异十分关键，这是获取乳腺各组织结构的成像基础。乳腺 X 线摄影系统性能的总体要求应具备高对比度、高分辨率、低剂量 3 大特点。

1. 乳腺 X 线摄影机架　包括数字探测器和图像采集工作站等部件。

（1）机架类型与功能：射线源到影像接收器（屏/片、IP 或平板探测器）的距离一般为 60cm。球形臂设计的最大特点是被检者体位舒适，技师操作空间扩展。球形臂的设计易于被检者身体的稳定，便于乳腺固定，且胸部肌肉放松，乳腺自然下垂，有利于更多的乳腺组织，靠近胸壁处的乳后组织及腋尾区病变进入照射野。在球形臂设计状态下，技师可面对被检者，拥有更广阔的操作区域，方便观察、定位；正面观察，与被检者正面交流，可随时观察被检者的状态，对于压迫过程中对被检者造成的不适可以及时发觉。双手操作，对于乳腺的牵拉、压迫、定位更为准确、方便，使乳腺在照射野中的定位更易于控制。

（2）影像接收器：暗盒应具有保护措施，未插入暗盒时禁止曝光，未更换暗盒时禁止再次曝光，照射野和暗盒尺寸不相吻合时禁止曝光等。

（3）准直器：光野与照射野的误差应在焦点－影像接收器距离（source image receptor distance，SID）的 2% 以内。X 线照射野与胶片面幅的误差判断：胸壁侧 X 线照射野不超过乳腺托盘胸壁侧 5mm 范围，即胸壁侧以外不超过 SID 的 2%（最好在 1% 以内）。

（4）滤线栅：在散射线未被消除的情况下，只有 50% ~ 70% 的乳腺固有组织对比才会被显示。因此，乳腺摄影使用滤线栅已成常规。乳腺摄影中使用的滤线栅有两种，即线型滤线栅（linear grid）和高通多孔型（high transmission cellular，HTC）滤线栅，也称蜂窝状型滤线栅。

①线型滤线栅：其栅比为（grid ratio）4:1 ~ 5:1，栅焦距为 65cm（或 66cm），栅密度为 30 ~ 50LP/cm，密纹滤线栅的栅密度为 80LP/cm。活动滤线栅曝光倍数（Bucky factor）为 2 ~ 3，即使用 Bucky 滤线栅进行乳腺 X 线摄影的曝光量是不使用 Bucky 滤线栅的 2 ~ 3 倍。而影像对比的改善度仅为 40%。线型滤线栅栅板（散射线的吸收材料）一般为铅，蜂窝状型滤线栅栅板的材料为铜，栅板间的充填材料有木、碳纤维、铝，当前采用较多的是碳纤维和铝。蜂窝状型滤线栅栅板间的充填材料为空气。

活动滤线栅的评估标准：不能出现滤线栅的铅条伪影。乳腺放大摄影中有一个 30cm 的距离，散射线到达不了影像接收系统，空气间隙效应减少散射线。因此，乳腺放大摄影不使用滤线器。

②高通多孔型滤线栅：微处理器控制运动消除了栅格伪影。

栅比（栅条高度与栅条间距的比值）通常被认为是滤线栅消除散射线、提高影像对比度的指标。栅比越高就能够消除越多的散射线，并且图像对比度和图像质量也提高。但是，这必然使被检者受照射的剂量增加。然而，由于 HTC 滤线栅采用交叉设计，故 HTC 滤线栅和线性滤线栅消除散射线的能力不能通过栅比来比较。HTC 滤线栅的交叉式设计减少了两个方向上的散射线，而由微处理器控制的运动消除了栅格伪影，产生更高质量的图像。

2. **高压发生器**　采用逆变式高频高压发生器是现代乳腺摄影系统设计的标准。所谓逆变式高压发生器，就是先把工频电源整流滤波变成平稳直流，再由逆变器利用振荡方法把平稳直流变成几千赫兹，甚至上百千赫兹的交流电，再由变压器提升、整流、倍压至 X 线发生所需的直流高压。逆变式高压发生器的高频状态是 50Hz 的上千倍，一般乳腺摄影系统的逆变频率在 20 ~ 100kHz。乳腺 X 线摄影系统的最大高压输出功率在 3 ~ 10kW，管电压范围在 22 ~ 35kVp，调节档次为 1kVp，管电流量（mAs）的调节范围在 4 ~ 600mAs。

（1）X 线输出具有很好的重复性（精度）和线性。其变动系数（C）不高于 0.02。

（2）X 线质：采用半值层（half value layer，HVL）来表示。所谓半值层是指入射 X 线强度衰减到初始值的 1/2 时，所需的标准吸收物质的厚度，它反映了 X 线束的穿透能力与 X 线质的软硬程度。在乳腺 X 线摄影中，决定线质的因素是管电压、X 线管的靶物质以及附加滤过等。

3. X 线管

（1）X 线管焦点：有大焦点、小焦点，其尺寸一般为 0.3/0.1。大焦点最高管电流为 100mA，小焦点最高管电流为 25mA。小焦点是为乳腺放大摄影而设计的，以便将高频信息（如肉眼难以识别的微小钙化灶）通过放大变成低频信息加以识别。

（2）足跟效应：从 X 线管发出的 X 线，其强度分布阴极端的 X 线强度大于阳极端。这种足跟效应（heel effect）（也称阳极效应）是阳极靶面倾斜角与 X 线投射方向的关系，致使产生的 X 线被靶物质本身吸收所致。在乳腺摄影时，将 X 线管阴极侧置于被检者胸壁侧，由于胸壁附近的 X 线强度大，而乳头侧的乳腺比胸壁侧乳腺薄，这样可以得到较好的摄影效果。

（3）X线管靶物质与滤过：总滤过必须相当0.5mm Al或者0.03mm Mo。对多数乳腺而言，钼靶/钼滤过（Mo/Mo）组合方式是用不超过辐射剂量限值的射线获得高质量图像（对比度）的最佳选择。对厚度大、密度高的乳腺而言，增加管电压，造成对比度下降。而 Mo/Rh 或 Rh（铑）、W（钨）靶的X线穿透力增强，对比度下降不明显。按照 Mo/Mo →Mo/Rh→Rh/Rh→W/Rh 顺序，X射线质依次变硬，穿透力增强。

（4）钨靶X线管：数字乳腺X线摄影的最低剂量－钨靶X线管，配合铑和银滤过的最优化影像质量。采用数字乳腺摄影拍摄所有厚度乳腺，钨靶X线管配合铑和银滤过是最佳选择。对一般的乳腺X线摄影，钨靶X线管是采用钼靶X线管成像剂量的65%。乳腺X线管的数字乳腺摄影系统，已经证实比屏/片乳腺X线摄影的辐射剂量低30%。乳腺最优化的影像质量要能够分辨小到200μm的微小钙化灶。

4. 压迫装置

（1）压迫装置使用的目的：

①规则地减少乳腺厚度，以利于X线束从皮下区域到胸壁更加容易和规则地穿透。

②压迫减小了从乳腺到影像接收器的距离，降低了几何模糊，空间分辨力得到提高。

③压迫还使得乳腺内的结构分离，降低病变影像模糊不清带来的假阴性的可能性或正常组织重叠而导致的假阳性。

④适当的压迫使得乳腺平展为更加二维性的结构，从而提高密度的一致性。

⑤易于区分（如非对称正常组织和囊肿等）可承受较大压力的低密度良性结构和较小压力较高密度的恶性病变。

⑥通过减小乳腺厚度，适当地压迫减小了适宜曝光所需要的乳腺平均腺体剂量，同时散射线减少，提高了对比度。

⑦适当的压迫固定了乳腺，减少了产生运动模糊的概率，同时使乳腺结构更靠近胶片，提高了几何锐利度。这在乳腺摄影中使用较低穿透力的低能量X线束（25～30kVp）时尤为重要。

（2）压迫装置的桨板种类：通常分两种，一种是标准常规压迫桨板（standard paddle），一种是全自动调节的倾斜桨板（fully automatic self－adjusting tilt，FAST paddle）。

①初始电动驱动压力必须在111～200N（25～45磅）。压迫器的显示精度为±20N（4.5磅）；压迫厚度的显示精度为±5mm。

②乳腺摄影系统的压迫装置还配置有方形点压迫板、小环形点压迫板、腋下压迫板作为备用。推荐使用后缘平直而非环状压迫装置的原因是，它是平直的，而非有曲度的。在压迫过程中，压迫器应保持与影像接收器平面平行，此偏差不能超出1cm范围。

5. 观片环境 观片灯亮度一般在1500cd/m²，而乳腺照片观片灯的亮度应在3000cd/m² 以上，照度在50lx以下。荧光灯管的亮度会随着时间而降低，大约2000h会降低10%。建议每18～24个月要更换荧光灯管，且更换的荧光灯管必须是同一型号和颜色的。主要显示设备所在的室内光线应小于10lx，标准观片箱上周围环境光在照片上的反射为1cd/m²，无照片时灯箱的亮度为4000cd/m²。

三、乳腺成像原理

乳腺由脂肪、腺体、肌肉等组成，不与骨组织重叠，其组成成分间有效原子序数和密度接近，缺乏天然对比。在低 kV 下，其 X 线衰减系数之差相对比较大，可获得较高对比度的影像（图 4 - 8 - 1 - 1）。所以乳腺 X 线摄影采用低 kV（一般在 40kV 以下），因为此时 X 线在体内是以光电吸收为主。以脂肪和肌肉为例（表 4 - 8 - 1 - 2），两者之间密度和原子序数相差不大，在 80kV 条件下 X 线的衰减系数也相差不大，但在 40kV 的条件下 X 线的衰减系数相差明显加大。

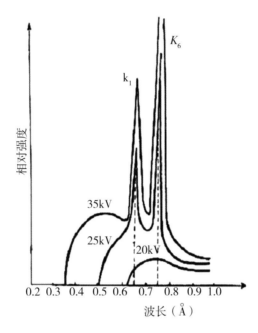

图 4 - 8 - 1 - 1　不同管电压时钼靶 X 线强度曲线

表 4 - 8 - 1 - 2　脂肪和肌肉在不同千伏条件下的衰减情况

	密度 ρ（kg·m⁻³）	有效原子序数 Z	X 线衰减系数 μ（m⁻¹）	
			40kV	80kV
脂肪	0.92×10^3	6.23	0.33	0.19
肌肉	1.04×10^3	7.46	0.40	0.20

第二节　数字乳腺 X 线成像

一、数字乳腺 X 线摄影的优势

对器件参数变化不敏感；可以预先决定精度；有较大的动态范围；更适合于非线性控制；对环境温度变化敏感性低；可靠性高；系统依据时间划分进行多路传输时，有较大灵活性；纯数字系统是由大量简单通断开关组成，它基本上不随时间和温度产生漂移，系统性能始终一致。

1. 密度分辨力高：屏/片组合系统的密度分辨率只能达到 2^6 灰阶，而数字图像的密度

分辨力可达到 $2^{10} \sim 2^{12}$ 灰阶。

2. 数字图像可以进行后处理：这是数字图像的最大特点。

3. 数字图像可以存储、调阅、传输或拷贝。

总之，数字乳腺 X 线摄影抗干扰能力强，各种成像技术的比较详见表 4 - 8 - 2 - 1。

表 4 - 8 - 2 - 1 医学影像学成像技术的比较

图像种类	成像源	成像依据	成像方式	信息量	对人体影响	优势
常规 X 线	X 线	密度和厚度	直接投射	大	有损	形态、全貌、精细
CT	X 线	吸收系数	数据重建	中	有损	密度分辨力高
MRI	磁场	氢核物理状态	数据重建	中	无损	软组织、代谢信息
US	超声波	界面反射	数据重建	中	无损	安全、动态、重复
NM	γ 线	核素含量和分布	数据重建	小	有损	功能

二、乳腺 X 线摄影数字化的需求

1. 医疗体制改革的需求：数字化可以提高检查效率；数字化可以提高检查质量，拓展更高级的临床应用；数字化可以优化卫生资源配置，降低医疗费用，减少医院开支。

2. 医疗信息一体化的需求。

3. 数字医疗设备市场的需求（表 4 - 8 - 2 - 2）。

表 4 - 8 - 2 - 2 数字医疗设备市场的需求

需求	细节
钼靶 X 线检查	敏感度和特异度高，可发现几毫米的乳腺病灶。密度分辨力低，组织重叠，图像受乳腺结构，发育情况，被检者年龄，生理期诸多因素影响，疑诊患者需 MR 检查。早期应用于乳腺检查的红外线照相机已被淘汰
超声乳腺检查	方便快捷、无辐射。对囊性和实物肿瘤的鉴别准确率高，对微小钙化检出率低，只作为检查的补充手段
CT 乳腺检查	对肿块的位置、大小、形态、边缘毛刺、钙化、病灶强化特点均能有效显示，但对肿瘤内部微小钙化显示不如钼靶，空间发病率低，辐射剂量大
MRI 乳腺检查	软组织分辨力良好，对乳腺有较高的敏感度，但是特异度较低，不能显示肿瘤内部微小钙化灶，价格昂贵
核医学乳腺检查	检查费用高，辐射剂量大，不能广泛用于临床
随着数字化进程，钼靶 X 线机已取代 CR 摄影和屏 - 片系统。双面阅读 CR 乳腺摄影系统的 IP 使用了透明基板，提高了图像信噪比。FFDM 的出现使钼靶 X 线摄影进入普及化，该技术便于图像后处理、即时成像、图像对比度高、影像结构、层次清晰，摄片条件宽容度大，辐射剂量低，在致密性乳腺和显示微小钙化方面具有明显优势，提高了乳腺癌诊断的正确率	

三、数字乳腺 X 线摄影的基本术语

1. 硬件（hardware）与软件（software）　软件包括管理程序、数据获取程序、数据处理程序以及显示程序等。

2. 原始数据（raw data）　由探测器直接接收到的信号，这些信号经放大后通过模/数转换得到的数据称为原始数据。

3. 矩阵（matrix）　表示一个横成行、纵成列的数字方阵。

4. 显示矩阵（display matrix）　为了保证显示图像的质量，显示矩阵一般等于或大于采集矩阵。

5. 像素与体素（pixel voxel）　像素又称像元，系指组成图像矩阵中的基本单元。体素是一个三维的概念，像素是一个二维概念。

$$重建像素大小 = 重建视野大小/矩阵大小$$

像素尺寸多为正方形，若像素宽度每减少一半，则像素的总数量就要增加 4 倍。像素数量增加，所占据计算机内存空间加大，致使一幅完整的图像从图像处理到完全显示的全过程速度要减慢，所以，像素尺寸的减小不应该是无限制的。

6. 灰阶（gray scale）　为适应人的视觉的最大等级范围，灰阶一般只有 16 个刻度。但是，灰阶的每一刻度内又有 4 级连续变化的灰度，故共有 64 个连续的不同灰度的过渡等级。

7. 尼奎斯特频率（Nyquist frequency）　尼奎斯特频率是数字化图像的专用术语，等于 2 倍像素尺寸的倒数。

四、数字乳腺 X 线摄影的获取方式

数字乳腺 X 线摄影通常有胶片数学化仪（film digitizer）、计算机 X 线摄影（computed radiography，CR）、电子耦合器件（charge coupled device，CCD）、碘化铯/非晶硅平板探测器（a‒Si）、非晶硒平板探测器（a‒Se）等。

1. CR 系统

（1）构成：主要由成像板（IP）、影像阅读器、影像处理工作站、影像存储系统组成。

IP 的构造：其外观像一块单面增感屏，由表面保护层、光激励发光（PSL）物质层、基板层和背面保护层组成。成像板上涂有一层"光激励存储荧光体（PSP）"BaFX：Eu^{2+}。曝光后的成像板，由于吸收 X 线而发生电离，在光激励荧光体的晶体中产生电子/空穴对（陷阱）。一个电子/空穴对将一个 Eu^{2+} 跃迁到激发态 Eu^{3+}，以俘获电子的形式存储的能量形成潜影。当 Eu^{3+} 在适当波长的附加可见光能量的激励下，再返回到基态 Eu^{2+} 时，会将俘获的能量以可见光的方式被释放出来。

（2）激光源与强度控制：固态激光源更紧凑、有效、可靠，而且持续时间也比气体激光源更长。

（3）传输环节（transport stage）：传输环节能够在与快速扫描方向垂直的方向上传送成像板。这个方向通常被称为慢速扫描方向、页面扫描或者交叉线扫描方向。

（4）直方图分析：一种 X 轴为像素值、Y 轴为发生频率的图形（也就是像素值频谱）。

（5）CR 的新进展：

①双面阅读（成像板）：从成像板正反两面探测发射光，从而提取更多信号（提高信

噪比），基板做成透明，在屏的反面添加一套采光光学装置、光电探测器和电路。稍增加成像板的厚度，在没有明显降低锐利度的同时来提高 X 线吸收率，这可以通过信号组合参量加以控制。

②结构化存贮荧光体（针状成像板）。

③线扫描。

数字影像处理的一个目的是增强数据中特性的显著性。影像中这些被增强的特性，可以通过它们特定的空间频率来表示。有几种技术可以达到此目标，包括傅立叶滤过、模糊蒙片减影和小波滤过。

2. 电子耦合器件　基于电子耦合器件（charge coupled device，CCD）的数字摄影（DR）系统结构比较简单。当前所有应用 CCD 技术的 DR 系统都是间接转换形式。

3. 非晶硅平板探测器　属于间接转换型平板探测器，它主要分为两类：碘化铯 + 非晶硅；荧光体（硫氧化钆/铽）+ 非晶硅。由于荧光的散射效应在 Gd_2O_2S 荧光体上更为明显，而碘化铯晶体具有的柱状结构可有效地降低散射，因此，目前常见的非晶硅平板探测器多为碘化铯 + 非晶硅型。

（1）非晶硅探测器的工作原理：碘化铯（CsI）闪烁晶体受到 X 线照射后，将入射的 X 线光子转化为可见光。可见光激发碘化铯层下方的非晶硅光电二极管阵列，使光电二极管产生电流，从而将可见光转化为电信号，在光电二极管自身的电容上形成储存电荷。

（2）每一像素电荷量的变化与入射 X 线的强弱成正比，同时，读出阵列还将空间上连续的 X 线图像转化为一定数量的行和列构成的总阵列图像。点阵的密度，决定了图像的空间分辨力。

（3）这些电流信号被存储在薄膜晶体管（thin film transistor，TFT）的极间电容上。它们在运动过程中没有横向电荷散布。这产生了一种异常狭窄的点扩散响应约 $1\mu m$。每个薄膜晶体管（TFT）形成一个采集图像的最小单元，即像素。

（4）碘化铯能很好地吸收 X 线，并且在数字图像产生之前瞬间产生光学图像，这种方式被称为间接转换。当闪烁体制作得较厚时，光传播增加，可导致分辨力降低。由于其针状（或呈柱状）结构，CsI 碘化铯不会像其他屏那样产生太多光散射。

4. 非晶硒层存在的局限性　吸收 X 线后非晶硒层产生的 K – edge X 线，会偏离原来被吸收的位置而造成伪影。伪影的程度取决于 X 线被吸收前在非晶硒内前行的距离。图像持留时间限制了图像的采集速度，这对全自动曝光技术带来了负面效应。

5. 数字平板探测器的高级临床应用

（1）双能量减影（dual energy subtraction）：数字平板探测器的刷新速度≤0.2s，一次性采集高能和低能图像（减少呼吸伪影），它可提供 3 种图像：标准图像、软组织影像、骨组织影像。软组织图像去除肋骨，使肺部结节得到更好的显现。高密度组织图像：鉴别钙化的结节（良性），其临床效果是：肺癌检测的敏感性提高 10%，肺癌检测的特异性提高 20%。

（2）组织均衡化（tissue equalization，TE）：从对 X 线的最低反应阈值到 X 线最高饱和阈值在 $60 \sim 13000\mu R$ 之间。

（3）计算机辅助诊断（computer aided detection，CAD）。

（4）图像无缝拼接（image pasting）：有两种方法，一是床体自动移动，二是图像通过计算机自动拼接。

（5）骨密度测量（bone mineral densitometry，BMD）。

五、相位对比乳腺 X 线摄影技术

1. 原理　相位对比乳腺 X 线摄影系统（phase contrast mammography system，PCM）利用 X 线折射的特性成为 "相位对比技术" 的理论基础（图 4 - 8 - 2 - 1）。PCM 系统就是在原有的吸收对比成像基础上，加上相位对比成像，从而在两种不同物质邻界处达到边缘增强的效果。采用相位对比技术，弥补 X 线吸收系数相近的组织间对比度的不足，将相位对比技术和传统的吸收对比技术组合起来，获得边缘增强效应，使乳腺肿瘤和周围组织之间、肿瘤组织内部以及周围正常组织之间的边缘都得到强化勾勒，最终图像精度可达 25μm，为发现更微小的肿瘤及钙化提供可能。

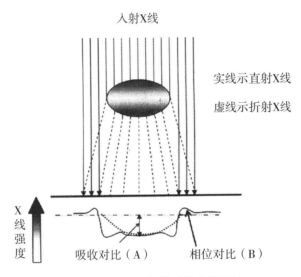

图 4 - 8 - 2 - 1　相位对比成像原理

2. 相位对比技术在 X 线诊断中的运用

（1）X 线的折射：是相位对比技术的基本要素，X 线穿透物体时会发生轻微折射，但其折射方向与可见光正好相反。

（2）相位对比带来边缘增强效应：当 X 线穿透相邻的不同物质时，会发生强度衰减的对比，即吸收对比；同时还会发生相位位移的对比，即相位对比。使折射线和正好通过边界的直射线在成像板上得以重合，该边界处的投影就能得到更多的剂量，从而使边界得到强化。

（3）相位对比技术只有在选择使用适当尺寸的 X 线焦点、适当比例的放大摄影（调整好源物距和物像距的比例）、适当的放大倍数、适当的读取精度、适当的放大再还原程序以及适当的高精度打印（硬拷贝阅读时）的情况下，才能被合理有效地运用于乳腺 X 线诊断。根据目前的研究结果显示，以下几个参数是最合适的：

①X 线焦点尺寸 = 100μm。

②SID（source image distance）= 114cm。

③STD（source table distance）：全乳片 = 65cm；点片 = 78cm。

④PCM 技术获得放大 1.75 倍的图像，目的是：a. 使穿透物体的 X 折射线有一定"行程"，在到达影像板时正好和从物体边缘擦边而过的 X 直射线重合，从而达到强化边缘的效果；b. 加大物体 - 影像板之间的距离，能够避免 X 线的散射线落到成像板上造成图像质量劣化；c. PCM 系统将放大摄影得到的图像还原成原始尺寸进行输出，再次提高图像的清晰度。在这个还原过程中，近 7000 万的超高像素矩阵保持不变，将像素尺寸从 43.75μm 还原到 25μm。

⑤读取精度：43.75μm。

⑥适当的还原程序。

⑦高精度干式激光打印机：打印精度高达 25μm；输出灰阶可达 14bit；最高打印光学密度达 4.0。

3. PCM 的控制台专用的 PCM 乳腺软件　完美保持 7000 万像素的超大像素矩阵，将放大了 1.75 倍的图像在这里还原，像素尺寸由 43.75μm 缩小到 25μm。拍摄全乳片时，最终图像与原始物体的比例为 1:1，拍摄点片时，最终图像与原始物体的比例为 1:1.5。

六、乳腺数字融合 X 线体层摄影

数字乳腺融合 X 线体层摄影（digital breast tomosynthesis，DBT），或称全野乳腺数字融合 X 线体层摄影（full field breast tomosynthesis），是一种 3D 成像技术。它通过多角度曝光，获得压迫固定的乳腺在不同角度下的图像，然后重建成一系列高分辨力的体层图像。重建出来的 X 线体层合成图像，消除了 2D 乳腺摄影成像中组织重叠和结构噪声的问题。乳腺数字融合 X 线体层摄影方式，在很多方面表现出了明显的优势，如减少乳腺压迫程度、提高诊断和筛查准确率，3D 病变定位和对比剂增强了 3D 成像的可能性。

体层融合步骤的最后一步是对数据进行重建，产生可以突出显示位于一定高度的病变目标的图像，这种增强显示方式是通过彼此相邻两次摄影间适当的角度变化来实现的。图像通过特别的方式得到叠加、移位。在这里，不需要附加的体位进行数据采集，只需一组采集数据经过后处理就能产生一套完整的 3D 容积图像。

1. 数据采集球管旋转 ±15°　在总共 10s 的扫描时间内，每旋转 3° 就会进行一次曝光。每一幅图像都是将不同角度下透过乳腺的摄影数据重建成体层图像。

2. 潜在的临床利益　归纳为降低重拍率，减少活检，提高癌症探查率，降低剂量，组织定位，更快地阅读，降低压迫力，对比剂增强成像等。

3. 乳腺数字融合 X 线体层摄影所需的系统规格

（1）±15° 扫描范围历时 10s。

（2）探测器和采集几何装置确保视野最大。

（3）间隔为 1mm 的快速重建薄层图像。

（4）总辐射剂量不大于常规乳腺摄影成像。

（5）高 DQE 探测器使噪声最小化。

（6）能容纳各种尺寸乳腺的大视野探测器。

（7）乳腺压力不大于常规乳腺摄影。

（8）体层融合（tomosynthesis）实验表明，8 幅乳腺体层融合的影像剂量仅与 1 幅屏/片乳腺摄影的剂量相同。

（9）体层三维融合的临床意义：分离重叠的组织结构，多层面显示，肺癌检出的敏感性和特异性提升 10%，被检者流通量增加 25%，有望替代 CT 和 MR 的部分检查，实现低剂量的三维立体重建显示。

七、对比增强双能量减影乳腺 X 线摄影（contrast – enhanced dual – energy digital mammography，CEDM）

利用不同物质对不同能量的 X 线衰减能力不同这一特点（对比剂碘在 33.2 keV 时因边缘效应而出现显著吸收衰减的差异），采用高能和低能两种光谱 X 线对乳腺进行摄影，将获得的高能和低能两种图像进行分离处理，留下需要观察的目标图像，显著提高对病变的检出和定性能力。

八、锥形束乳腺 CT（Cone beam CT breast imaging，CBCTBI）

Ruola Ning 教授在圣地亚哥（San Diego）召开的 2004 医学影像研讨会（Medical Imaging 2004 Conference）上报告，其原理为：X 线发生器以较低的射线量围绕乳腺做环形扫描，同时平板探测器采集围绕乳腺 360° 扫描后的数据，并在计算机中重建后进而获得三维图像。成功解决了不同组织的叠加问题，X 线剂量少于或等于传统乳腺 X 线摄影，具有广阔的应用前景。

九、数字乳腺 X 线摄影三维穿刺

数字平板乳腺穿刺操作与其他产品的区别是：
①明显缩短穿刺时间，减少患者的痛苦；
②与 CCD 乳腺摄影设备相比，具备更大的可穿刺区域；
③数字穿刺的图像更加清晰，病灶选择更加容易，可以兼容的设备更加全面，使得乳腺穿刺操作更加方便快捷，患者的痛苦更小。

第三节　乳腺 X 线检查技术

一、适应证

诊断性乳腺摄影和筛查性乳腺摄影。

二、适用年龄及检查频次

1. 年龄低于 25 岁者，一般不推荐行乳腺 X 线摄影。
2. 年龄为 25 ~ 35 岁临床检查怀疑为乳腺恶性病变者。
3. 年龄高于 35 岁临床检查怀疑为乳腺良、恶性病变者。
4. 正常人群普查 36 ~ 40 岁及 55 岁以上的妇女，每 1.5 ~ 2.0 年行乳腺 X 线摄影检查一次，高危人群检查周期可缩短为每年一次；41 ~ 54 岁妇女建议每年行乳腺 X 线摄影一次。

三、最佳检查时间

在病情允许的情况下，检查尽量避开经前期。最佳检查时间是月经来潮后 7 ~ 10 天。

绝经期妇女检查时间无特殊要求。

四、一般禁忌证

孕妇通常不进行乳腺 X 线摄影检查，除非怀疑恶性钙化等特殊情形，且不能采用其他检查方式替代。6 个月内准备妊娠的妇女也不宜行此检查。

五、乳腺 X 线摄影体位

在乳腺摄影体位的选择中，内外斜位（mediolateral oblique，MLO）和头尾位（cranio-caudal，CC）是所有乳腺 X 线摄影中常规采用的体位。

1. 内外斜位（MLO）

（1）受检者面对乳腺摄影机站立，两足自然分开与其髋部等宽、站稳，乳腺托盘平面与地平面呈 30°~60°，使影像接收器与胸大肌平行。X 线束方向从乳腺的上内侧到下外侧面。其角度必须调整到影像接收器与胸大肌角度平行（图 4 – 8 – 3 – 1）。

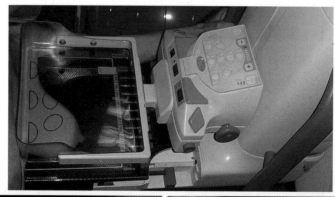
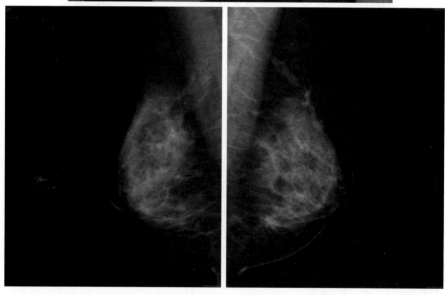

图 4 – 8 – 3 – 1　乳腺内外斜位（MLO）摄影

（2）受检者成像乳腺侧的手置于手柄上并移动受检者的肩部，使其尽可能靠近滤线栅的中心。技师提升被检侧乳腺，向前和向内推移乳腺组织和胸大肌，使其最大限度包括在摄影范围内。

（3）乳腺托盘的拐角置于胸大肌后面腋窝凹陷的上方，即滤线栅拐角处位于腋窝的后缘及背部肌肉的前方。

（4）受检者上臂悬在影像接收器托盘的后方，肘部弯曲以松弛胸大肌。向影像接收器托盘方向旋转受检者，使托盘边缘向前承托乳腺组织和胸大肌。摄影体位要尽可能包括更多的胸大肌。

（5）向上、外牵拉乳腺，以避免与胸肌影像相互重叠。

（6）压迫板经过胸骨后压迫乳腺并转动受检者，使受检者的双臂和双足对着乳腺摄影设备，压迫器的上角应稍低于锁骨。当将手移开成像区域时，应该用手继续承托乳腺，直至有足够压力能保持乳腺固定在合适位置。常规压力为 10～12daN（如植有假体、心脏起搏器或皮肤破溃、乳腺导管造影等需要长时间压迫时，压力可以适当降低）。

（7）向下牵拉腹部组织以拉开乳腺下皮肤皱褶。

（8）屏气状态下曝光。

2. 头尾位（CC 位）

（1）技师站在受检者所检查乳腺的内侧。

（2）技师的双手分别在乳腺上下方，轻轻将乳腺组织牵拉远离胸壁，置乳头于影像接收器托盘的中心。转动受检者，直至滤线栅的胸壁缘紧靠在胸骨上（图 4－8－3－2）。

（3）将对侧乳腺置于影像接收器托盘的拐角上。

（4）受检者头部向前伸向球管侧，使前面的乳腺组织置于影像接收器上。

（5）牵拉非成像侧的乳腺于影像接收器托盘的拐角处。

（6）将乳腺后外侧缘提升到影像接收器托盘上，以显示后外侧组织。

（7）受检者非成像侧手臂向前抓住手柄。

（8）嘱受检者放松肩部，同时用手轻推受检者后背，用手指牵拉锁骨上皮肤，以缓解压迫板加压过程中受检者皮肤的牵拉感。要平稳压迫乳腺，常规压力为 10～12daN。

（9）屏气状态下曝光。

3. 90°侧位　90°侧位（也称直侧位，真侧位）是最常用的附加体位（图 4－8－3－3）。当一个病变已经确定存在，与外内侧位相比较，最为适宜的侧位是内外侧位，它能提供病变至影像探测器间的最小距离，以减小几何模糊。

4. 定点压迫位　乳腺加压的目的是固定乳腺，使乳腺的前后部组织厚度保持一致，以获得优良的图像，还可降低辐射剂量。常规压迫力约为 120N。对于小乳腺、隆乳术后、局部乳腺皮肤溃破或导管碘剂造影，压力应适当降低。乳腺常规摄影压迫时，要注意压迫板边缘应贴着胸壁向下压迫，尽量包全乳腺基底部组织。

5. 放大位（magnification，M）　有助于对病灶密度或团块的边缘和其他结构特征进行更加精确的评估，有利于对良恶性病变进行区分。放大位还对钙化点的数目、分布和形态具有更好的显示。此技术还可以显示在常规体位中不容易发现的病变。放大位所用 X 线管焦点的测量一般采用 0.1mm，放大率为 1.5～2 倍。由于放大位乳腺摄影采用空气间隙和微焦点技术，这会导致被检者曝光的时间相对更长，从而增加辐射剂量。

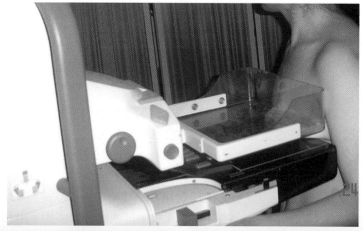

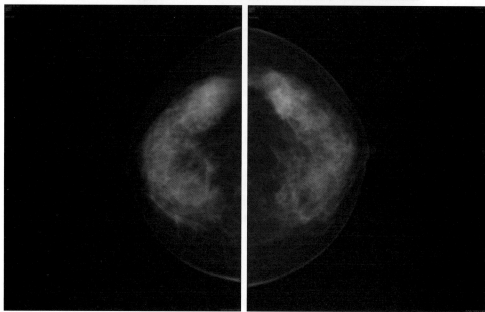

图 4 - 8 - 3 - 2　乳腺头尾位（CC 位）摄影

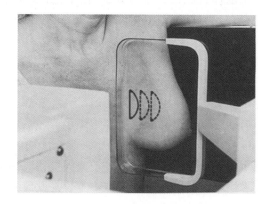

图 4 - 8 - 3 - 3　乳腺 90°侧位摄影

6. 夸大头尾位（exaggerated craniocaudal，XCC） 常规头尾位不能完全将乳腺内侧或外侧投射到图像内，根据需要可以加做内侧扩展头尾或外侧扩展头尾位，分别显示乳腺内侧份或乳腺外侧份的结构及病变。

7. 乳沟位（cleavage，CV） 如果乳腺局限性病变极端靠近乳腺内侧份深面，且受检者乳腺较大，其双侧乳腺内侧缘较近，形成明显乳沟，可做乳沟区摄影。乳沟位摄影方位与头尾位相似，但 X 线中心线移至乳腺内侧乳沟区。

8. 腋尾位 乳腺实质组织可延伸至腋前下区域，该处可有副乳或腋前组淋巴结，为了使 X 线中心线接近区域，更好地显示腋前下区域，可采用专门的小压迫板拍摄腋尾位，摄影时机架转角与内外斜位相似。

9. 尾头位 当怀疑为乳腺上部病变时，为了避免物片距过长，图像失真模糊，或避免常规头尾位压迫板下降过程中乳腺上部病变滑脱，可以采用尾头位。对胸椎后弓畸形的患者也可以使用尾头位来代替头尾位摄影。尾头位摄影机架旋转角度为 180°。

10. 切线位 部分乳腺皮肤或皮下组织的钙化、肿块等病变可投影于乳腺内，造成误诊，可采用切线位鉴别。切线位摄影机架旋转角度可以灵活掌握。

11. 旋转位 常规摄影后，需要排除投射路径上致密乳腺组织重叠掩盖病变时，可加摄旋转头尾位或旋转内外斜位，即顺时针或逆时针旋转乳腺，改变乳腺内部乳腺组织的投射角度，保持旋转状态进行压迫后摄影。旋转方向应标记在图像上。

六、体位选择的盲区

所谓盲区，即乳腺摄影体位中未能显示的乳腺部分。内外斜位（MLO）的盲区位于乳腺的后部内侧，头尾位（CC）的盲区位于乳腺外侧部分，侧位（ML）的盲区位于乳腺的内外上部，侧斜位（MLO）与轴位（CC）不能形成正交。可供解决的方法有：

1. 无异常阴影时，常规取内外斜位（MLO）和头尾位（CC）。
2. 有异常阴影，并可触摸到肿物时，加放大摄影及辅助位。
3. 有异常阴影，而触摸不到肿物时，可加辅助位，怀疑肿瘤时穿刺活检。

七、人工（植入物）乳腺成像 CC 位的 5 个步骤

假体植入后的乳腺摄影，假体植入隆乳术后的乳腺摄影除常规头尾位和内外斜位摄影外，使用 Eklund 摄影方法，目的是避免假体与乳腺组织重叠遮掩病灶。方法是将假体尽量向胸壁方向挤推，同时向外牵拉乳腺，使乳腺实质组织尽量充分显示于曝光野内，有利于显示其中的病灶。

1. 让被检者从腰部以上向前倾，用手指向前牵拉乳腺组织，使其替换后方的植入物，然后让被检者站直。
2. 让被检者将她的对侧手放在乳腺下，并紧靠在肋骨上。
3. 轻轻牵拉乳腺组织将其放在暗盒托盘上，并用手的边缘按住下部组织，紧贴在滤线器的边缘。
4. 让被检者前倾身体，紧靠在手上（有利于对植入物的进一步替换）。
5. 进行压迫（可向前牵拉乳腺组织，有利于压迫，图 4 - 8 - 3 - 4）。

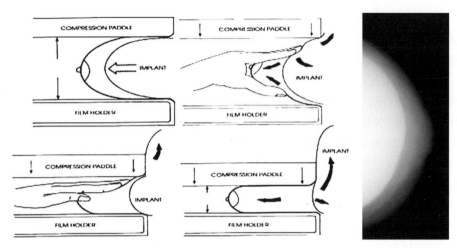

图 4 - 8 - 3 - 4　乳腺植入物钼靶 X 线照片的压迫

八、乳腺导管造影技术

乳腺导管造影技术（galactography）是指将对比剂注入乳导管内再行 X 线摄影的检查方法，目的是用来评估乳头溢液的病因。

（一）适应证

任何一侧血性或浆液血性乳头溢液受检者。大多数妇女在乳腺或乳头用力挤压后，可能会出现少量溢液，通常并无临床意义。而自发性溢液多系病理改变，按其性质可细分为血性、浆血性、浆液性、水样、乳汁样、黏稠或脓样。用血红蛋白测试棒可快速测出溢液是否为血性，血性溢液多为导管内乳头状瘤、导管增生或癌所致。在乳头溢液受检者中，由癌瘤引起的比例，据文献报道，约占 3.2% ~ 33.3%，其中以血性溢液的比例较高。浆液性溢液多由大导管乳头状瘤引起，极少数由癌引起。仅有少数报道水样溢液意味着癌。乳汁样溢液常为双侧性，多系内分泌原因或服用激素类药物所致。黏性溢液多见于更年期或青年女性性腺功能低下者，亦见于乳腺导管扩张症。脓性溢液则多为炎症所致，亦见于导管扩张症。

对乳腺导管造影的临床价值仍存有争议，某些外科医师直接切除溢液的导管而不做术前乳腺导管造影。另一些外科医师愿将术前乳腺导管造影作为"路标"，在术前明确病因及确定术式。乳腺导管造影并非完美诊断方式，其假阳性率及假阴性率各占 20%。故多数学者认为，即使乳腺导管造影正常，血性溢液受检者亦应作手术切除；仅少数人认为，如导管造影及溢液细胞学检查均正常，则只需临床随访观察，不必活检或手术。

（二）禁忌证

1. 非血性或浆液血性的乳头溢液。

2. 双乳多支导管的任何性质的乳头溢液。

3. 妊娠的第 6 及第 9 个月期间可能出现良性的血性溢液，并可持续到绝经期，不必做乳导管造影。

4. 活动期乳腺炎，乳腺导管造影可导致炎症加重。

5. 对碘过敏受检者。

6. 过度虚弱、焦虑、不能配合的受检者。

7. 严重乳头内陷或乳头、乳晕区曾有手术史的受检者，此时乳腺导管可能已被切断、变形。

（三）造影方法

1. 造影前准备　操作者与受检者交流、沟通，使其消除患者害羞、抵触心理负担。检查前让受检者阅读有关乳腺 X 线检查的注意事项，使其更好地配合检查。

2. 对比剂　对比剂可选择 40% 碘化油或 50% 水溶性碘制剂。40% 碘化油具有良好对比作用，吸收、流出较慢，可比较从容地摄片，但也有不少缺点，例如：它在腺泡内可长期潴留，个别甚至达 2 年之久，并可导致反应性肉芽肿；一旦因导管刺破而进入间质后很难排出；碘化油的黏稠度较高，注射时较费力，可导致针头移位，使造影失败；因黏稠度高，细小分支不易充盈；如溢液较多，由于水、油不相溶，碘油被分隔成小珠状，影响诊断等。故近几年多采用水溶性碘作对比剂，它的黏稠度较低，较易注入，易与溢液融合不形成碘珠，细小的末梢分支导管亦能充分充盈，但对比度较碘化油略低。此外，亦有少数人使用阴性对比剂，如过滤后的空气、二氧化碳等，或先注入碘水，再注入空气，作双重对比造影。但由于乳导管比较细小，双重对比效果多不佳。

3. 操作技术　先摄影常规的 CC 位及 MLO 位，如未发现可导致乳头异常溢液的明确原因，即可实施乳导管造影。造影时，受检者可取仰卧位或坐位。仰卧位对受检者比较舒适，并因重力作用，有利于乳腺后方导管的充盈。用 75% 乙醇拭净并常规消毒乳头区，轻挤患乳，使乳头有少量液体流出，辨认出溢液的导管口，然后轻轻捏起乳头，以轻柔的捻转动作将 27～30 号尖端已磨钝的颌下腺造影针，或腰麻用细塑料管，插入溢液的导管内，深约 1cm，外端连接双通或三通活塞，先用一端的空针做抽吸，若有液体抽出，证明插管正确位于溢液的导管，即可自三通另一端的含 2ml 或 3ml 对比剂的针管缓慢加压，将对比剂注入导管，至受检者出现胀感时止。一般需注入 0.5～1ml，个别可达 2ml。注毕保留针头，或撤出针头后用胶膜将导管口封闭，以防止对比剂流出。

（四）摄影技术

迅速拍放大 CC 位及 90° 侧位（ML 或 LM）片。摄影时，只需对乳房轻度加压，避免过度压迫使对比剂溢出而影响造影效果。拍片满意后，去除封闭膜或撤除针头，嘱受检者轻挤乳房，使对比剂尽量排出。若用水溶性碘作对比剂，十几分钟后即可因乳腺组织内的吸收和自导管自然流出而使对比剂消失殆尽，不必挤捏患乳。造影完毕，敷上消毒纱布，并告知 1～2 天内溢液量可能会有所增加，不必惊慌，如出现乳腺炎症状，应立刻就诊。

（五）注意事项

1. 病变导管的选择必须正确，若误入正常导管，可造成假阴性的结果。若无把握，不妨多检查几支乳导管。回抽出液体，说明插管正确。

2. 随时注意勿将小气泡注入导管内，否则可造成假性充盈缺损，影响正确诊断。插管前应注意排出针头、塑料管及对比剂内混入的气泡。

3. 若溢液较多，在注射对比剂前务必将溢液尽量抽尽，以免对比剂被溢液稀释而影响对比度。

4. 针头插入不宜过深，易刺破导管壁造成对比剂外溢而导致造影失败。若采用细塑料管插入，则较少发生此种情况。

5. 注射对比剂应缓慢，压力不宜过大，若注射时感到有阻力，且受检者诉有胀感，或见对比剂反流溢出乳头，则表明对比剂已有外溢进入间质，应立即停止注射。

6. 如放射科医师插管失败，应请另一医师进行尝试。如 B 超下见到扩张的导管，不妨在 B 超引导下插管。如导管已被刺破，则应在 1～2 周后重新安排造影检查。

7. 如临床上无渗出液需要造影患者，可根据病变的方位选择造影的导管口。例如病变位于外上方时，选择外上方的导管。为提高造影的阳性率，应多检查几支导管。

（六）并发症

乳腺导管造影是一种简便、安全的方法，文献中尚无出现严重并发症的报道，它的潜在并发症可能有：

1. 操作过程中发生导管迷走神经反应罕见，但应注意在操作的全程中，医师勿离开受检者，以便发生问题及时处理。

2. 对比剂外漏多系乳导管被刺破后所致，对比剂多聚集在乳晕下区域，由于对比剂的量少，一般不会造成任何危害，0.5～1h 后即可完全被吸收。若使用碘化油作对比剂，则可能长期潴留并形成异物肉芽肿。

3. 炎症或乳腺炎严格消毒可避免发生，一旦发生应立即请内科治疗。

（七）造影表现

正常乳腺导管呈树枝状，分支复分支，充盈对比剂，在分支过程中逐渐变细，最后终止于腺泡。从乳头开口处深入，初为较狭窄的主乳管，走行约 2～3cm 后，有一梭形膨大，称为壶腹部，为乳管内乳头状瘤的好发部位，其后为大乳管，走行一段距离后，开始分支复分支为若干中导管、小导管及末梢导管等，终止于腺泡，每支末梢导管可与 10～100 个腺泡相通。末梢导管、腺泡及小叶内间质组成乳腺小叶，是乳腺的基本单位。正常乳导管的管径因人而异，无统一标准。弥漫的导管扩张可见于乳腺分泌性疾患，在导管系统偶见小囊肿。

乳头状瘤是造成乳头血性溢液的最常见的原因，它在 X 线片上可能阴性，但在乳腺导管造影上可表现为导管内一个或多个局限性圆形、卵圆形或分叶状充盈缺损，边缘光滑、锐利。由于它产生大量的分泌物，使乳头状瘤与乳头之间的导管有明显扩张，亦可造成导管扩张、扭曲及管壁不规则。偶尔，较大的肿瘤可完全堵塞导管，造成堵塞端杯口状充盈缺损及肿瘤与乳头之间导管扩张。其他良性病变，如肉芽肿、顶泌汗腺化生等，亦可造成相似表现，难以鉴别。

导管癌在乳腺导管造影片上表现为导管不规则充盈缺损、导管壁不规则、管腔不规则狭窄、导管突然截断等。

九、乳腺 X 线定位穿刺与摄影

通过乳腺 X 线摄影机引导进行乳腺术前穿刺定位或乳腺穿刺活检，目前主要有二维手动定位穿刺和三维立体自动定位穿刺两种方式。对机器设备要求低，只要带有专用有孔压迫板即可，但对医师的操作技术要求较高。后者对机器设备及穿刺器械要求高，价格昂贵。操作由有经验的放射诊断医师进行，摄影技师直接配合医师的工作。

（一）乳腺术前穿刺定位（preoperative needle localization）

1. 适应证　在两个摄影方位图像上确定乳腺内有临床不能扪及的病灶（如结节、钙化），且怀疑为恶性，临床欲作切除活检，或虽疑为良性，但临床欲作手术切除的病例。该方法能帮助外科医师准确定位切除不能扪及的乳腺病灶，并能帮助病理科医师对切除标本定位活检，尤其是对确诊微小乳腺癌并行保乳手术具有重要意义。

2. 禁忌证　有出血倾向的受检者。穿刺局部区域皮肤感染。

3. 术前准备　照明灯、消毒手套、乙醇棉球、敷料、带内芯为可弹开金属钩丝（hook wire）的穿刺针。常用的钩丝根据其尖端形态分为两种：单钩型和双分叉型。

4. 检查流程

（1）对患侧乳腺首先拍摄头尾位和侧位，观察病变，确定穿刺进针方向和深度（有经验的操作者不需要再拍摄头尾位和侧位这一步骤，而在已有的近期乳腺摄影头尾位和内斜位像上确定穿刺进针方向和深度）。如病变位置在乳腺外上、内上象限，则采用头尾位从上向下进针，如在外下象限则采用外内位从外向内进针；如在内下象限则采用内外位从内向外进针。

（2）对 X 线检查台、专用有孔压迫板和常规乳腺压迫板消毒。

（3）受检者取坐位（有穿刺专用床也可采用的卧位），常规皮肤消毒，在选定的方位上用有孔压迫板压迫乳腺后摄影（注意压力不能太大，以能固定乳腺为原则），通常采用 80～100N，确定穿刺点，注意应调节控制台有关程序，使拍摄后压迫板不要自动松开。

（4）手术医师戴消毒手套，将可弹开金属钩丝内芯回抽藏匿于针鞘内，垂直进针，进针深度根据穿刺前的测量初步确定。然后，拍摄图像，观察针尖与病灶的位置关系，可作适当调整，确认针尖正对病灶后，松开压迫板。

（5）将乳腺连穿刺针（注意穿刺针不能移动）退出摄影区，换上常规压迫板，改为与刚才摄影位置垂直的方位压迫乳腺、摄影，核定穿刺针针尖的位置，使针尖在病灶内，以上 3～5 个步骤可在带有三维立体定位系统的乳腺 X 线摄影机上进行，对病灶行左右分别倾角 15°的投影后自动计算进针深度后将穿刺针插入预定位置。

（6）将穿刺针穿刺至病灶，定位准确后释放钩丝内芯，摄片确认。使用三维立体定位系统行金属钩丝定位应注意穿刺区域皮肤张力不能太小，以免穿刺过程中理论上钩丝到达病灶靶点后，由于皮肤回弹使钩丝远端实际不到位。解决办法：有孔压迫板压迫乳腺压力要适当加大，通常应超过二维穿刺时的压力，使皮肤张力加大，减少组织回弹。必要时，可根据乳腺质地和皮肤弹性，在理论进针深度的基础上继续进针 3～10mm，使针尖准确到达病灶靶点。动作宜快，乳房加大压迫时间不能太长。

（7）用消毒纱布覆盖露在皮肤上的钩丝尾部并用胶布固定后送外科行乳腺局部手术。

（8）外科所切除标本（连金属钩丝）在送病理科行快速切片组织学检查之前，常规行标本乳腺 X 线检查，目的是观察外科是否切除图像所见病灶，可向手术医师提出相关建议。同时，也可咨询病理科医师首先检查何处标本最好。

5. 注意事项　钩丝露出皮肤部分应使用清洁敷料覆盖胶布固定，避免钩丝移动。通常放置钩丝后立即外科手术，特殊情况时 24h 之内必须手术。放射科定位医师应向外科手术医师描述定位深度、方位，便于后者确定最短捷的活检手术入路。应告诉手术医师使用的钩丝类型。

（二）乳腺穿刺活检术

乳腺穿刺活检术包含细针抽吸细胞学检查（fine needle aspiration cytology，FNAC）和核心钻取组织活检（core biopsy）。

1. 细针抽吸细胞学检查

（1）适应证：在两个摄影位置图像上均显示的乳腺局限性病灶，为确认其是否为恶性，或虽然怀疑为良胜实体性病灶，但为了核实，均可做细针抽吸细胞学检查。但是，由于仅凭乳腺细胞学检查难于作出病理学诊断，因此，细针抽吸细胞学检查应用受限。

（2）禁忌证：有出血倾向的受检者；穿刺局部区域皮肤感染。

（3）术前准备：照明灯、消毒手套、乙醇棉球、敷料、9 号有内芯穿刺针、10ml 注射器、生理盐水、玻片、试管。

（4）检查流程：

①对不能扪及肿块的病例，乳腺 X 线摄影机二维定位方式与前述乳腺术前穿刺定位相同。

②针尖到达预定位置后，套上装有生理盐水的 10ml 针筒，幅度约 5mm 来回抽动穿刺针，并同时用力抽吸，反复十余次后，保持负压拔出穿刺针。局部皮肤用消毒纱布块覆盖。

③穿刺针针尖处吸出物涂玻片两张立即送病理科行细胞学检查。穿刺针反复用 10ml 生理盐水冲洗，冲洗液放入干净试管内送病理科离心后行细胞学检查。

④能被扪及的肿块可在常规消毒后直接穿刺抽吸送检。注意可移动的肿块应适当固定后穿刺。

（5）检查后注意事项：涂片及冲洗液应立即作病理细胞学检查，以防细胞萎缩、坏死，影响细胞学诊断。

2. 核心钻取组织活检

应使用乳腺 X 线摄影机三维定位方式进行核心钻取组织活检。由于精度的关系，不推荐使用乳腺 X 线摄影机二维定位方式进行核心钻取组织活检。除非对大乳房活检截取组织区域远离其下方的乳腺机台板，否则，应禁用乳腺 X 线摄影机手动二维定位方式进行扳机式活检枪穿刺活检（needle gun biopsy），原因是定位精度不够，更危险的是击穿乳房，误伤其下方的成像板。

（1）适应证：在乳腺两个不同摄影方位图像上怀疑为恶性肿瘤的病例，可采用乳腺组织钻取活检。此方法可以获得乳腺组织，病理报告准确性明显优于细针抽吸细胞学检查。

（2）禁忌证：有出血倾向的受检者；穿刺局部区域皮肤感染者。

（3）术前准备：照明灯、消毒手套、乙醇棉球、敷料、乳腺专用活检枪（带有凹槽的穿刺针）、弯盘（放置标本用）。

（4）检查流程：使用安装三维立体定位系统的乳腺 X 线摄影机对病灶首先行沿穿刺路径最短方向的摄影方位（如头尾位、内外位或外内位）摄影、校正，然后在此方位基础上分别倾角 ±15°摄影选取穿刺目标点（病灶），计算机自动计算进针深度后，机架恢复至穿刺路径最短方向的摄影方位状态，对穿刺点皮肤消毒、局部麻醉，皮肤做 5 ~ 7mm 切口，将乳腺专用的具有钻取或截取组织的活检针安装到穿刺架上，经切开的皮肤切口穿刺至目标病灶，再分别倾角 ±15°。摄影确定穿刺针针尖准确到达目标点，获得乳腺病灶组织（真空核心钻取活检至少应向病灶靶点上下左右四个方向取材），对标本按方位编号后送病理科行石蜡切片组织学检查。对于微小病灶，为避免活检去掉钙化或小结节等病灶标志，活检结束穿刺套针拔出之前，应放入专用的物理化学性质稳定的金属标记物（clip），便于在活检病理报告为乳腺癌时，进一步行乳腺摄影引导下的术前穿刺定位，由外科扩大切除病灶。活检手术结束应对乳房局部加压包扎、卧床观察6h，无异常24h后方可解除临床观察。

（5）注意事项：活检后若确定为乳腺恶性肿瘤，应尽快手术，并进行必要的化疗和放疗，预防因损伤局部血管、淋巴管造成肿瘤转移的可能性。

【考题举例】

1. 关于乳腺摄影的解释，错误的是
   A. 采用 25~35kV 的软射线摄影
   B. 脂肪组织取代腺体的乳腺，微小钙化灶容易显示
   C. 砂粒状等微细钙化检出，可提高乳癌的早期发现率
   D. 乳腺的压迫摄影可提高影像对比
   E. 较大的乳腺采用 40~60kV 的管电压摄影

2. 关于乳腺摄影时对腺体适当加压的描述，错误的是
   A. 易于病变显示　　　B. 提高密度分辨力　　　C. 可降低摄影条件
   D. 防止腺体组织移动　　E. 使重叠的乳腺结构分离

3. 在乳房筛查摄影中要求的体位是
   A. 内、外侧斜位，头尾位　　　　　　　　B. 内、外侧位，头尾位
   C. 侧位、头尾位　　　　　　　　　　　　D. 内、外侧斜位，定点压迫位
   E. 外、侧斜位，放大位

4. 非晶硒与非晶硅平板探测器本质区别是
   A. 信号输出方式不同　　B. 图像重建方法不同　　C. 图像矩阵大小不同
   D. 光电转换过程不同　　E. 模/数转换过程不同

5. 关于蜂窝状滤线栅的描述，错误的是
   A. 铅条间不用填充物
   B. 提高了有用射线的通过率
   C. 可增加对散射线的吸收效果
   D. 双向铅条增加了对射线的吸收
   E. 使所有方向的散射线都被吸收

【参考答案】

　1. E　2. B　3. A　4. D　5. D